Kohlhammer

Gerhard Trabert,
Heiko Waller

Sozialmedizin

Grundlagen und Praxis

7., aktualisierte und
erweiterte Auflage

Verlag W. Kohlhammer

7., aktualisierte und erweiterte Auflage 2013

Alle Rechte vorbehalten
© 1985/2013 W. Kohlhammer GmbH Stuttgart
Umschlag: Gestaltungskonzept Peter Horlacher
Gesamtherstellung:
W. Kohlhammer Druckerei GmbH + Co. KG, Stuttgart
Printed in Germany

ISBN 978-3-17-022466-7

Inhalt

Vorwort 7

I   Allgemeine Sozialmedizin 9

1   Krankheit und Behinderung: medizinische und sozial-
    wissenschaftliche Konzepte 10
    1.1   Krankheit 10
    1.2   Behinderung 40

2   Krankheit, Behinderung und soziale Faktoren:
    Grundlagen und Ergebnisse der Epidemiologie 43
    2.1   Grundlagen der Epidemiologie 44
    2.2   Ergebnisse der Epidemiologie 49
          2.2.1 Soziale Schicht und Krankheit 57
          2.2.2 Arbeit, Arbeitslosigkeit und Krankheit 71
          2.2.3 Migration und Krankheit 76
          2.2.4 Geschlechtsrollen, Familienfaktoren und Krankheit 77
          2.2.5 Umwelt und Krankheit 80

3   Gesundheitswesen 82
    3.1   Systemanalyse des Gesundheitswesens 82
          3.1.1 Institutionen der Gesundheitsversorgung 93
                3.1.1.1 Haushalte 93
                3.1.1.2 Ambulante Versorgung 95
                3.1.1.3 Stationäre Versorgung 103
          3.1.2 Berufe im Gesundheitswesen 105
    3.2   Systemgestaltung des Gesundheitswesens 112
    3.3   Systembewertung des Gesundheitswesens 117

4   Patienten im Gesundheitswesen 120
    4.1   Patienten zu Hause 120
    4.2   Patienten in ambulanten Einrichtungen 124
    4.3   Patienten in stationären Einrichtungen 127
    4.4   Selbsthilfe und Mitbestimmung im Gesundheitswesen 131
          4.4.1 Selbsthilfe im Gesundheitswesen 131
          4.4.2 Mitbestimmung im Gesundheitswesen 135

5 Sozialmedizinische Praxis 139
 5.1 Prävention und Gesundheitsförderung 140
  5.1.1 Prävention 142
  5.1.2 Gesundheitsförderung 150
  5.1.3 Gesundheitsarbeit 162
 5.2 Beratung und Sozialtherapie 164
 5.3 Rehabilitation und Nachsorge 173
 5.4 Pflege und Sterbebegleitung 181
  5.4.1 Pflege 181
  5.4.2 Sterbebegleitung 190
 5.5 Gewalt und Gesundheit 195

II Spezielle Sozialmedizin 207

6 Körperliche Erkrankungen 208
 6.1 Herz-Kreislauf-Erkrankungen 208
  6.1.1 Medizinische Grundlagen 208
  6.1.2 Sozialmedizinische Grundlagen 210
  6.1.3 Sozialmedizinische Praxis 213
 6.2 Krebserkrankungen 216
  6.2.1 Medizinische Grundlagen 216
  6.2.2 Sozialmedizinische Grundlagen 218
  6.2.3 Sozialmedizinische Praxis 222
 6.3 Infektionserkrankungen, insbesondere AIDS 226
  6.3.1 Medizinische Grundlagen 229
  6.3.2 Sozialmedizinische Grundlagen 232
  6.3.3 Sozialmedizinische Praxis 236

7 Behinderungen 238
 7.1 Medizinische Grundlagen 238
 7.2 Sozialmedizinische Grundlagen 243
 7.3 Sozialmedizinische Praxis 246

8 Psychische, psychosomatische und Suchterkrankungen 263
 8.1 Psychiatrische Grundlagen 264
 8.2 Sozialpsychiatrische Grundlagen 275
 8.3 Sozialpsychiatrische Praxis 283

Literatur 299

Register 315

Vorwort

Das vorliegende Buch richtet sich in erster Linie an Studierende der Sozialarbeit, Sozialpädagogik, Soziologie, Psychologie, Gesundheitswissenschaft, Krankenpflege, Altenpflege etc., also an die nicht-ärztlichen Berufsgruppen, die im Gesundheitswesen tätig sind. Für diese Gruppen möchte das Lehrbuch einen Überblick geben über das Fachgebiet der Sozialmedizin einschließlich einer Einführung in die sozialmedizinische Krankheitslehre. Darüber hinaus will es – wie aus dem Untertitel deutlich wird – praktische Sozialmedizin vermitteln, auf Handlungsmöglichkeiten hinweisen, die psychosoziale und sozialmedizinische Arbeit im Gesundheitswesen ausmachen.

Sozialmedizin ist ein interdisziplinäres theoretisches und angewandtes Fachgebiet. Es verbindet die sozialwissenschaftliche mit der medizinischen Sichtweise von Krankheit und Behinderung und wendet sie in Prävention, Sozialtherapie und Rehabilitation praktisch an.

Aus dieser Definition leitet sichauchdie Gliederung dieses Lehrbuches ab:

Der erste Teil des Lehrbuches lässt sichals Allgemeine Sozialmedizin beschreiben und beschäftigt sich in fünf Kapiteln mit den Grundlagen sozialmedizinischer Theorie und Praxis. Der zweite Teil des Lehrbuches behandelt spezielle, d. h. auf die heutigen Haupterkrankungen bezogene Aspekte der Sozialmedizin und versucht damit zugleich, eine sozialmedizinisch orientierte Krankheitslehre zu vermitteln.

Das Buch ist aus den Erfahrungen meiner über dreißigjährigen Lehr- und Forschungstätigkeit geschrieben: Von 1974–1978 habe ich als Assistent am Institut für Medizin-Soziologie des Fachbereichs Medizin an der Universität Hamburg gearbeitet, seit 1979 bin ich als Professor für Sozialmedizin am Fachbereich Sozialwesen der Fachhochschule (jetzt Universität) in Lüneburg tätig. Seit 1992 leite ich die Sektion Gesundheitssoziologie und Sozialmedizin am Zentrum für Angewandte Gesundheitswissenschaften der Universität Lüneburg. Auch wenn das Buch primär aus der Sicht eines Wissenschaftlers geschrieben ist, so habe ich doch versucht, auch meine praktischen sozialmedizinischen Erfahrungen einzubringen. Diese habe ich in erster Linie in der Allgemeinmedizin und in der Sozialpsychiatrie gemacht.

Ich möchte mich bei allen meinen Studenten/innen und Kollegen/innen[1] bedanken, deren Anregungen, Diskussionen und Ermutigungen direkt oder indirekt in

---

1 Aus Gründen der besseren Lesbarkeit wird im gesamten Text nur die männliche Form benutzt. Es sind Frauen und Männer in gleicher Weise gemeint.

dieses Lehrbuch mit eingeflossen sind. Ein ganz besonderer Dank gilt Herrn Dr. Poensgen und Frau Reutter vom Lektorat des Kohlhammer-Verlags für die langjährige hervorragende Zusammenarbeit.

Lüneburg, Sommer 2007 Heiko Waller

Ich möchte Heiko Waller für sein Vertrauen und die kooperative Zusammenarbeit bei der Fortentwicklung und weiteren inhaltlichen Gestaltung seines Standardwerkes der Sozialmedizin ganz herzlich danken.

Als Sozialarbeiter und Arzt verfüge ich über eine langjährige praktische Erfahrung im Arbeitsfeld der Sozialmedizin. So arbeitete ich als Sozialarbeiter u. a. in verschiedenen Krankenhaussozialdiensten sowie mit ausgegrenzten, von sozialer Benachteiligung betroffenen Menschen (Wohnungslose und Suchtkranke). Als Arzt wiederum war ich in verschiedenen Kliniken praktisch tätig (Psychosomatik und Innere Medizin). Hierbei arbeitete ich die längste Zeit auf einer internistisch-onkologischen Station eines Krankenhauses der Regelversorgung. Ich qualifizierte mich im Fach der Allgemeinmedizin und Notfallmedizin. Neben meiner klinischen Tätigkeit baute ich ein niedrigschwelliges medizinisches Versorgungsmodul für wohnungslose Menschen auf und leite seit über 18 Jahren dieses Projekt. Zusätzlich nahm ich als Arzt bei verschiedenen medizinischen Hilfseinsätzen in den verschiedensten Regionen der Erde teil – u. a. in Afghanistan nach dem 11. September 2001, in Angola nach dem Bürgerkriegsende, in Sri Lanka nach dem Tsunami, in Haiti nach dem Erdbeben und in Pakistan nach einer Überschwemmungskatastrophe. Diese Einsätze machten mir nochmals verstärkt die Bedeutung einer transkulturellen Kompetenz und Sensibilität deutlich.

Seit 1999 unterrichte ich als Professor für das Fach Sozialmedizin, anfänglich an der Georg-Simon-Ohm Hochschule Nürnberg, seit 2009 an der Hochschule RheinMain Wiesbaden, jeweils im Fachbereich Sozialwesen. In meinem Lehrgebiet versuche ich eine Synthese meines theoretischen Wissens mit meinen praktischen Arbeits- und Tätigkeitserfahrungen zu gestalten und durchzuführen, Theorie und Empirie zu vereinen. Genau dies ist ein zentraler Aspekt meiner Beiträge zu Heiko Wallers Standardwerk des Fachgebietes der Sozialmedizin. Wissenschaft, so auch ein wissenschaftlich orientiertes Lehrbuch, hat die Aufgabe, objektive Fakten und Daten in einen Kontext zu stellen und lerndidaktisch zu vermitteln. Gerade in dieser Kontextualisierung bringe ich meine praktischen Erfahrungen und theoretischen Reflexionen mit ein und setze dementsprechend auch gezielt bestimmte Schwerpunkte.

Die Nähe zu bestimmten Personengruppen und die hieraus resultierende Betroffenheit können sich dann wiederum in der Bedeutungsbeimessung bestimmter Diskurse widerspiegeln. Dies ist gewollt und soll den Leser zu aktiven Auseinandersetzungsprozessen anregen.

Wiesbaden, Februar 2013 Gerhard Trabert

I Allgemeine Sozialmedizin

Im 1. Teil dieses Buches beschäftigen wir uns in fünf Kapiteln mit den theoretischen und praktischen Grundlagen der Sozialmedizin. Im **1. Kapitel** werden wir eine Reihe von unterschiedlichen Krankheitstheorien vorstellen und sie danach beurteilen, in welchem Maße sie geeignet sind, die heute vorherrschenden Krankheiten und Behinderungen unter besonderer Berücksichtigung ihrer sozialen Bezüge zu erklären. Mit der Epidemiologie dieser Krankheiten und Behinderungen befassen wir uns dann im **2. Kapitel**. Wir benötigen dieses epidemiologische Wissen auch, um beurteilen zu können, ob und wie unser Gesundheitswesen, mit dem wir uns in **Kapitel 3** beschäftigen, auf die Bewältigung der heutigen Gesundheitsprobleme ausgerichtet ist. Wir benötigen Kenntnisse über die sozialen Ursachen und über die sozialen Folgen der heutigen Krankheiten und Behinderungen, um Maßnahmen der Krankheitsvermeidung (Prävention), der sozialmedizinischen Beratung und Behandlung (Sozialtherapie), der Rehabilitation und Nachsorge sowie der Pflege und der Sterbebegleitung entwickeln und anwenden zu können. Mit diesen sozialmedizinischen Praxisfragen beschäftigt sich das **Kapitel 5**. Im Mittelpunkt auch der Sozialmedizin stehen die Patientinnen und Patienten. Um ihre Situation innerhalb und außerhalb des Gesundheitswesens geht es in **Kapitel 4**.

1 Krankheit und Behinderung: medizinische und sozialwissenschaftliche Konzepte

Bevor wir uns mit unterschiedlichen Theorien über Krankheit und Behinderung befassen, möchte ich anhand einiger Beispiele zeigen, dass sich Krankheit und Behinderung immer in einem sozialen Kontext präsentieren. Das erste Beispiel entstammt der Geschichte der Sozialmedizin.

1.1 Krankheit

Im Jahre 1849 wurde unter anderem der Pathologe R. Virchow vom Preußischen Gesundheitsministerium beauftragt, über die in Oberschlesien grassierende Typhus-Epidemie zu berichten und Vorschläge zu ihrer Eindämmung zu machen. Virchow hat die Ergebnisse seines Berichts in dem Buch: »Mitteilungen über die in Oberschlesien herrschende Typhusepidemie« zusammengefasst. Virchows Bericht ist eine brillante medizin-soziologische Analyse der durch Armut, Hunger und Ausbeutung gekennzeichneten Lebensbedingungen in Oberschlesien. Virchows Diagnose über die Ursachen der Typhusepidemie (der Erreger des Typhus war damals noch nicht bekannt, er wurde erst 30 Jahre später als Bakterium identifiziert) lautete:

> »Aller Wahrscheinlichkeit nach sind es die lokalen Verhältnisse der Gesellschaft, welche die Form der Krankheit bestimmen, und wir können bis jetzt als ein ziemlich allgemeines Resultat hinstellen, daß die einfache Form umso häufiger ist, je armseliger und einseitiger die Nahrungsmittel und je schlechter die Wohnungen sind« (Virchow, 1848, S. 162).

Diese sozialökonomische Analyse des Zusammenhangs von benachteiligten Lebensbedingungen und Krankheit sowie die daraus abzuleitende Funktion der Medizin hat Virchow in späteren Arbeiten präzisiert. 1849 schrieb er:

> »Die künstlichen Seuchen sind vielmehr Attribute der Gesellschaft, Produkte der falschen oder nicht auf alle Klassen verbreiteten Cultur; sie deuten auf Mängel, welche durch die staatliche und gesellschaftliche Gestaltung erzeugt werden und treffen daher auch vorzugsweise diejenigen Klassen, welche die Vorteile der Cultur nicht mitgenießen« (Virchow, 1849, S. 47).

In einer späteren Schrift prägte Virchow den viel zitierten Satz:

> »Die Ärzte sind die natürlichen Anwälte der Armen und die soziale Frage fällt zu einem erheblichen Teil in ihre Jurisdiction« (Virchow, 1879, S. 4).

Ein weiteres Beispiel über die enge Verknüpfung medizinischer und sozialer Tatbestände stammt aus der Medizinsoziologie. In seiner heute ebenfalls schon »klassischen« Untersuchung »Krankheit in Regionville« untersucht der amerikanische Medizinsoziologe E. L. Koos (1954; deutsch 1967) Fragen der Krankheitsdefinition und des Krankheitsverhaltens von Angehörigen unterschiedlicher sozialer Schichten in einer Kleinstadt. So legte Koos unter anderem den Befragten eine Liste von Krankheitssymptomen vor und forderte sie auf, für jedes aufgeführte Symptom anzugeben, ob es einen Arztbesuch erforderlich machen würde. Das Ergebnis dieser Befragung ist in der Tab. 1.1 zusammengefasst.

Tabelle 1.1 zeigt signifikante Unterschiede zwischen den Befragten unterschiedlicher sozialer Schichten: Befragte der Oberschicht (Gruppe I) maßen den meisten Symptomen eine besondere Bedeutung bei, während Angehörige der Mittelschicht (Gruppe II) und insbesondere Angehörige der Unterschicht (Gruppe III) bei den meisten Symptomen keinen Anlass für einen Arztbesuch sahen. Wir wollen an dieser Stelle nicht weiter auf die methodischen Schwierigkeiten bzw. Mängel dieser Untersuchung eingehen (z. B. auf das Problem der genauen Definition von Symptomen – was heißt z. B. »hartnäckiges« Rückenweh – oder auf das Problem der Diskrepanz von Einstellungen und tatsächlichem Verhalten), sondern im Wesentlichen auf die sozialschichtenspezifische Variabilität von Definitionen über behandlungsbedürftige Beschwerden, was eine Befragungsperson folgendermaßen ausdrückt:

> »Wenn ich nur wüßte, was Sie eigentlich unter Krankheit verstehen? Manchmal habe ich mich elend gefühlt, daß ich mir am liebsten die Decke über die Ohren gezogen hätte, um zu sterben; aber ich mußte ja weiter machen, weil jemand sich um die Kinder kümmern mußte und wir außerdem nicht das Geld für einen Arzt hatten: Wie konnte ich da krank sein? ... Wie weiß man es überhaupt, daß man krank ist? Manche Leute können es sich leisten, sich ziemlich beliebig mit jeder Kleinigkeit ins Bett zu legen, aber die meisten von uns dürfen nicht krank sein – selbst wenn wir es nötig hätten« (Koos, 1967, S. 304).

Wir werden in **Kapitel 4** noch ausführlicher auf neuere Untersuchungen zum Gesundheits- und Krankheitsverhalten eingehen.

Unser drittes Beispiel bezieht sich auf ein sozialpsychologisches Experiment, das von dem amerikanischen Psychologen Rosenhan (1973) durchgeführt wurde und in der Öffentlichkeit sowie in der Wissenschaft teilweise zu spektakulären Reaktionen geführt hat. In dem von Rosenhan durchgeführten Experiment gelang acht Pseudopatienten – ausschließlich unter Simulation des Symptoms, sie würden Stimmen hören – die Aufnahme in verschiedene psychiatrische Anstalten. Die Pseudopatienten änderten nur ihren Namen und ihren Beruf, ließen aber ihre Lebensgeschichte unverändert, sie hörten auch sofort nach der Aufnahme auf, »Stimmen hören« zu simulieren. Keiner der Pseudopatienten wurde als solcher »entdeckt«. Bis auf einen Fall erhielten alle die Diagnose »Schizophrenie« und wurden im Durchschnitt nach 19 Tagen wieder entlassen. In vielen Fällen waren es die Mitpatienten, die die Versuchsperson als Pseudopatienten entlarvten.

Die Frage, der Rosenhan mit diesem Experiment nachgehen wollte, lautet, wie genau man psychisch Gesunde von psychisch Kranken unterscheiden kann und ob die Hauptcharakteristika, die zu Diagnosen führen, in dem Patienten selbst oder in seiner Umgebung liegen. Rosenhan negiert nicht die Existenz psychischer

11

Erkrankungen. Was er in Frage stellt, ist die Angemessenheit psychiatrischen Diagnostizierens und psychiatrischen Handelns.

Tab. 1.1: Krankheitsverhalten und Soziale Schicht
Prozentsatz von Befragten in jeder sozialen Gruppe, die bei spezifischen Symptomen die Notwendigkeit ärztlicher Konsultation bejahten*.

Symptom	Gruppe I (N= 51)	Gruppe II (N= 335)	Gruppe III (N= 128)
Appetitlosigkeit	57	50	20
Hartnäckiges Rückenweh	53	44	19
Fortgesetztes Husten	77	78	23
Hartnäckige Glieder- und Muskelschmerzen	80	47	19
Blut im Stuhl	98	89	60
Blut im Urin	100	93	69
Übermäßige Vaginalblutungen	92	83	54
Anschwellen der Fußknöchel	77	76	23
Gewichtsverlust	80	51	21
Zahnfleischbluten	79	51	20
Chronische Müdigkeit	80	53	19
Kurzatmigkeit	77	55	21
Hartnäckiges Kopfweh	80	56	22
Ohnmachtsanfälle	80	51	33
Schmerz im Brustkorb	80	51	31
Kloß in der Brust	94	71	44
Kloß im Unterleib	92	65	34

* Prozentsätze auf- und abgerundet
Quelle: Koos, 1954, S. 306

Zu diesen in der Rosenhan-Studie angesprochenen Fragen ist inzwischen eine große Fülle von Untersuchungen und Veröffentlichungen erschienen, insbesondere von Forschern, die dem sogenannten labeling-Ansatz – eine soziologische Theorie über abweichendes Verhalten – verpflichtet sind. Wir werden uns noch ausführlicher mit dieser Theorie und den Forschungsergebnissen beschäftigen.

Die zitierten Beispiele dokumentieren in unterschiedlicher Weise unsere Sicht, dass Krankheit und Behinderung sowohl *medizinische* als auch *sozialwissenschaftliche* Kategorien sind:

Eine Epidemie ist nur verständlich (und beherrschbar) vor dem Hintergrund der sozialen und ökonomischen Lebensbedingungen der Menschen: Ernährungssituation, Wohnungsverhältnisse, hygienische Verhältnisse inklusive Impfschutz sind die entscheidenden Merkmale dafür, ob sich ein Krankheitserreger ausbreiten kann oder nicht. Der Krankheitserreger ist die notwendige Bedingung einer Infektion, nicht jedoch hinreichend für seine epidemische Ausbreitung. Diese ist primär durch die sozioökonomischen Verhältnisse einer Gesellschaft (Gemeinde, Bevölkerungsgruppe etc.) bestimmt.

Ebenso ist das *Krankheitsverhalten* einer Bevölkerungsgruppe geprägt von psychischen und sozialen Faktoren, die außerhalb der eigentlichen Beschwerden bzw. Erkrankungen liegen, die Entscheidung aber, z. B. medizinische Hilfe aufzusuchen, ebenso stark mitbedingen wie die Art und die Intensität von Symptomen.

Und schließlich ist es auch die *Medizin* selbst, die mit ihren Krankheitstheorien, Einrichtungen, Berufen und therapeutischen Techniken als Institution der Gesellschaft auch Aufgaben übernimmt, die der sozialen Kontrolle dienen können und von daher als gesellschaftliche Ursachen von Krankheiten mitbedacht werden müssen.

Krankheitstheorien

Die Verknüpfung von medizinischen und sozialen Faktoren bei dem Phänomen Krankheit ist also vielfältig. Soziale Faktoren haben eine Bedeutung bei

*   der Krankheitsentstehung,
*   der Krankheitsdefinition,
*   dem Krankheitsverhalten,
*   den Krankheitsfolgen,
*   der medizinischen Versorgung im Krankheitsfall.

Wir werden uns im Laufe dieses Buches mit allen genannten Aspekten beschäftigen, im Rahmen dieses **1. Kapitels** soll nun aber die Verknüpfung medizinischer und sozialer Faktoren bei der *Krankheitsentstehung* ausführlicher betrachtet werden, und zwar aus der Perspektive unterschiedlicher Krankheitstheorien.

Krankheitstheorien lassen sich zuerst einmal danach einteilen, ob es sich um Laienkonzepte oder um wissenschaftliche Konzepte handelt. Faltermaier (1994, S. 88 ff.) hat sich ausführlich mit den *Laienkonzepten* (oder auch subjektiven Konzepten) von Krankheit beschäftigt. Er unterscheidet in seiner Literaturübersicht zwischen

*   den Vorstellungen von kranken Menschen von ihrer spezifischen Krankheit,
*   den Vorstellungen von relativ gesunden Laien von spezifischen Krankheitseinheiten und
*   den Vorstellungen von relativ gesunden Laien von Krankheit im Allgemeinen.

An dieser Stelle soll auf die zuletzt genannten Vorstellungen etwas näher eingegangen werden (ebenda, S. 95 ff.):

> »Das Wissen über Krankheit ist sozial organisiert und wird kulturell tradiert. Vorstellungen über Krankheit und Gesundheit sind nicht nur durch gesellschaftliche und soziale Verhältnisse geprägt. Sie können auch als kulturelles System verstanden werden, das in sozialen Gruppen und Gesellschaften von Generation zu Generation weiter getragen wird.

Daher ist von der Existenz relativ eigenständiger Gesundheitskulturen und verborgener Wissensbestände in der Bevölkerung auszugehen; diese drücken sich etwa aus im Verhältnis zum Körper und zu körperlichen Phänomenen wie Schmerz, in der Bedeutung der Ernährung oder eben in den Laientheorien von Krankheiten und von ihren Ursachen. Ein **historischer** Blick auf den **Wandel in den Vorstellungen von Krankheit**, wie in der Untersuchung von Herzlich und Pierret (1991) unternommen, zeigt die Eigenständigkeit der Laienkultur gegenüber dem medizinischen Diskurs, aber auch ihre wechselseitige Beeinflussung noch klarer. Krankheit wird immer am Körper wahrgenommen. Der Körper ist aber ebenso das Medium der Arbeit, der Lust und des Wohlbefindens, wie er der Sitz von Krankheit, Schmerz und Tod ist. Da die Interpretation des Körpers immer auch eine soziale Konstruktion ist, zeigt sich in der Wahrnehmung des kranken Körpers auch eine kulturelle Ordnung, ein Weltbild und ein Menschenbild. So wie in frühen Zeitaltern die Krankheit am veränderten und gepeinigten Körper ablesbar und mit Unglück, Sünde und dem Bösen verbunden war, so ist die moderne Krankheit unsichtbar, in einem stummen, äußerlich oft unversehrten Körper, der wie eine Maschine von der Medizin kontrollierbar ist. Ähnlich wie das Verhältnis zum kranken Körper haben sich die Vorstellungen von der **Ursache** der Krankheit im historischen Verlauf verändert. Das einschneidende Ereignis einer Krankheit hat immer Erklärungen ausgelöst, die über das Körperliche hinausgehen. Bis zum Ende des 18. Jahrhunderts dominierten Erklärungen, die die Ursache von Krankheit in einer Strafe Gottes sahen oder – damit in engem Zusammenhang – in Störungen der Natur: Kalte, feuchte oder verdorbene Luft konnte ebenso zu Krankheit führen wie verdorbene Sitten. Die Vorstellung, daß Krankheiten durch Ansteckung entstehen können, war schon lange im Volk verbreitet, bevor sie im 19. Jahrhundert nach der Entdeckung der Bakterien auch von der Medizin übernommen wurde. Die heute sehr aktuelle Theorie, daß Krankheiten durch die moderne Lebensweise und Ernährung erzeugt werden, ist schon in der beginnenden Industrialisierung aufgekommen, als das Leben in den Städten und die Mangelernährung für die Entstehung von Krankheiten verantwortlich gemacht wurden. Gleichfalls entstand in dieser Phase der raschen Industrialisierung die Vorstellung, daß der Verschleiß durch Arbeit eine wesentliche Krankheitsursache ist... . Heute stehen allerdings nicht mehr die körperlichen Abnutzungserscheinungen im Vordergrund, sondern nervöse Spannungen und die Überforderung im Beruf. Überhaupt rückten in neuerer Zeit mehr das Individuum und seine seelische Verfassung in den Mittelpunkt ätiologischer Vorstellungen. Die endogene Auffassung, Krankheit entstehe aus dem Individuum heraus, war zwar schon im 19. Jahrhundert präsent, damals stand aber noch die Idee einer Vererbung oder einer Störung der körperlichen Harmonie im Vordergrund. Heute dagegen wird immer mehr die seelische Verfassung, das Leiden an der eigenen Persönlichkeit als Ursache von Krankheit thematisiert; in der Psychosomatik wurde sie wissenschaftlich ausgearbeitet« (s. weiter unten).

Bevor wir uns mit den *wissenschaftlichen Krankheitstheorien* beschäftigen, sollte man sich mit folgender grundsätzlicher Einsicht vertraut machen: Diese unterschiedlichen Krankheitsmodelle sind keine konkurrierenden Theorien, d. h., sie schließen sich nicht gegenseitig aus, sondern sie betrachten das Phänomen Krankheit aus ganz unterschiedlichen Perspektiven und sind von daher alle mehr oder weniger zutreffend und – möchte man sich die Aufgabe stellen, ein kompliziertes Theoriegebäude von Krankheiten zu entwickeln – kombinierbar.

Um dies zu verdeutlichen, möchte ich ein Beispiel zitieren, das Armstrong (1994) gegeben hat. Die *Entstehung einer Depression* könnte z. B. vereinfacht wie folgt dargestellt werden: Schlechte Wohnbedingungen → Stress → Katecholamin-Mangel → Depression. Die Ursache der Depression kann also – je nach theoretischer Ausrichtung – sehr unterschiedlich gesehen werden:

So wird z. B. der *Sozialarbeiter,* der in einem Stadtteil mit vielfältigen sozialen Problemen konfrontiert ist, die Ursache der Depression einiger seiner Klienten in den *schlechten Wohnbedingungen* sehen.

Ein *Psychologe,* der beispielsweise in einer Beratungsstelle arbeitet, zu der der Sozialarbeiter seine Klienten geschickt hat, wird evtl. eher dazu neigen, die übermäßige *psychische Belastung* und die *geringe emotionale Unterstützung* als Ursache der Depression anzusehen.

Der *Psychiater,* der den gleichen Patienten in einem Landeskrankenhaus behandelt, wird mit großer Wahrscheinlichkeit eher der medizinischen *Theorie einer »endogenen« Depression* anhängen, die durch einen Katecholamin-Mangel gekennzeichnet ist.

Es stehen sich also drei verschiedene Erklärungen von Depression gegenüber: eine soziologische, eine psychologische und eine biomedizinische. Und es wird deutlich, wie unsinnig der häufige Streit zwischen den Vertretern biologischer und psychosozialer Richtungen in der Psychiatrie ist, wenn wir uns klarmachen, dass es Ursachen auf verschiedenen theoretischen Ebenen gibt und dass es ebenfalls logischerweise Interventionen auf verschiedenen Ebenen geben muss.

Gemeinwesenarbeit im Stadtteil, Psychotherapie und psychopharmakologische Therapie sind aus den jeweiligen theoretischen Ansätzen konsequent ableitbare Interventionen, nur mit – bezogen auf die Ursachenkette – unterschiedlicher zeitlicher Bedeutung: Gemeinwesenarbeit wäre eine präventive Intervention, d. h., sie will die Entstehung von Erkrankungen verhindern, während Psychotherapie und Psychopharmakotherapie unterschiedliche Ansätze der Behandlung sind zu einem Zeitpunkt, wo sich die Krankheit schon entwickelt hat.

Zwischen den Laiendefinitionen und den wissenschaftlichen Definitionen bzw. Theorien von Krankheit lässt sich die *sozialversicherungsrechtliche Definition von Krankheit* verorten: Danach ist Krankheit »ein regelwidriger körperlicher, geistiger oder seelischer Zustand, der Arbeitsunfähigkeit oder Behandlung oder beides nötig macht« (Bundessozialgericht 16.5.1972).

Wir wollen jetzt zu unserem Vergleich der unterschiedlichen Krankheitsmodelle zurückkommen und die einzelnen theoretischen Modelle etwas näher beschreiben.

Das biomedizinische Krankheitsmodell

Das biomedizinische Modell von Krankheit ist das die derzeitige Theorie und Therapie der Medizin (und des Gesundheitswesens) beherrschende Modell. Es gründet sich auf folgende Annahmen (vgl. Dubos, 1959):

1. Jede Erkrankung besitzt eine *spezifische Ursache.*
2. Jede Krankheit zeichnet sich durch eine *bestimmte Grundschädigung* aus. Diese Schädigung ist entweder in der Zelle lokalisiert, im Gewebe oder besteht in der Fehlsteuerung von mechanischen oder biochemischen Abläufen.
3. Krankheiten haben typische äußere Zeichen *(Symptome)* und können von daher durch wissenschaftlich geschultes Personal (Ärzte) erkannt werden.
4. Krankheiten haben *beschreibbare* und *vorhersagbare Verläufe,* sie verschlimmern sich ohne medizinische Intervention.

Zu den *spezifischen Ursachen* im biomedizinischen Krankheitsmodell zählen genetische Veränderungen, Mikroorganismen (Viren, Bakterien etc.), chemische

(z. B. Asbest, Benzol), physikalische (z. B. Strahlen, Hitze), mechanische (z. B. Unfälle) und biochemische Einwirkungen (z. B. Insulinmangel). Die meisten »erblichen« Erkrankungen sind das Ergebnis eines – in den Einzelheiten noch weitgehend unverstandenen – Zusammenwirkens von Erbe und Umwelt. Nach einer von Schmidtke (2003, S. 61 ff.) vorgeschlagenen Einteilung lassen sich »erbliche Erkrankungen« im engeren Sinne von »genetisch bedingten Dispositionen« unterscheiden. Die erste Gruppe hat eine geschätzte Häufigkeit in der Bevölkerung von 0,5 %, zu ihr gehören – um nur zwei häufige Beispiele zu nennen – die Sichelzellkrankheit (Bildung deformierter roter Blutkörperchen, betroffen sind Bevölkerungen bestimmter tropischer und halbtropischer Gebiete mit einer Häufigkeit von 1:50) und die Trisomie 21 (Down-Syndrom, verursacht durch eine numerische Chromosomenaberration, mit einer Häufigkeit von 1:650 Geburten). Die 2. Gruppe der »genetisch bedingten Dispositionen« ist in ihrer Größenordnung nur sehr schwer abzuschätzen. Potentiell gehören hierzu alle multifaktoriellen chronischen Erkrankungen. Es wird davon ausgegangen, dass jeweils etwa 5–10 % dieser Erkrankungen auf die ganz überwiegende Wirkung eines Einzelgens zurückzuführen sind und sich dann auch als »familiäre Häufung« zeigen können.

Das biomedizinische Krankheitsmodell ist häufig kritisiert worden. Wir wollen diese Kritik hier etwas ausführlicher nachzeichnen, da sie zum Teil zur Entwicklung der später darzustellenden anderen Krankheitstheorien beigetragen hat. Wesentliche Aspekte dieser *Kritik* sind:

- Das biomedizinische Krankheitsmodell ist *einseitig biologisch* orientiert, es kann deshalb nur einen Teil der Krankheitsursachen erfassen.

So hat beispielsweise die schematische Übertragung des biomedizinischen Krankheitsmodells auf psychische Störungen und damit auf deren Thematisierung als Stoffwechseldefekte des Gehirns bis heute trotz immenser Forschungsanstrengungen nur begrenzte Einsichten gebracht. Bei der Erklärung der großen Gruppe psychosomatischer Erkrankungen (wie z. B. der Magersucht) musste das biomedizinische Krankheitsmodell vollständig »passen«. Doch auch einige der heutigen Volkskrankheiten werden durch das biomedizinische Modell nicht umfassend erklärbar. So erklären beispielsweise die Risikofaktoren Bluthochdruck, erhöhter Cholesterinspiegel und Rauchen nur ca. 50 % des Vorkommens des Herzinfarkts. Auch bei anderen chronischen Massenerkrankungen unserer Zeit – wie z. B. Krebs oder rheumatischen Erkrankungen – konnte das biomedizinische Krankheitsmodell nicht alle Ursachen aufdecken (über die sich daraus ergebende Notwendigkeit zur Entwicklung weiterer Krankheitsmodelle siehe später).

Die Erklärungskraft des medizinischen Krankheitsmodells lässt sich somit folgendermaßen darstellen (Schätzwerte):

Infektionskrankheiten

Krebserkrankungen

Herz-Kreislauf-Krankheiten

Psychische Krankheiten

Psychosomatische Krankheiten

100% ————————————————————————— 0%

• Das biomedizinische Krankheitsmodell ist für die Bewältigung von Krankheiten
nur begrenzt effektiv.

Diese insbesondere von McKeown aufgestellte These bezieht sich auf die Wirksamkeit der Medizin bei der Bekämpfung der Masseninfektionskrankheiten, also
auf einen Bereich, in dem sich die Medizin besonders erfolgreich wähnt. McKeown konnte anhand ausführlichen statistischen Materials nachweisen, dass die
bedeutendsten Einflüsse zur Gesundheitsverbesserung im letzten Jahrhundert
primär umwelt-, ernährungs- und verhaltensbedingt waren und dass der Beitrag
individuenbezogener Maßnahmen demgegenüber nur von drittrangiger Bedeutung ist. Als Beispiel für seine Argumentation soll der Einfluss der Entdeckung
des Tuberkelbazillus (Medizinische Ätiologie), der Entwicklung von Streptomy-
cin (Medizinische Therapie) und der Einführung der BCG-Impfung (Medizinische Prävention) auf den Rückgang der Tuberkulosesterblichkeit zitiert werden
(vgl. ▶ **Abb. 1.1**).

Wie die **Abbildung 1.1** zeigt, erfolgte ein kontinuierlicher Rückgang der Tuberkulosesterblichkeit bereits lange vor der Entdeckung ihres Erregers im Jahre 1882,
die wiederum keine statistisch nachweisbare deutliche Veränderung der Tuberkulosesterblichkeit zur Folge hatte. Die wesentlichen Ursachen des Rückgangs der
Tuberkulosesterblichkeit in dieser Zeit sind in gesamtgesellschaftlichen Entwicklungen im Sinne einer Verbesserung von Arbeits-, Ernährungs- und Wohnbedingungen begründet.

»Die Geschichte der Tuberkulose verdeutlicht vielleicht besser als die irgendeiner anderen Infektion einen allgemeinen Gesichtspunkt über den Beitrag medizinischer Behandlung. Wirkungsvolles klinisches Eingreifen fand spät in der Geschichte einer
Krankheit statt. Während des gesamten Zeitraums, in der sie zurückging, war dessen
Beitrag klein, verglichen mit dem anderer Einflüsse. Waren auch die mit Tuberkulose
verbundenen Probleme in der Mitte des 20. Jahrhunderts kleiner als die im frühen 19.
Jahrhundert, handelte es sich doch um eine verbreitete, oft tödliche Krankheit. Zwei
ihrer Formen, die tuberkulöse Meningitis und die Miliartuberkulose, waren stets tödlich. Die Herausforderung an die medizinische Wissenschaft und Praxis bestand dann
darin, den Rückgang der Sterblichkeitsrate zu beschleunigen und, wenn möglich, die
Bedrohung durch diese Krankheit, die für fast zwei Jahrhunderte eine infektiöse Haupt-
todesursache gewesen war, zu beseitigen. Hierbei war die Medizin ungeheuer erfolgreich. Und es wäre genau so unvernünftig, die Errungenschaften zu unterschätzen, wie

es unvernünftig wäre, die Tatsache zu übersehen, daß ihnen eine Verbesserung der Bedingungen vorausging, die dazu beitrug, daß Tuberkulose zu einer so schrecklichen Krankheit werden konnte. Es waren dies die geringere Widerstandskraft durch Unterernährung und ein hoher Ausgesetztheitsgrad durch Überbevölkerung« (McKeown, 1982, S. 140).

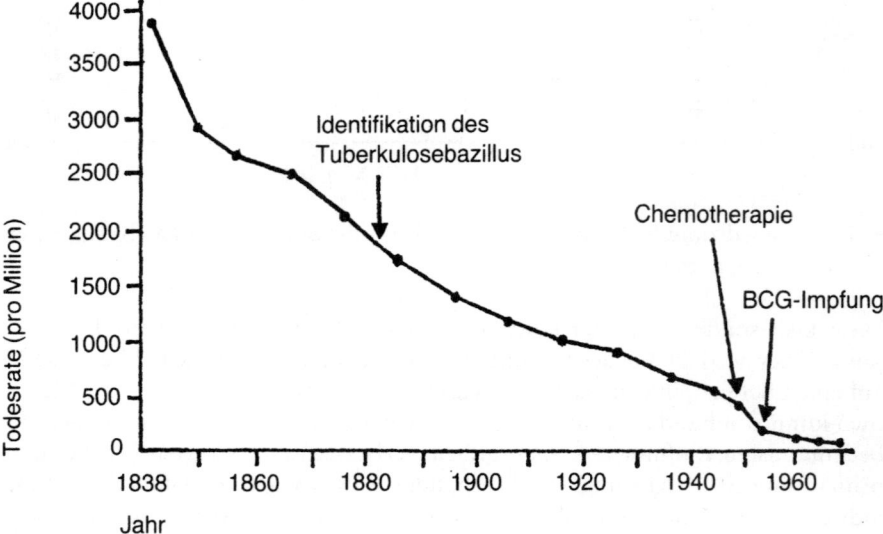

Abb. 1.1: Rückgang der Tuberkulosesterblichkeit (*Quelle:* McKeown, 1982, S. 136; mittlere jährliche Todesraten für England und Wales, standardisiert auf die Bevölkerung von 1901)

- Das biomedizinische Modell von Krankheit ist *individuenzentriert* und *kurativ* orientiert.

Diese Kritik schließt an die bisherige Kritik an. Eine überwiegend biologische und auf den einzelnen Menschen begrenzte Sichtweise von Krankheit kann logischerweise weder nicht-biologische noch außerhalb des einzelnen Menschen liegende Krankheitsursachen in den Griff bekommen. D. h., der gesamte Bereich der Prävention – also der Verhütung von Krankheit – durch andere als medizinische Maßnahmen bleibt ausgespart. Die Medizin wird erst wirksam und kompetent, wenn Krankheit bereits eingetreten ist. Doch durch die kurative Dominanz der Medizin bleiben nicht nur präventive Maßnahmen unterentwickelt, sondern ebenso rehabilitative Maßnahmen. Bei vielen der heutigen Massenkrankheiten kann von einer eindeutigen Heilung im Sinne der Wiederherstellung von Gesundheit nicht die Rede sein, ihr Verlauf ist vielmehr chronischer Natur und die Aufgabe der Medizin häufig auf die Verhütung der Verschlechterung oder von Rückfällen begrenzt. Da der Verlauf von Krankheiten aber nicht nur biologisch, sondern auch wesentlich psychosozial determiniert ist, muss auch in diesem Bereich die Wirksamkeit der Medizin begrenzt bleiben.

- Das biomedizinische Modell stabilisiert die *Dominanz der Ärzte* im Gesundheitswesen und führt zur *Medikalisierung der Gesellschaft.*

Diese insbesondere von Illich (1977) vorgetragene Kritik des biomedizinischen Modells beinhaltet nicht nur die »Enteignung der Gesundheit« durch medizinische Experten, sondern darüber hinaus die Produktion von neuen Krankheiten durch die Medizin selbst. Nach Illich haben wir uns vom machtvollen Medizinsystem (insbesondere den Ärzten) abhängig gemacht, um unsere alltäglichen Probleme und Beschwerden zu lösen. Anstatt die Lösung dieser Probleme und Gesundheitsstörungen selbst in die Hand zu nehmen, lassen wir sie von Ärzten durch Medikamente, Psychotherapie oder andere Maßnahmen lösen. Dabei werden wir immer schwächer und abhängiger von Ärzten, und die Medizin selbst wird immer mächtiger. Dies hat auch zur Konsequenz, dass durch die Medikalisierung sozialer Probleme keine wirkliche Lösung dieser Probleme erfolgt, sondern nur eine Verschiebung in das Gesundheitswesen mit der Entstehung von medizinischen Karrieren und Krankheiten durch die vielfältigen »Nebenwirkungen« medizinischer Maßnahmen (Beispiel: Arbeitslosigkeit → Schlafstörungen → Schlafmittelgebrauch → Sucht). Auf die mit diesem Aspekt verwandte Kritik der gesellschaftlichen Kontrollfunktionen der Medizin werden wir später eingehen.

Da das biomedizinische Modell die Ärzte als die eigentlichen Experten für Gesundheit und Krankheit rechtfertigt, haben es andere Gesundheitsberufe schwer, im Gesundheitswesen entsprechend ihrer Bedeutung Fuß zu fassen. Auch dieser Aspekt wird uns noch ausführlicher beschäftigen (vgl. ► **Kap. 3**).

Das psychosomatische Krankheitsmodell

Schwenkmezger (1992) unterscheidet psychoanalytische, psychobiologische und psychosoziale Theorie-Modelle der Psychosomatik. Allen genannten Richtungen ist gemeinsam, dass sie den Einfluss des Seelischen auf körperliche Erkrankungen des Menschen verfolgen. Sie unterscheiden sich in der Vorstellung darüber, wie sich Psychisches in Somatisches umsetzt.

- Zu den *psychoanalytischen Modellen* gehören das Konversionsmodell, das Modell krankheitsspezifischer Konflikte und das Alexithymie-Modell:

Im Konversionsmodell von Freud wird das Auftreten körperlicher Beschwerden bei intrapsychischen Konflikten als Folge der Umleitung psychischer Energien in den körperlichen Bereich erklärt. Der Ablauf lässt sich ganz grob folgendermaßen skizzieren:

1. Konflikt
2. Unfähigkeit, eine Lösung des Konfliktes zu finden → Verdrängung
3. Steigerung der inneren Spannung als Folge der Verdrängung führt zu
4. Angst, Depression, feindseliger Haltung
5. Konversion, Regression. Zuerst Stadium der »unorganisierten« Krankheit (funktionelle Störungen), dann eventuell »organisierte« Krankheit (Asthma bronchiale, Ulcus duodeni usw.).

Das Modell krankheitsspezifischer Konflikte von Alexander geht ebenfalls davon aus, dass eine psychosomatische Störung auf einem unbewussten emotionalen Konflikt basiert, dessen nicht abgeführte emotionale Spannung chronisch-vegetative Veränderungen auslöst. **Abbildung 1.2** zeigt, welche Erkrankungen mit welchen psychischen Konflikten Alexander in Verbindung bringt.

Im Alexithymie-Konzept wird die Manifestation psychosomatischer Erkrankungen auf die Unfähigkeit zurückgeführt, eigene Gefühle wahrzunehmen und adäquat auszudrücken.

- Die *psychobiologischen Modelle* werden in allgemeine und spezifische Modelle unterschieden:

»Allgemeine Modelle basieren auf der Überlegung, daß Basisemotionen wie Angst, Depression, Ärger, Wut, Trauer usw. zu einer Aktivierung des sympathischen Nebennierenmarksystems und des Hypophysen-Nebennierenrindensystems führen, welche dann ursächlich eine Erkrankung auslösen. Dies gilt vor allem dann, wenn eine Emotion chronifiziert, d. h. häufig und intensiv auftritt und über lange Zeit persistiert, obwohl sie möglicherweise ihre evolutionäre Bedeutung verloren hat« (Schwenkmezger, 1992, S. 6 [vgl. dazu die Ausführungen zum Stress-Modell der Psychosomatik weiter unten]). Spezifische Theorien beziehen sich dagegen auf einzelne Erkrankungen.

- Die *psychosozialen Modelle* werden in direkte, indirekte und interaktive Modelle eingeteilt:

»Bei den *direkten* Modellen wird davon ausgegangen, daß Emotionen ursächlich psychologische und physiologische Veränderungen des Organismus hervorrufen, die dann direkt zu einer Erkrankung führen, sei es, daß das Immunsystem beeinträchtigt oder die physiologische Reaktivität chronisch erhöht ist. Ein *indirekter Weg* liegt vor, wenn nach emotionaler Erregung Verhaltensweisen folgen, die ihrerseits Risikofaktoren darstellen (Rauchen, Drogenkonsum, unangemessenes Eßverhalten usw.) oder Emotionen das Vorsorgeverhalten oder die Compliance (Befolgung ärztlicher Anweisungen) beeinträchtigen (...). Bei interaktiven Modellen werden emotionale Dispositionen oder Prozesse postuliert, die Personen in die Konfrontation mit bedrohlichen Situationen einbringen und sie für Krankheiten anfälliger machen (Vulnerabilitätsaspekt). Emotionen können zu einer unangemessenen Krankheits*verarbeitung* führen, welche die Genesung oder Rehabilitation beeinträchtigt. Es ist aber auch denkbar, daß emotionale Prozesse oder Dispositionen eine krankheits*protektive* Funktion haben und entweder direkt oder kompensierend das Krankheitsrisiko bzw. präventives Verhalten fördern« (Schwenkmezger, 1992, S. 9).

Der Autor betont weiterhin, dass die genannten Modelle sich nicht gegenseitig ausschließen, sondern z. T. nur andere Akzentsetzungen vornehmen.

Die psychosomatische Medizin greift auch auf Laien-Vorstellungen über den Zusammenhang von Psyche und Soma zurück, die in der Alltagssprache eine lange Tradition haben. Jores (1981, S. 66 f.) hat eine Reihe dieser Äußerungen zusammengetragen:

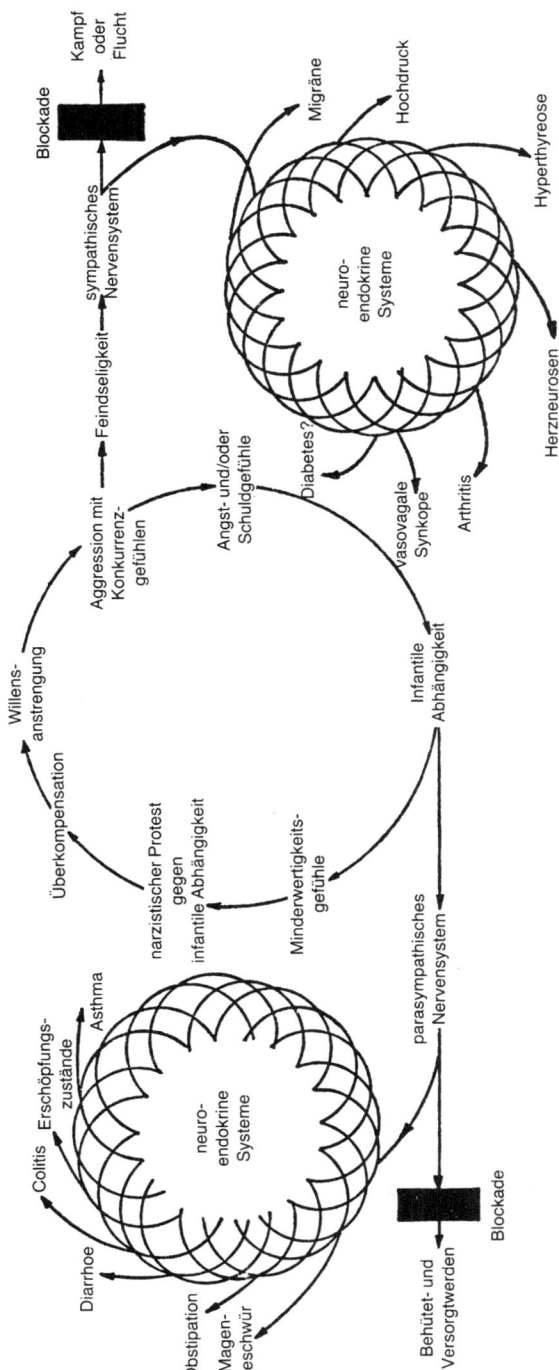

Abb. 1.2: Schematische Darstellung der Spezifität psychosomatischer Erkrankungen (*Quelle:* Alexander, 1951)

»Herz
Es drückt mir das Herz ab.
Man nimmt sich etwas zu Herzen.
Es bricht mir das Herz.

Verdauungsorgane
Es ist zum Kotzen.
Das ist ein schwerverdaulicher Bissen.
Der Bissen bleibt mir im Halse stecken.
Mein Hals ist mir wie zugeschnürt.
Das hängt mir zum Halse heraus.

Magen
Das schlägt mir auf den Magen.
Er frißt alles in sich hinein.
Er ärgert sich ein Loch in den Bauch.
Das liegt einem schwer im Magen.
Mir dreht sich der Magen um.
Das kann ich nur schwer verdauen.
Er reagiert sauer.

Gallenblase
Die Galle läuft mir über.
Man ärgert sich grün und gelb.
Man spuckt Gift und Galle.
Sich schwarz ärgern.

Stuhlgang
Er ist ein Korintenkacker.
Jemanden anscheißen.
Ich habe Schiß davor.
Ich bin durchgefallen.

Nieren
Das geht mir an die Nieren.
Auf Herz und Nieren prüfen.

Atmung
Es bleibt einem die Luft weg.
Es verschlägt mir den Atem.
Es stockt mir der Atem.
Man glaubt ersticken zu müssen.

Nase und Geruch
Ich kann einen Menschen nicht riechen.
Ich habe die Nase voll.
Er ist verschnupft über etwas.

Kopf
Sich den Kopf zerbrechen.
Dieses oder jenes kann einem Kopf-
schmerzen machen«

Die *Kritik* des psychosomatischen Krankheitsmodells ist ähnlich wie die Kritik am biomedizinischen Modell: Wenn auch eine weitere wichtige Ursachenvariable eingeführt wird (»Das Psychische«), so bleibt das Modell doch individualistisch und kurativ orientiert. Mit der Fixierung auf die übermäßige Bedeutung des Psychischen im Krankheitsgeschehen geraten der Psychosomatik zudem sehr häufig soziale Zusammenhänge aus dem Blickfeld. So bleiben beispielsweise Ergebnisse der *Umweltmedizin,* d. h. der direkten, ohne psychische Mechanismen vermittelten Beeinflussung von Gesundheit und Krankheit, außerhalb des Interesses psychosomatischen Denkens. Aber auch andere Zusammenhänge, die dem psychosomatischen Krankheitskonzept näher stehen – wie z. B. die Bedeutung des sogenannten *Typ-A-Verhaltens* in der Genese des Herzinfarkts (vgl. ▶ **Kap. 6**) – werden häufig auf ihren psychologischen Gehalt reduziert und von ihren sozialen Zusammenhängen entkleidet. Schließlich darf im Hinblick auf die therapeutische Effizienz des psychosomatischen Modells nicht unerwähnt bleiben, dass die meisten Therapieformen zeitlich und ökonomisch sehr aufwändig sind und eine deutliche Mittelschichtenorientierung zeigen und somit die Hauptgruppe der besonders benachteiligten körperlich und psychosomatisch Leidenden nicht erreichen. Durch das am 1.1.1999 in Kraft getretene Psychotherapeutengesetz können nunmehr auch breitere Bevölkerungsschichten von einer psychotherapeutischen Behandlung profitieren.

Das *Stress-Modell der Psychosomatik* ermöglicht eine noch engere Verknüpfung zwischen psychologischen und physiologischen Abläufen im Organismus. Da es auch für das Verständnis des noch darzustellenden Stress- und Coping-Modells bedeutsam ist, werden wir es hier etwas ausführlicher darstellen:

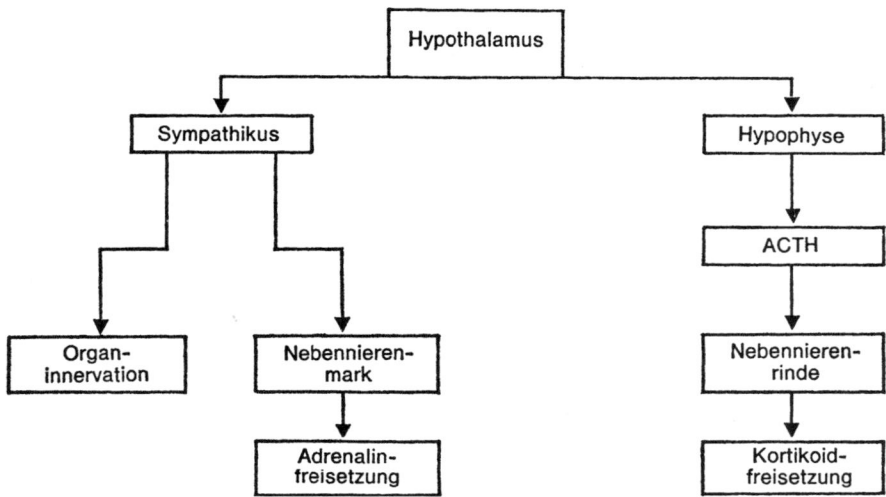

Abb. 1.3: Stressreaktionen im Organismus (*Quelle:* Seller, 1978, S. 35)

Die Entwicklung des Stressmodells geht im Wesentlichen zurück auf die Arbeiten von Selye, Cannon, Wolff etc. Selye (1953) entdeckte eine immer gleiche Reaktion des Organismus auf unterschiedliche äußere belastende Einwirkungen (Stressoren wie Hitze, Kälte, Schock etc.). Die Reaktionen des Organismus *(Stressreaktionen)* teilte er wie folgt ein:

1. Alarmstadium,
2. Abwehrreaktion,
3. Erschöpfungsstadium.

Dabei ließen sich im Einzelnen die in **Abbildung 1.3** skizzierten Abläufe im Organismus entdecken.

Die erhöhte Ausschüttung von *Katecholaminen* (Adrenalin und Noradrenalin) wirkt u. a. auf das Kreislaufsystem und erschließt somit wissenschaftlich ableitbare Möglichkeiten der Analyse von Ursachen der Kreislauferkrankungen (insbesondere Herzinfarkt) aus psychosozialen Stressoren. Über den Zusammenhang des Katecholaminstoffwechsels mit dem Serotoninstoffwechsel, der eine Bedeutung bei der Pathogenese der Depression hat, werden auch hier psychosoziale Erklärungen möglich. Darüber hinaus eröffnet die Bedeutung der erhöhten *Corticoid*-Ausschüttung für die Hemmung des körperlichen Abwehrsystems ein Verständnis für die psychosoziale Entstehung von Infektionen, sogenannten Autoaggressionserkrankungen bis hin zum Krebsgeschehen.

Dieses Modell lässt sich mit ganz unterschiedlichen Stressoren verknüpfen. Während Selye primär an den Wirkungen physikalischer und mechanischer Stressoren interessiert war, wandte z. B. Wolff (1950) das Stress-Konzept auf soziale Stressoren, Engel (1962) auf psychologische Stressoren an.

Die Faszination, die vom Stresskonzept ausgeht, ist verständlich, liefert es doch zum ersten Mal ein Erklärungsmodell von Krankheit, das Belastungsfaktoren außerhalb des Körpers messbar mit Reaktionsabläufen innerhalb des Körpers auf eine Art verknüpft, die wissenschaftlichen Standards Rechnung trägt. Diese Faszination hat sich auch auf die Sozialmedizin und die Medizinsoziologie übertragen. Wie wir im nächsten Abschnitt sehen werden, entwickelten sie das Stresskonzept dahingehend weiter, dass sie die Bedeutung und Wirkung sozialer Stressoren analysierten und spezifizierten, insbesondere in Abhängigkeit von den jeweils gegebenen individuellen und kollektiven Bewältigungsmöglichkeiten (Coping) der von besonderen Belastungen betroffenen Individuen. Dies hat zu der Entwicklung des »Stress- und Coping-Modells« geführt, wobei heute der Bedeutung von Coping für die Entwicklung von Krankheit eine mindestens ebenso große Aufmerksamkeit zuteil wird wie der Bedeutung der Stressoren.

Das Stress-Coping-Krankheitsmodell

Das nun zu besprechende Krankheitsmodell steht in seiner theoretischen Fundierung zwischen dem psychosomatischen und den noch darzustellenden soziologischen Krankheitsmodellen. Es verknüpft in idealer Weise das organisch-somatische Geschehen mit sozialstrukturellen Bedingungen der Betroffenen über ihr psychosoziales Erleben (vgl. die ausführliche deutschsprachige Darstellung dieses Konzepts in Badura, 1981).

In Anlehnung an einen Vorschlag der beiden Medizinsoziologen L. und C. von Ferber lässt sich dieses Konzept wie in **Abbildung 1.4** skizzieren.

Die Intensität bzw. Pathogenität der Stressoren ist nicht unabhängig von den Möglichkeiten der Individuen, mit Belastungen umzugehen. Deshalb sprechen wir auch von einem Stress-Coping-Modell und heben damit die Bedeutung von unterschiedlichen Bewältigungsmöglichkeiten der Individuen im Umgang mit Belastungen als gleichberechtigten Mechanismus in der Krankheitsentstehung bzw. -vermeidung hervor. Bewältigungsmöglichkeiten können sowohl persönlicher wie kollektiver Natur sein. Unter persönlichen Bewältigungsmöglichkeiten verstehen wir das Gefühl, »Herr der Lage« zu sein und eine Reihe von Strategien zur Hand zu haben, um Probleme erfolgreich lösen zu können. Dabei ist auch von Interesse, dass inadäquate persönliche Bewältigungsaktivitäten – wie z. B. der Gebrauch von Alkohol – wiederum selbst als krankheitsverursachend wirken können.

Unter *kollektiven Bewältigungsmöglichkeiten* (soziale Unterstützung, soziales Netzwerk, soziale Integration etc.) verstehen wir das Vorhandensein von positiven sozialen Beziehungen primärer (Ehepartner, Familie, Freundschaften etc.) und sekundärer (Arbeitskollegen, Nachbarn, Vereine etc.) Art.

Diese sozialen Bindungen wirken im Sinne der Gesunderhaltung bzw. Krankheitsbewältigung durch Abschirmung gegenüber sozialen Belastungen bzw. durch Hilfe bei deren Bewältigung.

Es ist offensichtlich, dass persönliche und kollektive Bewältigung vielfältig miteinander verbunden und zum Teil wiederum abhängig von sozialstrukturellen Bedingungen sind. So werden individuelle Persönlichkeits- und Verhaltensmerkmale wesentlich in der frühkindlichen Sozialisation erworben und sind somit gesellschaftlich vermittelt. Andererseits beeinflussen Art, Dichte und Dauer sozialer Beziehungen Persönlichkeitsmerkmale wie Selbstbewusstsein, Optimismus etc., die wiederum entscheidend sind für die Ausprägung individueller Bewältigungsaktivitäten.

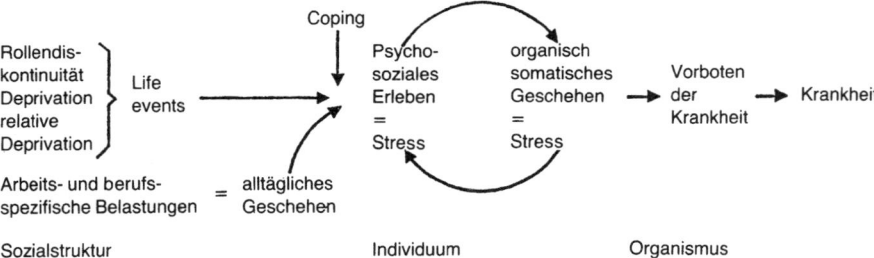

Abb. 1.4: Stress-Coping-Modell von Krankheit (*Quelle:* L. u. C. Ferber, 1978, S. 45)

Badura (1981) unterscheidet folgende Stufen *sozialer Integration*:

- keine informellen Beziehungen (soziale Isolation),
- eher oberflächliche Bekanntschaften,
- enge Beziehungen,
- Confidentbeziehungen (engste Vertraute).

Er macht auf den interessanten Befund aufmerksam, dass für eine optimale soziale Integration das Vorhandensein von engen und weniger engen Beziehungen erforderlich ist.

Während Badura auf die Differenzierung sozialer Integration abhebt, hat der amerikanische Sozialpsychiater Caplan eine Systematik *sozialer Unterstützung* vorgelegt. Er unterscheidet:

1. »Psychosoziale Hilfen wichtiger Bezugspersonen, die die psychischen Ressourcen des einzelnen mobilisieren und dadurch zur Meisterung emotionaler Belastungen beitragen.
2. Praktische Hilfen, die den einzelnen bei der Bewältigung seiner Aufgaben entlasten.
3. Finanzielle Unterstützung, materielle Unterstützung und kognitive Orientierungen zum Zurechtfinden in schwierigen sozialen Situationen« (Caplan, 1974, zit. n. Badura, 1981, S. 27).

Gerade diese Ausführungen von Caplan kennzeichnen die Bedeutung des Stress-Coping-Modells von Krankheit als theoretische Basis der Tätigkeit psychosozialer Berufe im Gesundheitswesen. Die idealtypische Beschreibung der Aufgaben z. B. des Sozialarbeiters im Gesundheitswesen umfasst ja diese von Caplan genannten Merkmale: materielle, finanzielle und praktische Unterstützung vermitteln, psychosoziale Hilfestellung geben, Beziehungen (wieder) herstellen, soziale Netze knüpfen helfen, z. B. durch Vermittlung in Selbsthilfegruppen, Gemeindeclubs etc.

Berkman und Syme (1979) haben zum gesundheitsfördernden Effekt sozialer Netzwerke und sozialer Unterstützung eindrucksvolle Forschungsergebnisse vorgelegt: Bei einer Zufallsauswahl von fast 7 000 Erwachsenen zeigte sich, dass Personen mit einem dichten Netz sozialer Bindungen ein weitaus geringeres Sterberisiko hatten (in einem 9-Jahres-Zeitraum nach der Untersuchung) als Personen mit weniger intensiven sozialen Kontakten. Diese Beziehung war unabhängig von Gesundheitsstatus, Sozialschicht, Gesundheitsverhalten hinsichtlich Rauchen, Trinken, Übergewicht, Bewegung und einigen anderen Faktoren.

Wir haben uns bisher primär mit der Frage der Bewältigungsstrategien beschäftigt. Doch auch im Hinblick auf die Art und Wirkung von Stressoren haben Sozialwissenschaftler inzwischen eine Reihe von Analysen und Forschungsarbeiten gemacht. Hier ist besonders die sogenannte »life-event-Forschung« zu nennen, die besonders belastende Lebensereignisse als krankmachende Stressoren thematisiert und – für die wissenschaftliche Akzeptanz des Konzepts wichtig – messbar macht. Lebensereignisse sind aber – abgesehen von »Schicksalsereignissen« – nicht unabhängig von sozialstrukturellen Bedingungen zu sehen, wie z. B. Brown (1976) gezeigt hat. Er unterscheidet:

- *Hintergrundmerkmale,* wie z. B. Soziale Schicht,
- *chronische Belastungen,* wie z. B. langdauernde Ehekonflikte,
- *akute Lebensereignisse* (life-events), die somit auf der Basis der oben genannten Faktoren Auslöse-Ereignisse (trigger) für die Herausbildung von Krankheit darstellen. Empirisch werden die genannten Merkmale in ausführlichen sog. *Intensivinterviews* erhoben, die auch die subjektive Bedeutung von Lebensereignissen für die Betroffenen mitberücksichtigen (so kann beispielsweise das Lebensereignis »Scheidung« je nach Ausgangssituation eine belastende wie auch entlastende Bedeutung haben).

Life-event-Forschung

Im Mittelpunkt der Life-event-Forschung steht, wie schon aufgeführt, die psychische/physische Auswirkung von Veränderungen in der momentanen Lebenssituation aufgrund eines individuellen Bewältigungsverhaltens. Den Krisenbegriff definieren Oppl und Weber-Falkensammer (1986) in diesem Zusammenhang als ein Ereignis, welches »die Handlungs- und Anpassungsfähigkeit des Individuums« überfordert. Sie verstehen im engeren Sinne unter life-events: »Arbeitslosigkeit, Krankheit, Behinderung infolge eines Unfalls, plötzlicher Verlust des Partners« (Oppl, 1986).

Köhle und Joraschky (1977) schreiben, dass »nicht so sehr die Situation als Einzelfaktor, sondern der situative Kontext ... als potentiell pathogener Faktor eingesetzt« wird. Häufig kann erst durch die Mitberücksichtigung des Stellenwertes konsekutiver Ereignisse die gesamte individuelle Anpassungsleistung, die mit der Krankheitsmanifestation im Zusammenhang steht, bewertet werden« (Köhle, 1977).

Im Zuge einer detaillierten und komplexeren Bestimmung psychosozialer Stressoren wurden »Life-event-Fragebögen« entwickelt. In diese Fragebögen wurden 43 Lebensereignisse aufgenommen, »... die gemäß klinischer Erfahrung besondere Relevanz im Hinblick auf individuelle Anpassungsleistungen haben ...« (Rahe, 1975). Hierbei wurde nun eine qualitative Bedeutungszumessung vorgenommen, indem diese 43 besonders häufig beschriebenen psychosozialen Belastungsmomente anhand unterschiedlicher Erfahrungswerte eingestuft wurden. Diese Einschätzung wurde aufgrund eines »Social Readjustment Rating Questionnaire (SRRQ)« vorgenommen.

Die Vorgehensweise innerhalb dieser Skalierungsmethode beruhte auf affektphysiologischen Untersuchungen, »... in denen die Probanden subjektive Größeneinschätzungen bestimmter Affekte vorzunehmen hatten ....« Hierbei wird »... die affektive Belastung im Rahmen der Anpassungsreaktion als solche berücksichtigt, und nicht, ob negative oder positive Gefühle beteiligt sind« (Rahe, 1975).

Bewertungskontrollen mit verschiedenen Probandenkollektiven ergaben signifikant hohe Übereinstimmungsquoten (über 90 %). Die Adaptationsleistung bezüglich dieser Life-event-Items wurde dann in sogenannten »life-change-units« (LCU) gemessen.

Das Ergebnis der Addition der LCU-Werte entspricht dann wiederum dem individuellen Adaptationsleistungsindikators für ein bestimmtes zeitliches Intervall, wobei die Skala von 11 LCU (kleine Gesetzesübertretungen) bis 100 LCU (Tod des Ehepartners) reicht. Es konnten für einen 12-monatigen Zeitraum aufgrund verschiedener retrospektiver Untersuchungen folgende LCU-Morbiditätskorrelationen festgestellt werden:

- \> 300 LCU-Punkte: hohes Morbiditätsrisiko,
- 200–299 LCU-Punkte: mittleres und
- 150–199 LCU-Punkte: geringes Morbiditätsrisiko (Uexküll, 1996).

Die 6 Lebensereignisse mit den höchsten Anpassungsleistungswerten (nach Uexküll, 1996, die Punktwerte in Klammern verdeutlichen hierbei das Ausmaß der Anpassungsleistung):

1. Tod des Ehepartners   (100)
2. Scheidung   (73)
3. Eheliche Trennung   (65)
4. Gefängnis   (63)
5. Tod eines nahen Angehörigen   (63)
6. Persönliche Verletzung/Krankheit   (53)

Der Verlust der Arbeit, die Kündigung, steht an 8. Stelle dieser Prioritätenliste mit einem LCU-Punktwert von 43.

Köhle und Joraschky (1977) kommen, die Ergebnisse der retrospektiven Untersuchungen zusammenfassend, zu dem Schluss, dass »... eine signifikante positive Beziehung zwischen der Zahl und der Intensität von Lebensveränderungen, die der Patient über einen Zeitraum von 1 bis 2 Jahren angibt, und der Wahrscheinlichkeit einer darauffolgenden Krankheitsentwicklung« besteht.

Zahlreiche prospektive Untersuchungen (Rahe, 1975; Rubin, 1976) zeigten ebenfalls, dass anhand des »Life-event-Score's« Vorhersagen zur Korrelation zwischen Umweltbelastung und Krankheitsmanifestation möglich sind. Köhle und Joraschky (1977) stellen schließlich fest, »... dass jede langanhaltende soziale Desintegration, die als besonders gravierend erlebt wird, zu einer Verschlechterung des klinischen Zustandes führt. Dabei wird ihr weniger die akute Auslösung einer Erkrankung als vielmehr die langfristige Störung des psychobiologischen Gleichgewichts zugeschrieben.«

Neben diesem sehr differenzierten Forschungsansatz gibt es auch eine etwas simplere Herangehensweise, soziale Stressoren zu bestimmen. Holmes und Rahe (1967) entwickelten anhand der Befragung einer repräsentativen Stichprobe der amerikanischen Bevölkerung über die Intensität der Belastung durch Lebensereignisse die sogenannte Social Readjustment Rating Scale. Die Höhe des Skalenwertes zeigt an, wie groß die Anstrengungen sind, die ein Individuum aufbringen muss, um nach einem bestimmten Lebensereignis wieder »Fuß zu fassen«. Diese Skala beinhaltet einen Katalog von 43 Lebensereignissen (vom Tod eines nahen Angehörigen, Ehescheidung, Verlust des Arbeitsplatzes, finanziellen Problemen bis hin zu kleinen Gesetzesübertretungen), die einer bestimmten Streßintensität zugeordnet sind und in Interviews abgefragt werden können.

In einer Reihe von empirischen Untersuchungen ist diese Skala mit unterschiedlichen Erkrankungen in Beziehung gesetzt worden. Dabei ließ sich die Hypothese der Autoren, dass die Wahrscheinlichkeit einer Erkrankung mit zunehmender Dichte von Lebensereignissen zunimmt, bestätigen. Allerdings sind die meisten dieser Untersuchungen retrospektiv angelegt, d. h., sie beziehen sich auf Interviews mit bereits erkrankten Personen über deren Lebensereignisse vor Eintritt der Krankheit, was erhebliche methodische Forschungsprobleme mit sich bringt.

Zur *Kritik* des Stress-Coping-Krankheitsmodells lassen sich folgende Gesichtspunkte anführen:

• Soziale Belastungen werden im Stresskonzept nur wirksam, wenn sie eine psychische Korrelation aufweisen. Direkte Einwirkungen des sozialen Umfeldes wie z. B. durch bestimmte Arbeitsvollzüge oder Schadstoffe in der Umwelt können im Stresskonzept nicht thematisiert werden.
• Die Erforschung der körperlichen Reaktionen auf Stressoren erfolgt zumeist in Laborsituationen oder in Tierversuchen, sodass die Übertragbarkeit der Ergebnisse auf den Menschen fraglich bleibt.
• Die festgestellten körperlichen Folgen unter chronischem Stress (wie z. B. Blutdruckerhöhung, vermehrte Ausschüttung von Harnsäure, Veränderung der Blutgerinnung etc.) sind eher als Krankheitsvorboten zu bezeichnen und konstituieren noch keine Krankheit im medizinischen Sinne.
• Die Ursachenkette: soziale Situation → Stress → Krankheit ist anhand retrospektiver Studien nicht immer eindeutig nachweisbar, insbesondere dann, wenn weitere Merkmale wie Bewältigung, soziale Unterstützung etc. einbezogen werden.

Trotz dieser Einschränkungen gehört das Stress-Coping-Konzept zu den wichtigsten Krankheitsmodellen der Sozialmedizin.

Das Verhaltensmodell von Krankheit

Das Verhaltensmodell von Krankheit geht davon aus, dass gesundheitsgefährdende Verhaltensweisen für die Entstehung heutiger Volkskrankheiten von Bedeutung
sind. Das gilt insbesondere für das Rauchen, den übermäßigen Alkoholkonsum,
für Über- oder Fehlernährung, riskantes Sexualverhalten sowie riskantes Verhalten
im Verkehr oder am Arbeitsplatz. Der Zusammenhang zwischen diesen gesundheitsgefährdenden Verhaltensweisen und epidemiologisch bedeutsamen Krankheiten ist in vielen Untersuchungen empirisch nachgewiesen worden. So sind die
gesundheitlichen Folgen des Rauchens seit langem gut erforscht und unumstritten:
Ca. $\frac{1}{3}$ aller Krebserkrankungen sind durch das Rauchen verursacht. Dabei sind
insbesondere folgende Organe betroffen: Mundhöhle, Lunge, Kehlkopf, Speiseröhre, Harnblase, Niere, Bauchspeicheldrüse, Magen. Weiterhin werden ca. $\frac{1}{4}$ aller Herzinfarkttodesfälle sowie ein großer Teil der Erkrankungen an chronischer
Bronchitis und an peripheren Durchblutungsstörungen – um nur die häufigsten
zu nennen – auf das Rauchen zurückgeführt. Die Gesundheitsschäden durch Passivrauchen sind erst neuerdings ins Blickfeld der Wissenschaft und der Öffentlichkeit geraten. Dass auch das Passivrauchen die Krankheitsgefährdung erhöht, gilt
inzwischen ebenfalls als unbestritten (Robert-Koch-Institut 2006, S. 107 f.).

Von Troschke hat ein Verhaltensmodell von Krankheit in einer älteren Arbeit
(1979, S. 128) vorgestellt (vgl. ▶ **Abb. 1.5**). Er unterscheidet vier Motive des Risikoverhaltens, die längerfristig zu »Verhaltenskrankheiten« führen können:

1. »Unter den Lebensbedingungen unserer Gesellschaft machen gesundheitsschädigende
   Verhaltensweisen für weite Bevölkerungsgruppen einen Großteil dessen aus, was als
   Lebensqualität gilt ...
2. Risikoverhaltensweisen gehören zum »selbstverständlichen« Verhaltensrepertoire vieler sozialer Gruppen und vermitteln den Gruppenmitgliedern das Gefühl, dazuzuge-
   hören...
3. Einmal konditionierte Verhaltensweisen werden zu liebgewonnenen Gewohnheiten,
   die reflexartig ablaufen ...
4. Viele dieser Risikoverhaltensweisen (Rauchen, Alkohol, Essen, leichtsinniges Verkehrs-
   verhalten) dienen als probate Mittel zur Entspannung und Abreaktion von Alltags-
   konflikten« (1979, S. 127).

Unter dem Titel »Kleine Freuden, kleine Fluchten – alltägliches Risikoverhalten
und medizinische Gefährdungsideologie« (1986, S. 121) erörtert Franzkowiak
umfassend das Konzept des Risikoverhaltens, und zwar u. a. in seinen unterschiedlichen wissenschaftstheoretischen Bezügen:

Im *biomedizinisch-epidemiologischen* Konzept der Risikofaktoren werden als
Risikoverhalten »Handlungsweisen von Individuen und/oder Gruppen bezeichnet,
die je nach Intensität, Dauer und wechselseitiger Interaktion zur Ausprägung
sogenannter Risikofaktoren beitragen (wie etwa Alkoholkonsum und Bewegungsmangel) oder selbst als solche angesehen werden (wie das Rauchen). Risikofaktoren gelten ihrerseits als Vorläufer und Wegbereiter der chronisch-degenerativen
Erkrankungen« (ebenda, S. 124).

Handlungstheoretisch werden Risikoverhaltensweisen »als spezifische Bewältigungsformen innerhalb einer belastenden Konstellation von Lebenszusammenhängen interpretiert. Damit sind sie aber nicht mehr die Verhaltenssache des In-

dividuums allein, sondern Störungsindikator und Bearbeitungsversuch zugleich: von Brüchen in der normativen Struktur seiner soziokulturellen Umgebung, von erlebten, die eigenen Leistungs- oder Verarbeitungsgrenzen überschreitenden Belastungen, von unzureichenden sozialen Beziehungsgeflechten – oder von allen diesen Lebensumständen zusammen« (ebenda, S. 161).

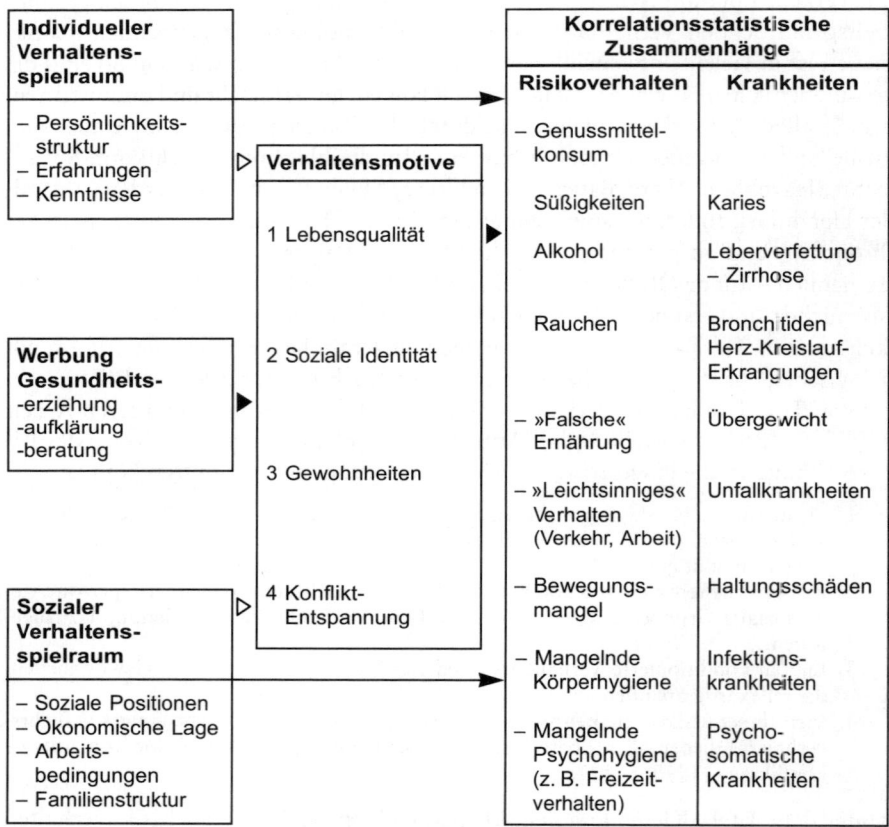

Abb. 1.5: Das Verhaltensmodell von Krankheit (*Quelle:* v. Troschke, 1979, S. 128)

In *sozialwissenschaftlich-psychoanalytischer* Sicht wird Risikoverhalten »als subjektiv sinnhaftes Element zwischen Krankheit und (idealisierter) Gesundheit gedeutet, das im biographisch ausgeprägten Sinnzusammenhang sozialen Handelns eines Individuums zu interpretieren ist (…). Riskantes Handeln wird als eine Art selbstschädigender Anpassung betrachtet; es ist konventionelles und normativ integriertes Handeln. Risikoverhalten, so lautet die Hypothese, stellt ein sozial legitimiertes und akzeptiertes, mit individuellem Sinn ausgestattetes Konfliktlösungsmuster dar« (ebenda, S. 162 f.).

Im Übergangsbereich zwischen »Risikoverhalten« und »Risikopersönlichkeit« lassen sich die von Gesundheitspsychologen formulierten Konzepte des Typ-A-,

-B- und -C-Verhaltens ansiedeln, die in Beziehung zu speziellen Erkrankungen gebracht worden sind.

Friedman und Rosenman (1975) haben die Typologie des A-Typs und des B-Typs entwickelt. Damit werden Persönlichkeits- und Verhaltenseigenschaften charakterisiert, die mit einem besonders hohen (beim A-Typ) bzw. einem besonders niedrigen (beim B-Typ) Herzinfarktrisiko einhergehen. Ein Typ-A-Verhaltensmuster umfasst Eigenschaften wie Ehrgeiz, Arbeitseifer, Unfähigkeit zur Entspannung, latente Feindseligkeit, Ungeduld etc., der B-Typ die entgegengesetzten Merkmale. Während das Typ-A-Verhaltensmuster in der Herzinfarktforschung lange Zeit als Risikofaktor anerkannt war, bestehen hinsichtlich der Existenz eines unabhängigen krebsfördernden Typ-C-Verhaltensmusters eher Zweifel.

Faltermaier (2005, S. 112 ff.) hat den Stand der Diskussion kommentiert. Danach ist von einem nur schwachen Zusammenhang zwischen dem Typ-A-Verhaltensmuster und dem Auftreten koronarer Herzkrankheiten auszugehen, wobei sich die Forschung heute auf den Persönlichkeitsmerkmalskomplex Ärger, Feindseligkeit und Aggression sowie auf das Merkmal Depression konzentriert. Neue Erkenntnisse bestehen auch hinsichtlich der Bedeutung des Typ-A-Verhaltens bei der Herzinfarktrehabilitation: Hier scheint sich das Typ-A-Verhalten eher positiv im Sinne einer persönlichen Ressource auf den Rehabilitationserfolg auszuwirken. Im Zusammenhang mit der Forschung über das sog. Typ-C-Verhalten macht Schwarzer (2004) auf die fast unüberwindbaren methodischen Schwierigkeiten aufmerksam, die u. a. darin bestehen, dass es sich bei der Tumorgenese um ein über viele Jahre laufendes Geschehen handelt, sodass man kaum zwischen Ursache und Wirkung unterscheiden kann. Angesichts dieser Schwierigkeiten regt er an, sich auf die gesundheitspsychologische Verlaufsforschung zu konzentrieren, die danach fragt, welche Aspekte der Persönlichkeit oder des Krankheitsverhaltens sich bei bereits Erkrankten auf das Krebswachstum auswirken können.

Krankheit als abweichendes Verhalten: Das Devianz-Modell von Krankheit

Zwei soziologische Theorien abweichenden Verhaltens sind auf die Phänomene Gesundheit und Krankheit angewandt worden. Die erste Theorie – der *Strukturfunktionalismus* – beschäftigt sich – grob gesagt – mit der Beschreibung und Analyse gesellschaftlicher Strukturen in ihrer Funktion für die Aufrechterhaltung eines sozialen Systems. Sie stellt die *soziale Kontrollfunktion der Medizin* in den Vordergrund. Es wird davon ausgegangen, dass die Medizin – ähnlich dem Rechtssystem oder der Kirche – Funktionen sozialer Kontrolle übernimmt, beispielsweise dadurch, dass sie über Arbeitsfähigkeit bzw. Arbeitsunfähigkeit entscheidet, oder dadurch, dass sie bestimmtes Verhalten als gesundheitsgefährdend und damit als unerwünscht definiert. In diesem Zusammenhang ist Krankheit abweichendes Verhalten, da Kranke aus ihren sozialen Rollenverpflichtungen (z. B. als Arbeitnehmer oder als Mutter) herausfallen. Die Aufgabe der Medizin bzw. der Ärzte ist es, dieses abweichende Verhalten »aufzufangen« und in konformes Verhalten zu verändern. Dieser Vorgang wird im *Konzept der Krankenrolle* von Parsons (1951) in vier Schritten beschrieben:

1. Der Patient ist temporär von seinen normalen Rollenverpflichtungen befreit.
2. Der Patient wird für seine Krankheit nicht verantwortlich gemacht.
3. Der Patient hat die Verpflichtung, gesund werden zu wollen.
4. Der Patient ist verpflichtet, fachkundige Hilfe aufzusuchen.

Dieses Konzept der Krankenrolle ist inzwischen vielfach als für die meisten der heutigen Massenkrankheiten unzutreffend kritisiert worden, insbesondere wegen der Tatsache, dass eine Heilung bei diesen Krankheiten häufig gar nicht möglich ist und eine Verantwortlichkeit des Patienten für seine Erkrankung zunehmend ins Feld geführt wird (Selbstverschuldung von Krankheiten durch Zigarettenrauchen, Übergewicht, Alkoholgenuss etc.). Bedeutsam bleibt aber die wichtige Funktion der Medizin, das abweichende Verhalten des Patienten zu legitimieren (Krankschreibung) und ihn soweit wie möglich von der Verantwortung für diesen Zustand zu entlasten. Dies erklärt auch, warum die Arztpraxis bzw. der Arzt im Gegensatz zu anderen sozialen Einrichtungen oder Berufen von Hilfesuchenden weitgehend ohne Schuldgefühle aufgesucht werden kann und auch wird, sehr häufig auch mit nicht-medizinischen Problemen. Die Einbeziehung von Sozialarbeitern in die ärztliche Praxis – wie z. B. in England – als nicht-stigmatisierte Möglichkeit des Aufsuchens von sozialer Hilfe hat hier ihre theoretische Basis.

Die zweite hier darzustellende soziologische Theorie abweichenden Verhaltens ist der *Stigmatisierungsansatz* bzw. *labeling-Ansatz*.

In den 60er- und 70er-Jahren hatte er eine große Bedeutung insbesondere im Hinblick auf das Verständnis psychischer Erkrankungen und psychiatrischer Institutionen sowie von Behinderungen (vgl. die »Klassiker« dieser Theorie Becker [1963]; Goffmann [1961 u. 1963]; Scheff [1966] sowie die deutschsprachigen Übersichtsarbeiten von Keupp [1972] und Trojan [1978]).

Auch dieser soziologische Ansatz liefert eine völlig andere Sichtweise von Krankheit als z. B. das medizinische Modell, insbesondere dadurch, dass er nicht an den biologischen Ursachen von Krankheit interessiert ist, sondern allein an Krankheit als *sozialer Definition*. Mit anderen Worten, die Ursachen primärer Devianz (d. h. die »ersten« Ursachen von Krankheit) sind für den labeling-Ansatz nicht bedeutsam. Bedeutsam ist allein die sekundäre Devianz, d. h. die Veränderung im Verhalten einer Person aufgrund der Tatsache, dass die primäre Devianz »einen Namen bekommt« (ein »Etikett« oder »label«), der mit vielfältigen sozialen Bedeutungen und Verhaltenserwartungen verbunden ist. Hat dieses Etikett eine negative Bedeutung – wie in den meisten hier zu besprechenden Beispielen – so sprechen wir auch von einem »Stigma«. Dies sind zentrale Begriffe des Ansatzes, was sich auch an seinen unterschiedlichen Bezeichnungen als labeling-Ansatz, Etikettierungsansatz oder Stigmatisierungsansatz zeigt.

Sekundäre Devianz beginnt also in dem Augenblick, in dem primäre Devianz einen Namen bekommt, dies geschieht in der Medizin durch eine Diagnose. Eine *Diagnose* ist aber nicht nur eine wertfreie wissenschaftliche Bezeichnung, sondern beinhaltet eine Reihe von sozialen Vorstellungen, die zum Teil so ausgeprägt und festliegend (stereotyp) sind, dass der von der Diagnose Betroffene gar nicht anders kann, als sich nach diesen Verhaltenserwartungen zu richten, insbesondere dann nicht, wenn er sich in einer Krise befindet (was ja im Krankheitsfall fast immer der Fall ist), macht- und hilflos ist und nach neuen Orientierungen für sein Verhalten sucht. (Fragen Sie sich einmal selbst [oder gegenseitig], welche soziale Definition Sie z. B. von den folgenden Erkrankungen haben: Epilepsie, Tuberkulose, Krebs, Schizophrenie.)

Schließlich kann die durch den Prozess der Etikettierung verursachte Verhaltensänderung ausgeprägter sein als die durch die primäre Devianz bedingte. So bedeutsam die ärztliche Diagnose für den Beginn der sekundären Devianz ist, so wichtig sind medizinische Institutionen für die Aufrechterhaltung und Verstärkung dieses Verhaltens.

Am besten untersucht ist die *Wirkung psychiatrischer Krankenhäuser* auf die Veränderung des Verhaltens und der Identität von Personen, die dort über längere Zeit behandelt bzw. verwahrt wurden (vgl. z. B. Goffman, 1961).

Diese Institutionen haben ihre eigenen Regeln und Routinen, die oft mehr dem reibungslosen Organisationsablauf dienen als den Patienteninteressen und dem Patienten häufig keinen Raum lassen für Privatheit, Eigenständigkeit, Freizügigkeit, sondern ihn vielmehr unter die neuen Verhaltensnormen zwingen. Was früher z. T. als krankheitsimmanenter Verlauf einer psychischen Störung angesehen wurde (medizinisches Modell), konnte mit Hilfe des labeling-Ansatzes z. T. als »*Institutionalismuseffekt*« erkannt werden (Barton, 1966). Wesentliche Elemente des Konzepts der *Gemeindepsychiatrie* oder der gemeindeorientierten Behindertenarbeit bauen auf diese Erkenntnis auf, indem sie die Krankenhausbehandlung oder Heimeinweisung gänzlich zu vermeiden oder aber zumindest abzukürzen versuchen (vgl. ▶ **Kap. 7** und **8**).

Die *Kritik* des labeling-Ansatzes in seiner Bedeutung für die Erklärung von Krankheit ist – bezogen auf psychische Störungen – insbesondere von Gove, aber auch von Keupp (1972) und Trojan (1978) formuliert worden. Gove (1970) hält die Vorgehensweise des labeling-Ansatzes gänzlich für falsch, da dieser Ansatz die Tatsache negiere, dass psychiatrische Störungen existieren und Patienten aufgrund dieser Tatsache – und nicht aufgrund von Zuschreibungsprozessen – als psychiatrische Patienten behandelt werden.

Sozioökonomisches Krankheitsmodell

Das sozioökonomische Krankheitsmodell konzeptualisiert Krankheit als Ausdruck gesellschaftlicher Verhältnisse, insbesondere ihrer Produktionsbedingungen, Klassenunterschiede und Machtstrukturen. Aus marxistischer Perspektive sind insbesondere die Analysen von Navarro (1976 und 1978; vgl. auch Deppe 2005) interessant. Die Haupterkrankungen in kapitalistischen Gesellschaften sind nach seiner Auffassung primär sozioökonomisch erklärbar:

- *Psychosomatische Erkrankungen* sind die Folgen der Entfremdung des Individuums von der Gesellschaft, diese wiederum ist zum großen Teil bedingt durch den Mangel an Kontrolle der Bürger über ihre Arbeitsbedingungen und gesellschaftlichen Einrichtungen.
- *Arbeitsbedingte Krankheiten* sind die Folge der Tatsache, dass der Arbeitsprozess vom Kapital und nicht von den Arbeitern kontrolliert wird und somit Profitinteressen Vorrang haben vor Arbeitssicherheit und Arbeitszufriedenheit.

- *Krebserkrankungen* sind überwiegend durch Umweltfaktoren bedingt und treffen die Arbeiterklasse in ihren Wohngebieten weitaus stärker als die Mittelschichten.

Angesichts dieser Krankheitsbedingungen muss die Medizin, die die Ursachen von Krankheit primär in individuellem Fehlverhalten und biologischen Fehlregulationen sieht, versagen. Trotzdem ist das Medizinsystem in kapitalistischen Gesellschaften nicht nutzlos, im Gegenteil, es ist – nach Navarro – genau die Funktion der Medizin, die Menschen glauben zu machen, dass Krankheiten, die eigentlich ökonomisch und gesamtgesellschaftlich bedingt sind, individuell heilbar sind. In diesem Sinne legitimiere die Medizin das kapitalistische System und die herrschende Klasse.

Draper u. a. (1977) haben sich ausführlich mit der These auseinandergesetzt, dass in kapitalistischen Staaten die Produktion von Wohlstand unweigerlich mit der Erhöhung gesundheitlicher Risiken einhergehen muss, da die Produktionserhöhung einen Wert an sich darstellt und auf gesundheitliche Auswirkungen keine Rücksicht nimmt. Ihrer Arbeit ist auch die leicht gekürzte **Tabelle 1.2** entnommen, die sich in vielen Beispielen mit dem Konflikt zwischen »health and wealth«, also zwischen Gesundheit und Wohlstand, beschäftigt.

Eine *Kritik* des sozioökonomischen Krankheitsmodells könnte einerseits an der zugrunde liegenden Theorie selber ansetzen. Diese Kritik können wir in diesem Rahmen nicht leisten. Zum anderen ist jedoch kritisch anzumerken, dass diese Theorie ausschließlich den gesellschaftlichen Rahmen von Gesundheit und Krankheit thematisiert und keine Erklärungen über die Feinstruktur der Verknüpfung von z. B. »Entfremdung« und bestimmten Krankheiten liefert.

Ohne Frage liegt aber die Bedeutung des sozioökonomischen Krankheitsmodells in der konsequenten Erweiterung derjenigen Krankheitsmodelle, die auf medizinische oder psychologische Variablen begrenzt sind.

Ich habe in diesem Abschnitt versucht aufzuzeigen, dass Krankheit sowohl ein medizinisches als auch ein sozialwissenschaftliches Phänomen ist. Mir lag insbesondere daran zu verdeutlichen, dass unterschiedliche Theorien Krankheit ganz unterschiedlich definieren und aus ganz unterschiedlichen Blickwinkeln zu erklären versuchen. Damit wollte ich auch häufig geführten unfruchtbaren Diskussionen vorbeugen, die darum gehen, welches Krankheitsmodell denn nun eigentlich das »richtige« sei. Es gibt eben nicht nur ein »richtiges«, es gibt *mehrere* »richtige« Erklärungsmodelle, die ganz unterschiedliche Aspekte von Krankheit hervorheben und eine unterschiedliche Erklärungsreichweite haben: Je nachdem, ob es sich um Krankheit im Rahmen einer klinischen Diagnose, medizinischen Therapie, gesellschaftlichen Prävention oder sozialen Rehabilitation handelt, werden unterschiedliche Krankheitsmodelle eine jeweils unterschiedliche theoretische und praktische Bedeutung bekommen. Erst wenn wir alle diese verschiedenen Aspekte kombinieren, werden wir uns dem annähern, was unter Krankheit umfassend zu verstehen ist. Der Beitrag der Sozialwissenschaften zur Erklärung von Krankheit besteht also weder darin – wie Armstrong formuliert – zu sagen, dass »sozialwissenschaftliche Erklärungen besser sind, oder darin zu sagen, dass biologische Erklärungen falsch sind. Der Beitrag besteht in der Berücksichtigung einer großen Zahl kausaler Faktoren, die helfen sollen, Krankheitsätiologien besser zu verstehen und Krankheitsbehandlung effektiver zu gestalten« (Armstrong, 1994, S. 42).

Tab. 1.2: Gesundheit und Wohlstand

Krankheiten oder Risikobedingungen und ökonomische Kategorie	Beispiele	Spezielle Krankheiten, Risiken etc.
PRODUKTION		
(1) Bedingungen, die sich primär auf die Art und Organisation der Produktion beziehen	der Gebrauch verschiedener chemischer und anderer toxischer Stoffe in Bergbau, Industrie und Landwirtschaft	Berufskrankheiten und Arbeitsunfälle, z. B. Asbestose; verschiedene Haut-, Lungen-, Blasen- und andere Krebskrankheiten; Krankheiten durch Strahlen
	der rücksichtslose Gebrauch von kapitalintensiven Produktionsmethoden	Arbeitsunfälle z. T. tödlich; Arbeitslosigkeit und damit verbunden Angst, Depression, Alkoholismus, vermehrtes Rauchen mit der Folge von Bronchitis und Lungenkrebs
	zunehmender Einsatz von Arbeitskräften und passive, repetitive und maschinenähnliche Arbeitsvollzüge	Übergewicht; Arbeitsunfälle; Tabakkrankheiten; Alkoholismus; Langeweile und Stresskrankheiten
	Umweltverschmutzung	betrifft nicht nur die Arbeiter, sondern die gesamte Bevölkerung, auch in anderen Ländern (z. B. Bleivergiftung lokal, Vergiftungen durch Schwefeldioxid etc. bis weit in andere Länder)
(2) Bedingungen, die sich primär auf den Stand der Produktion beziehen	Zwang zur schädlichen Beschleunigung der Arbeitsvollzüge	Zunahme der Risiken von Arbeitsunfällen; Stressfolgen, z. B. vermehrter Tabakkonsum, Straßenverkehrsunfälle, Alkoholismus und Überernährung
	Zwang zur Nutzung neuer und nicht ausreichend geprüfter Energiequellen	Gesundheitsrisiken und Todesfälle durch Atomkraftwerke
	Zwang zur Anpassung an schädliche Formen des Gütertransports und der Arbeitsmobilität	Straßenverkehrsunfälle nicht nur von Lastwagen, sondern auch Bussen und Pkws; zerstörtes Familienleben
KONSUM		
(1) Bedingungen, die sich primär auf die Art und Organisation des Konsums beziehen	der Konsum von Produkten, die mit Gesundheitsrisiken und Unfallgefahren verbunden sind	Tabakkrankheiten; Zahnkaries und Süßigkeiten-, Schokoladen- und andere Zucker-Krankheiten incl. Überernährung und einige Diabetesformen; Kfz-Unfälle im Zusammenhang mit Alkohol-, Schlafmittel- und Tranquilizerkonsum; Vergiftungen durch Unkrautvernichtungs- und Schädlingsbekämpfungsmittel; Sprühdosen

Tab. 1.2: Gesundheit und Wohlstand (Fortsetzung)

Krankheiten oder Risiko- bedingungen und öko- nomische Kategorie	Beispiele	Spezielle Krankheiten, Risiken etc.
	der Konsum von er- nährungsunphysiolo- gischen Produkten	verfeinertes Mehl und Zucker, d. h. schlackenarme Kohlehydrate (kön- nen zu Entzündungen und Krebs des Dickdarms führen)
	Risiken durch Indust- rieabfälle	Vergiftung durch Schwermetalle oder andere chemische und radio- aktive Abfälle (der Arbeiter auf Mülldeponien oder allgemein durch Verseuchung des Grundwassers)
(2) Bedingungen, die sich primär auf den Stand des Konsums beziehen	Zwang zum Konsum von mehr Kalorien, z. B. Werbung zum »Mehr essen und mehr trinken«	Werbung, die zur Überernährung beiträgt und damit zu der Ursachen der Haupternährungsprobleme, Übergewicht und Folgekrankheiten wie z. B. Herzkrankheiten

VERTEILUNG

Bedingungen, die sich primär auf die Un- gleichverteilung von öko- nomischen Möglichkeiten und Ressourcen beziehen	chronischer Fehlbe- darf und Mängel in der Wohnungsversor- gung und bei ande- ren Grundbedürfnis- sen trotz ständig steigender Produkti- on und steigendem Energieverbrauch	Unterkühlung; Erkrankungen der Atmungs- und Verdauungsorgane aufgrund mangelhafter Wohnun- gen und hygienischer Verhältnisse, Überbelegung, Obdachlosigkeit; Unfälle bei Kindern aufgrund des Fehlens sicherer und bedürfnisge- rechter Spielmöglichkeiten insbe- sondere in Hochhäusern
	chronische Arbeitslo- sigkeit und Armut in Untergruppen der Bevölkerung	viele Ein-Eltern-Familien; Konzen- tration von Ausländern in überbe- völkerten und verslumten Stadtge- bieten mit hoher Arbeitslosigkeit; Arbeiter mittlerer und älterer Jahr- gänge als Frühinvaliden; Landarbei- ter mit nur wenig oder gänzlich ohne eigenes Land zum Gemüsean- bau, zur Viehhaltung etc.; Armut und Arbeitslosigkeit verursachen Unter- und Fehlernährung, Angst, Depression, Tabak- und Alkoholkon- sum etc.

Die bisher dargestellten Krankheitsmodelle kommen überwiegend aus einer wis- senschaftlichen Disziplin, also der Biomedizin, der Psychologie oder der Soziolo- gie. Wir wollen abschließend zwei Krankheitsmodelle vorstellen, die versuchen, die wichtigsten Merkmale aus diesen einzelwissenschaftlichen Modellen zu einem umfassenden Krankheitsmodell zu verbinden.

Das Risikofaktoren-Modell

Das Risikofaktorenkonzept ist ein *Multifaktorenkonzept* par excellence, d. h., es kombiniert – unter Verzicht auf eine einheitliche Theorie – Faktoren unterschiedlicher (medizinischer, psychologischer oder soziologischer) Herkunft, die sich als bedeutsam für die Entstehung bestimmter Krankheiten ergeben haben. So kann z. B. auch »Stress« ein Risikofaktor sein, sodass die gesamte Stresstheorie in das Risikofaktorenmodell integrierbar wird. Auch Verhaltens- und Persönlichkeitsmerkmale werden dadurch unter das Risikofaktorenkonzept subsumierbar, indem sie als »Risikoverhalten« (z. B. Rauchen) oder »Risikopersönlichkeit« (z. B. Typ-A-Persönlichkeit) bezeichnet werden. Das gleiche gilt für Umweltschadstoffe (z. B. Asbest), die dann ebenfalls als Risikofaktoren bezeichnet werden.

Dabei werden auch Versuche unternommen, eine Hierarchie der Risikofaktoren anzugeben, um die unterschiedlichen Faktoren (klinische, verhaltensbedingte, emotionale, soziale etc.) in ihrem Einfluss zu ordnen. So unterscheiden z. B. Schaefer und Blohmke (1978) in ihrer *»Hierarchie der Risikofaktoren«*

- *tertiäre* Risikofaktoren (Entstehungsbedingungen gesellschaftlicher Herkunft),
- *sekundäre* Risikofaktoren (psychologische und verhaltensmäßige Reaktionen) und
- *primäre* Risikofaktoren (Organreaktionen) (vgl. ▶ **Abb. 1.6**).

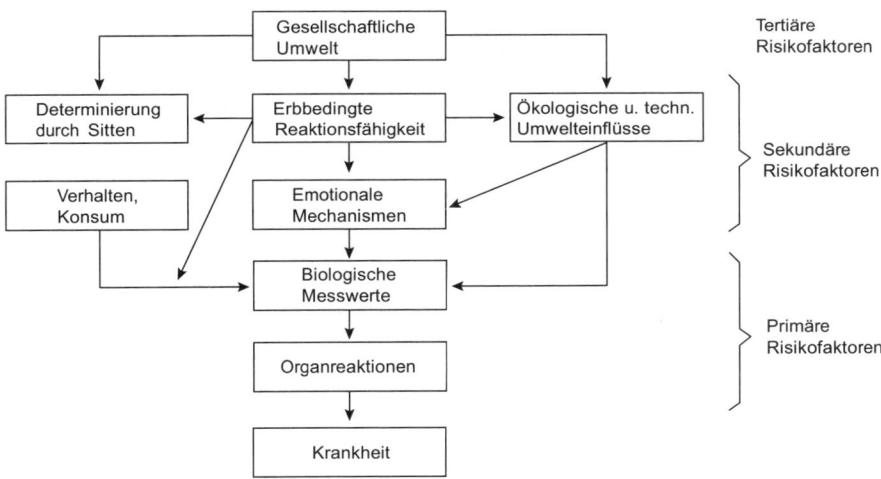

Abb. 1.6: Risikofaktorenmodell von Krankheit (*Quelle:* Schaefer und Blohmke, 1978, S. 182)

Für Schaefer und Blohmke ist mit dem Risikofaktorenmodell von Krankheit auch die gesellschaftliche Ätiologie vieler Krankheiten begründet:

»Das Prinzip, das in dieser Hierarchie der Risikofaktoren liegt, macht freilich deutlich, daß es (außer Naturkatastrophen, reinen Erbkrankheiten und in gewissem Ausmaß Infekten inclusive parasitären Krankheiten) *keine Krankheit geben kann, die nicht letztlich auch eine gesellschaftliche Ätiologie besitzt.* Die Erbanlage spielt bei der Krankheitsentstehung eine zwar wesentliche, immer aber die Rolle eines Faktors in einer multifaktoriellen Genese« (Schaefer u. Blohmke, 1978, S. 183).

In **Tabelle 1.3** sind Beispiele für den epidemiologischen Zusammenhang ausgewählter Risikofaktoren zu einigen Krankheiten aufgeführt.

Tab. 1.3: Zusammenhang zwischen Risikofaktoren und Krankheiten

Risikofaktoren	Krankheiten
Übergewicht	Diabetes mellitus, Herz-Kreislauf-Erkrankungen
Häufiger Zuckerkonsum	Zahnkaries
Ballaststoffmangel	Magen-Darm-Krankheiten Stoffwechselkrankheiten
Rauchen	Chronische Bronchitis Lungenkrebs Herz-Kreislauf-Erkrankungen
Bewegungsmangel	Erkrankungen des Stütz- und Halteapparates Herz-Kreislauf-Erkrankungen Stoffwechselkrankheiten Magen-Darm-Krankheiten
Alkoholmissbrauch	Leberzirrhose
Bluthochdruck	Schlaganfall Herzinsuffizienz Herzinfarkt
Stress → Bluthochdruck	Nierengefäßerkrankungen
Fehlhaltungen/einseitige Belastungen	Erkrankungen des Stütz- und Halteapparates
Schadstoffe am Arbeitsplatz bzw. in der Umwelt (z. B. Strahlen, Asbest, Teer etc.)	allergische Reaktionen Krebs

Quelle: AOK Hamburg, o. J.

Die Kritik am Risikofaktorenkonzept bezieht sich im Wesentlichen auf zwei Bereiche:

1. auf die Definition von Risikofaktoren, die Kombination von Faktoren unterschiedlicher theoretischer Herkunft und auf die Annahme eines passiven Menschenbildes,
2. auf die Ableitung von präventiven »massentherapeutischen« Interventionen aus dem Risikofaktorenkonzept.

Dabei ist wichtig zu berücksichtigen, dass Risikofaktoren keine Prädiktoren von Krankheiten sind, sondern nur Faktoren mit einer relativen pathogenen Wahrscheinlichkeit, die sich zudem immer nur auf Gruppenzusammenhänge und nie auf Einzelpersonen beziehen lassen. Auf Risikofaktorenmodelle basierende prä ventive Interventionsprogramme bleiben in ihrer Wirkung auf die Veränderung von Krankheitshäufigkeiten in einer gegebenen Bevölkerung somit für den einzelnen von nicht kalkulierbarem Wert.

Das sozialepidemiologische Modell

Das von Badura (1983) vorgelegte sozialepidemiologische Modell der Krankheitsentstehung (vgl. ► **Abb. 1.**7) kombiniert ebenfalls Merkmale aus unterschiedlichen einzelwissenschaftlichen Modellen: aus dem sozioökonomischen Krankheitsmodell die Merkmale Soziale Schichtung, Arbeits- und Wohnbedingungen, aus dem Stressmodell die akuten und chronischen Stressreaktionen, aus dem Stress-Coping-Modell die Merkmale Stressreaktionen und Soziale Unterstützung, aus dem Verhaltensmodell die Merkmale Lebensstil und Bewältigungsstrategien, aus dem psychosomatischen Modell die Merkmale Persönlichkeit und Verhaltenstypen, aus dem biomedizinischen Modell die Merkmale genetische Faktoren und somatische Risiken etc.

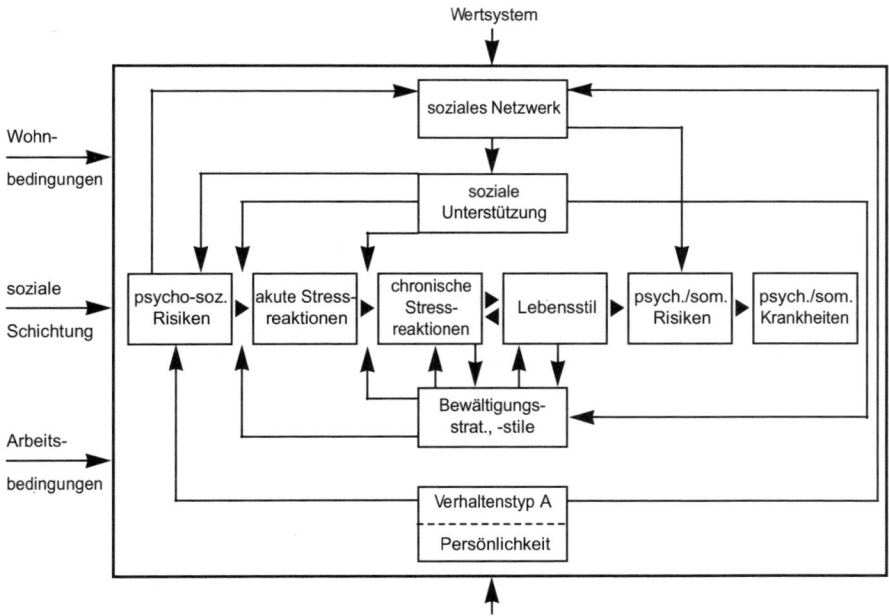

Abb. 1.7: Sozialepidemiologisches Modell der Krankheitsentstehung und -verhütung (*Quelle:* Badura, 1983, S. 34)

Im Unterschied zum Risikofaktorenmodell sind diese Merkmale aber nicht nur statistisch aufeinander bezogen (als Risikofaktoren, die statistisch mit einer Krankheit korrelieren), sondern sie haben auch einen inhaltlich-theoretischen Bezug und stehen in einem hierarchischen sowie Wechselverhältnis zueinander. Ihre Bedeutung in einem Krankheitsmodell ist darüber hinaus sozialepidemiologisch begründet.

1.2   Behinderung

Hensle und Vernooij (2002, S. 18) unterscheiden auf der Basis von Bleidick (1976) vier Sichtweisen (Paradigmata) von Behinderung (► **Tab. 1.4**):

Tab. 1.4: Vier Paradigmata von Behinderung

Behinderung ist …	Behinderung als …	Bezeichnung des Paradigmas
1. ein medizinisch fassbarer Sachverhalt	medizinische Kategorie	individual-theoretisches (personenorientiertes)
2. eine Zuschreibung von sozialen Erwartungshaltungen	Etikett	interaktionstheoretisches (interaktionistisches)
3. ein Systemerzeugnis der Leistungsdifferenzierung	Systemfolge	system-theoretisches
4. durch die Gesellschaft gemacht	Gesellschaftsprodukt	gesellschafts-theoretisches (politökonomisches)

Quelle: Hensle und Vernooij, 2002, S. 18

Diese vier Erklärungsmodelle von Behinderung stimmen weitgehend überein mit einigen der Krankheitsmodelle, die wir im vorausgehenden Abschnitt dargestellt haben: das *personenorientierte Modell* mit dem medizinischen Modell, das *interaktionistische Modell* mit dem labeling-Modell, das *systemtheoretische Modell* mit dem strukturfunktionalistischen Modell und das *politökonomische* mit dem sozioökonomischen Modell.

In der Wissenschaft wie auch in der Behindertenpolitik hat sich in den letzten Jahren ein deutlicher Wandel vom medizinischen Modell zum soziologischen Modell vollzogen: Im Zentrum des Verständnisses von Behinderung steht nicht mehr die Schädigung oder die Funktionseinschränkung, sondern die »behinderte gesellschaftliche Teilhabe«. So heißt es im § 2 des SGB IX »Rehabilitation und Teilhabe behinderter Menschen« aus dem Jahr 2001:

1. »Menschen sind behindert, wenn ihre körperliche Funktion, geistige Fähigkeit oder seelische Gesundheit mit hoher Wahrscheinlichkeit länger als sechs Monate von dem für das Lebensalter typischen Zustand abweichen und daher ihre Teilhabe am Leben in der Gesellschaft beeinträchtigt ist. Sie sind von Behinderung bedroht, wenn die Beeinträchtigung zu erwarten ist.
2. Menschen sind im Sinne des Teils 2 schwerbehindert, wenn bei ihnen ein Grad der Behinderung von wenigstens 50 vorliegt und sie ihren Wohnsitz, ihren gewöhnlichen Aufenthalt oder ihre Beschäftigung auf einem Arbeitsplatz im Sinne des § 73 rechtmäßig im Geltungsbereich dieses Gesetzbuches haben.
3. Schwerbehinderten Menschen gleichgestellt werden sollen behinderte Menschen mit einem Grad der Behinderung von weniger als 50, aber wenigstens 30, bei denen die übrigen Voraussetzungen des Absatzes 2 vorliegen, wenn sie infolge ihrer Behinderung ohne die Gleichstellung einen geeigneten Arbeitsplatz im Sinne des § 73 nicht erlangen oder nicht behalten können (gleichgestellte behinderte Menschen).«

In diese Definition von Behinderung sind Teile der Internationalen Klassifikation der Funktionsfähigkeit, Behinderung und Gesundheit (International Classification of Functioning, Disability and Health = ICF) eingegangen. Die ICF wurde 2001 von der WHO vorgelegt und von einem Arbeitskreis von Fachleuten unter der Leitung von Schuntermann in eine deutschsprachige Fassung gebracht (DIMDI 2004). Sie löst die seit 1980 gültige und ebenfalls von der WHO entwickelte Internationale Klassifikation der Schädigungen, Fähigkeitsstörungen und Beeinträchtigungen (International Classification of Impairments, Disabilities and Handicaps = ICIDH) ab.

Bereits die ICIDH beinhaltete eine mehrdimensionale Definition von Behinderung, allerdings mit einer deutlichen Betonung auf der Bedeutung der Schädigung: Der Behinderung liegt eine Schädigung zugrunde, die unterschiedliche Ursachen haben kann, z. B. kann ein Unfall aber auch ein Knochenkrebs zur Amputation eines Beines führen und damit zur erheblichen Einschränkung der Bewegungsfunktion. Ob aus dieser Behinderung eine soziale Beeinträchtigung wird, liegt wesentlich an den Arbeits- und Lebensbedingungen, den Hilfsmöglichkeiten, die dem Behinderten zuteil werden, und an der sozialen Definition der Behinderung und weniger an der Ursache und der Art der funktionellen Einschränkung: Ob der Betroffene auf Krücken geht und arbeitslos ist, anstatt mit einer Prothese versorgt zu sein und evtl. einen neuen Beruf zu erlernen, ist für die Benachteiligung, die soziale Definition und die eigene Identität entscheidender als die Ursache der funktionellen Einschränkung.

Die neue Klassifikation ICF hat diese sozialen Aspekte des Behindertseins konsequent in den Mittelpunkt gerückt (▶ **Abb. 1.8**).

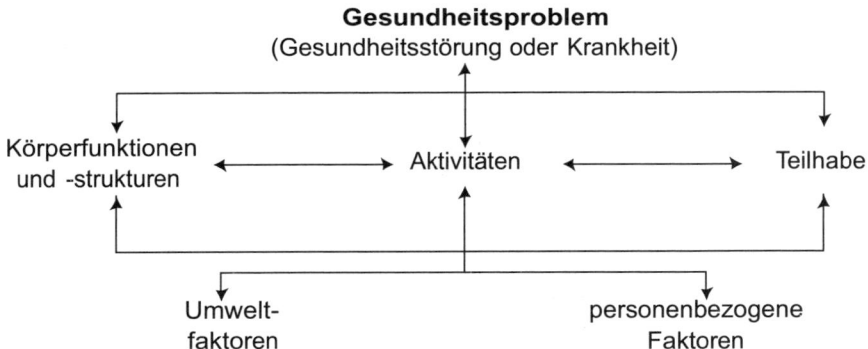

Gesundheitsproblem
(Gesundheitsstörung oder Krankheit)

Körperfunktionen und -strukturen ⟷ Aktivitäten ⟷ Teilhabe

Umweltfaktoren   personenbezogene Faktoren

Abb. 1.8: Das bio-psycho-soziale Modell der ICF (*Quelle:* Bundesarbeitsgemeinschaft für Rehabilitation, 2006, S. 11)

Begrifflichkeit, Modell und Bedeutung der ICF für die Rehabilitation werden sehr anschaulich von der Bundesarbeitsgemeinschaft für Rehabilitation dargestellt:

»Die ICF stellt auf Aspekte der funktionalen Gesundheit und ihre Zusammenhänge ab … Danach gilt eine Person als funktional gesund, wenn vor ihrem gesamten Lebenshintergrund (Konzept der *Kontextfaktoren*)

41

1. ihre körperlichen Funktionen (einschließlich des geistigen und seelischen Bereichs) und ihre Körperstrukturen allgemein anerkannten (statistischen) Normen entsprechen (Konzept der *Körperfunktionen- und strukturen*),
2. sie all das tut oder tun kann, was von einem Menschen ohne Gesundheitsproblem (ICD) erwartet wird (Konzept der *Aktivitäten*), und
3. sie ihr Dasein in allen Lebensbereichen, die ihr wichtig sind, in der Weise und dem Umfang

entfalten kann, wie es von einem Menschen ohne Beeinträchtigung der Körperfunktionen oder -strukturen oder der Aktivitäten erwartet wird (Konzept der *Teilhabe an Lebensbereichen*).

Damit wird die rein bio-medizinische Betrachtungsweise verlassen. Zusätzlich zu den biomedizinischen Aspekten (Körperfunktionen und -strukturen), die die Ebene des Organismus betreffen, werden Aspekte des Menschen als handelndes Subjekt (Aktivitäten) und als selbstbestimmtes und gleichberechtigtes Subjekt in Gesellschaft und Umwelt (Teilhabe) einbezogen. Die genannten Aspekte gleichsam umhüllend, werden die *Kontextfaktoren* der betreffenden Person in die Betrachtung einbezogen, d. h. alle externen Gegebenheiten der Welt, in der die betreffende Person lebt (Umweltfaktoren). sowie ihre persönlichen Eigenschaften und Attribute (personenbezogene Faktoren). Kontextfaktoren können sich positiv oder negativ auf die formale Gesundheit auswirken.
Im Gegensatz zum bio-medizinischen Modell (ICD) wird im bio-psycho-sozialen Modell (ICF) der Zustand der funktionalen Gesundheit einer Person als das Ergebnis der Wechselwirkung zwischen der Person mit einem Gesundheitsproblem (ICD) und ihren Kontextfaktoren aufgefasst. Eine Beeinträchtigung der funktionalen Gesundheit einer Person ist das Ergebnis der negativen Wechselwirkung zwischen dem Gesundheitsproblem (ICD) einer Person und ihren Kontextfaktoren. Jede Beeinträchtigung der funktionalen Gesundheit wird in der ICF *Behinderung* genannt« (2006, S. 10 f.; zur Bedeutung der ICF für die Soziale Arbeit vgl. Keel, 2003).

Eine ethisch-philosophische Diskussion von Behinderung hat u. a. Stadler (1992, S. 180) geführt:

»Wenn Behindertsein bedeutet, bestimmte Lebensvollzüge nicht oder nur unter erschwerten Bedingungen ausführen zu können, so ist es eine Existenzweise, die jeden Menschen im Lauf seines Lebens erfaßt. Eine Selbsthilfegruppe definierte Behinderung wie folgt: Behindert ist, wer Hilfe braucht. Und wer könnte von sich sagen, daß er ohne die Hilfe anderer Menschen existiert? In diesem Verständnis sind Menschsein und Behindersein ein Korrelat: Sie stehen in einem wechselseitigen Verhältnis zueinander und kennzeichnen die menschliche Existenz. Behinderung ist keine »Minus-Variante des Normalen«, denn das »Normale« an sich gibt es gar nicht; es ist nur als Bandbreite von Verhaltensweisen real, die von einer statistischen Mehrheit repräsentiert werden. Auch gibt es bekanntlich keine Definition von »Behinderung«, die alle individuellen und sozialen Beeinträchtigungen erfaßt ... Menschsein ist repräsentiert durch die Vielfalt der Daseinsformen, zu denen auch das Behindertsein gehört. Therapeutisches und pädagogisches Handeln muß auf Bewahrung und Entfaltung des Menschen auf jeder Altersstufe und in jeder Seinsweise gerichtet sein. Wir können nicht wissen, was aus einem schwerstbehinderten Menschen wird, wenn wir nicht bereit sind, ihn durch Pflege, Erziehung und Bildung zu fördern. Ethik muß deshalb auf Bewahrung des Lebens und nicht auf dessen Bewertung gerichtet sein. Positive Einstellungen zu Behinderten und deren uneingeschränkte Akzeptanz sind die Basis der Rehabilitation.«

Im folgenden Kapitel werden wir die wichtigsten epidemiologischen Daten über die heute in der Bevölkerung vorherrschenden Krankheiten und Behinderungen zusammenfassend referieren. Wir werden sehen, dass wir immer mehrere theoretische Modelle benötigen, um Krankheit und Behinderung in ihrer Ganzheit und in ihrem sozialen Kontext begreifen zu können.

2 Krankheit, Behinderung und soziale Faktoren: Grundlagen und Ergebnisse der Epidemiologie

Sicherlich wird sich der eine oder andere Leser fragen, warum er sich als Sozialarbeiter, Psychologe oder Gemeindeschwester etc. mit diesem Gebiet beschäftigen soll. Dazu möchte ich folgendes *Beispiel* geben:

In einer Psychosozialen Arbeitsgemeinschaft (ein Zusammenschluss von in der psychiatrischen Versorgung tätigen Berufsgruppen, vgl. ▶ Kap. 5 und 8) einer Stadt wird die Frage diskutiert, ob die vorhandenen Einrichtungen für die Behandlung von Alkoholikern eigentlich ausreichend sind. In der Erörterung taucht bald die Frage auf, wie viele Alkoholkranke in der Bevölkerung der Stadt (mit z. B. 80 000 Einwohnern) leben. Zwar sind die verschiedenen mit Alkoholproblemen befassten Mitarbeiter der Psychosozialen Arbeitsgemeinschaft natürlich imstande, die von ihnen betreuten Alkoholkranken zahlenmäßig zu nennen (der Sozialarbeiter im Gesundheitsamt, der Krankenhaussozialarbeiter, der Psychologe in der Beratungsstelle, der Pädagoge in der Erziehungsberatungsstelle, der Arzt des Landeskrankenhauses etc.), doch wird bald deutlich, dass es sich dabei nur um einen Ausschnitt des Problems handelt, nämlich nur um die bereits in Behandlung befindlichen Patienten, die »Spitze des Eisberges«. Ein anderer Vorschlag beinhaltet, von der Gesamtzahl der behandlungsbedürftigen Alkoholiker in Deutschland auszugehen (ca. 4 Millionen bei ca. 80 Millionen Einwohnern) und diese Zahl auf eine Bevölkerung von 80 000 zu beziehen. Die sich ergebende Zahl von 4000 behandlungsbedürftigen Alkoholkranken ist dann doch für die meisten überraschend hoch, und die Diskussion konzentriert sich auf das Problem der Definition von Alkoholismus. Außerdem wird eingewandt, dass eine solche Vorgehensweise nicht die spezifischen Charakteristika einer Region (wie z. B. Altersstruktur, Arbeitslosenquote, Geschlechtsverteilung etc.) berücksichtigt.

Dieses Beispiel zeigt, wie schwierig es ist, zu verlässlichen Daten über die Häufigkeit von bestimmten Krankheiten zu kommen, und wie notwendig andererseits diese Daten für die Planung und Bewertung von Einrichtungen und Maßnahmen der Gesundheitsversorgung sind.

2.1 Grundlagen der Epidemiologie

Bevor wir die wichtigsten Ergebnisse der Sozialepidemiologie referieren, sollen einige Hinweise zum besseren Verständnis der speziellen Methoden und Begriffe der Epidemiologie gegeben werden. Im Hinblick auf die Probleme des Messens in der Epidemiologie, Fragen der Reliabilität und Validität, Fragebogenerstellung, Interviewdurchführung, Stichprobenproblematik und insbesondere zur statistischen Auswertung von Ergebnissen verweisen wir auf Lehrbücher der empirischen Sozialforschung und Statistik.

Die *Epidemiologie ist die Methode der Sozialmedizin*. Sie befasst sich mit der Beschreibung und Analyse der Verteilung von Krankheiten und deren Ursachen und Folgen in der Bevölkerung. Pflanz formuliert die wesentlichen *Aufgaben der Epidemiologie*:

1. »Untersuchung physiologischer Variablen in Beziehung zu anderen Variablen der Bevölkerungsgruppen;
2. Untersuchung kausaler Krankheitsfaktoren. Hier wird Krankheit in Abhängigkeit von Variablen physikalischer, chemischer, psychologischer und sozialer Natur untersucht, die innerhalb oder außerhalb des individuellen Organismus liegen können. Man kann durch epidemiologische Beobachtungen Zusammenhänge aufdecken, die wesentliche Hinweise auf kausale Beziehungen geben. Der Nachweis kausaler Beziehungen ist aber nach wie vor nur auf experimentellem Wege möglich;
3. Untersuchung des natürlichen Verlaufs von Krankheiten durch Langzeitbeobachtungen;
4. Untersuchung der Effizienz von Maßnahmen der Krankheitsverhütung und Krankheitsfrüherkennung;
5. Beschreibung von örtlichen und zeitlichen Unterschieden der Krankheitshäufigkeit;
6. Untersuchung der Folgen der Krankheit (Arbeitsunfähigkeit, sozialer Abstieg, Invalidität, Tod usw.);
7. Lieferung von Daten über die Krankheitshäufigkeit und -dauer für Zwecke der Gesundheitsverwaltung, der Sozialpolitik und der Planung« (Pflanz, 1973, S. 2).

Datenquellen der Epidemiologie

Primärdaten: Unter diese Kategorie fallen alle epidemiologischen Studien, die aufgrund eigener Datenerhebungen durchgeführt worden sind. Das wird immer dann der Fall sein, wenn für die spezifische epidemiologische Fragestellung keine entsprechenden Daten vorhanden sind.

Sekundärdaten: In diese Kategorie fallen die meisten vorhandenen gesundheitsbezogenen Daten. Das »Statistische Jahrbuch« enthält unter der Rubrik Gesundheitswesen eine Reihe regelmäßig erhobener Daten. Das »Statistische

Taschenbuch Gesundheit« des Bundesministeriums für Gesundheit veröffentlicht ebenfalls jährlich wichtige Daten aus dem Gesundheitswesen. Dabei handelt es sich u. a. um Statistiken über:

- *Todesursachen:* Diese Daten stammen aus den Leichenschauscheinen. Sie werden von den Gesundheitsämtern überprüft und vom Statistischen Landesamt nach Krankheitsgruppen klassifiziert. In diese Statistik geht immer nur die Hauptodesursache ein, nicht aber andere ernsthafte Krankheiten. Die Reliabilität (Verlässlichkeit) der Todesursachenstatistiken ist abhängig von der Sorgfalt bei der Ausfüllung des Leichenschauscheins und insbesondere von der Kenntnis über die zugrunde liegende Todesursache durch den ausfüllenden Arzt. Im Gegensatz zu anderen Ländern ist eine Aufschlüsselung der Todesursachen im Sinne einer Sozialepidemiologie (z. B. nach Berufen, Sozialschichten) in der Bundesrepublik nicht möglich, da diese sozialen Merkmale nicht mit erhoben werden.
- *Krankheitsarten:* Daten über Krankheitsarten, Krankenhausbehandlung, Krankenstand, Berufs- und Erwerbsunfähigkeit etc. stammen vorwiegend aus den Unterlagen der sozialen Krankenversicherung, der Rentenversicherung, der Unfallversicherung etc. Die Problematik dieser Datenquellen besteht darin, dass die in diese Daten eingehenden Diagnosen – insbesondere bei der Krankschreibung – eine eher geringere Verlässlichkeit aufweisen. Darüber hinaus gibt es eine Vielzahl von Krankenkassen mit zum Teil unterschiedlichen Krankheitsklassifikationssystemen. Schließlich fehlt auch hier oft die für eine soziale Epidemiologie wichtige Berücksichtigung sozialwissenschaftlicher Merkmale.

Eine Besonderheit der Krankheitsarten-Statistik stellt das Krebsregister dar. Aufgrund des 1995 verabschiedeten Krebsregistergesetzes (KRG) haben alle Bundesländer bis zum 1.1.1999 ein bevölkerungsbezogenes Krebsregister eingerichtet. Ziel dieser Register ist die Verbesserung der Forschungsbasis über Ursachen und Behandlungsmöglichkeiten von Krebserkrankungen.

Daten über meldepflichtige Infektionskrankheiten stammen aus den Gesundheitsämtern. Nach dem Infektionsschutzgesetz vom Juli 2000, das das Bundesseuchengesetz abgelöst hat, müssen Personen, die an bestimmten übertragbaren Krankheiten leiden, dem Gesundheitsamt gemeldet werden. Bei besonders gefährlichen Infektionskrankheiten wie z. B. Pocken, Cholera, Pest etc. besteht eine Anzeigepflicht schon in Verdachtsfällen. Bei den weniger gefährlichen Infektionskrankheiten bestehen große Unterschiede im Hinblick auf die Vollständigkeit von Meldungen (Dunkelziffer). Gesundheitsämter sind ebenfalls für die Erhebung von Daten im Rahmen der Schulgesundheitsuntersuchung zuständig. Eine deutliche Verbesserung der Datenerhebung erfolgte durch den Aufbau der sog. Gesundheitssurveys. Während sich der Nationale Gesundheitssurvey der Deutschen Herz-Kreislauf-Präventionsstudie noch auf Westdeutschland und Westberlin beschränkte, stellte der Bundes-Gesundheitssurvey von 1998 eine repräsentative Untersuchung zum Gesundheitszustand der gesamtdeutschen Bevölkerung dar. Im Rahmen dieses Projekts, das seit 1997 vom Robert Koch-Institut im Auftrag des Bundesministeriums für Gesundheit durchgeführt wird, wurden 7 124 Personen im Alter von 18 bis 79 Jahren zu gesundheitsrelevanten

Themen befragt und einer medizinischen Untersuchung unterzogen. Seit Mai 2003 wird mit dem bundesweiten Kinder- und Jugendgesundheitssurvey »KiGGS« der Gesundheitszustand der 0- bis 17-Jährigen in Deutschland umfassend untersucht. Über drei Jahre hinweg untersuchen ärztlich geleitete Teams eine repräsentative Stichprobe von ca. 17 000 Kindern und Jugendlichen. Seit 2002 werden vom Robert Koch-Institut auch telefonische Gesundheitssurveys durchgeführt. Von September 2002 bis März 2003 wurden erstmals 8 313 Personen aus der deutschsprachigen Wohnbevölkerung ab 18 Jahren u. a. zu Krankheiten, zu ihrem Gesundheitsverhalten und zur Inanspruchnahme von Leistungen des Gesundheitswesens befragt. 2004 und 2005 folgten zwei weitere Erhebungsphasen (über weitere Surveys vgl. das Heft vom Mai 2005 des Forum Public Health).

Die letzte hier zu nennende Datenquelle für Krankheiten ist der Mikrozensus. Seit 1963 wurden in unregelmäßigen Abständen Ermittlungen über den Gesundheitszustand der Bevölkerung als Zusatzbefragung im Rahmen der Befragung von Haushaltsstichproben durchgeführt. Seit 1976 sind diese Fragen zum Gesundheitszustand der Bevölkerung Bestandteil des Mikrozensus-Grundprogramms. Im Rahmen des Mikrozensus wird eine repräsentative Stichprobe (0,25 % bis 1 % der Bevölkerung) befragt. Die Erhebung umfasst Daten zu Krankheitshäufigkeiten, Krankheitsarten, Krankheitsdauer, Inanspruchnahme medizinischer Einrichtungen, Risikofaktoren (z. B. Rauchen) etc. Aufgrund des Mikrozensusgesetzes von 1985 wurde das Frageprogramm eingeschränkt, insbesondere wird nicht mehr nach der Art der Erkrankung gefragt. Die Mikrozensuserhebung berücksichtigt eine Kombination aus Laiendefinition von Krankheit und soziologischem Krankheitsmodell, d. h., der Befragte definiert sich nur dann als krank, wenn er sich so beeinträchtigt fühlt, dass er seinen üblichen Beschäftigungen (Arbeit, Schule, Hausarbeit etc.) nicht nachgehen konnte. Als chronisch krank werden solche Personen bezeichnet, die sich selber so definieren und deren Leiden länger als sechs Wochen bestand und auch am Befragungstag noch andauert.

• *Behinderungen:* Nach § 51 Abs. 1 des Schwerbehindertengesetzes wird seit 1979 alle zwei Jahre eine Bundesstatistik durchgeführt. Sie soll Angaben über Zahl und persönliche Merkmale der behinderten Menschen sowie über Art und Ursache ihrer Behinderung liefern. Dazu haben die Integrationsämter ein Behindertenregister eingerichtet, in dem alle behinderten Menschen mit mehr als 30 % Minderung der Erwerbsfähigkeit (MdE) erfasst werden. Aufgrund der Neufassung des Schwerbehindertengesetzes im Jahre 1986 werden ab 1987 nur noch Schwerbehinderte (Grad der Behinderung > 50) mit einem gültigen Schwerbehindertenausweis erfasst.

Methoden der Epidemiologie

Die epidemiologischen Methoden lassen sich folgendermaßen unterteilen:

• Methoden zur Darstellung der Verteilung von Krankheiten (deskriptive Epidemiologie),

46

- Methoden zur Analyse der Ursachen von Krankheiten (analytische Epidemiologie),
- Methoden zur Durchführung von Wirksamkeitsuntersuchungen (experimentelle Epidemiologie)

(vgl. Pflanz 1973, S. 2, und für die folgenden Ausführungen Beaglehole u. a. 1997).

Deskriptive Epidemiologie

Die deskriptive Epidemiologie beschreibt die Verteilung von Krankheiten und physiologischen Variablen in einer definierten Bevölkerung. Dazu verwendet sie folgende Maßzahlen:

- Mortalität = Sterblichkeit: Angabe der Sterbefälle auf eine bestimmte Zahl der Bevölkerung (zumeist auf 10 000). Während die Sterbeziffer auf die Lebenden bezogen ist, wird die relative Mortalität auf die Gestorbenen bezogen.
- Standardisierte Mortalität = Angabe der Sterbefälle von Personengruppen, die bezüglich Alter, Geschlecht etc. mathematisch vergleichbar gemacht werden.
- Morbidität = Erkrankungshäufigkeit: Angaben der Erkrankungshäufigkeit auf eine bestimmte Zahl der Bevölkerung (meistens auf 10 000).
- Letalität = Sterbequote: Angabe der Sterbefälle bezogen auf eine bestimmte Zahl von Erkrankten.
- Säuglingssterblichkeit = Todesfälle von der Geburt bis zum vollendeten ersten Lebensjahr bezogen auf die Lebendgeborenen des gleichen Zeitraums.
- Perinatale Sterblichkeit = Sterblichkeit nach der 29. Schwangerschaftswoche, unter der Geburt oder kurz danach.
- Postnatale Sterblichkeit = Sterblichkeit nach der 1. Lebenswoche bis zum Ende des 1. Lebensmonats.
- Krankenstand = Zahl der arbeitsunfähig erkrankten Personen bezogen auf die Zahl der Arbeitnehmer eines Betriebes etc.
- Inzidenz = Erkrankungshäufigkeit: Angabe der Zahl der in einer bestimmten Zeiteinheit an einer bestimmten Erkrankung neu Erkrankten (bezogen auf eine Bevölkerungszahl).
- Prävalenz = Krankheitshäufigkeit: Angabe der Zahl aller (d. h. neu Erkrankter und bereits Kranker) an einer bestimmten Krankheit Erkrankten (pro Zeiteinheit und Bevölkerungsgruppe).

Analytische Epidemiologie

Die analytische Epidemiologie versucht, Zusammenhänge und Determinanten von Krankheiten aufgrund gezielter Hypothesen zu erforschen. Dabei sind folgende epidemiologischen Begriffe und methodischen Konzepte wichtig:

- *Exposition:* Die Exposition spielt insbesondere in der Umwelt- und Arbeitsepidemiologie eine große Rolle. Die Exposition besitzt zwei Dimensionen: Höhe und Dauer. Bei Umweltfaktoren, die mehr oder weniger unmittelbar nach Expositionsbeginn akute Wirkungen hervorrufen, bestimmt die aktuelle Höhe der Exposition, ob Wirkungen auftreten. Viele Umweltfaktoren rufen jedoch erst nach einer langen Expositionsdauer Wirkungen hervor. Hier sind die vorausgehende Expositionshöhe und die Expositionsdauer wichtiger als die derzeitige Expositionshöhe. In epidemiologischen Studien werden verschiedene Verfahren zur Schätzung von Exposition und Dosis verwendet. Dazu gehören das biologische Monitoring sowie die Messungen an Individuen und Gruppen.

- *Korrelation:* Unter Korrelation versteht man das Ausmaß, in dem sich zwei Variablen gemeinsam ändern. Sie wird durch den Korrelationskoeffizienten gemessen. Eine kausale Beziehung zwischen den beiden Variablen ist damit nicht impliziert.
- *Kausalität:* Die Folgerung, dass beobachtete Beziehungen mit großer Wahrscheinlichkeit kausaler Natur sind, wird als kausale Schlussfolgerung bezeichnet. Dabei werden Kausalfaktoren von Kausalitätskriterien unterschieden. Zu den Kausalfaktoren gehören: prädisponierende Faktoren, ermöglichende Faktoren, beschleunigende Faktoren und verstärkende Faktoren. Kausalitätskriterien sind: zeitliche Beziehung; Plausibilität; Konsistenz; Stärke; Dosis-Wirkung-Beziehung; Reversibilität; Studienplan; Beurteilung der Evidenz. Es gibt keine hundertprozentig zuverlässigen Kriterien, mit denen bestimmt werden kann, ob eine Beziehung kausal ist oder nicht. Kausale Schlussfolgerungen sind daher in der Regel vorläufig. Eine Beziehung ist mit hoher Wahrscheinlichkeit kausal, wenn viele verschiedene Beweise zum gleichen Ergebnis führen.

Fall-Kontroll-Studien und Kohortenstudien sind häufig angewandte Studientypen der analytischen Epidemiologie. Als Beispiel soll der Studientyp einer Kohortenstudie kurz erläutert werden: Kohortenstudien werden auch als Follow-up-Studien bezeichnet. Sie arbeiten mit einer Gruppe von Personen (einer Kohorte), die nicht erkrankt ist. Die Mitglieder der Kohorte werden entsprechend ihrer Exposition gegenüber einer möglichen Krankheitsursache oder -folge in Teilgruppen eingeteilt. Die zu untersuchenden Variablen werden bestimmt und gemessen, und die ganze Kohorte wird auch weiterhin untersucht, damit gezeigt werden kann, wie sich die exponierte und die nichtexponierte Gruppe hinsichtlich des Auftretens von Neuerkrankungen (oder von anderen Expositionsfolgen) in der Zukunft unterscheiden.

Experimentelle Epidemiologie

Die experimentelle Epidemiologie versucht, die Effektivität von Maßnahmen der Prävention oder der Intervention aufgrund statistischer Versuchsplanung zu erforschen. Diese Untersuchungen dienen u. a. als Basis für die Qualitätssicherung und für die Beurteilung der Wirksamkeit medizinischer Maßnahmen (Evidence-Based Medicine). Zu den experimentellen Studientypen gehören:

- randomisierte kontrollierte Untersuchungen,
- Felduntersuchungen,
- Gruppenuntersuchungen.

Der Studientyp der *randomisierten kontrollierten Untersuchung* soll wegen seiner besonderen Bedeutung kurz skizziert werden. Es sind epidemiologische Experimente, die neue präventive und therapeutische Maßnahmen testen. Aus einer Population werden Probanden ausgewählt und nach dem Zufallsprinzip in Gruppen eingeteilt, die als behandelte Gruppe bzw. als Kontrollgruppe bezeichnet werden. Die Randomisierung gewährleistet, dass die behandelte Gruppe und die Kontrollgruppe zu Versuchsbeginn innerhalb der Grenzen des Zufalls vergleichbar sind; alle Unterschiede zwischen den Gruppen sind Zufallsergebnisse und beruhen nicht auf bewussten oder unbewussten Verzerrungen durch die Untersucher. Die Auswertung der Ergebnisse erfolgt durch einen Vergleich der Behandlungsfolgen in mindestens zwei Gruppen.

2.2 Ergebnisse der Epidemiologie

Die Weltgesundheitsorganisation (WHO) hat im Rahmen ihres Programms »Gesundheit für alle bis zum Jahr 2000« eine Liste von Indikatoren vorgeschlagen, die den Gesundheitszustand einer Bevölkerung nach verschiedenen Kriterien bewerten (WHO, 1983, S. 39–45):

*   Ernährungszustand und psychosoziale Entwicklung,
*   Säuglingssterblichkeitsrate,
*   Kindersterblichkeitsrate,
*   Unter-5-Jahre-Sterblichkeitsrate,
*   Lebenserwartung,
*   Müttersterblichkeitsrate,
*   Krankheitsspezifische Mortalität,
*   Morbidität,
*   Behinderungen,
*   Soziales und psychisches Wohlbefinden.

Wir wollen jetzt einige der genannten Indikatoren in ihren sozialepidemiologischen Zusammenhängen darstellen (vgl. insbesondere Robert Koch-Institut, 2006).

Säuglingssterblichkeit

Die Säuglingssterblichkeit ist in Deutschland in den vergangenen Jahrzehnten stark zurückgegangen. Im Jahre 1900 starben von 1 000 Lebendgeborenen noch 226, 1939 waren es 61 und 2000 4,4. Die wichtigsten sozialen Faktoren der Säuglingssterblichkeit, bei denen zusätzlich Interdependenzen und kumulative Effekte bestehen, sind:

*   niedriges Einkommen der Eltern,
*   geringer Bildungsgrad sowohl der Mutter wie des Vaters,

- Zugehörigkeit zu ethnischen Minoritäten,
- Familienstand (Nicht-Verheirateten-Status der Mutter),
- Familiengröße (insbesondere Geburt als drittes oder weiteres Kind),
- Alter der Mutter (insbesondere jugendliches Alter).

Der Faktor »Zugehörigkeit zu ethnischen Minoritäten« ist auch nach neueren Untersuchungen relevant: So betrug die Säuglingssterblichkeit 2000 bei Ausländern 5,5, bei Deutschen 4,2 bezogen auf 1000 Lebendgeborene (Bundesministerium für Gesundheit 2005). Da sowohl Frauen unterer Sozialschichten als auch Ausländerinnen (die zudem ja zumeist auch Angehörige der unteren Sozialschicht und somit doppelt benachteiligt sind) die Angebote der Vorsorgemedizin in der Schwangerschaft nur selten wahrnehmen, werden Komplikationen erst spät – zumeist erst im Kreißsaal – erkannt. Inwieweit dies eine Folge geringerer präventiver Orientierung oder mangelnder Ausrichtung unserer Gesundheitsdienste auf die Belange von Ausländern und Angehörigen unterer Sozialschichten ist, werden wir später ausführlicher diskutieren.

Lebenserwartung

Die durchschnittliche Lebenserwartung eines Neugeborenen hat sich in den vergangenen rund hundert Jahren mehr als verdoppelt: 1871 betrug sie für einen neugeborenen Jungen 35,6 und für ein Mädchen 38,5 Jahre; 2003 betrug sie für einen neugeborenen Jungen 75,6 und für ein Mädchen 81,3 Jahre. Die Zunahme der Lebenserwartung ist primär ein Effekt der angesprochenen Veränderung der Säuglingssterblichkeit. Sind 1871 noch rund ein Viertel aller Neugeborenen im ersten Lebensjahr gestorben, so waren es 1951 lediglich zwischen 5 und 6 %. Ein 60-jähriger Mann konnte bereits 1871 mit einer weiteren durchschnittlichen Lebenserwartung von 12,1 Jahren rechnen, eine gleichaltrige Frau mit 12,7 Jahren (Statistisches Bundesamt 2004).

Mortalität und Morbidität

Wir werden in diesem Abschnitt nur eine Auswahl allgemeiner sozialepidemiologischer Befunde referieren. Auf sozialepidemiologische Zusammenhänge, die auf einzelne Krankheiten bezogen sind, gehen wir in den **Kapiteln 6–8** näher ein.

Wir können an dieser Stelle auf unsere ausführliche Diskussion verschiedener Krankheitsmodelle in **Kapitel 1** verweisen, wenn die Erklärung von Krankheit und Behinderung zur Diskussion steht.

Anhand der **Abbildung 2.1** lässt sich dokumentieren, was allgemein als »Wandel des Krankheitsspektrums« bezeichnet wird.

Der norwegische Sozialmediziner Hjort (1994, zit. nach Schmacke, 1997, S. 155) hat diesen Wandel in den Industrienationen anhand von vier Wellen dargestellt.

Infektionskrankheiten verlieren ihren Schrecken, auch wenn sie neuerdings wieder leicht ansteigen. Die sogenannten Zivilisationskrankheiten (Herzkreislauferkrankungen, Schlaganfälle, Krebs) nehmen seit den Sechzigerjahren deutlich ab (was in Deutschland allerdings erst seit einigen Jahren der Fall ist). Psychosoziale und psychomentale Krankheiten und Probleme, psychosomatische Störungen und Gewaltphänomene (»die neue Morbidität«) nehmen deutlich zu. Das gilt auch für die mit der Zunahme der durchschnittlichen Lebenserwartung korrelierenden »Krankheiten alter Menschen«.

Mortalität

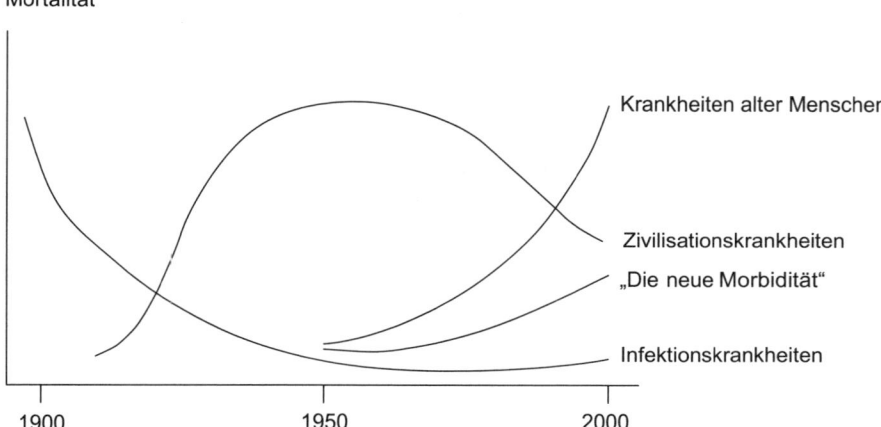

Abb. 2.1: Das Panorama der Krankheiten im 20. Jahrhundert: die vier Wellen

Während Hjort in seiner Darstellung einen Blick zurück auf das vergangene Jahrhundert geworfen hat, hat eine Arbeitsgruppe der WHO einen Blick nach vorn in das Jahr 2020 gewagt und eine Prognose der »Ten global burdens of disease« berechnet (▶ **Abb. 2.2**). In die Berechnung sind die Erkrankungshäufigkeit, die Erkrankungsdauer und die Schwere der Beeinträchtigung (DALY) eingegangen.

Die **Tabelle 2.1** (S. 52) gibt die Haupttodesursachen aus dem Jahr 2004 wieder. Wie der Übersicht zu entnehmen ist, wird die heutige Mortalität von wenigen ganz überwiegend chronischen Krankheiten bestimmt.

Auch die Morbidität ist wesentlich durch chronische Krankheiten bestimmt. Das ergibt sich natürlich schon aus der Mortalität, wenngleich es auch häufige und chronische Erkrankungen gibt, an denen man nicht stirbt (rheumatische Erkrankungen, Allergien, psychische und psychosomatische Erkrankungen etc). Im telefonischen Gesundheitssurvey des Robert Koch-Instituts zu »chronischen Erkrankungen und ihren Bedingungen« (2004c) wurden erstmals Zahlen zur Häufigkeit von chronischen Erkrankung in Deutschland erhoben (vgl. ▶ **Tab. 2.2**, S. 53). Die Ergebnisse stimmen weitgehend überein mit einer Erhebung über chronische Erkrankungen in Wien, die 2004 von der Stadt Wien veröffentlicht wurde: Aufgrund des Wiener Gesundheits- und Sozialsurveys (Angaben der Wiener Bevölkerung ab 16 Jahren) wurde bei den Männern eine Prävalenz von 29,3 % und bei den Frauen von 29,7 % erhoben (Stadt Wien, 2004).

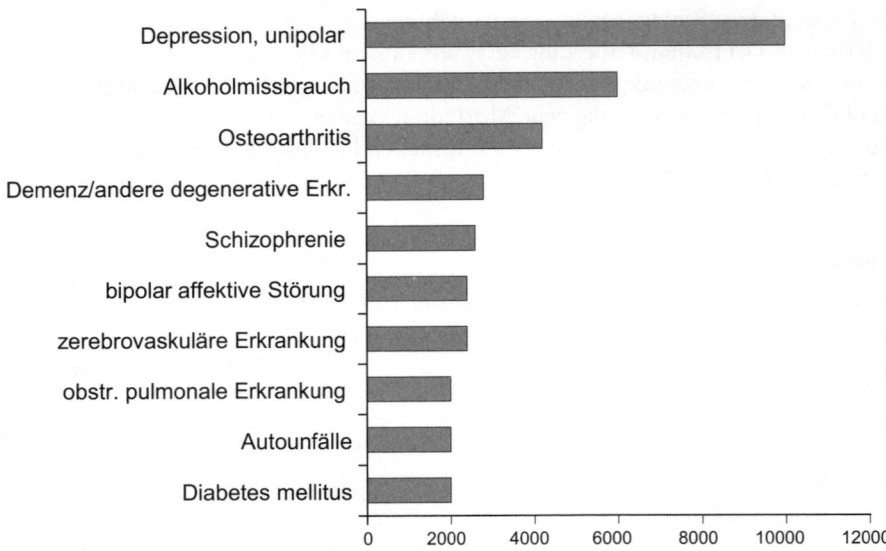

Abb. 2.2: »Global Burdens of Disease« (*Quelle:* WHO, 2003, zit. in Berger u. a., 2004, S. 277)

Tab. 2.1: Todesursachen 2004 in Deutschland

Todesursache	Sterbefälle
Krankheiten des Kreislaufsystems	368 472
Neubildungen	214 863
Krankheiten der Atmungsorgane	52 500
Krankheiten der Verdauungsorgane	42 213
Verletzungen und Vergiftungen	33 309
Sonstige Ursachen	106 914
Gesamt	818 271

Quelle: Statistisches Bundesamt, 2005

Unter der Überschrift »Epidemiologie und Kosten chronischer Erkrankungen« hat sich auch der Sachverständigenrat mit der Bedeutung chronischer Erkrankungen befasst: »Der Anteil von chronisch Kranken in der Bevölkerung liegt in einer Größenordnung von 40 %. Die für Deutschland ermittelten Schätzungen stimmen recht gut mit Daten aus den USA überein. So litten ... 38 % der US-Amerikaner, bei demographisch ›jüngerem‹ Bevölkerungsaufbau, unter mindestens einer chronischen Erkrankung, 16 % wiesen mehr als eine chronische Erkrankung auf (Multimorbidität). Die Aufwendungen für die Versorgung chronisch Kranker betrugen ... Dreiviertel der gesamten Gesundheitsausgaben. So entfielen auf chronisch Kranke:

- 80 % der Krankenhaustage
- 69 % der Krankenhausfälle
- 66 % der ambulanten Arztkontakte
- 83 % der Arzneimittelverschreibungen
- 96 % der Hauspflegebesuche« (Sachverständigenrat, Gutachten 2000/2001, S. 61).

Inzwischen hat auch der Gesetzgeber mit einer am 1.1.2004 in Kraft getretenen »Richtlinie zur Definition schwerwiegender chronischer Krankheiten im Sinne des § 52 SGB V« auf die besondere Bedeutung von chronischen Erkrankungen reagiert. Darin heißt es:

§ 1 Allgemeines
(1) Diese Richtlinie bestimmt das Nähere zur Definition von schwerwiegenden chronischen Krankheiten gemäß § 62 Abs. 1 Satz 4 in Verbindung mit § 92 Abs. 1 Satz 1 SGB V.
(2) Die Feststellung, dass Versicherte an einer schwerwiegenden chronischen Krankheit im Sinne der Richtlinie leiden, wird durch die Krankenkasse getroffen.

Tab. 2.2: Gesundheitliche Einschränkungen und chronische Erkrankung nach Geschlecht, Alter, Wohnort, Sozialschicht und Migrationsstatus (in Prozent).

Teilgruppe	Gesundheitliche Einschränkungen			Gesamt
	ja, stark eingeschränkt	ja, eingeschränkt	nein, nicht eingeschränkt	
männlich	9,0	23,1	67,9	100
weiblich	9,6	26,3	64,1	100
• 18–29 Jahre	4,2	19,1	76,7	100
• 30–39 Jahre	6,9	19,5	73,6	100
• 40–65 Jahre	10,6	26,9	62,5	100
• über 65 Jahre	15,8	35,4	48,8	100
Alte Bundesländer	9,1	24,7	66,3	100
Neue Bundesländer	10,4	25,3	64,3	100
Unterschicht	9,6	30,3	60,1	100
Mittelschicht	10,5	24,3	65,2	100
Oberschicht	7,7	23,4	68,9	100
Deutsch	9,7	25,0	65,3	100
Migrationshintergrund	5,5	22,8	71,7	100
insgesamt	9,3	24,8	65,9	100
Anzahl	773	2 057	5 474	8 318

Quelle: Robert Koch-Institut, 2004, S. 29

53

§ 2 Schwerwiegende chronische Krankheiten

(1) Eine Krankheit im Sinne des § 62 Abs. 1 Satz 2 SGB V ist ein regelwidriger körperlicher oder geistiger Zustand, der Behandlungsbedürftigkeit zur Folge hat. Gleiches gilt für die Erkrankung nach § 62 Abs. 1 Satz 4 SGB V.

(2) Eine Krankheit ist schwerwiegend chronisch, wenn sie wenigstens ein Jahr lang mindestens einmal pro Quartal ärztlich behandelt wurde (Dauerbehandlung) und eines der folgenden Merkmale vorhanden ist:

a) Es liegt eine Pflegebedürftigkeit der Pflegestufe 2 oder 3 nach dem zweiten Kapitel des Elften Buches Sozialgesetzbuch vor.

b) Es liegt ein Grad der Behinderung (GdB) von mindestens 60 % nach § 30 des Bundesversorgungsgesetzes oder eine Minderung der Erwerbsfähigkeit (MdE) von mindestens 60 % nach § 56 Abs. 2 des Siebten Buches Sozialgesetzbuch vor, wobei der GdB bzw. die MdE zumindest auch durch die Krankheit nach Satz 1 begründet sein muss.

c) Es ist eine kontinuierliche medizinische Versorgung (ärztliche oder psychotherapeutische Behandlung, Arzneimitteltherapie, Behandlungspflege, Versorgung mit Heil- und Hilfsmitteln) erforderlich, ohne die nach ärztlicher Einschätzung eine lebensbedrohliche Verschlimmerung, eine Verminderung der Lebenserwartung oder eine dauerhafte Beeinträchtigung der Lebensqualität durch die aufgrund der Krankheit nach Satz 1 verursachte Gesundheitsstörung zu erwarten ist.

Die Zahl der *behinderten Menschen* ist kleiner als die der chronisch Kranken, da erstere einer amtlichen Anerkennung bedürfen. Auf der anderen Seite sind die meisten Behinderungen auf eine chronische Krankheit zurückzuführen (vgl. dazu ausführlicher ▶ **Kap. 7**). Im Jahr 2003 lebten in Deutschland 8,4 Millionen (anerkannte) behinderte Menschen; das entspricht einem Anteil behinderter Menschen an der Gesamtbevölkerung von rund 10 %. 6 638 892 Personen, also ca. 8 % der Bevölkerung, waren bei den Versorgungsämtern als schwerbehindert mit gültigem Ausweis registriert.

Über Ursache und Art der Behinderung informiert die **Tabelle 2.3.**

Tab. 2.3: Anzahl der Schwerbehinderten am Jahresende*

Gegenstand der Nachweisung	2003
Deutschland	
Insgesamt	6 638 892
männlich	3 485 341
weiblich	3 153 551
nach Alter von ... bis unter ... Jahren	
unter 4	15 276
4– 6	14 885
6–15	93 824
15–18	40 471
18–25	106 209
25–35	210 406
35–45	476 492
45–55	770 516
55–60	568 325
60–62	319 984
62–65	596 952
65 und mehr	3 425 552
nach Art der Behinderung	
• Körperliche	4 477 147
• Zerebrale Störungen, geistige- und/oder seelische	1 158 251
• Sonstige und ungenügend bezeichnete	1 003 494
nach Ursache der Behinderung	
• Angeborene	312 146
• Allgemeine Krankheit[1]	5 546 519
• Unfall, Berufskrankheit[2]	163 661
• Anerkannte Kriegs-,Wehr- oder Zivildienstbeschädigung	120 599
• Sonstige	495 967
nach Grad der Behinderung	
50	2 039 827
60	1 062 939
70	756 466
80	815 512
90	343 392
100	1 620 756

* mit gültigem Schwerbehindertenausweis
1 einschl. Impfschaden
2 einschl. Wege- und Betriebswegeunfall

Quelle: Statistisches Bundesamt Deutschland, 2004

Gesundheitsberichterstattung (GBE)

Es ist die Aufgabe der Gesundheitsberichterstattung, die o. g. vielfältigen epidemiologischen Daten und Ergebnisse für ihre Verwendbarkeit in Politik und Management aufzubereiten. Damit verfolgt eine Gesundheitsberichterstattung folgende Ziele:

- Prognosen über die Entwicklung des Gesundheitswesens in allen wesentlichen Dimensionen zu erstellen,
- die Existenz von Fehlversorgungen aufzudecken und Fehlentwicklungen frühzeitig zu erkennen,
- Ursachen von Defiziten zu benennen,
- medizinische und ökonomische Zielvorgaben für das Gesundheitswesen abzuleiten,
- gesundheitspolitische Interventionen in ihrer Umsetzung zu beschreiben und zu evaluieren.

Gesundheitsberichte lassen sich u. a. danach einteilen, ob sie sich auf Regionen, Institutionen oder Zielgruppen beziehen. Nach geographischen Gesichtspunkten unterteilt, gibt es weltumfassende Gesundheitsberichte wie z. B. den World Health Report der WHO (2004), nationale Berichte, Länderberichte, kommunale Berichte und Stadtteilberichte. Im Grunde könnte man auch Berichte über Institutionen (wie z. B. Betriebe, Schulen, Krankenhäuser etc.) als »kleinsträumige« Gesundheitsberichte auffassen. Die folgende Aufstellung enthält einige Beispiele über vorliegende bzw. im Aufbau befindliche Gesundheitsberichte:

Regionen:
- Gesundheitsberichterstattung des Bundes (im Aufbau),
- Länderberichterstattung mit zwischen den Ländern vergleichbaren Kernthemen (z. B. in Berlin, Bremen, Hamburg, Hessen, Mecklenburg-Vorpommern, Nordrhein-Westfalen, Rheinland-Pfalz),
- kommunale Berichterstattung in Städten und Landkreisen (z. B. in Essen, Herne, Köln, Minden, München).

Spezielle Zielgruppen:
- Kinder und Jugendliche in Hamburg,
- ältere Menschen in Hamburg,
- Kinder im Kreis Herford,
- Kinder und Eltern in Herne.

Der Gesundheitsbericht für Deutschland (Statistisches Bundesamt 1998, auch einsehbar unter www.rki.de) enthält eine Fülle interessanter Informationen, gegliedert nach folgenden Bereichen:

- Rahmenbedingungen des Gesundheitswesens,
- Gesundheitliche Lage,

- Gesundheitsverhalten und Gesundheitsgefährdungen,
- Krankheiten,
- Ressourcen der Gesundheitsversorgung,
- Leistungen und Inanspruchnahme des Gesundheitswesens,
- Kosten und Finanzierung des Gesundheitswesens.

Im Anschluss an diesen Überblick über die Mortalitäts- und Morbiditäts-Daten wollen wir einige ausgewählte sozialepidemiologische Zusammenhänge detaillierter betrachten. Dabei sind ganz unterschiedliche Einteilungen der Beziehungen zwischen gesellschaftlichen Faktoren und Krankheit möglich. Wir haben folgende Gliederung vorgenommen:

- Soziale Schicht und Krankheit,
- Arbeit, Arbeitslosigkeit und Krankheit,
- Migration und Krankheit,
- Geschlechtsrollen, Familienfaktoren und Krankheit,
- Umwelt und Krankheit.

2.2.1 Soziale Schicht und Krankheit

Der Faktor »Soziale Schicht« besteht – je nach seiner soziologischen Definition bzw. Operationalisierung – aus einer Kombination unterschiedlicher Indikatoren der sozialen Lage von Bevölkerungsgruppen (wie z. B. Beruf, Einkommen, Ausbildung, Wohngegend). Dabei ist es häufig schwierig, den Einfluss der einzelnen Faktoren (ökonomische Faktoren wie z. B. Einkommen, Wohnsituation, Arbeit; kulturelle und subkulturelle Faktoren wie z. B. Ernährungsgewohnheiten, Krankheitsverhalten) in ihrer jeweiligen Bedeutung für die Krankheitsentstehung zu unterscheiden.

Die umfassendste Arbeit über den Zusammenhang von sozialer Benachteiligung und Gesundheit wurde von einer Arbeitsgruppe vorgelegt, die vom britischen Ministerium für Gesundheit und Soziales eingerichtet und von Douglas Black geleitet worden war. Der 1980 abgeschlossene und 1982 als Buch veröffentlichte Ergebnisbericht über »Inequalities in Health« wird deshalb auch »Black-Report« (Townsend und Davidson, 1982) genannt.

Der Bericht enthält eine Fülle von Informationen über den Zusammenhang von Sozialschicht, Alter, Geschlecht, Region etc. und Krankheitsarten, Todesursachen sowie über die Gesundheitsversorgung in Großbritannien und im internationalen Vergleich. Die wichtigsten Ergebnisse des Berichts lassen sich folgendermaßen zusammenfassen:

- Die unteren Sozialschichten sind – in allen Altersklassen – gesundheitlich benachteiligt (das gilt für alle wichtigen Erkrankungen).
- Während die Lebenserwartung in den oberen Sozialschichten zugenommen hat, ist sie in den unteren Sozialschichten gleich geblieben oder hat sich sogar verringert (so haben Männer und Frauen der untersten Sozialschicht im Vergleich

zur höchsten Sozialschicht ein zweieinhalbmal größeres Risiko, vor dem 65. Lebensjahr zu sterben).
• Angehörige unterer Sozialschichten nutzen die Gesundheitsdienste im Verhältnis zu ihren größeren Gesundheitsproblemen seltener.

Einige Fragestellungen der Studie sind acht Jahre später erneut untersucht worden. Das Hauptergebnis dieser von Whitehead (1987) veröffentlichten Arbeit mit dem bezeichnenden Titel »The Health Divide« ist, dass sich die Schere zwischen armen und reichen Bevölkerungsgruppen hinsichtlich ihrer Gesundheitschancen noch weiter geöffnet hatte.

Diese Ergebnisse sind inzwischen auch in anderen europäischen Ländern wiederholt nachgewiesen worden (vgl. z. B. Mackenbach und Bakker 2002), und auch für Deutschland gibt es inzwischen eine Fülle von Untersuchungen zu diesem Thema (vgl. insbesondere Mielck, 2000 und 2004; Helmert, 2003; Robert Koch-Institut, 2005; Sachverständigenrat, 2005).

Das folgende aktuelle Beispiel über den Zusammenhang von Sozialer Schicht (gemessen über den Schulabschluss) und Gesundheit in Deutschland stammt aus dem Telefonsurvey des Robert Koch-Instituts von 2004.

Die Tabelle 2.4 zeigt, dass – bis auf Diabetes mellitus Typ 2 bei Männern und Arthritis bei Frauen – alle anderen Erkrankungen einen eindeutigen Schichtengradienten zeigen: Sie sind in der untersten Sozialschicht gegenüber der obersten Sozialschicht deutlich überrepräsentiert.

Tab. 2.4: Auftretenswahrscheinlichkeit spezifischer Krankheiten und Beschwerden in der niedrigsten im Vergleich zur höchsten Bildungsgruppe*

Krankheiten und Beschwerden	Männer		Frauen	
	OR	95 %-KI	OR	95 %-KI
Herzinfarkt	1,69	1,07–2,67	1,52	0,83–2,78
Schlaganfall	1,67	0,92–3,03	2,68	1,18–6,05
Angina pectoris	1,45	1,04–2,01	2,77	1,72–4,47
Hypertonie	1,14	0,95–1,37	1,32	1,08–1,61
Bösartige Neubildungen	1,32	0,90–1,94	1,21	0,84–1,73
Diabetes mellitus Typ 2	0,71	0,47–1,06	1,84	1,13–3,02
Chronische Bronchitis	1,32	0,97–1,80	1,44	1,08–1,93
Arthrose	1,43	1,25–1,77	1,47	1,18–1,83
Arthritis	1,42	0,93–2,19	0,87	0,61–1,24
Chronischer Rückenschmerz	1,90	1,59–2,28	1,72	1,43–2,07
Schwindel	1,23	1,02–1,49	1,19	1,01–1,42

OR = Odds Ratios nach Adjustierung für Alter; 95 %-KI = Konfidenzintervalle zu den Odds Ratios
* Volks- oder Hauptschulabschluss vs. Abitur

Quelle: Robert Koch-Institut, 2005, S. 40

Das Robert Koch-Institut hat auch Analysen zur Frage der Einkommenseffekte auf die Gesundheitsversorgung vorgelegt:

> »Obwohl die einkommensschwächere Bevölkerung verstärkt von Krankheiten und Beschwerden betroffen ist, sucht sie seltener einen Arzt auf: mit 56 % gegenüber 66 % gehen Männer der Armutsrisikogruppe seltener zum Arzt als Männer der ökonomisch besser gestellten Vergleichsgruppe. Bei Frauen betragen die entsprechenden Werte 70 % und 78 % ... Geht man von der Gruppe mit einer weniger guten oder schlechten Gesundheitseinschätzung als der Gruppe mit dem höchsten Versorgungsbedarf aus, dann lässt sich ein deutlicher Einkommenseffekt auf die ärztliche Inanspruchnahme belegen. Von den einkommensarmen Männern dieser Gruppe geben 78,9 % an, einen Arzt aufgesucht zu haben, im Vergleich zu rund 91,5 % der ökonomisch besser gestellten Männer. Auch bei Frauen ist ein Unterschied festzustellen, wenngleich dieser nur schwach ausgeprägt ist (89,3 % gegenüber 94,3 %)« (Robert Koch-Institut, 2005, S. 32 f.).

Wie lassen sich nun diese auffälligen Unterschiede zwischen den sozialen Schichten erklären? Die Autoren des Black-Reports haben drei *verschiedene Erklärungshypothesen* aufgestellt und überprüft:

1. Die Unterschiede entstehen aufgrund von biologischen oder sozialen Selektionsprozessen.
2. Die Unterschiede entstehen durch unterschiedliches gesundheitsbezogenes Verhalten der Individuen.
3. Die Unterschiede entstehen aufgrund sozioökonomischer Verursachungsprozesse.

Die Autoren des Black-Reports halten die dritte These über die sozioökonomische Verursachung für die wichtigste Hypothese zur Erklärung der Unterschiede im Gesundheitszustand zwischen den Sozialschichten. Sie betonen, dass dabei eine Vielzahl von Faktoren aus den sozioökonomisch determinierten Arbeits-, Lebens- und Umweltbedingungen sowie der Gesundheitsversorgung berücksichtigt werden müsse.

Diese Erklärungspfade hat auch Mielck (auf der Basis von Elkeles und Mielck 1993) in seinem Erklärungsmodell zur gesundheitlichen Ungleichheit aufgegriffen (Mielck 2004, S. 173, siehe ▶ Abb. 2.3).

Wilkinson hat dagegen die (provokante) These aufgestellt, dass in Ländern entwickelter Ökonomie Armut im Sinne eines Mangels an verfügbarem Einkommen gesundheitlich nicht mehr relevant sei (Wilkinson 2001).

> »Vielmehr löse die relative, sprich: deprivilegierte soziale Stellung in allen sozialen Schichten individuellen, chronischen Streß und Sozialangst aus, was zu Verhaltensweisen führe, die sowohl unmittelbar (Konsum) als auch mittelbar (Sozialverhalten) der Gesundheit Schaden zufüge. Gesellschaften mit ausgeprägter sozialer Ungleichheit leiden unter einer Erosion des sozialen Zusammenhalts bzw. ihres Sozialkapitals, was gesundheitliche Nachteile gegenüber stärker egalitär ausgerichteten Gesellschaften mit sich bringe, selbst wenn letztere ökonomisch schlechter dastehen« (Streich 2001, S. 83 in seiner Einführung in die Wilkinson-Debatte).

Es lässt sich in der sozialepidemiologischen und medizinsoziologischen Forschung beobachten, dass – ausgehend von Untersuchungen über die ökologische und schichtenspezifische Abhängigkeit diverser Erkrankungen – nach und nach Einzelfaktoren aus diesen Konzepten isoliert und intensiv untersucht wurden (z. B. Wohnsituation) bis hin zu sozialpsychologischen Merkmalen (wie z. B. Isolation). Dieses wissenschaftlich sinnvolle Vorgehen beinhaltet allerdings die Gefahr, größere soziale Zusammenhänge aus dem Blickwinkel zu verlieren. Mit der Wiederentdeckung der »Gemeinde« in der Medizin, Psychologie und Sozialarbeit und ihrer spezifischen Bedeutung für die Verursachung aber auch Versorgungsmöglichkeit von Krankheiten ist diese parzellierte Sichtweise zum Teil wieder aufgegeben worden. In diesem Zusammenhang ist eine Richtung der Sozialepidemiologie von Interesse, die sich mit der räumlichen Verteilung von Krankheiten beschäftigt. So geben Analysen über regionale Unterschiede z. B. in der Krebssterblichkeit weitere Hinweise auf Ursachenkomplexe von Krankheiten und Todesfällen (vgl. z. B. Becker und Waahrendorf, 1998).

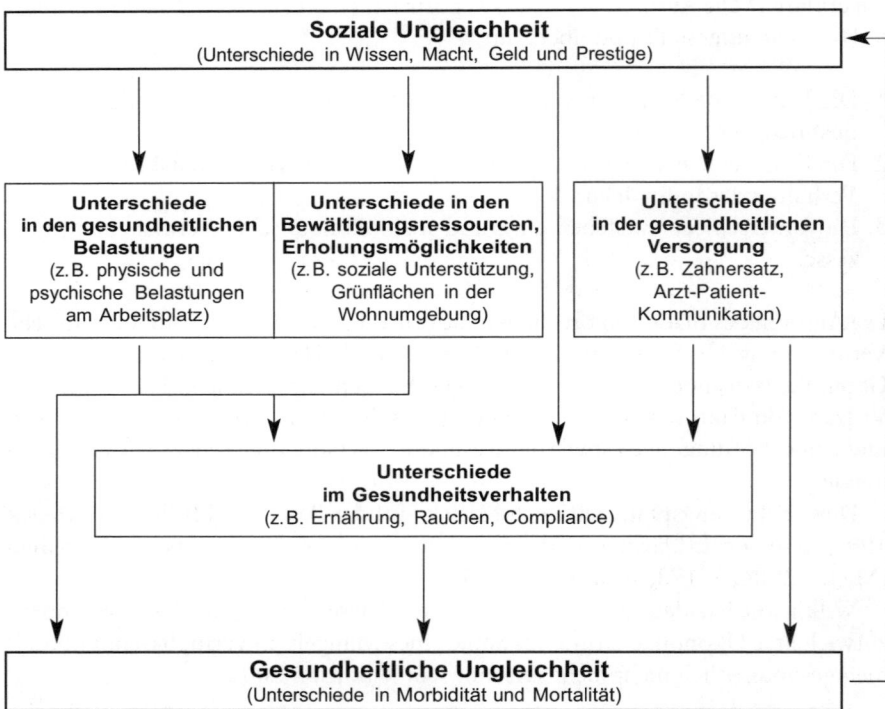

Abb. 2.3: Erklärungsmodell zur gesundheitlichen Ungleichheit (*Quelle:* Mielck, 2005, S. 173; © Verlag Hans Huber)

Auf die Konzentration von Gesundheitsrisiken in den Arbeits- und Lebensbedingungen sozial benachteiligter Bevölkerungsgruppen weist auch Beck hin. In seinem Buch »Risikogesellschaft« geht er ausführlich auf den komplexen Zusammenhang zwischen »Klassengesellschaft und Risikogesellschaft« ein:

> »Die Geschichte der Risikoverteilung zeigt, daß diese sich wie Reichtümer an das Klassenschema halten – nur umgekehrt: Reichtümer sammeln sich oben, Risiken unten (...).

Dieses Gesetz der klassenspezifischen Verteilung von Risiken und damit der Verschärfung der Klassengegensätze durch die Konzentration der Risiken bei den Armen und Schwachen galt lange Zeit und gilt auch heute noch für einige zentrale Risikodimensionen: Das Risiko, arbeitslos zu werden, ist gegenwärtig für Ungelernte erheblich höher als für Hochqualifizierte. Belastungs-, Bestrahlungs- und Vergiftungsrisiken, die an den Arbeitsvollzug in den entsprechenden Industriebetrieben gebunden sind, sind berufsspezifisch ungleich verteilt. Es sind Bevölkerungsgruppen in der Nähe der industriellen Produktionszentren, die durch verschiedene Schadstoffe in Luft, Wasser und Boden dauerbelastet sind (…). Auch die Möglichkeiten und Fähigkeiten, mit Risikolagen umzugehen, ihnen auszuweichen, sie zu kompensieren, dürften für verschiedene Einkommens- und Bildungsschichten ungleich verteilt sein« (Beck, 1986, S. 46).

Armut und Gesundheit in Deutschland

Armut und deren Beziehung, deren Auswirkungen auf die Gesundheit, auf die Entstehung von Krankheit ist im Kontext der Armutsdebatte immer noch ein unterschätztes und vernachlässigtes Teilgebiet. Obwohl gerade an diesen engen Korrelationen, wie die vorhergehenden Ausführungen belegt haben, deutlich wird, dass Armut in einem der reichsten Länder der Erde nicht lediglich ein Verzicht auf Konsumgüter, auf Annehmlichkeiten, auf gesellschaftliche Teilhabe bedeutet, sondern häufig mit physischem und psychischem Leid, mit höheren Erkrankungsraten, bis zu einer signifikant geringeren Lebenserwartung einhergeht.

Wie wird Armut definiert?

Es existiert keine eindeutige Armutsdefinition. Es wird generell zwischen absoluter Armut (die physische Existenz bedrohend) und relativer Armut unterschieden. Definitionsversuche relativer Armut in Deutschland orientieren sich schwerpunktmäßig an der finanziellen Ausstattung. Es wird daher von *Einkommensarmut* gesprochen. Folgende Definitionen werden diesbezüglich angewandt:

1. Sozialgeld bzw. Arbeitslosengeld II nach der Zusammenlegung von Sozialhilfe und Arbeitslosenhilfe im Jahre 2004 (2012 = 374 €)
2. Armutsgefährdet ist, wer 60 % oder weniger des durchschnittlichen monatlichen Haushaltseinkommens eines Landes besitzt, (entspricht im Jahre 2011 ca. 800 €, da das Durchschnittseinkommen bei ca.1350 € lag) (Empfehlung der Europäischen Union)
3. Strenge Armut liegt bei dem vor, der 40 % oder weniger des durchschnittlichen monatlichen Haushaltseinkommens besitzt (2011 entspricht dies einem Betrag von 540 €)

Äquivalenzeinkommen dient zur Berechnung des Einkommens der sonstigen Haushaltsmitglieder: Hauptverdiener Faktor 1,0; alle übrigen Mitglieder ab dem 14. Lebensjahr erhalten den Faktor 0,5 und Kinder unter 14 Jahren den Faktor 0,3.

Da eine formale Heranziehung des Einkommens, als bestimmende Determinante von Armut, die Komplexität dieses gesellschaftlichen Status nicht genügend wiedergibt, wurde das sogenannte *Lebenslagenkonzept* entwickelt. Es interpretiert Armut als ein mehrdimensionales Geschehen im Sinne einer Kumulation von Unterversorgungslagen, u. a. in den Bereichen Wohnen, Bildung, Arbeit, Arbeitsbedingungen, Einkommen und der Versorgung mit technischer und sozialer Infrastruktur.

Wer ist von Armut betroffen?

In Deutschland sind Kinder zwischen 0 und 15 Jahren, alleinerziehende Elternteile (in der Regel Mütter), Familien mit mehr als 3 Kindern, arbeitslose Menschen, wohnungslose Menschen, ausländische Mitbürger sowie in Zukunft verstärkt alte Menschen, chronisch Kranke und Behinderte besonders von Einkommensarmut betroffen.

Wieviel Menschen sind von Armut betroffen?

Nach Angaben des 3. Deutschen Armuts- und Reichtumsberichtes (2008) und damit der EU-Definition von Armut entsprechend lebten im Jahre 2005 13,5 % der Bevölkerung an der Armutsgrenze. Die neuesten Daten des Statistischen Bundesamtes im Jahre 2011 (Sozialbericht Datenreport 2011) beziffern die Armutsquote auf 15,5 %. Fast jeder sechste Bundesbürger ist damit armutsgefährdet. Die Armut nimmt kontinuierlich seit den 80er Jahren zu. Armut verfestigt sich zudem, während in den 80er Jahren 57 % der Betroffenen dauerhaft im untersten Einkommensbereich verblieben, sind es im Jahre 2011 65 %. Aus der Armutsfalle zu entfliehen, wird zunehmend erschwert. Wohlstand abzusichern wird hingegen erleichtert. Befanden sich in den 80er Jahren noch 38 % im Spitzeneinkommensbereich, so waren es dauerhaft 51 % im Jahre 2011. Fazit der Soziologin Allmendiger bei der Präsentation des Sozialberichtes 2011: »Der Satz ‚Einmal arm, immer arm« gilt. Die soziale Mobilität in Deutschland nimmt ab« (11.10.2011 Pressekonferenz zum Sozialbericht 2011).

Der Sozialbericht 2011 zeigt, dass armutsgefährdete Menschen häufiger erkranken und sich verletzen. Ab dem 45. Lebensjahr käme es deutlich häufiger zu Schlaganfällen, Herzinfarkten, Diabetes-mellitus-Erkrankungen, Hypertonien und Depressionen.

Neben der *Morbidität* ist auch die *Mortalität* von durch Armut betroffenen Menschen in unserer Gesellschaft *erhöht*. So besteht ein Lebenserwartungsunterschied von elf Jahren bei den Männern und von acht Jahren bei den Frauen zwischen dem reichsten und dem ärmsten Viertel der deutschen Bevölkerung (Deutsches Institut für Wirtschaftsforschung; Erhebung im 5-Jahreszeitraum; siehe auch Lampert und Kroll, 2010; Helmert et al., 2000). Die Daten des Sozialberichtes-Datenreport 2011 bestätigen diese signifikant niedrigere Lebenserwartung Armutsbetroffener. 31 % der von Armut betroffenen Männer erreicht nicht das 65. Lebensjahr. Im Hinblick auf die Zahlen zur »gesunden Lebenserwartung« liegt der Unterschied zwischen der »Armutsgruppe« (Einkommen < 60 %) zur »Reichtumsgruppe« (Einkommen > 150 % in Bezug zum Durchschnittseinkommen) bei den Frauen bei 10,2 Jahren und bei den Männern bei 14,3 Jahren.

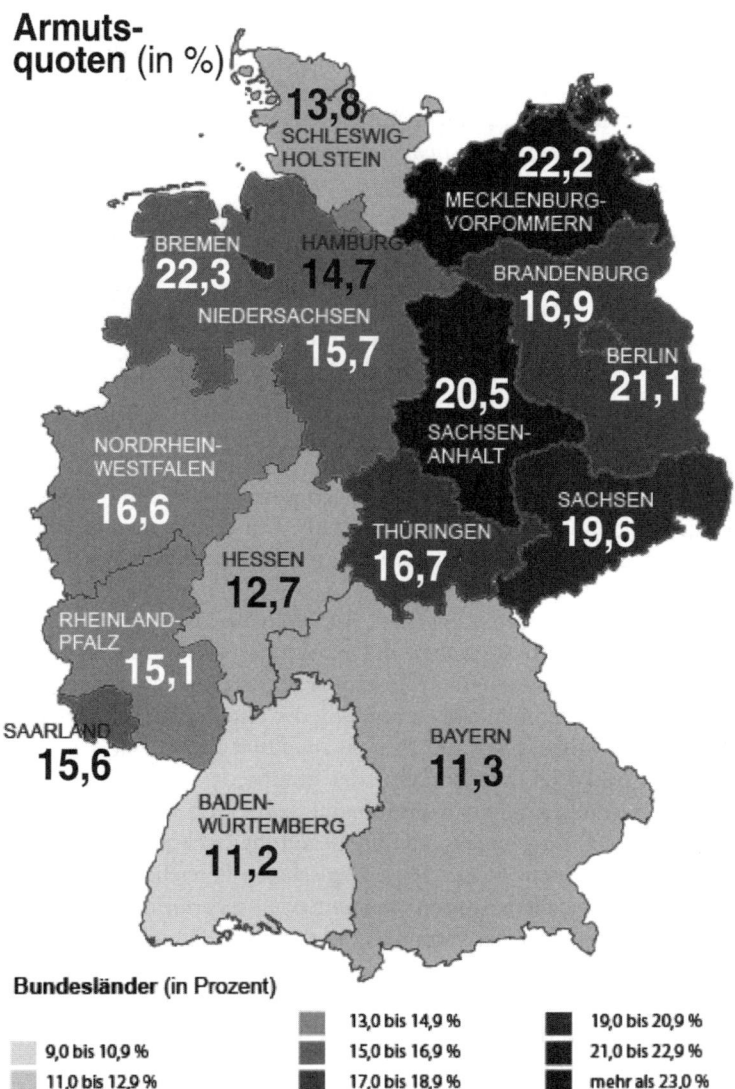

Armuts-quoten (in %)

13,8 SCHLESWIG-HOLSTEIN

22,2 MECKLENBURG-VORPOMMERN

BREMEN 22,3

HAMBURG 14,7

NIEDERSACHSEN 15,7

BRANDENBURG 16,9

BERLIN 21,1

20,5 SACHSEN-ANHALT

NORDRHEIN-WESTFALEN 16,6

THÜRINGEN 16,7

SACHSEN 19,6

HESSEN 12,7

RHEINLAND-PFALZ 15,1

SAARLAND 15,6

BAYERN 11,3

BADEN-WÜRTEMBERG 11,2

Bundesländer (in Prozent)

9,0 bis 10,9 %	13,0 bis 14,9 %	19,0 bis 20,9 %
11,0 bis 12,9 %	15,0 bis 16,9 %	21,0 bis 22,9 %
	17,0 bis 18,9 %	mehr als 23,0 %

Abb. 2.4: Armutsquoten in Deutschland. *Quelle:* Deutscher Paritätischer Wohlfahrts-verband Gesamtverband e. V. (Hrsg.) 2009: Unter unseren Verhältnissen... Der erste Armutsatlas für Regionen in Deutschland. Berlin, S. 9. Aktualisiert durch Autor mit Daten aus 2011

Die Gemeinschaftsstatistik über Einkommen und Lebensbedingungen (Leben in Europa, 2006) zeigt, dass es einen Zusammenhang zwischen Armut/Armutsge-fährdung und dem Verzicht auf notwendige medizinische Leistungen gibt. Bei von Armut Betroffenen verzichten 28 % auf einen notwendigen Arztbesuch (gegenüber 15 %, die nicht armutsgefährdet waren) und 23 % auf einen notwendigen Zahn-arztbesuch (gegenüber 11 %).

Eine Studie des Wissenschaftszentrums Berlin für Sozialforschung aus dem Jahre 2008 ergab, dass die Gesundheitsausgaben privater Haushalte von 2002 bis 2005 bei dem Posten Arzneimittel um 39 % sowie beim Arztbesuch um 41 % zugenommen haben. Bei einkommensarmen Personen betrug der prozentuale Anstieg bei Arzneimitteln ca. 61 %, bezüglich des Arztpraxisbesuches sogar 470 %! Eine Untersuchung des Instituts Arbeits-, Sozial- und Umweltmedizin der Mainzer Universität zum »Zusammenhang von Armut, Schulden und Gesundheit« (ASG, 2008) kommt zu dem Ergebnis:

• 65 % der Befragten haben nach eigenen Angaben aus Geldmangel die vom Arzt verschriebenen Medikamente nicht gekauft,
• 60 % haben Arztbesuche unterlassen, weil sie die nötigen finanziellen Mittel für die Zuzahlungen nicht aufbringen konnten.

Die Deutsche AIDS-Hilfe und die Deutsche Krebshilfe bestätigen, dass es immer häufiger zu einer materiellen Verarmung im Kontext dieser Erkrankungen kommt. Die Anträge auf finanzielle Unterstützung haben in den letzten Jahren in diesen Organisationen deutlich zugenommen. Chronische Krankheit führt zunehmend zu materieller Armut.

Eine Studie des Hamburger Instituts für Finanzdienstleistungen (Knobloch, 2011) zu den Überschuldungsrisiken in Deutschland kommt zu folgenden interessanten Ergebnissen: Krankheiten führen verstärkt zu Verschuldungen. So sind Krankheiten bei jeder zehnten Überschuldung der Hauptauslöser. Der Anteil stieg von 5 % aus dem Jahre 2005 auf 10,5 % im Jahre 2011. Bei der Gruppe der 40–50-Jährigen sind 19,4 %, also fast jeder Fünfte, davon betroffen. Dieser signifikante Anstieg fand parallel zur Einführung von Hartz IV und den Eigenbeteiligungen sowie Zuzahlungsregelungen im Gesundheitssektor statt.

Eine der bedeutsamsten und zugleich tragischsten Bereiche im Kontext Soziale Schicht und Krankheit stellt der *Zusammenhang von Kinderarmut und Krankheit* dar.

Im Zusammenhang mit der Armutsentwicklung in Deutschland spricht man mittlerweile von einer Infantilisierung bzw. Familialisierung von Armut. Dass sich die psychosoziale und sozioökonomische Lage auf die Gesundheit auswirkt, wurde in diesem Kapitel schon deutlich aufgezeigt. Gerade für Kinder und Jugendliche trifft dies in verstärktem Maße zu.

Nach Angaben des 3. Deutschen Armuts- und Reichtumsberichtes (2008) und damit der EU-Definition von Armut entsprechend lebten im Jahre 2005 ca. 2 Millionen Kinder in Armut. Schätzungen des Kinderschutzbundes im Jahre 2010 beziffern die Kinderarmutsquote auf über 2,5 Millionen. Eine wissenschaftliche Studie vom Kompetenzzentrum »familienbezogene Leistungen« im Bundesministerium für Familie, Senioren, Frauen und Jugend (26.5.2008 veröffentlicht) kommt zu dem Ergebnis, dass jedes 6. Kind in Armut aufwächst.

Anhand einer Auswertung des sozio-ökonomischen Panels (Repräsentativstichprobe) ergab eine Studie der Universität Marburg (Müller und Heinzel-Gutenbrunner, 1998) zu Armutslebensläufen in Deutschland, dass bei Erwachsenen vorwiegend eine soziale Selektion vorliegt (Selektionseffekt), das heißt chronisch schlechte Gesundheit erhöht das Risiko von Armut. Dagegen gibt es bei Kindern

Hinweise auf einen Kausationseffekt, d. h. wer in Armut aufwächst, hat als Erwachsener eine schlechtere Gesundheit. Unabhängig von dieser Langzeitwirkung sind Kinder, die in Armut, in Einkommensarmut aufwachsen, einer erhöhten Krankheitsbelastung ausgesetzt.

Der UNICEF-Bericht aus dem Jahre 2007 zur Lage der Kinder in Industrieländern veranschaulicht sehr eindrucksvoll die Lebenssituation in Deutschland. Datenbasis sind verschiedene Studienergebnisse (PISA – Programme for International Student Assessment; HBSC – Health Behaviour in School-age Children; Untersuchungen auf Länderebene). Diese UNICEF-Studie untersuchte anhand dieser Datenbasis die Situation von Kindern in Industrieländern in sechs Dimensionen mit jeweils drei Kategorien. Die sechs Dimensionen waren: materielle Situation, Gesundheit, Bildung, Beziehungen zu Eltern und Gleichaltrigen, Lebensweise und Risiken und eigene Einschätzung der Kinder und Jugendlichen. Die Dimension Gesundheit beinhaltete wiederum die drei Kategorien: Säuglingssterblichkeit und Geburtsgewicht, Anteil geimpfter Kinder und Unfälle und Verletzungen. Deutschland nimmt im internationalen Vergleich im Hinblick auf den Aspekt Gesundheit und Sicherheit von Kindern nur den Platz zwölf ein. Die Impfrate gegen Masern, Polio, Diphtherie, Keuchhusten und Tetanus liegt in Deutschland bei 92 %. Höhere Impfraten haben z. B. die skandinavischen Länder, die Niederlande, aber auch Ungarn und Tschechien.

Tab. 2.5: Bewertungsvergleich der einzelnen Bundesländer in Deutschland untereinander

Bundesländer	Gesundheit und Sicherheit	Bildung	Materielle Lage	Beziehungen zu Eltern und Freunden
1. Baden-Württemberg	1	3	1	4
2. Bayern	5	8	2	1
3. Hessen	7	5	4	5
4. Nordrhein-Westfalen	10	2	7	2
5. Sachsen	3	2	12	13
6. Rheinland-Pfalz	13	14	3	3
7. Hamburg	2	16	10	6
8. Niedersachsen	12	6	6	10
9. Brandenburg	8	4	11	12
10. Saarland	14	7	8	7
11. Schleswig-Holstein	6	12	5	15
12. Thüringen	11	11	9	9
13. Berlin	4	10	14	16
14. Mecklenburg-Vorpommern	9	9	13	14
15. Sachsen-Anhalt	15	13	15	11
16. Bremen	16	15	16	8

Quelle: UNICEF-Studie zur Lebenssituation von Kindern in Deutschland 2007

Aus der Pränatalforschung ist bekannt, dass sich die sozialen Verhältnisse, die Lebensbedingungen der Eltern, speziell der werdenden Mutter, auf die Gesundheit des sich im Mutterleib befindlichen Embryos auswirken. Die Lebensweise und das Risikoverhalten der Eltern spielen hierbei eine wichtige Rolle. Dass sich Alkohol- und Zigarettenkonsum negativ auf die embryonale Entwicklung auswirkt bzw. dass es zu entsprechenden organischen Schädigungen kommen kann, ist genügend erforscht worden. Die Alkoholembryopathie kann exemplarisch diesbezüglich hervorgehoben werden. Die KIGGS-Studie (Kinder- und Jugendstudie 2006) zeigte, dass 31,1 % der schwangeren Frauen aus der niedrigen Sozialstatusgruppe rauchten. Dies waren etwa viermal so viele Raucherinnen als in der hohen Statusgruppe (KIGGS-Studie, S. 670–676). Das Risikoverhalten der Eltern bzw. der werdenden Mutter muss, wie in diesem Kapitel schon verdeutlicht, im sozialen Lebenskontext gesehen werden und darf nicht ohne diese Form der Reflexion individualisiert werden. Dem vorgeburtlichen Risikofaktor Umweltbelastung und dessen Korrelation zum ökonomischen Status betroffener Menschen, insbesondere von Schwangeren und Kindern, wird bisher zuwenig Beachtung geschenkt. Signifikante Luft- und Lärmbelastungen spielen diesbezüglich eine wichtige Gefahrenrolle. Der Abschnitt »Umwelt« geht auf Teilaspekte dieses Gesundheitsrisikos näher ein.

Verschiedene Studien zu Früh- und Mangelgeburten ergaben, dass die Zahl der Frühgeborenen – und hier besonders auch in Kombination mit einer stark verzögerten Entwicklung gerade bei sozio-ökonomisch unterprivilegierten Müttern – signifikant erhöht war (Straßburg, 1997 und 1999). Eine Längsschnittuntersuchung zur Langzeitentwicklung frühgeborener Kinder zeigte, dass diese auffällig häufig (ca. 30 %) unter schwerwiegenden Lernstörungen, Verhaltensauffälligkeiten und Intelligenzentwicklungsstörungen litten. Des Weiteren konnte festgestellt werden, dass diese Kinder oft eine unzureichende oder überhaupt keine dringend notwendige Frühförderung und spezielle entwicklungsunterstützende Therapie erhielten.

Im Rahmen der Einschulungsuntersuchungen im Land Brandenburg sowie in Schleswig-Holstein (Böhm und Kuhn, 2000; MASGS, 2001) wurde fast doppelt so häufig bei Kindern aus sozial benachteiligten Gruppen die Notwendigkeit einer Frühförderung diagnostiziert als bei Kindern aus höheren sozialen Schichten. Es wurde fast jedes fünfte Kind aus sozial benachteiligten Familien zu einer entsprechenden Behandlung überwiesen. Sinn einer Frühförderung ist eine sehr frühe therapeutische Intervention zur Kompensation von Entwicklungsstörungen. Wenn diese Indikation erst im Alter von sechs bis sieben Lebensjahren (Einschulung) gestellt wird, verringert sich die Behandlungseffizienz, und zugleich deutet dies auf diagnostische Versäumnisse in der Vergangenheit hin. Die späteren gesellschaftlichen und speziell beruflichen Chancen betroffener Kinder, bzw. die hieraus resultierende Chancenungleichheit ist unschwer nachvollziehbar.

Dass eine ausgewogene Ernährung für die kindliche Entwicklung mitentscheidend ist, ist allgemein bekannt. Aus verschiedenen Untersuchungen wurde, diesen Kontext betreffend, deutlich, dass bei Kindern und Jugendlichen, die von Armut betroffen sind, ein ungünstiges Ernährungsverhalten zu beobachten ist, das fast alle wichtigen Ernährungsvariablen beinhaltet. Zahlreiche Ernährungswissenschaftler weisen darauf hin, dass die materiellen Ressourcen z. B. von Sozialgeld bzw. Arbeitslosengeld-II-Bezieher eine ausreichende und ausgewogene Ernährung entsprechend den Regeln der Deutschen Gesellschaft für Ernährung als fast unmöglich erscheinen lässt.

Kennzeichen der Mangel- und Fehlernährung ist eine fettreiche und vitaminarme Kost, zusätzlich ist der Kohlenhydrat- und der Obstanteil geringer als im Bevölkerungsdurchschnitt (Klocke und Hurrelmann et al., 1998).

215 € stehen einem Kind bis zum sechsten Lebensjahr im Monat an sozialer Transferleistung zur Verfügung. Ca. 2,66 € sind davon täglich für Essen und Trinken vorgesehen. Aufgeteilt auf die einzelnen Mahlzeiten entspricht dies ca. 0,66 € für das Frühstück und jeweils ca. 1 € für das Mittag- und Abendessen. Eine Studie der Universität Bonn, Fachbereich Ernährungswissenschaften kommt zu dem Ergebnis, dass mit dem Ernährungsbudget für Hartz-IV-Empfänger eine gesunde ausgewogene Ernährung nicht möglich sei (2007).

Tab. 2.6: Hartz-IV-Budget für Kinder und Jugendliche für die Bereiche Gesundheit, Ernährung und Bildung (Stand 31.12.2011)

Lebensalter	Hartz-IV-Budget	Ernährung	Gesundheit	Bildung
0– 6 Jahre	215 €	2,66 € tägl.	0,21 € tägl. 6,19 € monatl.	0,03 € tägl. 0,99 € monatl.
7–14 Jahre	251 €	3,36 € tägl.	0,17 € tägl. 5,17 € monatl.	0,04 € tägl. 1,20 € monatl.
15–18 Jahre	287 €	4,34 € tägl.	0,23 € tägl. 6,89 € monatl.	0,01 € tägl. 0,32 € monatl.

Die Kinder- und Jugendgesundheitsstudie (KIGGS) aus dem Jahre 2006 belegt, dass Kinder in benachteiligten sozialen Schichten auffällig häufiger von Essstörungen, Adipositas und einem Mangel an körperlicher Aktivität betroffen sind (KIGGS, u. a. S. 794–799). Die Shell-Jugendstudie 2006 bestätigt die Feststellung, dass Jugendliche aus der sogenannten Unterschicht weit häufiger als in mittleren und oberen Sozialschichten gesundheitsgefährdende Verhaltensweisen, wie ungesunde Ernährung, Bewegungsmangel und regelmäßiges Zigarettenrauchen, aufweisen.

Ein Grund für den Aspekt »ungenügende Bewegung« ist auch in dem Mangel an adäquaten Spielmöglichkeiten und Sportstätten in sozialen Brennpunkten zu finden. Diese sind häufig nur durch weite Anfahrtswege erreichbar. Dass zwischen Gesundheitsförderung und sportlichen Aktivitäten eine positive Beziehung, im Sinne der Gesundheitsförderung, besteht, ist bekannt.

Die HBSC-Studie (2003) zeigt zudem einen geschlechtspezifischen Ausprägungsaspekt. Das Risiko körperlicher Inaktivität stieg umso ausgeprägter an, je schlechter der soziale Status der Mädchen war.

Die sogenannte Environmental-Justice-Forschung belegt eindrucksvoll die erhöhte Umweltbelastung sozial benachteiligter Bevölkerungsgruppen. So leben z. B. in Deutschland Menschen der unteren sozialen Schichten häufiger in Wohngebieten mit erhöhter Luftschmutzbelastung (Becker, 2003; Maschewsky, 2004). Alleiner-ziehende Eltern, und dies sind zu über 90 % Mütter, gehören zu einer Personen-gruppe, die häufig von Einkommensarmut betroffen ist (ca. 35 %). Die betroffenen Mütter und deren Kinder sind somit auf billigen Wohnraum angewiesen, was sie dann wiederum zu einer besonders gefährdeten Gruppe im Hinblick auf erhöhte Luftbelastungen macht. Man kann durchaus von einer gender-relevanten Problem-konstellation in diesem Zusammenhang sprechen (Buchholz, 2005).

Ähnlich verhält es sich mit dem Umweltbelastungsfaktor Lärm. Wiederum sind es sozial benachteiligte Menschen, die häufiger einer erhöhten Lärmbelastung aus-gesetzt sind. Derartig exponierte Wohngebiete haben einen niedrigeren Mietspiegel und werden daher häufiger von Menschen, die über wenig finanzielle Ressourcen verfügen, angemietet. Lärmbelastungen durch z. B. Verkehrslärm (Autoverkehr, Bahnverkehr oder auch Fluglärm) haben gerade für Kinder mannigfaltige negative Auswirkungen. Sie führen zu Schlafstörungen, Konzentrationsstörungen und mul-tiplen psychosomatischen Beschwerden. Die »Münchner Fluglärmstudie« belegte eindeutig die negativen Auswirkungen auf die kognitive Leistungsfähigkeit von Kindern aufgrund der Fluglärmbelastung durch den Münchner Flughafen (Der Sachverständigenrat für Umweltfragen, 2002). Der Lärm bzw. die Ursache des Lärms haben somit konkret gesundheitliche, aber auch soziale und psychosoziale Folgen. Umweltbelastungen sind im Kontext von Schwangerschaft und Geburt besonders zu berücksichtigen. So zählen Schwangere, Kinder, Kranke und alte Menschen zu den besonders gegenüber Lärm schutzbedürftigen Personen (Jansen, 2004). Lärmbelastung korreliert mit einer erhöhten Komplikationsrate in der Schwangerschaft und einem niedrigeren Geburtsgewicht (Maschke, 2003).

Kinder aus sozial unterprivilegierten Verhältnissen sind häufiger an Unfällen, speziell Verkehrsunfällen, beteiligt. Auch hier ergab die KIGGS-Studie (S. 718–727) eindeutige Resultate: Bei Verkehrsunfällen konnten eindeutig höhere Unfall-raten bei den Kindern und Jugendlichen der Eltern mit niedrigem Sozialstatus festgestellt werden.

Die schon erwähnte Einschulungsuntersuchung in Brandenburg kam zu dem Ergebnis, dass 15–20 % aller Kinder bis zu ihrer Einschulung an einem Unfall beteiligt waren, wobei Kinder aus sozial benachteiligten Familien bei Verbrühungs-und Verkehrsunfällen doppelt so häufig betroffen waren wie Kinder aus Familien mit einem höheren sozialen Status. Unfälle mit tödlichem Ausgang findet man ebenfalls häufiger bei von Armut betroffenen Kindern. Diese erhöhte Quote ist u. a. auf die Wohnverhältnisse sowie auf das Wohngebiet zurückzuführen (ver-kehrsreiche Wohngebiete, schlechte Anbindung durch öffentliche Verkehrsmittel, weite Wege zu Schule und Sportstätten; Bielikt, 1996; Böhm und Kuhn, 2000). Zudem zeigte die KIGGS-Studie, dass Schutzmaßnahmen, wie z. B. das Tragen von Helmen und Protektoren beim Fahrradfahren und beim Inlineskaten, bei Kindern aus Familien mit niedrigem Sozialstatus seltener praktiziert wurden (KIGGS, S. 718–727).

Eine der bedeutendsten Untersuchungen zum Zusammenhang zwischen sozialer Lage und Gesundheitszustand bei Kindern und Jugendlichen von Hurrelmann und Klocke (1998) kommt zu dem Ergebnis, dass sich der Gesundheitszustand, das Wohlbefinden sowie die psychische Gesundheit in sozialer Armut lebender Kinder in erschreckendem Maße verschlechtern. Hier spielen insbesondere Infektionskrankheiten, Asthma, bronchiale Zahnkrankheiten und Beschwerdekomplexe (z. B. Kopfschmerzen, Rückenschmerzen) eine wichtige Rolle. So klagen sozial benachteiligte Kinder innerhalb von Befragungsstudien häufiger über Kopfschmerzen, Rückenschmerzen, Magenschmerzen und Nervosität als Kinder, die aus sozial höher anzusiedelnden Schichten stammen. Diese Ergebnisse werden durch die KIGGS-Studie (u. a. S. 784–793) bestätigt und ergänzt.

Psychische Auffälligkeiten und Verhaltensstörungen sowie Erkrankungen spielen innerhalb des Gesundheitskontextes eine wichtige Rolle. Die Prävalenzangaben depressiver Störungen bei Kindern und Jugendlichen divergieren zum Teil erheblich. Sie liegen bei klinischen Stichproben in westlichen Industrienationen zwischen 8 und 25 %. Bei Jugendlichen liegen die Zahlen bei 3,2 bis 8,9 %, bei Grundschulkindern zwischen 1,9 und 3,4 % (Blanz et al., 2006). Laut KIGGS-Studie sind ca. 11 % der Mädchen und 18 % der Jungen von psychischen Verhaltensauffälligkeiten in Deutschland betroffen. Haupterkrankungen bzw. Verhaltensauffälligkeiten sind: mangelnde Aufmerksamkeit, Hyperaktivität, Aggressivität, Depressionen. Ab dem 13. Lebensjahr nimmt die Prävalenzquote bezüglich depressiver Persönlichkeitsstörungen kontinuierlich zu. Dies mag allerdings auch an der Schwierigkeit der eindeutigen Diagnosestellung liegen. Denn die Symptome einer Depression sind bei Kindern und Jugendlichen doch sehr mannigfaltig und weichen von den klassischen Verhaltensauffälligkeiten erwachsener Patienten zum Teil deutlich ab. Tabelle 2.7 gibt einen entsprechenden Überblick. Die beschriebenen Symptome müssen mindestens zwei Wochen bestehen. Bei depressiven Erkrankungen mit psychotischen Symptomen kommen diese besonders häufig durch Schuldfantasien, Versagensideen und Versündigungsvorstellungen zum Ausdruck (Mehler-Wex und Kölch, 2008).

Tab. 2.7: Depressions-Symptome bei Kindern und Jugendlichen

Altersstufe	körperliche Symptome	psychosoziale Symptome
Vorschulalter (4–6 Jahre)	Schlaf-Ess-Störungen, regressiver Sprachgebrauch bzw. regressive Verhaltensweisen, sekundäre Enuresis/Enkopresis	Freudlosigkeit, Weinen, Reizbarkeit, Interessenlosigkeit, geringe Frustrationstoleranz, Introversion, Aggressivität, soziale und kognitive Entwicklungsverzögerung
Schulalter (7–15 Jahre)	Schlaf-Ess-Störungen, regressiver Sprachgebrauch bzw. regressive Verhaltensweisen, unterschiedliche psychosomatische Beschwerden (u. a. Kopfschmerzen)	sozialer Rückzug, (auto-)aggressives Verhalten, Desinteresse, Traurigkeit, Weinen, Trotz, Leistungs- und Konzentrationsprobleme (Schulversagen), Suche nach Zuwendung
Jugendliche (16–18 Jahre)	Schlaf-Ess-Störungen, unterschiedliche psychosomatische Beschwerden (u. a. Kopfschmerzen), Entspannungs- und Erholungsprobleme	Selbstvorwürfe und -unsicherheit, Zukunftsängste, Lust- und Antriebslosigkeit, sozialer Rückzug, Teilnahmslosigkeit, Wut, Verzweiflung, Verweigerung, Angst, Apathie, Leistungs- und Konzentrationsprobleme, Suizidalität

Quelle: Schulte-Markwort und Forouther, 2003; Essau und Petermann, 2000; Warnke und Lehmkuhl, 2006

Was sind die Ursachen für das Auftreten von Depressionen, depressiven Verstimmungen und infolgedessen von Suizidversuchen und vollzogenen Suiziden bei Kindern und Jugendlichen? Die Ätiologie ist multifaktoriell. Hier spielen genetische, neurophysiologische, aber auch äußere Belastungsfaktoren eine wichtige Rolle. Die individuelle Vulnerabilität kann durch verschiedene Bedingungen und innerpersonelle Prozesse verändert werden. Generell kann man feststellen, dass die äußeren Belastungsfaktoren bei jüngeren Patienten eine größere Bedeutung einnehmen. Der folgende Schaukasten stellt die wichtigsten als belastend einzuschätzenden psychosozialen Faktoren dar:

Bedeutsame Belastungsfaktoren bei Kindern und Jugendlichen mit depressiven Erkrankungen sind:

- Verlust eines Elternteils
- Scheidung bzw. konfliktbesetzte Elternbeziehung
- körperliche oder psychische Erkrankung eines Elternteils
- niedriger Sozialstatus, alleinerziehender Elternteil, Migrationshintergrund
- schulische Über- oder Unterforderung
- Schulwechsel
- Teilleistungsschwächen
- Mangel an Zuwendung und Aufmerksamkeit, Wertschätzung

Quelle: Herpertz-Dahlmann und Remschmidt, 2000; Eley und Stevenson, 2000

Die aufgeführten Belastungsfaktoren verdeutlichen den Zusammenhang von depressiver Erkrankung und Suizidalität und sozialem Status, sprich Armut.

Wiederum verifiziert die KIGGS-Studie einen deutlichen sozialen Gradienten beim Vorliegen verschiedener psychischer Verhaltensstörungen. Essstörungen werden laut dieser Studie bei 27,6 % der Jugendlichen mit niedrigem sozialen Status festgestellt, während »nur« 15,5 % in der oberen Sozialschicht hiervon betroffen waren. 22 % der Kinder und Jugendlichen leiden unter psychischen Auffälligkeiten. Ca. 14 % sind manifest psychisch erkrankt (Angststörungen, Depressionen usw.). Insgesamt sind 31,3 % der Kinder und Jugendlichen in der unteren Sozialschicht psychisch auffällig und »nur« 16,4 % in der oberen sowie 21 % in der Mittelschicht (BELLA-Studie: Modul »Psychische Gesundheit« der KIGGS-Studie).

Die HBSC-Studie (2003) ergab, dass 19,3 % der von Armut betroffenen Kinder und 14,1 % der nicht von Armut betroffenen Kinder ihren Gesundheitszustand als schlecht empfinden. Diese subjektive Einschätzung assoziierte mit zahlreichen psychosomatischen Beschwerden: Kopf-, Bauch-, Rücken-, Schulter- und Nackenschmerzen. 20 % der Kinder und Jugendlichen gab Beeinträchtigungen der psychischen Gesundheit an. 6 % konnten hierbei als psychisch auffällig bezüglich Hyperaktivität, Verhaltensprobleme und emotionaler Probleme eingestuft werden. 12,8 % waren zusätzlich als grenzwertig auffällig zu bezeichnen. Kinder und Jugendliche aus sozial benachteiligten Familien waren besonders häufig betroffen.

Im Zusammenhang mit Schmerzsymptomen (Kopfschmerzen) muss auch die Einnahme von Arzneimitteln problematisiert werden. So beläuft sich, nach einer

Studie der Barmer Ersatzkasse (Glaeske, 1999), der Medikamentenkonsum aufgrund von Kopfschmerzen bei Schülerinnen auf bis zu 40 %, während er bei Schülern zwischen 15 und 20 % liegt. Verschiedene Untersuchungen belegen übereinstimmend, dass die Selbstmedikation bei Kopfschmerzen die häufigste Ursache für einen unkontrollierten Medikamentenmissbrauch bei Kindern und Jugendlichen darstellt. Zusätzlich ist der Zigaretten- und Alkoholkonsumanteil bei Schülerinnen und Schülern mit häufig auftretenden Kopfschmerzen signifikant höher als bei Kindern und Jugendlichen, die eine geringere Kopfschmerzquote aufweisen.

Schon 1996 stellt Klocke schließlich fest: »Es zeigte sich, dass die in Armut lebenden Kinder schlechter sozial integriert waren, ein geringeres Wohlbefinden mitteilten, weniger Selbstvertrauen besaßen und sich häufiger hilflos und einsam fühlten. Ferner gaben sie erheblich häufiger gesundheitliche Beeinträchtigungen und psychosomatische Beschwerden an.« Die Wissenschaftler fassen schließlich resümierend zusammen: »Schon für die Kinder gilt die Formel: Armut macht körperlich und seelisch krank« (Klocke, 1996, S. 408 f.). An der Richtigkeit dieser Aussage, hat sich in den vergangenen 15 Jahren nicht wirklich viel verändert.

Abschließend zu diesem Kapitel der Korrelation von Sozialer Schicht und Krankheit möchten die Autoren noch auf einen Forschungsansatz von Wilkenson und Pickett (2009) hinweisen.

Richard Wilkinson und Kate Pickett veröffentlichten im Jahre 2009 die wissenschaftlichen Expertise »The Spirit Level. Why More Equal Societies Almost Always Do Better« ins Deutsche, nicht ganz sinngemäß übersetzt: »Gleichheit ist Glück. Warum gerechte Gesellschaften für alle besser sind.« Darin belegen die Autoren anhand zahlreicher fundierter wissenschaftlicher Analysen, dass mit zunehmender Ungleichverteilung der vorhandenen gesellschaftlichen Ressourcen bei Armen, wie interessanterweise auch bei Reichen, die Problemkonstellationen ansteigen. Physische sowie psychische und soziale Probleme und im weitesten Sinne Störungen nehmen zu, wie Stress, Depressionen, Gewalt, Konkurrenz, soziale Verwahrlosung. Die Lebenserwartung fällt geringer aus als in weniger ungleichen Gesellschaften, Teenagerschwangerschaften kommen häufiger vor, das Wettrüsten der Statussymbole nimmt zu. Mehr Gleichheit hingegen fördert das gegenseitige Vertrauen, mit der Folge, dass die Menschen glücklicher sind und damit in allen gesellschaftlichen Klassen die Lebenserwartung steigt, Depressionen deutlich seltener festgestellt werden, die Quote von Gewalttaten geringer ausfällt und vieles mehr. Sinngemäßes Fazit der Autoren: Wir benötigen nicht mehr Wachstum, wir benötigen mehr Gleichheit.

2.2.2 Arbeit, Arbeitslosigkeit und Krankheit

Die Untersuchung der Beziehungen zwischen Arbeitsbedingungen und Krankheit gehört primär zu den Aufgaben der Arbeitsmedizin. Arbeit ist jedoch mehr als nur ein Merkmal unter anderen in der Ursache-Wirkung-Beziehung von Krankheit. Arbeit ist eine grundlegende soziale Kategorie. Sie prägt entscheidend die Beziehungen der Menschen untereinander wie auch die Persönlichkeitsentwicklung des einzelnen. Von daher begründet sich auch für die Sozialmedizin die Bedeutung von Arbeit und Arbeitslosigkeit für Gesundheit, Krankheit und Behinderung.

Wir werden uns im Folgenden mit einigen wichtigen Ausschnitten einer sozialwissenschaftlichen Arbeitsmedizin beschäftigen: mit Berufskrankheiten, mit Frühberentung aufgrund von Berufs- und Erwerbsunfähigkeit, mit Arbeitsunfällen und schließlich mit Arbeitslosigkeit.

Der Umfang gesundheitlicher Beeinträchtigungen und Schäden aufgrund von Arbeitsbedingungen lässt sich – allerdings nur unzulänglich – aus den Zahlen über Berufskrankheiten, Arbeitsunfälle, Frühberentungen und dem Krankenstand ablesen.

Als *Berufskrankheiten* werden ausschließlich diejenigen Erkrankungen angesehen, die zweifelsfrei auf berufliche Einwirkungen zurückzuführen und als solche durch die Gesetzgebung als entschädigungspflichtig anerkannt sind.

Sie sind in der Berufskrankheitenverordnung aufgeführt. Psychische und psychosomatische Erkrankungen, die z. B. aufgrund vielfältiger physischer wie psychosozialer Arbeitsbelastungen wie Stress, Hetze, Konkurrenzdruck, Mobbing, Über- oder Unterforderung entstehen können, werden als Berufskrankheiten nicht anerkannt. Es ist davon auszugehen, dass mit der Einführung neuer Technologien gerade ihr Anteil zunehmen wird. 2003 wurden 64 856 neue Verdachtsfälle von *Berufskrankheiten* angezeigt, davon wurden 17 425 als Berufskrankheiten anerkannt (diese und die folgenden Daten aus: Europäische Agentur für Sicherheit und Gesundheitsschutz am Arbeitsplatz www.de.osha.eu.int/statistics). Die häufigsten angezeigten Berufskrankheiten waren: Hauterkrankungen, Lärmschwerhörigkeit, Erkrankungen der Lendenwirbelsäule, Asbestose, allergische Atemwegserkrankungen, Lungen-/Kehlkopfkrebs und Asbest, Infektionserkrankungen, Meniskusschäden, andere Atemwegserkrankungen. Die häufigsten anerkannten Berufskrankheiten waren: Lärmschwerhörigkeit, Asbestose, Hauterkrankungen, Silikose, Mesotheliom/Asbest, Lungen-/Kehlkopfkrebs/Asbest, allergische Atemwegserkrankungen, Infektionserkrankungen, Bronchitis/Emphysem der Bergleute.

Die Zahl der meldepflichtigen *Arbeitsunfälle* betrug 2003 1,142 Millionen, davon verliefen 1 029 Unfälle tödlich. Die Zahl der meldepflichtigen Wegeunfälle betrug 202 745, davon verliefen 695 Wegeunfälle tödlich. Die Statistiken zeigen seit 1965 und bis zur Wiedervereinigung eine stetige Abnahme der tödlichen Arbeits- und Wegeunfälle. Nach der Wiedervereinigung kamen dann die Unfallzahlen aus dem Osten hinzu. Ab 1994 werden dann wieder weniger tödliche Unfälle registriert.

Die rechtlichen Rahmenbedingungen der *Frühberentungen* haben sich seit 2001 geändert: Statt der bisherigen Renten wegen Berufs- und Erwerbsunfähigkeit gibt es seitdem eine für alle Versicherten gleichermaßen geltende Rente wegen teilweiser oder voller Erwerbsminderung. Voll erwerbsgemindert ist derjenige, der weniger als drei Stunden auf dem allgemeinen Arbeitsmarkt tätig sein kann. Teilweise erwerbsgemindert ist, wer zwischen drei und weniger als sechs Stunden arbeiten kann. 2003 wurden 73 837 Frauen und 100 339 Männer wegen verminderter Erwerbsfähigkeit berentet. Als Berentungsursachen standen bei Frauen und Männern psychische Erkrankungen an erster Stelle, gefolgt von Erkrankungen von Skelett/Muskeln/Bindegewebe, an dritter Stelle wurden bei Frauen Neubildungen und bei Männern Herz-Kreislauf-Erkrankungen genannt. »Bezogen auf die aktiv Versicherten zeigt sich, dass Arbeiter und Arbeiterinnen höhere Frühberentungsrisiken tragen als männliche und weibliche Angestellte: während etwa neun Arbeiterinnen und sieben Arbeiter pro 1 000 Versicherte früh berentet wurden, waren es bei den Angestellten 4 Frauen und 3 Männer ... Das Durchschnittsalter bei Renteneintritt betrug bei Frauen 49,3 Jahre ..., bei Männern 50,9 Jahre ... Im Jahr 2003 wurden für gesundheitsbedingte Frührenten 20,4 Milliarden Euro ausgegeben, das sind 2,9 Prozent des gesamten Sozialbudgets« (Robert Koch-Institut, 2006b, S. 26).

Der *Gesamtkrankenstand* lag im Jahresdurchschnitt 2003 bei 3,61 % und erreichte damit den seit Jahrzehnten niedrigsten Wert, ein Phänomen, das aus Zeiten mit vergleichbar hoher Arbeitslosigkeit bekannt ist (Badura u. a., 2005). Der Krankenstand ist eine Stichtagserhebung, die zu jedem Ersten eines Monats erfolgt. Die Krankenkasse ermittelt im Rahmen ihrer Mitgliedsstatistik die zu diesem Zeitpunkt arbeitsunfähig kranken Pflichtmitglieder. Informationsquelle für eine bestehende Arbeitsunfähigkeit bildet die Arbeitsunfähigkeitsbescheinigung des behandelnden Arztes. Im Gesundheitsreport 2005 der Deutschen Angestellten Krankenkasse (iges@iges.de) ist eine detaillierte Analyse des Krankenstandes der DAK-Versicherten vorgenommen worden: Erkrankungen des Muskel-Skelett-Systems liegen mit einem Anteil von 22,6 % am Krankenstand an der Spitze aller Krankheitsarten, gefolgt von Erkrankungen der Atmungssystems mit 15,5 %. Auf Verletzungen sind 14,4 % des Krankenstands zurückzuführen. Psychische Erkrankungen waren mit 9,8 % am Krankenstand die Krankheitsart mit der größten Zunahme.

Eine in Nordrhein-Westfalen seit 1994 zum dritten Mal in Folge (1994, 1999, 2004) durchgeführte repräsentativen Befragung zu aktuellen Belastungen am Arbeitsplatz ergab folgende Ergebnisse:

- Jeder zweite Beschäftigte klagt vor allem über psychische Belastungen wie hohe Verantwortung, hohen Zeitdruck, Arbeitsmenge und die Angst vor dem Verlust des Arbeitsplatzes.
- Bei den körperlichen Belastungen werden vor allem Zwangshaltungen, Lärm und klimatische Bedingungen am Arbeitsplatz als belastend empfunden.
- Männer fühlen sich tendenziell stärker belastet als Frauen.
- Während die Beschäftigten des Dienstleistungssektors sich relativ hohen psychischen Belastungen ausgesetzt fühlen, leiden die Arbeitnehmer im Produktionssektor eher unter körperlichen Belastungen.
- Fast zwei Drittel der Befragten nannten als gesundheitliche Beschwerden Rücken- oder Gelenkschmerzen.
- Nach einem leichten Absinken im Zeitraum zwischen 1994 und 1999 zeigen die jüngsten Erhebungen einen deutlichen Anstieg vieler arbeitsbedingter körperlicher und psychischer Beanspruchungsfolgen (Bundesarbeitsgemeinschaft für Sicherheit und Gesundheit bei der Arbeit, 2005).

Die psychischen und körperlichen Folgen von Arbeitslosigkeit sind in ihrer Tragweite nur dann richtig zu verstehen, wenn man sich noch einmal deutlich macht, welche grundsätzliche Bedeutung Arbeit für unsere soziale Existenz und die Persönlichkeitsentwicklung hat. Blohmke nennt folgende Verlusterlebnisse im Zusammenhang mit Arbeitslosigkeit:

- »Verlust der Struktur des Tages durch die Arbeit.
- Verlust der ökonomischen Sicherheit und der Möglichkeit der Bedürfnisbefriedigung durch finanzielle Mittel.
- Verlust der Perspektive, die in individueller Form (Karriere) und sozialer Form (Anerkennung) mit dem Beruf verknüpft ist. Stattdessen richtet sich nun soziale Diskriminierung gegen den Arbeitnehmer.
- Verlust der sozialen Kontakte mit Berufskollegen und zum Teil Gewerkschaftskollegen.
- Verlust der Arbeit als Lebensäußerung und Verlust der Befriedigungsmöglichkeit des produktiven Bedürfnisses.
- Verlust des Gefühls der eigenen Wichtigkeit in der Gesellschaft.
- Verlust von Anregungen durch die soziale Umwelt und Verlust des Kontakts zur sozialen Umwelt.
- Verlust der Ernährerrolle in der Familie« (Blohmke, zit. n. Kofler u. Lercher, o. J., S. 98).

In der schon klassischen soziologischen Untersuchung von Jahoda, Lazarsfeld und Zeisel aus dem Jahre 1933 über die Arbeitslosen von Marienthal wurde zum ersten Mal umfassend versucht, die sozialen, psychischen und gesundheitlichen Auswirkungen der existenziell bedrohlichen Arbeitslosigkeit, die den Ort Marienthal 1929 erfasste, zu beschreiben (Jahoda u. a., 1933).

Die Autoren beschreiben vier »*Haltungstypen*« als Reaktion bzw. Bewältigungsversuche der Arbeitslosigkeit: Ungebrochene, Resignierte, Verzweifelte, Apathische.

Diese Haltungstypen stehen in enger Beziehung zur ökonomischen Lage: Die Ungebrochenen haben das höchste Einkommen, die Apathischen das geringste. Diese Beziehung wird auch für den Gesundheitszustand der Kinder hergestellt: Bei Kindern mit dem besten gesundheitlichen Befund stehen noch 38,4 % der Väter in Arbeit, bei Kindern mit dem schlechtesten Befund keiner der Väter.

Seit der Untersuchung von Jahoda u. a. sind eine Reihe von Analysen zum Zusammenhang von Arbeitslosigkeit und Krankheit erschienen, die – entsprechend der Weiterentwicklung der Epidemiologie – ungleich komplexere Zusammenhänge aufgezeigt haben. So zeigen z. B. die Untersuchungen in der niederländischen Stadt Breda, in der von Strotzka und Leitner in Österreich durchgeführten Studie und insbesondere in den von Copp und Kasl in Amerika im Kontext des Stress-Coping-Konzepts von Krankheit gemachten Arbeiten, dass bereits die Ankündigung von geplanten Werkschließungen bei den Beschäftigten, aber auch bei ihren Familien zu massiven psychosomatischen Beschwerden und Gesundheitsbeeinträchtigungen führen kann, insbesondere zu Kopfschmerzen, Schlafstörungen, Magenbeschwerden, Herzbeschwerden, Blutdruckerhöhungen etc. Kommt es dann zur Arbeitslosigkeit und dauert diese länger an, so erhöht sich das Risiko der Gesundheitsbeeinträchtigungen der Betroffenen erheblich: Herzkrankheiten, Blutdruckkrankheiten, Gelenkerkrankungen und Störungen der Verdauungsorgane stehen im Vordergrund der durch Arbeitslosigkeit bedingten Krankheiten. Brenner (1979a) kommt in seiner vom amerikanischen Kongress in Auftrag gegebenen Studie zu dem Ergebnis, dass eine Steigerung der Arbeitslosenrate von 1 % fünf Jahre danach eine Erhöhung folgender Mortalitätsdaten etc. bewirkt:

- Gesamtmortalität von 1,9 %,
- Mortalität Herz-Kreislauf-Krankheiten von 1,9 %,
- Mortalität Leberzirrhose von 1,9 %,
- Zahl der Selbstmorde von 4,1 %,
- Zahl der Morde von 5,7 %,
- Aufnahme in Gefängnissen von 4,0 %,
- Aufnahme in psychiatrischen Kliniken von 3,4 %.

In einer früheren Arbeit hatte Brenner auf den Zusammenhang von ökonomischen Krisen (gemessen anhand der Arbeitslosenrate) und psychischen Krankheiten aufmerksam gemacht (Brenner, 1979). Er konnte zeigen, dass die Zahl der Neuaufnahmen in psychiatrische Krankenhäuser in New York besonders hoch war in der Folge ökonomischer Krisen und besonders niedrig in wirtschaftlichen Aufschwüngen. Dieser Zusammenhang galt besonders für die Diagnosegruppen Psychosen und Sucht.

Seit ca. einem Jahrzehnt gibt es in Deutschland eine hohe Arbeitslosigkeit: Ca. 10 % der Bevölkerung sind arbeitslos, von ihnen über ⅓ länger als ein Jahr. Inzwischen liegen auch für Deutschland neuere Untersuchungen vor. So hat das Robert Koch-Institut die Daten aus dem Bundesgesundheitssurvey (s. d.) für das Thema »Arbeitslosigkeit und Gesundheit« aufbereitet. Die Autoren gehen von zwei grundlegenden Hypothesen aus:

- Arbeitslosigkeit führt zu einem erhöhten Krankheitsrisiko (Kausalitätshypothese).
- Krankheit führt zu einem erhöhten Arbeitslosigkeitsrisiko (Selektionshypothese).

Für beide Hypothesen werden empirische Belege gefunden, wobei der Kausalitätshypothese die größere epidemiologische Bedeutung zugemessen wird. Doch auch die Selektionshypothese hat eine große gesundheitspolitische Brisanz.

Der gefundene Zusammenhang zwischen Arbeitslosigkeit (insbesondere Langzeitarbeitslosigkeit) und Krankheit gilt für alle Ebenen der epidemiologischen Betrachtung: Selbsteinschätzung des Gesundheitszustandes, gesundheitsbezogenes Verhalten, Morbidität, Inanspruchnahme ambulanter und stationärer Gesundheitsversorgung:

»Arbeitslose Männer und Frauen haben einen ungünstigeren Gesundheitszustand und leben weniger gesundheitsbewusst als berufstätige Männer und Frauen … Die Wahrscheinlichkeit, die eigene Gesundheit weniger gut oder schlecht einzuschätzen, erhöht sich mit der Dauer der Arbeitslosigkeit. Ein oder mehrere Jahre lang arbeitslose Männer geben bis vier Mal so häufig einen weniger guten oder schlechten Gesundheitszustand an wie berufstätige Männer ohne Zeiten von Arbeitslosigkeit. Auswertungen von aktuellen Krankenkassendaten belegen, dass die Inanspruchnahme stationärer Leistungen unter Arbeitslosen deutlich erhöht ist: arbeitslose Männer verbringen mehr als doppelt so viele Tage im Krankenhaus wie berufstätige Männer, bei arbeitslosen Frauen sind es, verglichen mit berufstätigen Frauen, 1,7fach so viele Tage. Auch das Risiko der Sterblichkeit erhöht sich kontinuierlich in Abhängigkeit von der vorausgehenden Arbeitslosigkeitsdauer« (Robert Koch-Institut, 2003 d, S. 26).

2.2.3 Migration und Krankheit

Mehr als 12 % der in Deutschland lebenden Menschen sind ausländischer Herkunft.

Die Sozialepidemiologie hat schon immer Interesse gezeigt für die Frage der Veränderung von Krankheiten und Todesursachen bei Menschen, die in ein anderes Land ausgewandert sind. So konnte z. B. Matsumoto (1970) zeigen, dass Japaner, die in die USA eingewandert sind und die amerikanische Lebensweise annahmen, sehr bald auch das für Amerika typische Krankheitsmuster (in diesem Falle Herzinfarkt) zeigten, obwohl sie in ihrer Heimat ganz andere Krankheitsraten hatten. Diese Arbeiten tragen zur These von der *Kulturabhängigkeit* von Krankheiten bei. Mindestens ebenso bedeutsam aber sind Zusammenhänge, die auf die kulturellen und sozialen *Benachteiligungen* von Migranten im Hinblick auf Gesundheitschancen schließen lassen. Diese Arbeiten (s. u.) zeigen, dass sich die Benachteiligung von Migranten und ihren Familien in unserer Gesellschaft auch in besonderen Gesundheitsproblemen und verminderten Chancen bedürfnisgerechter Gesundheitsversorgung ausdrückt. Allerdings beziehen sich die hier durchgeführten empirischen Arbeiten häufig nur auf einzelne Gesundheitseinrichtungen oder Gemeinden und sind nur selten repräsentative Erhebungen. Im Einzelnen lassen sich folgende sozialepidemiologische Ergebnisse über die Gesundheitssituation von Migranten und ihrer Familien anführen:

- Die *Säuglingssterblichkeit* ist erhöht.
- Die Rate von Unfällen bei Kindern und Erwachsenen ist erhöht.
- Die Häufigkeit von Behinderungen bei Kindern ist erhöht.
- Die *Tuberkulosehäufigkeit* von Kindern und Erwachsenen ist erhöht.
- Kinder weisen eine höhere Rate an Krankenhauseinweisungen auf.
- Die Häufigkeit *funktioneller* und *psychosomatischer* Erkrankungen ist erhöht.
- Arbeitnehmer mit Migrationshintergrund zeigen (ab 1975) einen höheren Krankenstand als deutsche Arbeitnehmer.
- Frauen haben eine höhere Rate von *geburtshilflichen* Komplikationen.
- Migranten sind mit ihrer Gesundheit weniger zufrieden.
- Migranten nutzen die Versorgung durch niedergelassene Ärzte seltener, Rettungsstellen der Krankenhäuser häufiger (vgl. Weiss, 2003; Robert Koch-Institut, 2005).

Die sozialepidemiologischen Ergebnisse zur Gesundheitssituation ausländischer Arbeitnehmer und ihrer Familien lassen sich als Ergebnisbündel unterschiedlichster Faktoren erklären (vgl z. B. Borde und David 2003; Krämer und Prüfer-Krämer 2004): Die soziale Lage der Ausländer ist dadurch gekennzeichnet, dass sie häufig noch benachteiligter sind als die deutschen Unterschichten-Angehörigen (man spricht deshalb auch von »*Unterschichtung*«). Hinzu kommen die spezifischen Folgen der Migration (Entwurzelung, »Kulturgespaltenheit«, Sprachbarrieren, fehlende Kenntnisse über und mangelhafte Unterstützung durch das deutsche Gesundheits- und Sozialsystem, Angst vor Ausweisung sowie Angst vor der Gewalt ausländerfeindlicher Gruppierungen etc.).

Ein besonders gravierendes Problem stellen die Gesundheitsprobleme und die medizinische Versorgung von Menschen ohne legalen Aufenthaltstatus dar (vgl. Groß, 2005). Wie viele Menschen ohne legalen Aufenthaltsstatus in Deutschland leben, kann nur geschätzt werden. Wohlfahrtsverbände gehen von 500 000 bis 1 Million Personen aus, davon allein ca. 100 000 in Berlin.

> »Die Grenze vom legalen zum ›illegalen‹ Aufenthalt ist fließend: Menschen mit abgelaufenem Touristenvisum; Asylsuchende, deren Antrag abgelehnt wurde und die der Abschiebung entgehen wollen; Studenten, deren Visum mit Beendigung des Studiums abläuft; Ehen mit einem/einer Deutschen, die nicht lange genug halten, um eine unbefristete Aufenthaltsgenehmigung zu bekommen … Das Leben in der Illegalität bedeutet nicht nur den Ausschluss vom Zugang zu medizinischer Grundversorgung, sondern geht mit weiteren Schwierigkeiten einher. So sind auch der reguläre Schulbesuch, Wohnungs- und Arbeitssuche sowie die Inanspruchnahme sozialer Beratungsstellen oft nur eingeschränkt oder gar nicht möglich. Jeder Kontakt mit öffentlichen Stellen könnte zu einer Entdeckung und damit zu einer Abschiebung führen. Diese physisch und psychisch belastenden Alltagssituationen des Lebens in der Illegalität führen zu einer zusätzlichen gesundheitlichen Belastung, was die Betroffenen oft in einen Teufelskreis bringt« (Bauer u. a. 2005, S. 24 f.).

Der Infodienst »Migration und öffentliche Gesundheit« der Bundeszentrale für gesundheitliche Aufklärung informiert regelmäßig über neue Veröffentlichungen, Fortbildungen und Praxisprojekte zum Thema (www.infodienst. bzga.de).

2.2.4 Geschlechtsrollen, Familienfaktoren und Krankheit

Diese Faktoren beschreiben den Einfluss von Geschlechtsrollen, Ehe, Scheidung, Verwitwung etc. auf den Gesundheitszustand der Betroffenen. Wir haben in der bisherigen Diskussion von Ergebnissen der Sozialepidemiologie schon kurz auf die Unterschiede in der Lebenserwartung, Mortalität und Morbidität zwischen Männern und Frauen hingewiesen. Danach haben Frauen mit 80 Jahren eine um fast sieben Jahre höhere durchschnittliche Lebenserwartung als Männer. Während die Sterberaten für Krebserkrankungen, Erkrankungen der Atmungs-, Verdauungs- und Harn- und Geschlechtsorgane sowie Infektionskrankheiten wenig Unterschiede zeigen, überwiegt bei Frauen die Sterberate für Herz-Kreislauf-Erkrankungen und Diabetes und bei Männern die Sterberate an sogenannten unnatürlichen Todesursachen (Unfälle, Selbstmorde etc.). Insgesamt zeigt sich aber eine ähnliche Reihenfolge in der Todesursachenstatistik.

Die vorhandenen Unterschiede insbesondere in der Lebenserwartung zwischen Männern und Frauen sind lange Zeit primär biologisch erklärt worden. Eine eingehende Analyse zeigt aber, dass viele psychosoziale Faktoren diese Unterschiede zumindest mitbedingen, wenn nicht gar wesentlich verursachen (vgl. insbesondere Maschewsky-Schneider, 1997, Kolip, 2000 sowie den Frauengesundheitsbericht des BMFSFJ, 2002). Die höhere Sterblichkeit bei Männern sei bedingt durch die in Beruf und Freizeit vorhandenen größeren Gesundheitsrisiken (Arbeitsunfälle, Kfz-Unfälle, Rauchen, Alkohol etc.). Die höhere Morbiditätsrate von Frauen lasse sich mit der größeren Kompatibilität von Frauenrolle und Patientenrolle erklären, d. h., Frauen haben eine größere Symptomaufmerksamkeit und ein medizingerechteres Krankheitsverhalten als Männer. Diese Erklärungen lassen allerdings außer Acht, dass Frauen häufig in einer durch außerhäusliche Berufstätigkeit und Hausarbeit doppelt belasteten Lebenssituation stehen, eine Tatsache, die die höhere Krankheitsrate ebenfalls plausibel macht (vgl. z. B. Hurrelmann und Kolip, 2002).

Auch im Hinblick auf den Familienstand sind eine Reihe von Analysen von Mortalitäts- und Morbiditätsdaten gemacht worden. Diese Untersuchungen zeigen ziemlich einheitlich, dass verheiratete Personen eine niedrigere Mortalitätsrate haben als geschiedene, verwitwete oder alleinlebende. Diese Beziehung gilt für viele körperliche (Leberzirrhose, Lungenkrebs, Diabetes, Herzkrankheiten, Tuberkulose) und psychische Krankheiten (Selbstmord, Depression). Dabei ist der »protektive Effekt« der Ehe für Männer ausgeprägter als für Frauen. Diese Unterschiede sind sehr ausführlich im Rahmen des Stress-Coping-Ansatzes von Krankheit thematisiert worden, und zwar dahingehend, dass eine Ehe/Familie gegenüber der Krankheitsentstehung durch psychologische Stressoren eine abschirmende Funktion und im Hinblick auf die Krankheitsgenesung eine fördernde Rolle hat. Trotz dieser eingehenden Analysen bleiben noch viele Fragen über den Zusammenhang von Familiensituation und Krankheit offen. Oakley hat angesichts der Tatsache, dass die überwiegende Zahl von Haushalten nicht dem Idealbild einer Kleinfamilie entspricht, zu Recht davor gewarnt, bei der Suche nach wissenschaftlichen Erklärungen, dem »sentimental model« der Familie zu verfallen (Oakley, 1976).

Trotzdem bleiben die Untersuchungsergebnisse über die Zunahme von Todesfällen und Krankheiten nach einer Scheidung oder den Verlust einer nahen Bezugsperson durch Tod eindrucksvolle Beispiele für die psychosoziale Prägung von Krankheit und Tod. Darüber hinaus sind sie für die psychosoziale Arbeit im Gesundheitswesen Grundlagen für Prävention und sozialtherapeutisches Handeln: Parkes u. a. (zit. n. Siegrist, 2005) fanden z. B. in einer Untersuchung bei über 55-jährigen Witwern in den ersten sechs Monaten nach dem Tod der Ehefrau eine Erhöhung der Mortalitätsraten von 40 %.

Die Familienbeziehungen sind aber nicht nur als »protektive Faktoren« im Zusammenhang mit Krankheit thematisiert worden, sondern auch als ursächliche pathogene Faktoren. Diese Betrachtungsweise bezieht sich wesentlich auf die Soziogenese psychischer Erkrankungen und hatte ihren Höhepunkt in den 50er- und 60er-Jahren. Englische und amerikanische Autoren wie Laing und Esterson (1964), Cooper (1967), Bateson u. a. (1970) und Watzlawick (1978) haben insbesondere bei der Untersuchung von schizophrenen Verhaltensweisen bestimmte Familienbedingungen (»schizophrenogene Mutter«) und Kommunikationsstrukturen (»double bind«) analysiert. Allerdings ist diese Forschung nie in das Stadium empirischer Überprüfbarkeit getreten.

Eine andere familiensoziologische Forschungsrichtung hebt die *Sozialisationsfunktion* der Familie hervor und untersucht z. B. psychische Störungen oder Suchten aus der Sicht von Sozialisationsdefiziten oder -problemen. So wird zum Beispiel immer wieder eine hohe Korrelation von »broken-home-Situationen« mit der späteren Entwicklung von Sucht, Depression, Selbstmord, aber auch Kriminalität, Prostitution und anderen abweichenden Verhaltensweisen festgestellt, ohne dass im Einzelnen deutlich wird, wie diese Beziehungen zustande kommen. Es sind ganz unterschiedliche Mechanismen denkbar, die im Verlaufe der Sozialisation wirksam werden, wie z. B. die Prägung »verletzlicher« Persönlichkeitsstrukturen, Mängel in der Ausbildung von Bewältigungsmöglichkeiten bis hin zu sozialer und ökonomischer Benachteiligung (vgl. Hurrelmann, 2000).

Eine besonders von Gesundheitsproblemen belastete Gruppe sind die alleinerziehenden Mütter.

>»In Deutschland leben 1,4 Millionen alleinerziehende Mütter und Väter, die 1,9 Millionen minderjährige Kinder betreuen. 88 % der Alleinerziehenden sind Frauen ... Alleinerziehende Mütter leiden häufiger unter Allgemeinbeschwerden und Schmerzen als verheiratete Mütter und sind in ihrer psychischen Befindlichkeit sowie ihrer gesundheitsbezogenen Lebensqualität eher beeinträchtigt als diese ... Entsprechend ihrer jeweiligen Lebenssituation sind alleinerziehende Eltern unterschiedlich stark durch psychosoziale und gesundheitliche Risiken belastet und verfügen über ein unterschiedliches Maß an Ressourcen. Insbesondere eine schwierige finanzielle Situation und soziale Belastungen können ihre Gesundheit negativ beeinflussen« (Robert Koch-Institut, 2003a, S. 30; zur gesundheitlichen Situation von alleinerziehenden Sozialhilfeempfängerinnen vgl. Deneke u. a., 2003).

Allan Guggenbühl (2006) weist in seinem vielbeachteten Buch: »Kleine Machos in der Krise« auf die prekäre Situation von *Jungen* im Schulsystem hin. Er bezeichnet, aufgrund seiner Analyse, Jungs als die Verlierer unseres Schulsystems. So würden typische Jungencharakteristika häufig pathologisiert. Jungs würden infolgedessen oftmals dem Kinder- und Jugendpsychiater vorgestellt, so wären ca. 66 % aller Patienten mittlerweile Jungs. In diesem Kontext spielen depressive Erkrankungen und Angststörungen eine wichtige Rolle. »Das einzige, was ich intensiv in der Schule beigebracht bekommen habe, war, dass ich ein Verlierer bin«, stand im Abschiedsbrief von Sebastian, der 2006 in der Geschwister-Scholl-Realschule in Emsdetten ein Blutbad anrichtete und sich schließlich selbst tötete. Es ist ein Faktum, dass die meisten jugendlichen Amokläufer männlichen Geschlechts sind. Zumindest nachdenklich sollte uns dies stimmen, wenn zugleich die Schule fast immer den Ort der Tat darstellt. Die vorschnellen Ursachenanalysen werden dem wahren Problem nicht gerecht. Hier muss die Verliererrolle von Jungs im Setting Schule näher analysiert werden. Guggenbühl nennt die Schule ein »weibliches Biotop«, ohne dies abzuqualifizieren, bzw. verurteilen zu wollen, aber er führt sehr deutlich aus, dass Jungs mit ihren Kommunikationsstrukturen, mit ihren Verhaltensweisen, die durch ihre Geschlechterrolle mitbedingt sind, in der Schule oftmals anecken und negativ beurteilt werden. Zum Beispiel bevorzugen Jungs eine Berichtssprache und können mit der »schulkonformen« Beziehungssprache, die Mädchen bevorzugen, wenig anfangen. Jungs provozieren Widerstand, neigen zu Grandiositäten und Selbstüberschätzung, denken in Systemen, was letztlich der Suche nach der eigenen Rolle und dem Platz in Hierarchien dient. Genau dies wird weitestgehend verkannt bzw. negativ beurteilt. Hier wäre ein wichtiger Präventionsansatz, diese Kommunikationsbarrieren und -hindernisse geschlechtssensibel zu thematisieren, um vorhandene Ressourcen und Fähigkeiten zu erkennen und

79

zu fördern. »Die Hauptinteressen von Jungen werden in der Schule entweder marginal erwähnt, pathologisiert oder kommen überhaupt nicht vor«, fasst Guggenbühl zusammen (S. 145). Bei Kindersuiziden steht die Angst, nicht akzeptiert zu werden, im Vordergrund der Motivation (Brunnhuber, 2008). Diese Analyse ermöglicht in einem zweiten Schritt entsprechend notwendige Präventionsmaßnahmen. Den Gender-Aspekt berücksichtigend, muss natürlich auch festgestellt werden, dass die Frauen im späteren Berufsleben die Verlierer sind, da es eine weiterhin bestehende Benachteiligung des weiblichen Geschlechts in Bezug auf berufliche Aufstiegschancen und Bezahlung gibt.

2.2.5 Umwelt und Krankheit

Die Berücksichtigung von Umweltaspekten von Gesundheit und Krankheit sprengt den traditionellen Rahmen der Sozialmedizin. Ähnlich wie die Arbeitsmedizin hat sich auch die Umweltmedizin als eigene Disziplin etabliert (vgl. z. B. Mersch-Sundermann, 1999). Zu komplex sind die ökologischen, toxikologischen, biologischen, klimatologischen etc. Zusammenhänge, als dass sie noch unter dem Dach der Sozialmedizin – hier als die Verbindung medizinischer und sozialwissenschaftlicher Sichtweisen von Gesundheit, Krankheit und Behinderung verstanden – Platz fänden. Und doch ist die Beziehung zwischen Umwelt und Gesundheit natürlich auch ein Thema der Sozialmedizin, wenn nicht in ihren toxikologischen Details, so doch in ihrem Verständnis davon, dass »unsere Umwelt« von uns gesellschaftlich geprägt, verändert und tagtäglich beeinflusst wird. Selbst die »natürlichen« Umwelteinflüsse wie Klima und Wetter stellen sich heute als durch gesellschaftliche Bedingungen verändert und somit für die Gesundheit der Menschen in doppelter Hinsicht bedrohlich dar. Als Schlagworte dieser Bedrohung gelten z. B. »Zerstörung der Ozonschicht«, »Treibhauseffekt«, »Luftverschmutzung«, »saurer Regen«. Auch wenn es sich dabei um »*globale* Probleme« handelt, handelt es sich doch auch um Ergebnisse unendlich vieler einzelner *lokaler* Verstöße gegen die Natur, die von uns selber zu verantworten sind und auch nur von uns verändert werden können: im individuellen Verhalten, in der kommunalen Politik oder in nationalen sowie internationalen Entscheidungen, die von uns mitzubestimmen sind. Einzelne Beziehungen zwischen Umweltbedingungen und Gesundheit sind an anderen Stellen in diesem Buch schon angeklungen bzw. werden noch thematisiert, z. B. im Rahmen des sozio-ökonomischen Krankheitsmodells (▶ **Kap. 1**) und im Konzept der Prävention und Gesundheitsförderung (▶ **Kap. 4**). In der **Tabelle 2.4** werden einige Beispiele über die vielfältigen Beziehungen zwischen Umweltbedingungen (Klima, Luft, Wasser, Boden) und ausgewählten Krankheiten gegeben (vgl. Bundesvereinigung für Gesundheitserziehung, 1990; vgl. auch das Aktionsprogramm Umwelt und Gesundheit, BMG 2005).

Tab. 2.8: Umweltprobleme und gesundheitliche Folgen

Umweltproblem	Ursachen	gesundheitliche Folgen
Zerstörung der Ozonschicht	Spurengase wie industriell produzierte Fluorchlorkohlenwasserstoffe (FCKW),Stickstoffoxyd, Methan, Kohlendioxyd	Zunahme der UV-Bestrahlung und damit insbesondere von Hautkrebserkrankungen und Augenerkrankungen
Treibhauseffekt	Spurengase wie Kohlendioxyd (insbesondere durch Verbrennung fossiler Energieträger), Methan, FCKW, Ozon, Stickstoffoxyd	Temperaturanstieg mit Auswirkungen auf die Landwirtschaft und damit die Ernährungssituation; Klimaveränderungen mit der Gefahr von Klimakatastrophen
Luftverschmutzung	Schadstoffbelastung mit • Schwefeldioxyd (insbesondere aus Kraftwerken und Fernheizwerken) • Stickstoffoxyd (insbesondere durch Verkehr) • Kohlenmonoxyd (insbesondere durch Verkehr) • Staub (insbesondere durch Industrie) • organische Verbindungen (insbesondere durch Verkehr)	insbesondere Erkrankungen der Atemwege (chronische Bronchitis, Allergien, Krebserkrankungen)
Wasserverschmutzung	• Industriechemikalien • Pflanzenschutzmittel • Düngung mit Nitratverbindungen	direkt und durch Eindringen in die Nahrungskette indirekt verursachte Erkrankungen insbes. Vergiftungen, Allergien, Krebserkrankungen
Schadstoffbelastung der Böden	• Abfälle • Bodenversauerung (siehe Luft- und Wasserverschmutzung) • Düngung	insbesondere durch Eindringen in die Nahrungskette verursachte Erkrankungen (Allergien, Krebserkrankungen)

3 Gesundheitswesen

Die in **Kapitel 2** aufgezeigten Hauptgesundheitsprobleme stellen nicht nur die Frage nach ihrer gesellschaftlichen Entstehung, sondern auch nach ihrer gesellschaftlichen Bewältigung. Dies ist die Aufgabe des Gesundheitswesens. Wir werden anhand einer Systemanalyse auf die unterschiedlichen gesellschaftlichen Ausformungen von Gesundheitswesen eingehen, um dann das deutsche Gesundheitswesen ausführlicher vorzustellen. Zum Zeitpunkt der Abfassung der Neuauflage ist nicht abzusehen, welche Gestalt das Gesundheitswesen in Deutschland zukünftig haben wird. Wir werden deshalb auch die diskutierten Reformmodelle kurz darstellen.

Im Anschluss an die Darstellung des Gesundheitswesens in **Kapitel 3** werden wir uns in **Kapitel 4** mit der Situation von Patienten im Gesundheitswesen beschäftigen. Wir werden diese besser verstehen, wenn wir vorweg die Versorgungsstrukturen mit ihren Möglichkeiten, aber insbesondere auch ihren Zwängen kennen gelernt haben.

3.1 Systemanalyse des Gesundheitswesens

Eine Systemanalyse des Gesundheitswesens beinhaltet folgende Aspekte:

- *Identifizierung der Teilbereiche* des Gesundheitswesens, seiner institutionellen und personellen Leistungsträger,
- *Analyse der Planungs- und Entscheidungsträger:* Kommunale und staatliche Stellen, Selbstverwaltungsgremien, frei gemeinnützige Organisationen,
- *Analyse der Leistungsträger:* Ärztliche Praxen, Apotheken, Krankenhäuser, Gesundheitsämter, Beratungsstellen, Sozialstationen etc.,
- *Analyse der Finanzierungsträger:* Gesetzliche und private Krankenversicherungen, Haushalte von Gebietskörperschaften und private Organisationen,
- *Analyse der Austauschbeziehungen* zwischen den genannten Instanzen: Geld, Informationen, Dienstleistungen, Güter.

Systeme der Gesundheitsversorgung können unter anderem danach eingeteilt werden, ob sie eher *marktwirtschaftlich* oder eher *staatlich* organisiert sind. Fleissner u. a. haben in **Tabelle 3.1** auf der Grundlage einer Arbeit von Field verschiedene

Typen von Gesundheitssystemen aufgestellt. Diese Typen sind jedoch nicht nur nach ihrem Grad von Markt versus Staat definiert, sondern zusätzlich bzw. damit verbunden nach der Stellung des Arztes bzw. der ärztlichen Standesorganisationen, nach dem Eigentum an medizinischen Einrichtungen und nach der Art der Bezahlung (Fleissner u. a., 1980).

Tab. 3.1: Idealtypen von Gesundheitssystemen

Gesundheits-system	Marktwirtschaftlich	Versicherung/ Sozialversicherung	Nationaler Gesund-heitsdienst
Allgemeine Definition	medizinische Versorgung als privates Konsumgut oder öffentliche Leistung	medizinische Versorgung als durch Versicherung garantierte(s) Konsumgut oder Dienstleistung	medizinische Versorgung als weitgehend vom Staat bereitgestellte(s) Konsumgut oder Dienstleistung
Stellung des Arztes	Einzelunternehmer und Angehöriger verschiedener Gruppen oder Organisationen	Einzelunternehmer und Mitglied von medizinischen Organisationen	öffentlich Bediensteter und Angehöriger medizinischer Organisationen
Bedeutung der professionellen Organisationen	sehr stark	stark	einigermaßen stark
Eigentum an medizinischen Einrichtungen	privat und öffentlich	privat und öffentlich	zumeist öffentlich
Bezahlung	direkt und indirekt	zumeist indirekt	zumeist indirekt
Prototypen	USA	Deutschland, Frankreich	Großbritannien, Italien

Quelle: auf der Basis von Fleissner u. a., 1980, S. 325

Armstrong (1994) hat Vor- und Nachteile von marktwirtschaftlichen und staatlichen Gesundheitssystemen aufgelistet. *Marktwirtschaftliche Systeme,* die in der Theorie von einem »natürlichen« und konsumentenbestimmten Ausgleich von Angebot und Nachfrage ausgehen, zeigen folgende Probleme:

• Sie vernachlässigen die Bevölkerungsgruppen, die die meisten Gesundheitsprobleme haben (wie z. B. alte Menschen, behinderte Menschen, chronisch Kranke, Arbeitslose), aber auch die geringsten finanziellen Möglichkeiten, sich Gesundheitsleistungen zu kaufen. So sind z. B. in den USA ca. 17 % der Bevölkerung nicht krankenversichert (vgl. z. B. Waller 1999). Der englische Allgemeinmediziner Hart (1971) hat für diese Situation den Begriff »*inverse care law*« geprägt.
• Sie räumen der medizinischen Profession eine Monopolstellung ein mit der Folge, dass die von der Ärzteschaft diktierten Preise die Kosten des Gesundheitswesens enorm in die Höhe steigen lassen.

83

- Sie überfordern den Konsumenten mit der Definition von Gesundheitsbedürfnissen und ebenso mit der – den Markt steuernden – Beurteilung von Gesundheitsleistungen.
- Sie taugen nicht für die Bereitstellung von öffentlichen Gesundheitsleistungen, d. h. solchen Leistungen, die nicht auf die Gesunderhaltung des Einzelnen, sondern ganzer gesellschaftlicher Gruppen abzielen (z. B. durch Impfungen, Lebensmittelkontrolle, Abwässerbeseitigung etc.).

Staatliche Gesundheitssysteme wollen Gesundheitsleistungen erbringen für alle, die sie benötigen, und nicht nur für die, die sie sich leisten können. Sie zeigen entsprechend anders geartete Probleme:

- Da der Regulationsmechanismus von Angebot und Nachfrage wegfällt, besteht das Problem der Definition von »Gesundheitsbedürfnissen« und der Steuerung des Angebots. Die Steuerung von Gesundheitsleistungen kann z. B. erfolgen durch Patientenvertretungen in den Einrichtungen der Gesundheitsversorgung, Mitbestimmungsgremien in verschiedenen Managementebenen des Gesundheitssystems, aber auch durch Forschung über die Gesundheitsbedürfnisse in unterschiedlichen Bevölkerungsgruppen oder Regionen und über mögliche Lücken in der Gesundheitsversorgung. Es bleibt aber das Problem, dass die Entscheidung über Gesundheitsleistungen (z. B. Höhe der Ausgaben für das Gesundheitswesen, Zahl der niedergelassenen Ärzte, Zahl der Krankenhausbetten etc.) nicht nur von der Patientennachfrage, sondern darüber hinaus von einer Gesundheitsbürokratie abhängig ist, die stets mit anderen Staatsbürokratien (z. B. für das Erziehungssystem, Verkehrssystem, Verteidigungssystem etc.) konkurrieren muss.
- Verbunden mit der Schwierigkeit, Gesundheitsbedürfnisse zu formulieren und Prioritäten der Gesundheitsversorgung zu setzen, ist das Problem der Ausbalancierung von Angebot und Nachfrage. Dies geschieht in staatlich gesteuerten Systemen nicht durch die Verteuerung auf der Angebotsseite, sondern durch Verknappung (z. B. Wartelisten) und andere Unannehmlichkeiten, die Armstrong als »soziale Kosten« den finanziellen Kosten gegenüberstellt. Dies wiederum stärkt die Position des Ärztestandes ebenfalls im
Sinne einer Monopolstellung im Hinblick auf die Entscheidungs- und Überweisungsbefugnisse in bestimmte »knappe« Behandlungen etc.

In Deutschland hat sich das *Versicherungsprinzip* als Grundlage der Verteilung von Sozialleistungen entwickelt. Dabei werden Leistungen und Gegenleistungen jedoch nicht nach dem Prinzip des privatwirtschaftlichen Tausches (wie z. B. in den USA), sondern nach dem *Solidaritätsprinzip* geregelt: Trotz unterschiedlich hoher Einkommen und von daher unterschiedlich hoher Beiträge zur Krankenversicherung hat jeder Versicherte im Prinzip Anspruch auf die gleichen Leistungen.

Der Begriff »Gesundheitswesen« umfasst sämtliche Einrichtungen und Personen, die zur Gesundheit der Bevölkerung beitragen, sie fördern und wiederherstellen. Eine Vielzahl *staatlicher und nichtstaatlicher Institutionen* ist für die gesundheitliche Versorgung tätig.

Träger staatlicher Einrichtungen im Gesundheitswesen sind Bund, Länder und Gemeinden oder öffentlich-rechtliche Körperschaften mit speziellen Aufgaben.

Eine besondere Bedeutung kommt den gesetzlichen Krankenkassen zu. Ihr Gesetzesauftrag ist es, ihren Versicherten einen umfassenden Schutz im Krankheitsfall zu gewährleisten.

Daneben gibt es zahlreiche gemeinnützige Organisationen, die zur Gesundheitsversorgung beitragen. Hierzu gehören insbesondere die Verbände der freien Wohlfahrtspflege: Arbeiterwohlfahrt, Caritasverband, Deutscher Paritätischer Wohlfahrtsverband, Deutsches Rotes Kreuz, Diakonisches Werk, Zentralwohlfahrtsstelle der Juden in Deutschland.

Die Kompetenz zur *Gesetzgebung im Gesundheitswesen* in der Bundesrepublik Deutschland ist zwischen Bund und Ländern aufgeteilt. In Artikel 74 des Grundgesetzes finden sich die wichtigsten Zuständigkeiten für das Gesundheitswesen. Diese gehören zur konkurrierenden Gesetzgebung. Den Ländern steht für bestimmte Bereiche Gesetzgebungsbefugnis zu, solange und soweit der Bund auf diesen Gebieten von seinem Gesetzgebungsrecht keinen Gebrauch macht.

Um Einheitlichkeit im gesamten Bundesgebiet sicherzustellen, hat der Bund für viele Gebiete des Gesundheitswesens Bundesgesetze erlassen, z. B.
- Recht der gesetzlichen Krankenversicherung (Sozialgesetzbuch V),
- Bundesärzteordnung, Zahnheilkundegesetz, Ausbildungsordnungen für Ärzte, Zahnärzte, Tierärzte, Apotheker sowie für nichtärztliche Heilberufe.
- Arzneimittelgesetz, Betäubungsmittelgesetz,
- Krankenhausfinanzierungsgesetz,
- Infektionsschutzgesetz.
Ihre Ausführung ist Aufgabe der Länder. Daneben gibt es zahlreiche Bereiche des Gesundheitswesens, die durch Landesgesetze geregelt sind (z. B. Heilberufs- bzw. Kammergesetze, Gesetze über den öffentlichen Gesundheitsdienst u. a.)

Finanzierungsträger der Gesundheitsversorgung sind die gesetzlichen und privaten Krankenversicherungen, soziale Pflegeversicherung, gesetzliche Renten- und Unfallversicherung, öffentliche und private Haushalte, Arbeitgeber etc. Sie brachten 2003 ca. 235 Milliarden Euro in das Gesundheitswesen ein.

Die gesetzliche Krankenversicherung (GKV) und die private Krankenversicherung (PKV) finanzieren die Kosten für vorbeugende Maßnahmen, ambulante und stationäre Behandlung sowie Krankheitsfolgeleistungen. Die Arbeitgeber wenden Mittel für die Lohnfortzahlung im Krankheitsfall, für Mutterschaftsleistungen, werksärztliche Dienste, vorzeitige Berentungen, Beihilfen etc. auf. Aus öffentlichen Haushalten werden u. a. Investitionen für Krankenhäuser, der öffentliche Gesundheitsdienst, Forschung und Lehre sowie berufliche Rehabilitationsmaßnahmen finanziert.

Die Ausgaben der gesetzlichen Rentenversicherung beziehen sich auf Maßnahmen der Abwendung von Berufs- und Erwerbsunfähigkeit primär durch Rehabilitationsmaßnahmen (Kuren) und Berufsförderungsmaßnahmen. Die Leistungen der gesetzlichen Unfallversicherung umfassen Maßnahmen der medizinischen und beruflichen Rehabilitation nach Arbeitsunfällen und Berufskrankheiten, Verletzten- und Übergangsgeld, Pflege sowie Verletzten- oder Hinterbliebenenrenten. Wie sich die Gesundheitsausgaben nach Leistungsarten und Ausgabenträgern aufteilen, zeigt die **Tabelle 3.2** (S. 88 f.).

Tabelle 3.3 (S. 90 f.) zeigt die gleiche Aufteilung nach Einrichtungen.

Mit der Einführung der Pflegeversicherung 1995 sind Leistungen der ambulanten und der stationären Pflege hinzugekommen. Die Pflegeversicherung finanziert die grundlegenden Pflegeleistungen unabhängig vom Einkommen und beendet die häufig als unwürdig empfundene Abhängigkeit von der Sozialhilfe im Falle einer stationären Pflegebedürftigkeit. 2003 erhielten ca. 2 Millionen Personen Leistungen aus der Pflegeversicherung, 69 % für ambulante und 31 % für stationäre Pflegeleistungen (Statistisches Bundesamt, 2005).

Die Finanzierung der gesetzlichen Krankenversicherung erfolgt durch einen nach dem Kostendeckungsprinzip kalkulierten Beitrag vom Bruttolohn, derzeit im Durchschnitt 14 %, der jeweils zur Hälfte von Arbeitnehmer und Arbeitgeber getragen und – wie die Beiträge zur Renten- und Arbeitslosenversicherung – an die Versicherungsträger weiterleitet wird. Seit 2005 erfolgt die Finanzierung von Zahnersatz und seit 2006 die Finanzierung des Krankengeldes ausschließlich durch die Versicherten. Dieses Finanzierungsprinzip liegt auch der Pflegeversicherung zugrunde, der Beitrag beträgt derzeit 1,7 % vom Bruttolohn. Nicht beschäftigte Familienangehörige sind ohne eigene Beiträge mitversichert. Rentner bleiben Mitglied ihrer Krankenkasse und erhalten den gleichen Versicherungsschutz. Zur Entlastung der Rentenversicherung gibt es einen kassenübergreifenden Finanzausgleich.

Krankenkassen sind Solidargemeinschaften, d. h., die Höhe der Beiträge wird nicht nach dem individuellen Risiko kalkuliert, sondern nach der Höhe des Einkommens. Die so erbrachten Mittel werden umverteilt (Solidarausgleich). Diese Umverteilung findet im Prinzip auch dann statt, wenn die Gesundheitsversorgung über nach dem Einkommen unterschiedlich hohe Steuern finanziert wird, wie z. B. in Großbritannien.

Die Versicherungspflichtgrenze lag 2005 bei einem monatlichen Bruttoeinkommen von 3 900 Euro (diese und die folgenden Zahlen aus BMGS, 2005). Bezieher von Einkommen oberhalb dieser Pflichtversicherungsgrenze sowie Beamte und Selbstständige können sich privat versichern. Die Beitragsbemessungsgrenze lag 2005 bei 3 525 Euro pro Monat, oberhalb dieser Grenze steigt der Beitrag nicht mehr an.

Pflichtversicherte sind:
• Arbeitnehmerinnen und Arbeitnehmer, deren Arbeitsentgelt aus der Beschäftigung mehr als 400 Euro monatlich beträgt, aber die Versicherungspflichtgrenze nicht übersteigt,
• Auszubildende und Studierende,
• Rentnerinnen und Rentner,
• Bezieher von Arbeitslosengeld, Arbeitslosengeld II oder Unterhaltsgeld nach dem SGB III,
• Land- und forstwirtschaftliche Unternehmer und ihre mitarbeitenden Familienangehörigen,
• Künstler und Publizisten.

Familienversichert sind die nicht berufstätigen Ehepartner, eingetragenen Lebenspartner und die minderjährigen Kinder. Die Beiträge der Rentnerinnen und Rentner werden je zur Hälfte von den versicherungspflichtigen Rentnerinnen und

Tab. 3.2: Aufteilung der Gesundheitsausgaben nach Leistungsarten und Ausgabenträgern nach der Gesundheitsausgabenrechnung 2003 für Deutschland

Leistungsart	Ausgabenträger/Angaben in Mio. Euro								
	Insgesamt	Öffentl. Haushalte	Gesetzl. Krankenversicherung	Soziale Pflegeversicherung	Gesetzliche Rentenversicherung	Gesetzliche Unfallversicherung	Private Krankenversicherung	Arbeitgeber	Private
Insgesamt	239 703	18 786	136 031	16 499	4 344	4 097	20 612	9 923	29 409
Prävention/Gesundheitsschutz	11 096	1 960	4 086	266	108	871	46	1 315	2 446
• Allg. Gesundheitsschutz	4 396	1 355	–	–	–	830	–	1 236	975
• Gesundheitsförderung	3 743	536	2 155	–	–	28	4	42	977
• Früherk. v. Krankheiten	1 679	22	1 586	–	–	10	21	36	5
• Gutacht. u. Koordination	761	46	316	266	108	3	21	1	1
• Förderung d. Selbsthilfe	517	0	29	–	–	–	0	0	488
Ärztliche Leistungen	62 278	640	44 528	–	1 163	618	8 867	4 179	2 284
• Grundleistungen	19 811	212	15 218	–	127	158	2 348	1 338	410
• Sonderleistungen	31 579	321	21 909	–	792	337	4 633	2 032	1 556
• Laborleistungen	6 059	58	3 995	–	149	69	1 127	472	189
• Strahlendiagnostische Leistungen	4 828	49	3 407	–	95	53	758	337	128
Pflegerische und therapeutische Leistungen	54 746	2 834	26 204	15 325	982	625	2 370	1 484	4 921
• pflegerische Leistungen	43 778	2 719	18 310	15 325	744	499	1 653	1 254	3 275
• therapeut. Leistungen	9 918	102	6 959	–	238	114	668	204	1 632
• Mutterschaftsleistungen	1 050	13	935	–	–	13	48	26	15

Leistungsart	Insgesamt	Öffentl. Haushalte	Gesetzl. Krankenversicherung	Soziale Pflegeversicherung	Gesetzliche Rentenversicherung	Gesetzliche Unfallversicherung	Private Krankenversicherung	Arbeitgeber	Private
				Ausgabenträger/Angaben in Mio. Euro					
Ausgleich krankheitsbedingter Folgen	4 823	1 390	568	54	151	69	3	71	2 517
Unterkunft/Verpflegung	14 953	1 095	8 049	–	941	190	1 046	614	3 017
Waren	64 142	663	41 391	240	411	830	4 323	2 180	14 102
• Arzneimittel	37 547	367	26 196	–	95	454	2 311	1 334	6 791
• Hilfsmittel	12 746	165	6 419	240	19	245	610	299	4 750
• Zahnersatz	6 179	39	2 477	–	–	14	959	266	2 424
• Sonst. medizin. Bedarf	7 669	92	6 299	–	298	118	443	281	138
Transporte	3 968	93	3 212	–	150	153	158	80	122
Verwaltungsleistungen	13 155	0	7 951	602	284	691	3 627	0	0
Forsch./Ausbild./Invest.	10 542	10 110	42	13	155	50	173	0	0
• Forschung	2 513	2 504	9	–	–	–	0	0	–
• Ausbildung	1 866	1 802	33	13	18	–	0	–	–
• Investitionen	6 163	5 804	–	–	136	50	173	–	–
Nachrichtlich: OECD-Gesundheitsausgaben									
• Gesamtgesundheitsausgaben	235 324	14 480	135 990	16 486	4 326	4 097	20 612	9 923	29 409
• laufende Gesundheitsausgaben	229 161	8 676	135 990	16 486	4 189	4 047	20 440	9 923	29 409
Einkommensleistungen	65 264	4 810	7 639	952	16 870	3 599	1 324	30 069	–

Quelle: Bundesministerium für Gesundheit, 2005

Tab. 3.3: Aufteilung der Gesundheitsausgaben nach Einrichtungen nach der Gesundheitsausgabenrechnung 2003 für Deutschland

Einrichtungen	Insgesamt	Öffentl. Haushalte	Gesetzl. Krankenversicherung	Soziale Pflegeversicherung	Gesetzliche Rentenversicherung	Gesetzliche Unfallversicherung	Private Krankenversicherung	Arbeitgeber	Private
				Ausgabenträger/Angaben in Mio. Euro					
Insgesamt	239 703	18 786	136 031	16 499	4 344	4 097	20 612	9 923	29 409
Gesundheitsschutz	4 520	2 082	–	–	–	–	–	–	2 438
• öffentl. Gesundh.dienst	2 082	2 082	–	–	–	–	–	–	–
• sonst. Einrichtungen	2 438	–	–	–	–	–	–	–	2 438
ambulante Einrichtungen	111 896	1 475	71 966	3077	396	982	10 016	5 383	18 601
• Arztpraxen	32 474	419	24 073	–	396	379	4 222	2 259	727
• Zahnarztpraxen	15 120	146	10 224	–	–	9	1 765	1 146	1 830
• Praxen sonstiger med. Berufe	6 313	58	4 130	–	–	66	587	191	1 280
• Apotheken	33 048	320	22 906	–	–	394	2 114	1 215	6 099
• Gesundheitshandwerk/-einzelhandel	17 322	129	8 465	240	0	126	1 226	453	6 682
• ambulante Pflege	6 375	246	1 948	2 837	–	8	102	111	1 125
• sonst. Einrichtungen	1 244	158	220	–	–	–	0	8	858
stationäre/teilstationäre Einrichtungen	91 027	8 067	52 483	8 407	3 122	1 030	6 487	3 176	8 255
• Krankenhäuser	64 688	4 559	49 720	–	30	947	6 120	2 078	1 234
• Vorsorge-/Rehabilitationseinrichtungen	7 558	852	2 729	–	3 091	–	115	659	113

Einrichtungen	Insgesamt	Öffentl. Haushalte	Gesetzl. Krankenversicherung	Soziale Pflegeversicherung	Gesetzliche Rentenversicherung	Gesetzliche Unfallversicherung	Private Krankenversicherung	Arbeitgeber	Private
				Ausgabenträger/Angaben in Mio. Euro					
• stationäre/teilstationäre Pflege	17 194	2 649	35	8 407	–	83	252	439	5 328
• berufliche/soziale Rehabilitation	1586	7	–	–	–	–	–	–	1 580
Rettungsdienste	2 452	76	2 031	–	–	104	120	41	81
Verwaltung	14 166	4	8 216	868	394	1 056	3 627	1	0
sonst. Einrichtungen u. private Haushalte	9 059	1 278	957	4 145	296	875	152	1 323	33
Ausland	419	–	379	3	–	–	37	–	–
Investitionen	6 163	5 804		–	136	50	173	–	–
Nachrichtlich: OECD-Gesundheits-ausgaben									
• Gesamtgesundheitsausgaben	235 324	14 480	135 990	16 486	4 326	4 097	20 612	9 923	29 409
• laufende Gesundheitsausgaben	229 161	8 676	135 990	16 486	4 189	4 047	20 440	9 923	29 409
Einkommensleistung	65 264	4 810	7 639	952	16 870	3 599	1 324	30 069	–

Quelle: Bundesministerium für Gesundheit, 2005

Rentnern und dem Rentenversicherungsträger bezahlt. Die Bundesagentur für Arbeit und der Bund tragen die Beiträge zur gesetzlichen Krankenversicherung für Bezieher von Arbeitslosengeld, Arbeitslosengeld II und Unterhaltsgeld. Sozialhilfeempfänger erhalten die gleichen Leistungen wie gesetzlich Krankenversicherte.

Ca. 88 % der Bevölkerung sind im Rahmen der gesetzlichen Krankenversicherung, ca. 0,2 % sind – mit steigender Tendenz – nicht versichert, der Rest ist Mitglied einer privaten Krankenversicherung oder durch besondere Sicherungsformen versichert.

Versicherte der gesetzlichen Krankenversicherung nach Versichertenstatus (in Millionen):

Versicherungspflichtige	28,84
Rentner	16,85
Freiwillig Versicherte	5,06
Familienversicherte	19,51

41 % der Versicherten waren 2003 in Ortskrankenkassen, 31 % in Ersatzkrankenkassen, 18 % in Betriebskrankenkassen, 6 % in Innungskrankenkassen und die übrigen in anderen Krankenkassen versichert.

Die *Leistungen der Krankenkassen* lassen sich in Sachleistungen und Geldleistungen unterscheiden. Zu den *Sachleistungen* gehören:

• Maßnahmen zur Gesundheitsförderung und Krankheitsfrüherkennung,
• ärztliche und zahnärztliche Behandlung,
• Versorgung mit Arznei-, Verband-, Heil- und Hilfsmitteln,
• Krankenhausbehandlung,
• Hilfe bei Schwerpflegebedürftigkeit,
• häusliche Krankenpflege, Haushaltshilfe,
• medizinische und ergänzende Leistungen zur Rehabilitation sowie Belastungserprobung und Arbeitstherapie,
• Leistungen bei Schwangerschaft und Mutterschaft,
• Leistungen der künstlichen Befruchtung.

Geldleistungen umfassen in erster Linie das Krankengeld: Nach Ablauf der Lohnfortzahlung durch den Arbeitgeber nach in der Regel sechs Wochen zahlen die Krankenkassen – für dieselbe Krankheit – für maximal 78 Wochen innerhalb von drei Jahren Krankengeld in Höhe von ca. 80 % des zuletzt erzielten Nettoverdienstes. Außerdem erhalten Versicherte jährlich bis zu zehn Arbeitstage Krankengeld für die Pflege eines kranken Kindes – bei Alleinerziehenden 20 Arbeitstage – bei unbezahlter Freistellung von der Arbeit. Dazu kommen Zuschüsse zu Kuren und die Übernahme von Fahrtkosten.

Die *Leistungen der Pflegeversicherung* umfassen (vgl. §§ 36 ff. SGB XI):
• Pflegesachleistungen,
• Pflegegeld,

- Kombination von Geld- und Sachleistungen,
- Verhinderungspflege,
- Pflegehilfsmittel und technische Hilfen,
- Teilstationäre Pflege,
- Tages- und Nachtpflege,
- Kurzzeitpflege,
- Vollstationäre Pflege,
- Pflege in vollstationären Einrichtungen der Behindertenhilfe,
- Leistungen zur sozialen Sicherung der Pflegepersonen,
- Pflegekurse für Angehörige und ehrenamtliche Pflegepersonen.

2003 wurden ca. 17,6 Milliarden Euro für Pflegeleistungen aus der Pflegeversicherung finanziert (vgl. auch ▶ **Kap. 5.4**).

Der Anteil der Gesundheitsausgaben am Bruttoinlandprodukt (BIP) liegt seit vielen Jahren bei etwa elf Prozent. Abb. 3.1 zeigt die Ausgabenentwicklung seit 1992 im internationalen Vergleich.

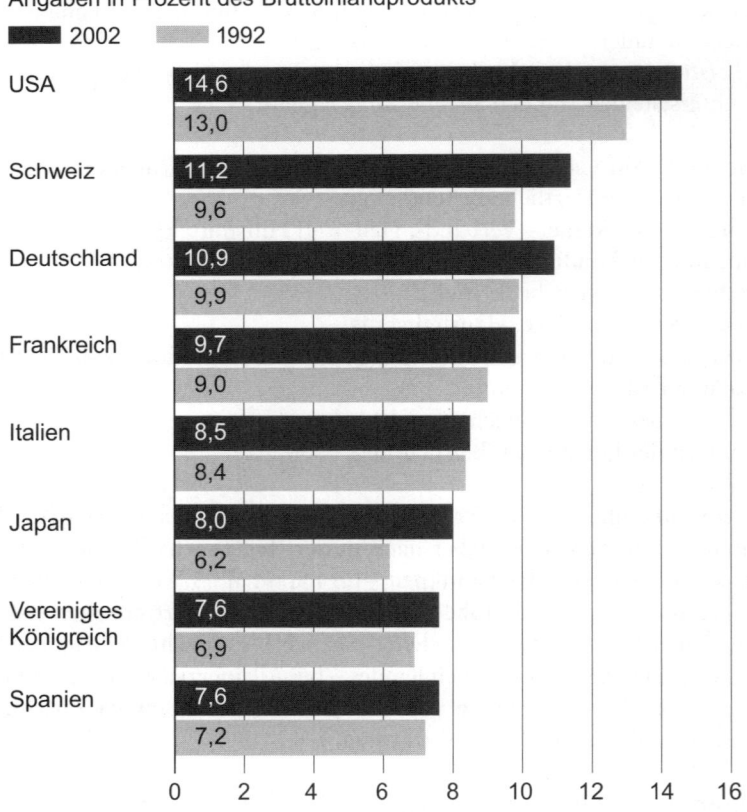

Abb. 3.1: Ausgaben für die Gesundheit in Europa, Japan und in den USA (Angaben in Prozent des Bruttoinlandsprodukts; *Quelle:* www.oecd.org/health/healthdata)

3.1.1 Institutionen der Gesundheitsversorgung

Bei der Darstellung der Institutionen des Gesundheitswesens haben wir uns an der sog. »Pyramide des Gesundheitssystems« (s. ▶ **Abb. 3.2**) orientiert, die aus dem Weltgesundheitsbericht der Weltbank stammt (1993, S. 135). Als Basis der Gesundheitsversorgung werden die Haushalte genannt, eine in vergleichbaren Darstellungen der Gesundheitsversorgung häufig vernachlässigte »Institutionen«.

3.1.1.1 Haushalte

Gesundheitsversorgung durch Haushalte meint alle Gesundheitsleistungen, die tagtäglich durch die Bürger selber erbracht werden, als Mütter, Väter, Verwandte, Freunde, Nachbarn etc. Hierfür haben sich auch die Begriffe Laiengesundheitssystem, informelle Gesundheitsversorgung oder Gesundheitsselbsthilfe eingebürgert.

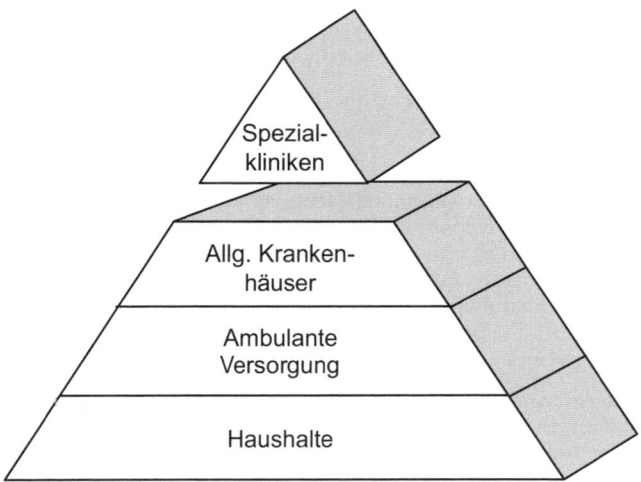

Abb. 3.2: Pyramide des Gesundheitssystems (*Quelle:* World Bank, 1993, S. 135)

Hinsichtlich der Frage, wie umfangreich das Selbsthilfepotential bei der Bewältigung von Gesundheitsproblemen einzuschätzen ist, gibt eine amerikanische Untersuchung aus dem Jahre 2001, die von Matzat (2005) zitiert wird, Hinweise. Danach hatten von 1 000 Personen 200 Personen keine Beschwerden, 800 berichteten über Symptome, 327 erwogen, medizinische Hilfe zu suchen, 217 kamen in eine Arztpraxis, 65 suchten komplementär- oder alternativmedizinische Hilfe auf, 21 kamen als ambulante Patienten in eine Poliklinik, 14 erhielten häusliche Krankenhilfe, 13 wandten sich an eine Notfallaufnahme, 9 wurden stationär aufgenommen, davon 1 in einem Universitätskrankenhaus.

Es ist häufig eingewendet worden, dass es sich bei den ohne professionelle medizinische Hilfe bewältigten Beschwerden um unbedeutende Störungen des

Wohlbefindens handele und nicht um ernsthafte Symptome behandlungsbedürftiger Erkrankungen. Dieser Einwand ist sicherlich z. T. richtig. Auf der anderen Seite ist bekannt, dass auch bei gravierenden Symptomen nicht zwangsläufig professionelle Hilfe aufgesucht wird, sodass insgesamt davon ausgegangen werden kann, dass ein Großteil aller Gesundheitsprobleme im Kontext primärer und sekundärer Netzwerke – also in Gesundheitsselbsthilfe – bewältigt wird.

Mit dem Bereich der Gesundheitsselbsthilfe werden wir uns in **Kapitel 4.4** noch ausführlicher beschäftigen. Faltermeier hat die für dieses Kapitel relevante Literatur folgendermaßen zusammengefasst (1994, S. 149 ff.):

> Die umfangreichste Studie zur Gesundheitsselbsthilfe im Alltag im deutschen Sprachraum wurde von der Forschungsgruppe um Grunow anhand einer repräsentativen Befragung von 2 037 Haushalten durchgeführt (Grunow u. a, 1983). Sie gibt nicht nur einen Eindruck von dem Umfang, in dem Laienaktivitäten ausgeführt werden, sondern auch von ihren Inhalten und ihrer sozialen Organisierung.
>
> In Übereinstimmung mit anderen Studien wird der hohe Anteil der Gesundheitsselbsthilfe von Laien belegt: 92 % der Bevölkerung haben bei gesundheitlichen Problemen individuelle oder soziale Selbsthilfe aktiviert. Nur 8 % der befragten Personen geben an, weder selbst Maßnahmen ergriffen zu haben, noch Unterstützungsleistungen aus der sozialen Bezugsgruppe erhalten zu haben. Die gesundheitliche Selbsthilfe nimmt unterschiedliche Formen an, die wie folgt verteilt sind:
>
> - 77 % haben sehr häufig oder gelegentlich Maßnahmen ergriffen, um sich selbst gesund zu erhalten;
> - 63 % haben sich sehr häufig oder gelegentlich Rat und Informationen bei Familienmitgliedern geholt;
> - 49 % haben sich von Familienmitgliedern sehr häufig oder gelegentlich durch praktische Hilfen unterstützen lassen;
> - 26 % haben sehr häufig oder gelegentlich Freunde oder Bekannte um Rat gefragt, wie sie ihre Gesundheitssituation beurteilen und was sie am besten machen sollen;
> - 9 % haben Nachbarn sehr häufig oder gelegentlich um Unterstützung bei der alltäglichen Lebensbewältigung gebeten;
> - 3 % haben bereits an einer Selbsthilfegruppe teilgenommen.
>
> Auch die Unterstützung anderer Personen, die bei Gesundheits- und Krankheitsproblemen Hilfen brauchen, ist relativ verbreitet. Fast zwei Drittel der Bevölkerung gab bereits in der einen oder anderen Form Hilfestellungen bei gesundheitlichen Problemen, wobei es jedoch sehr davon abhängt, um welche Personen und um welche Art der Unterstützung es sich dabei handelt:
>
> - Kranken Familienmitgliedern haben 64 % der Befragten schon zumindest gelegentlich konkret und praktisch geholfen; eine dauerhafte Pflege haben 20 % übernommen (vgl. hierzu ▶ **Kap. 3.2.1** und ▶ **Kap. 4.4**).
> - Bei Freunden und Bekannten sind es 43 %, die in Krankheitssituationen schon Rat und Informationen gegeben haben, bei Arbeitskollegen haben 16 % schon gelegentlich Unterstützung bei krankheitsbedingten Schwierigkeiten gegeben.
>
> Bei der Frage, an wen man sich aus dem Familien- und Freundeskreis wenden würde, wenn man in Gesundheitsfragen Informationen oder praktische Hilfen bräuchte, zeigen sich deutliche geschlechtsspezifische Unterschiede in der Familie: Überwiegend (mit über 60 %) war die Mutter oder Ehefrau die erste Wahl.

Wir werden noch an einigen anderen Stellen dieses Buches auf den Beitrag der Haushalte zur Gesundheitsversorgung zurückkommen, und zwar im Kapitel »Patienten zu Hause«, im Kapitel »Selbsthilfe« und im Kapitel »Pflege«.

3.1.1.2 Ambulante Versorgung

Tabelle 3.4 gibt eine Übersicht über die relevanten Versorgungsdaten in der ambulanten, stationären und pflegerischen Versorgung. Dabei haben wir bei der ambulanten Versorgung bewusst noch eine Unterscheidung in medizinische und psychosoziale Versorgung vorgenommen. Aus der Sicht der Gesundheitssystemanalyse ist nämlich bemerkenswert, dass die genannten ambulanten Einrichtungen aus ganz unterschiedlichen Quellen finanziert werden, obwohl sie – als Träger von Gesundheitsleistungen – im Prinzip alle über die Krankenversicherung finanziert werden müssten. Dass dies nicht der Fall ist, ist nur zu verstehen, wenn wir die im nächsten Kapitel noch zu vertiefenden Ergebnisse über die unterschiedlichen Professionalisierungsgrade der beteiligten Gesundheitsberufe (und der damit verbundenen Macht, Einfluss auf die Verteilung der Gesundheitsausgaben zu nehmen) und über die historisch unterschiedlich gewachsenen Teilbereiche des Gesundheitswesens zu Rate ziehen.

Tab. 3.4: Daten zur Gesundheitsversorgung

Ambulante Versorgung

Medizinische Versorgung
- 94 940 vertragsärztliche Einrichtungen (Einzelpraxen, Gemeinschaftspraxen, Medizinische Versorgungszentren) mit 125 317 Ärzten, davon ca. 37 000 Ärzte in 16 800 Gemeinschaftspraxen und 1 648 Ärzte in 420 Medizinischen Versorgungszentren
- Zahnarztpraxen (mit ca. 55 800 Zahnärzten)
- Heilpraktiker (ca. 16 000)
- Physiotherapeuten (ca. 78 000, davon ca. 31 000 in freier Praxis)
- Betriebsärztliche Dienste (ca. 14 000 Betriebsärzte)
- Gesundheitsämter (352 ohne Hessen und Nordrhein-Westfalen)
- Öffentliche Apotheken (ca. 21 400)
- Ambulante Hospize (ca. 1 300)

Psychosoziale Versorgung
- Drogenberatungsstellen (ca. 1 200)
- Sozialpsychiatrische Dienste (ca. 250)
- Selbsthilfekontaktstellen (ca. 270)
- Soziale Dienste der KK (ca. 200)
- AIDS-Beratungsstellen (ca. 100)
- Psychotherapeuten (ca. 12 000 psychologische P., 2 300 Kinderu. Jugend-P. und 3 600 ausschließlich psychotherapeutisch tätige Ärzte)

Pflegerische Versorgung
- Ambulante Pflegedienste (ca. 10 600 mit ca. 200 000 Beschäftigten)

Stationäre Versorgung
- 2 166 Krankenhäuser mit ca. 531 333 Betten
- 1 294 Vorsorge- und Rehabilitationseinrichtungen mit ca. 176 473 Betten
- 9 740 Pflegeheime mit ca. 640 000 Plätzen und ca. 510 000 Beschäftigten
- 112 Stationäre Hospize und 90 Palliativstationen

Quelle: verschiedene Statistiken zwischen 2003 und 2005

In den folgenden Ausführungen werden wir uns ausführlicher mit einigen ausgewählten Einrichtungen aus der Übersicht befassen.

Arztpraxen

2004 gab es in Deutschland 94 940 vertragsärztliche Einrichtungen (Einzelpraxen, Gemeinschaftspraxen, Medizinische Versorgungszentren) mit insgesamt 125 317 niedergelassenen Ärzte. Hinzu kommen ca. 65 000 niedergelassene Vertragszahnärzte. Die Zahl der Ärzte hat in den letzten Jahren erheblich zugenommen. Mehr Ärzte bedeuten aber nicht unbedingt mehr Gesundheit, mit Sicherheit aber höhere Kosten. Deshalb wurde durch das Gesundheitsstrukturgesetz die Zahl der Ärzte ab 1999 bedarfsgerecht beschränkt. Seitdem gilt auch eine Altersgrenze von 68 Jahren. Diese Regelungen gelten auch für die zahnärztliche Versorgung.

Die vertragsärztliche Versorgung gliedert sich in die hausärztliche und die fachärztliche Versorgung. An der hausärztlichen Versorgung nehmen Allgemeinärzte, Kinderärzte und Internisten ohne Schwerpunktbezeichnung, die die Teilnahme an der hausärztlichen Versorgung gewählt haben, teil.

Während früher der größte Teil der Ärzte als Hausärzte tätig war, sind heute prozentual mehr Ärzte spezialisiert.

Auch die Form der ärztlichen Praxis hat sich in den letzten Jahren gewandelt. Neben der herkömmlichen Einzelpraxis, in der nach wie vor die meisten Ärzte tätig sind (und hier möglicherweise Apparate- oder Laborgemeinschaften bilden), gibt es zunehmend mehr Gemeinschaftspraxen. So arbeiteten 2004 37 000 Ärzte in 16 800 Gemeinschaftspraxen. In Gemeinschaftspraxen arbeiten überwiegend Ärzte gleicher Fachrichtung zusammen. Die Möglichkeit zur Bildung von fachübergreifenden Gemeinschaftspraxen besteht noch nicht lange. Die Weichen zur Bildung von Medizinischen Versorgungszentren, in denen Ärzte und andere Gesundheitsberufe zusammenarbeiten, wurden erst mit der Gesundheitsreform von 2004 gestellt. Danach können Ärzte medizinische Kooperationsgemeinschaften untereinander und mit Zahnärzten, Psychologen, Sozialpädagogen, Logopäden, Pflegefachkräften oder Diätassistenten bilden. 2006 gab es bereits 420 Medizinische Versorgungszentren. Die dort am häufigsten vertretenen Facharztgruppen waren Hausärzte, Internisten und Radiologen. Eine Zusammenarbeit mit nichtmedizinischen Berufen war eher selten. Dies verwundert nicht, ist doch das Vergütungssystem zu sehr auf die Honorierung ärztlicher Leistungen ausgerichtet.

Mit der Gesundheitsreform von 2006 ist eine grundlegende Veränderung der Vergütung eingeleitet: Statt des komplizierten und intransparenten Honorierungssystems mit floatenden Punktwerten soll es ein vereinfachtes Honorierungssystem mit einer Gebührenordnung mit festen – bei einer bestimmten Mengenüberschreitung – abgestaffelten Preisen geben. Weiterhin sind Pauschalvergütungen mit wenigen Einzelleistungsvergütungen und Honorarzuschläge für besondere Qualität geplant sowie die Ablösung der sektoralen Budgets durch neue Instrumente der Mengensteuerung bei erhöhter Transparenz und weitgehender Kalkulationssicherheit.

Die Kassenärztlichen und Kassenzahnärztlichen Vereinigungen sind die Selbstverwaltungskörperschaften der Ärzte und Zahnärzte. Neben der Honorarabrechnung übernehmen sie weitere Funktionen. Dazu gehört auch die Bedarfsplanung für die regionalen Versorgungsgebiete. Damit soll eine flächendeckende, angemessene und wirtschaftliche Versorgung mit Ärzten erreicht werden. Mit steigenden Arzt- und Zahnarztzahlen ist eine bedarfsdeckende ambulante Versorgung der Bevölkerung weitgehend gewährleistet.

Nur in wenigen Regionen – so z. B. in ländlichen Gebieten Ostdeutschlands – gibt es noch Unterversorgung. In größeren Städten und in Ballungsräumen gibt es teilweise Überversorgung.

Durch die Gesundheitsreformen der vergangenen Jahre sind die klassischen Strukturen und Grenzen der Versorgung (ambulante, stationäre und öffentliche Gesundheitsversorgung) in Bewegung geraten. Zwei Beispiele dafür sind Arztnetze und Vernetzungen durch Integrierte Versorgung. Arzt- oder Praxisnetze sind Zusammenschlüsse niedergelassener Ärzte einer Region, um den Patienten eine effizientere und verbesserte Versorgung zu ermöglichen. Um auf dem neuesten Stand der Medizin zu sein, tauschen sich Praxisnetz-Ärzte untereinander aus, treffen sich auf Netzkonferenzen und arbeiten nach festgelegten medizinischen Leitlinien. Doppeluntersuchungen werden vermieden. Einige Arztnetze schließen zusätzlich noch Kooperationen mit Krankenhäusern, Altenheimen, Reha-Kliniken, Pflegediensten etc. in der Region mit ein.

Der Begriff »Integrierte Versorgung« steht für die Vernetzung zwischen den o. g. medizinischen Versorgungssektoren. Niedergelassene Haus- oder Fachärzte bieten gemeinsam mit stationären Einrichtungen eine medizinische Versorgung »aus einer Hand« an. Sie kooperieren bei der Behandlung ihrer Patienten und teilen sich ein gemeinsames Budget. Bis zu ein Prozent der jährlichen ärztlichen Vergütungen und ein Prozent aus dem Krankenhausbudget werden speziell für die Integrierte Versorgung bereit gehalten. Ambulante oder stationäre Rehabilitationsleistungen, Heil- oder Hilfsmittel, häusliche Krankenpflege etc können im Versorgungsumfang berücksichtigt werden.

Das Gesundheitsamt

Das Gesundheitsamt ist Teil des sogenannten »öffentlichen Gesundheitswesens«, also des Bereichs der Gesundheitsversorgung, der sich mit »öffentlichen« gesundheitlichen Belangen im Gegensatz zu »privaten« befasst. Wir haben schon darauf hingewiesen, dass diese Unterscheidung weder theoretisch noch praktisch eindeutig zu treffen ist. Darauf verweisen auch Brand und Schmacke, wenn sie schreiben:

> »Oft wird davon gesprochen, daß der ÖGD neben der ambulanten und der stationären Versorgung die dritte Säule des Gesundheitssystems sei. Dieses Bild geht davon aus, daß es definierte Teilbereiche gibt, die sich eindeutig gegeneinander abgrenzen lassen. Die Tendenz geht aber zur Zeit mehr zu einer Verzahnung von z. B. ambulanten und stationären Diensten. Ferner steigt die Anzahl der Patienten, die ambulanter Hilfe bedürfen, aber keine Arztpraxis aufsuchen, wie Drogensüchtige und Obdachlose, und die damit einer aufsuchenden Hilfe, z. B. durch den ÖGD, bedürfen. Auch angesichts der Tatsache, daß unter 1 % aller Ausgaben im Gesundheitswesen in den ÖGD fließen, ist das Bild der dritten Säule sicherlich ein falscher Ansatz« (1998, S. 259).

Gesundheitsämter sind »klassische« gemeindebezogene Einrichtungen, d. h., ihre Aufgaben beziehen sich auf Stadtteile, Städte oder Landkreise. Die *Aufgaben* der Gesundheitsämter lassen sich folgendermaßen skizzieren:

1. Aufsicht über Einrichtungen und Berufe des Gesundheitswesens (Medizinalaufsicht): Einrichtungen sind Krankenhäuser, Altenheime, Altenpflegeheime, Kurheime usw., sie werden auf Einhaltung der Hygiene und des Gesundheitsrechtes überwacht. Die Aufsicht über Ärzte, Zahnärzte und Apotheker liegt in erster Linie bei den jeweiligen Kammern, die Gesundheitsämter arbeiten mit diesen zusammen und führen eine Kartei.
2. Gesundheitsschutz, medizinischer Umweltschutz: Ortshygiene, Mitwirkung bei der Überwachung des Verkehrs mit Lebensmitteln und Bedarfsgegenständen, Trink- und Badewasserhygiene, Reinhaltung von Boden und Luft, Bodenbelastung (Altlasten), umweltmedizinische Beratung, Verhütung und Bekämpfung übertragbarer Krankheiten.
3. Gesundheitshilfe, Beratung und Betreuung einzelner Bevölkerungsgruppen: Kinder und Jugendliche, Mütterberatung, Schulgesundheit, Schwangerenberatung, Beratung und evtl. Untersuchungen für Behinderte, psychisch Kranke, Suchtkranke, Tbc-Kranke, HIV-Infizierte, AIDS-Kranke, Prostituierte, Asylbewerber.
4. Gesundheitsberichterstattung, Gesundheitsplanung, Gesundheitsförderung: Statistiken (Todesbescheinigungen, meldepflichtige Erkrankungen, Impfstatistik), Jahresgesundheitsbericht, Gesundheitsberichterstattung, Planungstätigkeiten im Gesundheitsbereich.
5. Gutachterliche Aufgaben: Bundessozialhilfegesetz, Pflegebedürftigkeit, Unterbringung psychisch Kranker, gerichtsärztliche Gutachten, Gesundheitszeugnisse, amtsärztliche Gutachten nach den jeweiligen gesetzlichen Vorschriften.

Der Aufgabenbereich des öffentlichen Gesundheitswesens und damit auch seine Bedeutung im Bewusstsein der Bevölkerung ist in den vergangenen 50 Jahren ständig zurückgegangen. Insbesondere hat der öffentliche Gesundheitsdienst gegenüber den niedergelassenen Ärzten an Boden verloren:

»Durch den Ausbau der medizinischen Versorgung und die Etablierung des Kassenarztwesens wurden verschiedene *Aufgaben* aus dem ÖGD in andere Gesundheitsbereiche *verlagert*. Die Übertragung des Impfens erfolgte, ohne daß man sich darüber Gedanken machte, wie Durchimpfungsraten weiterhin festgestellt werden können und wie die Personengruppen, die im Sinne der ›Komm-Strukturen‹ der Kassenärzte nicht erreichbar sind, geimpft werden können, um die notwendige Durchimpfungsrate zu erreichen.

Eine ähnliche Entwicklung spielt sich zur Zeit im Bereich der Umweltmedizin, dem individualmedizinischen Teil der Umwelthygiene, ab. Waren es zuerst die Gesundheitsämter, die in diesem Bereich die Pionierarbeit geleistet haben, so wird jetzt dieser ›Markt‹ von niedergelassenen Ärzten entdeckt und damit aus dem ÖGD herausgelöst werden« (Brand u. Schmacke 1998, S. 266).

Hinsichtlich der Zukunftsperspektiven des öffentlichen Gesundheitsdienstes führen diese Autoren weiter aus:

»Der ÖGD wird verstärkt gesundheitsfördernde und präventive Funktionen in der Kommune wahrnehmen. Daneben wird die Rolle des Sachverwalters der gesundheitlichen Belange des Bürgers im Aufgabenfeld der Beratungs- und Dienstleistungsfunktion in den Vordergrund treten. Die sozialkompensatorische Funktion des ÖGD wird bei sich ändernden gesellschaftlichen Verhältnissen eine wichtige Aufgabe bleiben, um so die Sicherung gleicher Gesundheitschancen zu ermöglichen.
Auszubauen sind ferner die Steuerungs- und Koordinationsaufgaben lokaler Gesundheitspolitik« (ebenda S. 267, vgl. auch Grunow und Grunow-Lutter, 2000).

Die 352 Gesundheitsämter (ohne Hessen und Nordrhein-Westfalen) sind Arbeitsplatz für 16 230 Beschäftigte, unter ihnen sind die Ärzte und die Sozialarbeiter mit jeweils 2 500 Personen die größten Berufsgruppen.

Einrichtungen des Arbeitsschutzes

Während sich die Aufgaben der Gesundheitsämter auf den Gesundheitsschutz in der Gemeinde beziehen, obliegt der Arbeitsschutz den Betrieben.

Die Entwicklung des Arbeitsschutzes lässt sich an ihren *wichtigsten gesetzlichen Grundlagen ablesen.*

Von 1891 stammt das heute noch geltende Beschäftigungsverbot an Sonn- und Feiertagen. Es wurde 1938 durch die Arbeitszeitordnung ergänzt. Die Arbeitszeitordnung enthält Regelungen zur werktäglichen Arbeitszeit, zur Höchstarbeitszeit, zu Mindestruhepausen und -zeiten sowie spezielle Vorschriften für weibliche Beschäftigte hinsichtlich Arbeitszeit und Beschäftigung. Wesentliche Schutzvorschriften für berufstätige Schwangere und Wöchnerinnen sind im Mutterschutzgesetz von 1968 enthalten. Die Schutzvorschriften für arbeitende Jugendliche finden sich im Jugendarbeitsschutzgesetz von 1976. Arbeitsschutzrechtliche Bestimmungen für Schwerbehinderte sind im Schwerbehindertengesetz von 1986 zusammengefasst. Zum Arbeitsschutz zählt auch der Kündigungsschutz. Kündigungsschutzregelungen finden sich in mehreren Gesetzen, hauptsächlich im Kündigungsschutzgesetz von 1969, im Mutterschutzgesetz von 1968 sowie im Schwerbehindertengesetz von 1986.

Die speziellen Bestimmungen zum Betriebsschutz finden sich in zahlreichen staatlichen Gesetzen und Verordnungen sowie in speziellen Unfallverhütungsvorschriften der Berufsgenossenschaften. Beispiele sind die Arbeitsstättenverordnung von 1975, die Gefahrstoffverordnung von 1986, die ebenfalls 1986 erlassene Strahlenschutzverordnung, die Gewerbeordnung von 1987 etc. Eine abschließende gesetzliche Regelung ist wegen der fortschreitenden technischen Entwicklung zwangsläufig nicht möglich.

Im August 1996 schließlich wurde das »Gesetz zur Umsetzung der EG-Rahmenrichtlinie Arbeitsschutz und weiterer Arbeitsschutz-Richtlinien« verabschiedet. Während die Artikel 2 bis 5 Angleichungen bereits bestehender Gesetze enthalten, liegt mit Artikel 1 ein neues Gesetz – das *Arbeitsschutzgesetz* (ArbSchG) – vor.

Der Unternehmer trägt die Verantwortung für die Umsetzung und Durchführung des betrieblichen Arbeitsschutzes. Das Gesetz verpflichtet ihn dazu, Arbeitsabläufe so zu organisieren und Arbeitsplätze, Maschinen, Geräte, Anlagen und sonstige Einrichtungen so einzurichten und zu betreiben, dass die Arbeitnehmer vor gesundheitlichen Schädigungen geschützt sind. Dazu muss er alle Vorschriften und Regeln des Arbeitsschutzes einhalten. Angesichts der vielen Regelungstatbestände kann er die für seinen Betrieb erforderlichen Maßnahmen i. d. R. nur ergreifen, wenn er sachkompetente Unterstützung hat. Deshalb regelt das Arbeitssicherheitsgesetz, dass der Arbeitgeber zu seiner Unterstützung und Beratung qualifizierte *Betriebsärzte, Sicherheitsingenieure und »andere Fachkräfte für Arbeitssicherheit«* bestellt. Die Unfallverhütungsvorschriften »Fachkräfte für Arbeitssicherheit« und »Betriebsärzte« regeln im Einzelnen, über welche Qualifikationen diese Mitarbeiter verfügen müssen (Fachkundennachweis), und welche Einsatzzeiten für sie vorgeschrieben sind. Eine betriebsärztliche Qualifikation in Deutschland haben ca. 14 000 Ärztinnen und Ärzte.

Die *staatliche Aufsicht* über den Arbeitsschutz wird durch Gewerbeaufsichtsämter und gewerbeärztliche Dienststellen bzw. durch Bergämter ausgeübt. Die Aufsichtsmaßnahmen umfassen Kontrollen, in der Regel durch unangemeldete Betriebsbesichtigungen, Beratungen, Anordnungen, Regelungen im Einzelfall und Erteilung von Ausnahmegenehmigungen.

Unfallversicherungträger, vor allem Berufsgenossenschaften, aber auch Unfallversicherungsverbände sind mit der Durchführung von Arbeitsschutzmaßnahmen beauftragt. Tätigkeitsschwerpunkte der Berufsgenossenschaften sind Betriebsbesichtigungen, Aus- und Fortbildungsmaßnahmen zur Arbeitssicherheit und der Erlass von Unfallverhütungsvorschriften und die Herausgabe von Merkblättern zum Arbeitsschutz.

Für die Koordinierung und Förderung des Arbeitsschutzes sind die 1971 gegründete Bundesanstalt für Arbeitsschutz sowie die 1991 errichtete Bundesanstalt für Arbeitsmedizin zuständig.

Sozialstationen

Die ambulante gesundheitliche Versorgung der Bevölkerung durch niedergelassene Ärzte wird durch ein vielfältiges Angebot an gesundheits- und sozialpflegerischen Diensten ergänzt. Ziele dieser Dienste sind:

* Förderung der selbstständigen und unabhängigen Lebensführung sowie
* Betreuung bei Pflege- und Hilfsbedürftigkeit.

Nach der Erhebung von Schneekloth und Leven über »Hilfe- und Pflegebedürftige in Privathaushalten in Deutschland 2002« (2003) gibt es knapp 1,4 Millionen in Privathaushalten wohnende Personen, die Leistungen aus der Pflegeversicherung erhalten. Hinzu kommen knapp 3 Millionen Menschen, die Einschränkungen bei vorrangig hauswirtschaftlichen alltäglichen Verrichtungen unterhalb der Schwelle des erheblichen Pflegebedarfs aufweisen. Ca. 10 600 Pflegedienste mit ca. 200 000 Beschäftigten bieten ambulante Hilfen für Kranke, Behinderte und für alte Menschen an. Die Bezeichnungen sind unterschiedlich, die Aufgaben jedoch ähnlich. Sie werden zumeist als Sozialstationen bezeichnet. Sozialstationen sind gegen Ende der 60er-Jahre – zuerst in Rheinland-Pfalz – als *ambulante Einrichtungen der Sozial- und Gesundheitspflege* entstanden. Sozialstationen sollten die durch beginnende Unterversorgung charakterisierten Dienstleistungen der häuslichen Krankenpflege, der ambulanten Altenpflege und der Haus- und Familienpflege in einer neuen Organisationsform zusammenführen und für die Zukunft absichern.

Anfänglich war auch an die Einbindung von psychosozialer Beratung in die Sozialstationen gedacht. Damit hätten sich die Sozialstationen zu integrierten Zentren der Gesundheits-, Sozial- und Gemeindepflege entwickeln können. Wie aus einer Reihe empirischer Untersuchungen über das Dienstleistungsangebot von Sozialstationen entnommen werden kann, ist es zu dieser Integration pflegerischer und psychosozialer Leistungen nur selten gekommen.

Folgende *Aufgaben* können den Kernaufgaben der Sozialstationen zugerechnet werden: Kranken- und Altenpflege, Kinderkrankenpflege, Behindertenpflege, Familienpflege (Hauspflege), Gesundheitserziehung und -aufklärung und Schulung in häuslicher Krankenpflege sowie Ausleihe von Pflegehilfsmitteln. Weitere soziale Dienste können hinzukommen: z. B. Beratungs-, Besuchs-, Begleit-, Mahlzeiten-, Fahr- und Vorlesedienste, Hausnotruf und Aktivierung der Nachbarschaftshilfe (z. B. Telefonketten) und ehrenamtlicher Helfer einschließlich deren Schulung. Für den Mahlzeitendienst haben sich Bezeichnungen wie »Essen auf Rädern« oder »Stationärer Mittagstisch« herausgebildet.

In einigen Bundesländern werden bestimmte Aufgaben der »sozialen Dienste« in mehr oder weniger eigenständigen Organisationseinheiten, wie Mobile soziale Dienste, Dorfhelferstationen, Krankenpflegestationen oder Haus- und Familienpflegestationen, angeboten.

Den Sozialstationen sind z. T. auch Krankenwohnungen zugeordnet. Solche Krankenwohnungen sind dort notwendig, wo eine »Rund-um-die-Uhr-Versorgung« von Patienten nötig ist. Sie können helfen, unerwünschte und unnötige Krankenhaus- oder andere stationäre Langzeitaufenthalte zu vermeiden (bzw. abzukürzen), und den Patienten dazu befähigen, selbstständig/unabhängig zu bleiben.

Die Sozialstationen verfügen über das erforderliche *Fachpersonal* zur Erbringung ihrer sozialen Hilfen. Dazu gehören Angehörige der verschiedenen Gesundheitsberufe, wie z. B. Krankenschwestern, Altenpfleger, Familienpfleger, Dorfhelfer, Krankenpflegehelfer, Sozialarbeiter und Zivildienstpflichtige.

Träger der weit über 2 000 Sozialstationen in der BRD sind die Verbände der Freien Wohlfahrtspflege, die Kirchen, Zusammenschlüsse von Kirchengemeinden und/oder Pflegevereinen und – subsidiär – die kommunalen Gebietskörperschaften bzw. Zweckverbände.

Die *Finanzierung* der Sozialstationen erfolgt einmal durch den Trägeranteil und Zuschüsse von Ländern, Kreisen und Gemeinden, zum anderen durch die Abrechnung der erbrachten Hilfen mit den Krankenkassen (Pflegekassen), Sozialämtern und selbstzahlenden Patienten. Weitere Einnahmen können z. B. durch Spenden und Förderkreise aufkommen (aus Schell, 1995, S. 229 f.).

Psychosoziale Dienste

Wir haben bislang folgende Sektoren der ambulanten Gesundheitsversorgung vorgestellt:

- medizinische Versorgung durch Arztpraxen, Gesundheitsämter, betriebsärztliche Dienste,
- pflegerische Versorgung durch Sozialstationen und vergleichbare Dienste.

Als dritten Sektor der ambulanten Gesundheitsversorgung wollen wir abschließend die *psychosozialen Dienste* behandeln. Hierzu gehört eine Vielzahl von Einrichtungen, wie z. B. Drogenberatungsstellen, AIDS-Beratungsstellen, Soziale Dienste der Krankenkassen, Psychosoziale Kontaktstellen, Sozialpsychiatrische Dienste, Selbsthilfekontaktstellen. Wir werden im zweiten Teil dieses Buches zur speziellen Sozialmedizin bei der Frage der Versorgung ausgewählter Patientengruppen wiederholt auf diese Einrichtungen hinweisen. Psychosoziale Dienste sind der Hauptarbeitsplatz für Sozialarbeiter und Psychologen im Gesundheitswesen.

Der psychosoziale Sektor der ambulanten Gesundheitsversorgung hat seit Anfang der 70er-Jahre stark expandiert. Bergold und Filsinger diskutieren verschiedene Erklärungen für diese Expansion (1993, S. 16 ff.):

>»Eine Erklärung kann darin gesehen werden, daß *gestiegene Lebensrisiken und Belastungen* (z. B. infolge von erhöhter beruflicher Beanspruchung und Mobilitätsanforderungen), *soziokulturelle Veränderungen* bzw. Umbrüche (z. B. Zunahme gesellschaftlicher Komplexität, Verkleinerung der Haushalte, zunehmende Berufstätigkeit von Frauen) und neue *prekäre Lebens- und Problemlagen* (z. B. Armut, Migration, Pflegebedürftigkeit) einen wachsenden Bedarf an (kompensativ-kurativen) psychosozialen Dienstleistungen hervorbringen (systemischer Bedarf) ... Eine andere Erklärung sieht die Expansion als Resultat *einer gestiegenen Nachfrage,* als Ausdruck von geänderten »Klientenbedürfnissen« (Keupp 1987). In dieser Argumentation reichen die alltagsweltlichen Bewältigungskapazitäten für Krisen und Belastungen nicht mehr aus, da traditionelle Sinnzusammenhänge und Normensysteme, bewährte Bewältigungsformen und soziale Netzwerke ›zerfallen‹. Deshalb werden professionelle Dienstleistungen (z. B. Beratung und Therapie) verstärkt nachgefragt ... Offe (1984) hat ferner auf *Arbeitsmarktentwicklungen* aufmerksam gemacht und gezeigt, daß der Arbeitskräftebedarf im industriellen Sektor im Zuge der Rationalisierung abnimmt und somit Beschäftigungsdefizite entstehen. Expansionschancen bestehen im wesentlichen nur noch im Bereich der Dienstleistungen. Durch die wachsende Zahl von Absolventen psychologischer, pädagogischer und sozialarbeiterischer Ausbildungen entsteht überdies ein Expansionsdruck auf den psychosozialen Sektor, da erweiterte psychosoziale Angebote neue Bedürfnisse und Nachfragen provozieren ... Die hier diskutierten Erklärungen schließen sich einander nicht aus. Vielmehr können sie gemeinsam ein *Erklärungsmuster* für die Expansion professioneller Dienste bieten.«

Als Beispiel für einen psychosozialen Dienst wollen wir nun kurz auf die *Sozialpsychiatrischen Dienste* eingehen: Sozialpsychiatrische Dienste sind im Zuge der sog. »PsychKGs« – also der Ländergesetze über Hilfen und Schutzmaßnahmen für psychisch Kranke – um 1978 entstanden. Herausgehobenes Ziel der Einrichtung Sozialpsychiatrischer Dienste ist die Verbesserung der Versorgung chronisch psychisch kranker Menschen und die Verhinderung oder zumindest »Humanisierung« von Zwangseinweisungen.

Brill hat die Aufgaben Sozialpsychiatrischer Dienste folgendermaßen zusammengefasst (1993, S. 119):

a) »Beratung von Hilfesuchenden, Gespräche mit Angehörigen und Personen aus der sozialen Umgebung beziehungsweise MitarbeiterInnen anderer Einrichtungen und Dienste;

b) Gewährung vorsorgender Hilfen mit dem Ziel der rechtzeitigen (ärztlichen) Behandlung und Inanspruchnahme von Hilfsangeboten bei begonnener bzw. erneuter Erkrankung;

c) Betreuung von PatientInnen nach einer Krankenhausbehandlung im Zuge der nachgehenden Hilfe zur Wiedereingliederung in die Gemeinschaft;

d) Erbringung dieser Aufgaben durch das Angebot von Sprechstunden sowie aufsuchender Hilfen;

e) Koordination von Hilfen für psychisch erkrankte Menschen, die von mehreren Einrichtungen oder Diensten betreut oder behandelt werden;

f) Zusammenarbeit mit anderen Diensten und Einrichtungen in der Region.«

Im Rahmen der Novellierung der »PsychKGs« um 1998 sind in den meisten Bundesländern als weitere Aufgaben die Erarbeitung des Psychiatrieplans und der Aufbau und die Leitung des Sozial- oder Gemeindepsychiatrischen Verbunds hinzugekommen.

3.1.1.3 Stationäre Versorgung

Die bisher skizzierten Einrichtungen der Gesundheitsversorgung haben gemeinsam, dass sie den Bürger bzw. Patienten im Rahmen seiner gewohnten Lebens- und Arbeitswelt zu erreichen versuchen, sie werden deshalb als *ambulante* Einrichtungen bezeichnet. Damit werden sie den jetzt darzustellenden Einrichtungen der *stationären* Versorgung gegenübergestellt, die den Patienten aus medizinischen und/oder sozialen Gründen für einen begrenzten oder unbegrenzten Zeitraum aus seinem Alltag herausnehmen. Wir wollen zuerst einen Blick in die Statistik tun, um uns die Größenordnung und die Vielfalt des stationären Sektors der Gesundheitsversorgung vor Augen zu führen (vgl. Statistisches Bundesamt, 2005 und Schell, 1995, S. 137f.).

Die Krankenhausstatistikverordnung führte dazu, dass zum Jahresbeginn 1990 eine Änderung der Krankenhausstatistik eintrat. Diese beginnt beim Begriff des Krankenhauses. Hier findet nunmehr eine Trennung zwischen Krankenhäusern und Vorsorge- oder Rehabilitationseinrichtungen statt.

Krankenhäuser lassen sich nach folgenden Kriterien unterscheiden:

» Unterscheidung nach der betrieblichen Funktion:
Allgemeinkrankenhäuser vereinen mehrere Fachabteilungen der allgemeinen ärztlichen Disziplinen, ohne daß eine bestimmte Fachrichtung im Vordergrund steht. Sie dienen v. a. der Versorgung Akutkranker und sind durch eine überwiegend kurze Verweildauer gekennzeichnet.
Fachkrankenhäuser sind meist auf eine Fachrichtung spezialisiert und versorgen durch Gebietsärzte bestimmte Krankheitsarten oder Gruppen von Krankheitsarten der allgemeinen oder besonderen ärztlichen Disziplinen. Auch sie dienen v. a. der Versorgung Akutkranker; auch sie kennzeichnet eine überwiegend kurze Verweildauer.
Sonderkrankenhäuser sind Allgemein- oder Fachkrankenhäuser, die Sonderaufgaben wahrnehmen. Sie dienen entweder der Aufnahme bestimmter Personengruppen oder einer besonderen Unterbringung der Patienten oder der Durchführung besonderer Versorgungsmaßnahmen oder Behandlungsmethoden. Sie sind zumeist durch eine längere Verweildauer gekennzeichnet.
Belegkrankenhäuser bieten den Patienten nur Unterkunft, Verpflegung und Pflege an. Die ärztliche Behandlung wird durch niedergelassene Ärzte erbracht, die vom Krankenhausträger das Recht erhalten haben, ihre Patienten und die ihnen überwiesenen Patienten ihres Fachgebietes im Krankenhaus stationär (weiter) zu behandeln.
Tageskliniken werden v. a. im Bereich der psychiatrischen Versorgung eingerichtet. Sie sind Krankenhäusern angeschlossen und dienen der halbstationären Behandlung von Patienten, die den Abend und die Nacht im gewohnten familiären Bereich verbringen können. Tageskliniken verfügen über die gleichen Behandlungs- und Pflegemöglichkeiten wie die Krankenhäuser und unterscheiden sich von diesen nur durch die Beschränkung ihrer Inanspruchnahme auf die Tageszeit.
Nachsorgekliniken sollen Rekonvaleszenten, die nicht mehr der unmittelbaren Krankenhausbehandlung wohl aber noch einer Krankenhausüberwachung bedürfen, einen nahtlosen Übergang von der stationären in die ambulante Versorgung ermöglichen. Sie werden in räumlicher und funktioneller Verbindung mit Krankenhäusern geschaffen und dienen der Risikoüberwachung sowie der Abwendung von Rückfällen, gesundheitlichen und sozialen Nachteilen.

Unterscheidungen nach Anforderungs- und Versorgungsstufen:
Krankenhäuser der Grundversorgung dienen der ortsnahen Krankenversorgung. Ihr medizinisches Leistungsangebot umfaßt bis zu 3 Fachrichtungen.
Krankenhäuser der Regelversorgung erfüllen überörtliche Aufgaben der Krankenhausversorgung und halten ein entsprechend differenziertes medizinisches Versorgungsangebot

bereit. Krankenhäuser der Schwerpunktversorgung nehmen ebenfalls Aufgaben der über-örtlichen Krankenhausversorgung wahr. Ihr medizinisches Leistungsangebot umfaßt ge-genüber den Krankenhäusern der Regelversorgung weitere Fachrichtungen. Krankenhäuser der Zentral- bzw. Maximalversorgung besitzen über die Ausstattung der Schwerpunkt-Krankenhäuser hinaus weitere Hauptfachabteilungen und versorgen Pati-enten, die hochdifferenzierter Diagnostik bedürfen« (aus Schell, 1995, S. 137f.).

Das stationäre Behandlungsgeschehen wird durch das Vergütungssystem erheblich beeinflusst. Während früher eine Finanzierung stationärer Leistungen auf der Basis kostendeckender Pflegesätze erfolgte, wurde durch das GKV-Reformgesetz 2000 ab dem 1.1.2003 ein durchgängiges, leistungsorientiertes und pauschalie-rendes Entgeltsystems auf der Basis von »Diagnosis Related Groups« (DRG) ein-geführt. Die Umstellung auf »Fallpauschalen« ist kompliziert und dauert noch an. Psychiatrische und psychosomatische Krankenhäuser sind aus dem DRG-System ausgenommen.

Krankenhäuser werden in der Bundesrepublik Deutschland von unterschiedli-chen Institutionen und Personen betrieben. Nach der Trägerschaft gibt es öffent-liche, freigemeinnützige und private Krankenhäuser.

2004 gab es in Deutschland 2 166 Krankenhäuser mit 531 333 Betten (diese und die folgenden Zahlen aus Statistisches Jahrbuch, 2005). 54,5 % der Betten waren in öffentlicher, 36,7 % in freigemeinnütziger und 8,9 % in privater Träger-schaft. Der Anteil privater Krankenhäuser hat in den vergangenen Jahren deutlich zugenommen. Im gleichen Jahr gab es 1 294 Vorsorge- und Rehabilitationsein-richtungen mit 176 473 Betten. 16,7 % der Betten waren in öffentlicher, 16,1 % in freigemeinnütziger und 67,2 % in privater Trägerschaft.

2004 waren in den Krankenhäusern 805 988 Personen beschäftigt. Unter ihnen waren das Pflegepersonal mit 309 510 Personen und das ärztliche Personal mit 117 681 Personen die größten Berufsgruppen. In den Vorsorge- und Rehabilita-tionseinrichtungen waren 92 944 Personen beschäftigt, auf das Pflegepersonal entfielen 20 831 und auf das ärztliche Personal knapp 8 000 Personen. Mit den bisherigen Ausführungen ist der Bereich der stationären Gesundheitsversorgung noch lange nicht vollständig beschrieben. Wir müssen zum stationären Sektor der Gesundheitsversorgung u. a. noch hinzurechnen:

Heime für psychisch Kranke, geistig behinderte Menschen, körperlich behin-derte Menschen, Pflegeheime, Übergangsheime etc. Diese Einrichtungen haben keinen Krankenhausstatus und werden auch überwiegend aus anderen Mitteln als der gesetzlichen Krankenversicherung finanziert, sie betreuen aber – und dieses Definitionsmerkmal ist hier entscheidend – Menschen mit gesundheitlichen Pro-blemen bzw. Behinderungen. Gegenwärtig gibt es ca. 640 000 Plätze in 9 740 Pfle-geheimen und etwa 142 000 Plätze in ca. 3 000 Wohneinrichtungen der Behin-dertenhilfe. Schließlich sind noch die stationären Hospize zu nennen (mit denen wir uns später ausführlicher befassen werden), deren Zahl in den letzten Jahren deutlich – auf 112 Hospize – zugenommen hat.

3.1.2 Berufe im Gesundheitswesen

Die Gesundheitsversorgung wird im Rahmen bezahlter Dienstleistungen durch Gesundheitsberufe und – in bestimmten Bereichen – auch durch individuelle und soziale Selbsthilfe erbracht. Wir werden an dieser Stelle auf die professionellen Dienstleistungen und in den folgenden Abschnitten auch auf die Selbsthilfe eingehen.

Bevor wir uns mit den Gesundheitsberufen im Einzelnen beschäftigen, wollen wir einige allgemeine berufssoziologische Aspekte diskutieren, die in diesem Zusammenhang von Interesse sind (vgl. insb. Freidson, 1979; Siegrist 2005).

In der berufssoziologischen Literatur werden solche Berufe als »*Profession*« hervorgehoben, die

- über ein Spezialwissen verfügen, das in einer Hochschulausbildung vermittelt wird und wissenschaftlich fundiert ist;
- eine Monopolstellung in der praktischen Anwendung dieses Wissens erreicht haben; diese Monopolstellung wird zum Teil durch eine staatliche Anerkennung legitimiert und durch starke berufsständische Vereinigungen verteidigt;
- über herausgehobene berufsethische Normen und besonderes öffentliches Engagement verfügen. Im Gesundheitswesen beinhaltet dies die Zurückstellung eigener Interessen zugunsten der Interessen des Patienten. Man spricht in diesem Zusammenhang auch von Professionalismus oder »Berufung«.

Ärzte werden in der berufssoziologischen Literatur als das »Paradebeispiel« eines voll-professionalisierten Berufs behandelt. Alle genannten Kriterien einer Profession treffen voll auf sie zu. Berufsgruppen, die Teile dieser Kriterien erfüllen, werden als *Semi-Profession* bezeichnet, wie z. B. das Krankenpflegepersonal, wobei dem dritten Kriterium »Berufung« kaum unterscheidende Bedeutung zukommt, da ein besonderes Berufsengagement für alle helfenden Berufe charakteristisch ist. Es wird weiter davon ausgegangen, dass jede Berufsgruppe das Ziel hat, eine Voll-Professionalisierung zu erreichen, um ein Optimum an gesellschaftlicher Anerkennung – in Form von Prestige und Bezahlung – und volle berufliche Autonomie zu erreichen. Wir bezeichnen diesen Prozess als »*Professionalisierung*«. Zur Kritik der traditionellen Professionalisierungsmodelle als Machtmodelle zum Erhalt der Kontrolle über Märkte und damit zur Sicherung von Einkommen, Prestige und Autonomie vgl. z. B. Siegrist, 2005.

Für die Analyse der Arbeitsteilung im Gesundheitswesen ist weiterhin der Begriff »*paramedizinisch*« von Bedeutung, mit dem sich insbesondere Freidson auseinandergesetzt hat. Das wesentlichste Definitionsmerkmal der paramedizinischen Berufe besteht in der Abhängigkeit ihrer Tätigkeit von der ärztlichen Profession bzw. in der Tatsache, dass ihre Tätigkeit ärztlicherseits kontrolliert wird:

»Der Ausdruck ›paramedizinisch‹ bezieht sich auf Berufsgruppen, die etwas mit der Heiltätigkeit des Arztes zu tun haben und die letztlich von Ärzten kontrolliert werden. Die Kontrolle der Ärzte manifestiert sich auf verschiedene Weise. Erstens stammt ein Großteil des Fachwissens, das von den paramedizinischen Angestellten während ihrer Ausbildung erlernt und später in ihrer Arbeit verwendet wird, von Ärzten, wird von ihnen weiterentwickelt oder zumindest von ihnen ausgewählt. Zweitens werden die zentralen Aufgaben in Diagnostik und Therapie durch die von den Paramedizinern ausgeführten Aufgaben eher unterstützt als ersetzt. Drittens haben Paramediziner normalerweise eine untergeordnete Stellung, weil ihre Arbeit oft auf Ersuchen oder ›Verordnung‹ des Arztes ausgeführt und häufig von ihm überwacht wird. Schließlich ist auch das Prestige, das die paramedizinischen Berufe in der Öffentlichkeit genießen, meist geringer als das der Ärzte (Freidson, 1979, S. 43).«

Andere voll-professionalisierten Berufe im Gesundheitswesen wie z. B. Apotheker sind in die paramedizinische Arbeitsteilung nicht voll einbezogen, die Zahnärzte haben sich unabhängig von der Dominanz der Humanmediziner entwickelt. Dagegen sind die halb-professionalisierten Berufe im Gesundheitswesen – wie z. B. Krankenschwestern, Medizinisch-technische Assistentinnen, Krankengymnastinnen etc. – voll in die Hierarchie der Gesundheitsberufe eingeordnet. Auch wenn einige dieser Berufsgruppen es geschafft haben, auf dem Weg der Professionalisierung voranzukommen (z. B. durch eine längere und selbstkontrollierte Hochschulausbildung, staatliche Anerkennung und Fachautonomie), bleibt ihre Tätigkeit im Prinzip doch von der Anordnung des Arztes abhängig. Dies ist besonders deutlich in den klassischen medizinischen Einrichtungen wie im Krankenhaus oder in der Arztpraxis. Die Tätigkeit in der Gemeinde dagegen lässt eher eine berufliche Autonomie erreichen.

Sozusagen von außen in das Gesundheitswesen »eindringende« Berufe wie Psychologen und Sozialarbeiter stellen für die ärztlichen Dominanzansprüche dagegen eine Herausforderung dar, ein Faktum, das die Schwierigkeiten oder auch das Versagen der Kooperationsversuche z. B. zwischen Sozialarbeiter und Amtsarzt im Gesundheitsamt oder zwischen Psychiater und klinischem Psychologen im psychiatrischen Krankenhaus zum Teil erklären.

Wir haben uns bislang zur Hauptsache mit den *Unterschieden* zwischen den Gesundheitsberufen beschäftigt. Wir wollen jetzt noch einige Bemerkungen zu den *Folgen* der Professionalisierung machen. Der gesellschaftliche »Sinn« der Professionalisierung ist es, bestimmten Berufsgruppen bestimmte Aufgaben zu übertragen und deren qualifizierte Ausübung zu garantieren bzw. Scharlatanerie zu unterbinden. Dies wird um so wichtiger in solchen Bereichen, in denen der »Laie« nicht mehr imstande ist, die Qualität der Dienstleistungen selber zu beurteilen; er ist dann auf staatliche Anerkennung von Qualifikationen etc. angewiesen. Negative Effekte von Professionalisierung entstehen jedoch dann, wenn der Prozess der Professionalisierung eine Eigendynamik entwickelt, d. h., wenn die Erreichung der oben genannten Kriterien für »Profession« sich verselbstständigen. Dies kann dann folgende Probleme mit sich bringen:

- Die Entwicklung von Spezialwissen und die Gesundheitsbedürfnisse der Bevölkerung können sich auseinanderentwickeln; so lässt sich feststellen, dass medizinische Forschung primär auf die Behandlung von Krankheiten, d. h. die Entwicklung von diagnostischen und therapeutischen Techniken ausgerichtet ist und weniger auf die Verhütung von Krankheiten, d. h. auf die Prävention.
- Die Anwendung von Spezialwissen kann die »Konsumenten« von Gesundheitsleistungen in eine starke Abhängigkeit zum Fachmann bringen mit der Konsequenz, dass sie ihre auch noch so kleinen Gesundheitsprobleme nicht mehr

selber lösen können. Insbesondere Illich hat auf diese Gefahr der Professionalisierung hingewiesen und spricht in diesem Zusammenhang von der »Enteignung der Gesundheit« durch die Experten.

• Die Monopolstellung kann zur Folge haben, dass Beiträge zur Lösung von Gesundheitsproblemen durch nicht-ärztliche Berufe nicht wahrgenommen werden. Sie kann weiterhin zur Folge haben, dass Teamarbeit mit anderen Gesundheitsberufen unmöglich wird.

Man könnte die Berufe im Gesundheitswesen auch danach einteilen, ob sie eher »Gesundheitsberufe« oder eher »Heilberufe« sind, d. h., ob sie in ihrer Tätigkeit eher präventiv, gesundheitsfördernd und gesundheitsberatend sind oder ob sie es primär mit der Behandlung von Kranken und mit der Rehabilitation zu tun haben.

Die **Tabellen 3.5** und **3.6** geben einen Überblick über die Gesundheitsberufe. Wie sie zeigen, arbeiten rund 4,23 Millionen Menschen im Gesundheitswesen, rund 3 Millionen Beschäftige sind Frauen. Damit ist die Gesundheitsbranche ein zentraler Arbeitsmarkt für Frauen.

Wir wollen jetzt einige Berufe im Gesundheitswesen etwas näher betrachten.

Das *Krankenpflegepersonal* ist mit Abstand die größte Berufsgruppe im Gesundheitswesen. Hinzu kommt noch die Gruppe der Helfer in der Krankenpflege. Davon sind ca. die Hälfte im Krankenhausbereich beschäftigt, die andere Hälfte in der Gemeinde- und Altenpflege. Auch wenn die Berufsgruppe des Krankenpflegepersonals eine »typisch weibliche« Berufsgruppe ist, hat der relative Anteil der Männer unter dem Krankenpflegepersonal insbesondere in den höher eingestuften Positionen kontinuierlich zugenommen. Ähnlich wie in der Berufsgruppe der Ärzte gibt es auch unter dem Krankenpflegepersonal eine starke Arbeitsteilung und Spezialisierung (z. B. in Kinderkrankenschwestern/-pfleger, Operationsschwestern/-pfleger, Anästhesieschwestern/-pfleger, Psychiatrieschwestern/-pfleger), zu der noch die zunehmende Zahl von un- und angelernten Pflegekräften kommt.

Eine bedeutsame Entwicklung in der Krankenpflege der letzten Jahre stellt ihre zunehmende Akademisierung dar. Derzeit bieten einige Universitäten und zahlreiche Fachhochschulen pflegewissenschaftliche und pflegepädagogische Studiengänge an, womit der große Nachholbedarf gegenüber anderen europäischen Ländern hinsichtlich der wissenschaftlichen Pflegeausbildung zunehmend kompensiert wird.

Die Zahl der berufstätigen Ärzte und Ärztinnen ist in den letzten Jahren weiter gestiegen. Ende 2004 kamen auf einen berufstätigen Arzt bzw. eine berufstätige Ärztin 269 Einwohner. Damit liegt Deutschland hinsichtlich der Arztdichte im internationalen Vergleich im oberen Drittel. 125 317 Ärzte waren niedergelassen, und zwar in 94 940 vertragsärztlichen Einrichtungen wie Einzelpraxen, Gemeinschaftspraxen und Medizinischen Versorgungszentren. Eine etwa gleich große Zahl der Ärzte (125 676) war im stationären Bereich tätig.

Die Zahl der im Gesundheitswesen beschäftigten *Sozialarbeiterinnen* und *Sozialarbeiter* ist nach Auskunft des Berufsverbandes der Sozialarbeiter (DBS) nicht genau bekannt. Es wird davon ausgegangen, dass 20 % aller diplomierten Sozialarbeiter im Gesundheitswesen (ohne Behindertenarbeit) tätig sind, das wären ca. 40 000 Personen. Damit rangiert die Sozialarbeit im Gesundheitswesen hinter der Jugendarbeit mit 120 000 Beschäftigten auf Platz 2. Krankenhäuser, Drogenarbeit und Gemeindepsychiatrie sind die großen Handlungsfelder für Sozialarbeiter im Gesundheitswesen (vgl. Ortmann und Waller, 2005).

Tab. 3.5: Gesundheitspersonal nach Einrichtungen 2000–2009 in Tsd. Personen und Vollzeitäquivalenten

	2000	2002	2004 Personen	2006	2008	2009	Vollzeit-äquiva-lente
insgesamt	4 088	4 185	4 235	4 463	4 610	4 735	3 595
Gesundheitsschutz	50	45	40	41	40	40	33
Ambulante Einrichtungen	1 673	1 713	1 773	1 918	2 016	2 072	1 576
• Arztpraxen	644	647	666	673	681	687	530
• Zahnarztpraxen	312	318	336	338	342	437	270
• Praxen sonstiger medizinischer Berufe	179	192	201	303	341	360	271
• Apotheken	164	171	167	171	175	176	134
• Gesundheitshandwerk/-einzelhandel	154	155	170	163	161	162	140
• Einrichtungen der ambulanten Pflege	187	194	203	215	249	269	177
• Sonstige Einrichtungen	34	37	31	55	67	71	54
Stationäre und teilstationäre Einrichtungen	1 731	1 768	1 763	1 790	1 831	1 892	1 390
• Krankenhäuser	1 109	1 121	1 080	1 072	1 086	1 105	808
• Vorsorge- und Rehabilitationseinrichtungen	117	119	159	157	164	167	130
• Stationäre und teilstationäre Pflege	468	485	523	561	581	621	452
Rettungsdienste	44	46	46	47	49	52	42
Verwaltung	217	219	213	208	198	198	162
Sonstige Einrichtungen	95	99	102	151	162	173	135
Vorleistungsindustrien	278	295	298	307	320	309	256
• Pharmazeutische Industrie	113	115	113	114	116	107	87
• medizintechnische/augenoptische Industrie	95	103	111	112	121	119	101
• Medizinische Laboratorien und Großhandel	69	77	77	81	84	82	68

Quelle: Statistisches Bundesamt (2011): Gesundheit, Gesundheitspersonal, Wiesbaden. Für 2006–2009: Gesundheitsberichterstattung des Bundes

Tab. 3.6: Gesundheitspersonal nach Berufen 1998–2008 nach Personen und Vollzeitäquivalenten in Tsd.

	1998	2000	2002	2004	2006	2008	Vollzeit-äquiva-lente
			Personen				
insgesamt	4 104	4 088	4 185	4 229	4 463	4 616	3 507
Gesundheitsdienstberufe	2 110	2 152	2 222	2 247	2 508	2 626	1 986
Ärzte, Zahnärzte, Apotheker	402	411	420	426	434	478	425
• Ärzte	287	295	301	306	311	96	288
• Apotheker	52	53	54	54	57	59	46
• Zahnärzte	62	63	64	65	65	66	62
Übrige Gesundheitsdienstberufe	1 709	1 741	1 802	1 822	2 075	2 144	1 561
• Arzthelfer/zahnmedizinische Fachangst.	490	490	504	511	614	620	452
dar.: zahnmedizinische Fachangst.	182	186	192	197	233	238	174
• Diätassistenten	11	11	12	13	15	15	11
• Heilpraktiker	16	17	19	21	24	26	16
• Helfer in der Krankenpflege	203	216	223	221	236	246	178
• Gesundheits- und Kranken-pfleger	697	696	709	710	772	794	572
dar.: Hebammen	16	16	17	17	19	19	16
• Physiotherapeuten, Masseure, med. Bademeister	112	119	130	136	171	187	139
dar.: Physiotherapeuten	54	62	73	78	102	115	84
• medizinisch-technische Assistenten	94	94	96	96	93	96	74
• pharmazeutisch-technische Assistenten	44	47	50	52	58	61	46
• therapeutische Berufe a. n. g.	43	52	59	61	93	100	73
Soziale Berufe	227	263	297	317	347	387	293
• Altenpfleger	211	245	277	296	325	363	273
• Heilerziehungspfleger	6	6	7	8	11	12	9
• Heilpädagogen	10	11	13	13	11	12	10
Gesundheitshandwerker	141	135	138	139	139	140	124
• Augenoptiker	39	40	40	40	43	46	39
• Orthopädiemechaniker	11	11	10	10	12	13	13
• Zahntechniker	75	68	71	71	68	65	57
• Sonstige Gesundheitshand-werker	16	16	17	18	16	16	15

Tab. 3.6: Gesundheitspersonal nach Berufen 1998–2008 nach Personen und Vollzeitäquivalenten in Tsd. (Fortsetzung)

	1998	2000	2002	2004	2006	2008	Vollzeit-äquiva-lente
			Personen				
Sonstige Gesundheitsfachberufe	85	85	83	78	95	94	69
• Gesundheitsingenieure	15	14	15	13	13	12	10
• Gesundheitssichernde Berufe	13	16	14	14	21	23	14
• Gesundheitstechniker	8	8	9	9	9	8	8
• Pharmakanten	5	5	5	5	8	8	7
• pharmazeutisch-kauf-männische Angestellte	45	41	41	38	45	44	30
andere Berufe im Gesundheitswesen	1 541	1 453	1 445	1 448	1 373	1 372	1 036

Quelle: Statistisches Bundesamt (2006): Gesundheit – Ausgaben, Krankheitskosten und Personal 2004, Wiesbaden. Für 2006 und 2008: Gesundheitsberichterstattung des Bundes

Über das breite Spektrum der Methoden und Handlungsfelder der Sozialarbeit im Gesundheitswesen gibt die **Tabelle 3.7** Auskunft.

Gesundheitsbezogene Sozialarbeit lässt sich in Sozialarbeit im Gesundheitswesen und Gesundheitsarbeit im Sozialwesen unterteilen (vgl. Ortmann u. Waller, 2005): Während Sozialarbeit im Gesundheitswesen überwiegend krankheitsorientiert ist und sich derzeit als »klinische Sozialarbeit« profiliert (vgl. z. B. Geißler-Piltz u. a., 2005), ist Gesundheitsarbeit im Sozialwesen präventiv und gesundheitsfördernd ausgerichtet. Die in **Tabelle 3.6** skizzierten Handlungsfelder sind in erster Linie Beispiele der Sozialarbeit im Gesundheitswesen (und durch weitere Beispiele wie z. B. Sozialpädiatrische Zentren (Weiß u. a., 2004) zu ergänzen). Gesundheitsarbeit im Sozialwesen kann potentiell in allen Handlungsfeldern der Sozialarbeit stattfinden, besonders erfolgreiche Projekte gibt es in Kindertagesstätten, Jugendzentren, Schulen, Wohnungslosenhilfen und in der Gemeinwesenarbeit (vgl. Ortmann u. Waller, 2005; Franzkowiak, 2006). In **Kapitel 5.1** (Prävention und Gesundheitsförderung) werden wir noch einmal ausführlicher auf die Gesundheitsarbeit zurückkommen.

Tab. 3.7: Sozialarbeit im Gesundheitswesen

Einrichtung der Gesundheitshilfen	Rechtliche materielle Hilfen	Psycho-soziale Hilfen	Gruppen-arbeit	Thera-pie	Koordina-tion/Ko-operation	Gemein-wesen-arbeit	Literatur (Auswahl)
• Suchtprävention	+	+			+		Fliegel u. Krämer, 2000, Sting u. Blum, 2003
Beratungsstellen							
• Sucht	+	+	+	+	+	(+)	Reinl u. Stumpp, 2000
• AIDS	+	+	+		+	(+)	Aue u. a., 1995
• Selbsthilfe-Kontaktstellen	+	+	+		+	(+)	Burmeister, 2000
Gesundheitsämter	+	+	+		+	(+)	Reinicke, 1999, Steen, 2005
Krankenkassen	+	+	+				Stange, 2005
Arztpraxen	+	+	+		+		Schwartz, 1988, Holler u. a., 1988
Sozialpsychiatr. Dienste	+	+	+	+	+	(+)	Dörr, 2005
Sozialstationen	+	+	+		+		Kraus, 2003
Werkstätten für behinderte Menschen	+	+	+				Mühlum u. Gödecker-Geenen, 2003
Tageskliniken	+	+	+	+			Dörr, 2005
Therapeutische WGs	+	+	+	(+)			Zempel u. Waller, 1992
Übergangsheime	+	+	+	(+)			Dörr, 2005
Berufsförderungswerke/ Berufsbildungswerke	+	+	+		+		Mühlum u. Gödecker-Geenen, 2003
Allg. Krankenhäuser	+	(+)			+		Ansen u. a., 2004
Psychiatr. Kliniken	+	+	+	+			Dörr, 2005
Rehabilitationskliniken	+	+	+		+		Mühlum u. Gödecker-Geenen, 2003
Heime	+	+			+		Dörr, 2005
Hospize	+	+			+		Student u. a., 2004

3.2 Systemgestaltung des Gesundheitswesens

Bevor wir auf die politischen Instrumente der Systemgestaltung eingehen, wollen wir die Geschichte der gesetzlichen Krankenversicherung skizzieren, die ja die Basis der Systemgestaltung darstellt:

1883	wurde das Gesetz zur *Krankenversicherung* der Arbeiter im Reichstag verabschiedet.
1884	folgte das Gesetz über die *Unfallversicherung* und 1889 das *Invaliditäts- und Altersversicherungsgesetz.*
	Damit waren etwa 10 % der Bevölkerung des Deutschen Reiches in der gesetzlichen Krankenversicherung versichert. Mit der Krankenversicherung bestand ein Rechtsanspruch auf freie ärztliche Behandlung, freie Arznei- und Heilmittel, Krankengeld vom dritten Tag nach Beginn der Krankheit in Höhe der Hälfte des ortsüblichen Tageslohnes, Sterbegeld, Wöchnerinnenunterstützung für mindestens vier Wochen etc. Die Versicherten bezahlten $2/3$ der Kassenbeiträge, die Unternehmer $1/3$.
1894	wurde der Zentralverband der *Ortskrankenkassen* gegründet.
1900	erfolgte die Gründung des »Verbandes der Ärzte Deutschlands« (heutiger *Hartmann-Bund*) als Reaktion der Ärzte gegenüber der starken Position der Krankenkassen.
1913	trat das *Versicherungsrecht für Angestellte* und 1914 die *Reichsversicherungsordnung* RVO (Teil Krankenversicherung) in Kraft. Kurze Zeit vorher gelang es den Ärzten durch einen Streik, Einfluss auf die Kassenzulassung, die bisher allein in der Hand der Krankenkassen lag, zu gewinnen (*Berliner Abkommen*).
1923/24	richteten die Krankenkassen erstmals *Ambulatorien* ein, um die Versorgung während des Generalstreiks der Ärzte aufrechtzuerhalten.
	Die Notverordnung von 1931 führte zu erheblichen Veränderungen des Kassenarztrechts: Einführung von Kassenärztlichen Vereinigungen als Organisation zwischen Ärzten und Krankenkassen. Die Honorare für die Kassenärzte wurden pauschal an die Kassenärztlichen Vereinigungen überwiesen; diese garantierten die wirtschaftliche kassenärztliche Behandlung und erteilten die Zulassung der Kassenpraxis. Festlegung eines Zulassungsverhältnisses von Kassenarzt zu Versicherten von 1 : 600.
	Nach 1933 wurde das Selbstverwaltungsprinzip der Krankenkassen abgeschafft.
1933	wurde stattdessen die *Kassenärztliche Vereinigung Deutschlands* gegründet, die allein die Kassenzulassung und die Wirtschaftlichkeit der ambulanten Behandlung zu regeln hatte.
1934	wurde das Gesetz zur Vereinheitlichung des Gesundheitswesens verabschiedet.
1936	kam es zur Gründung der *Reichsärztekammer*.
1939	wurde das Heilpraktikergesetz verabschiedet.

1941 wurde die *Krankenversicherung für Rentner* eingeführt. Nach 1945 kam es zu unterschiedlichen Entwicklungen der Krankenversicherung in den verschiedenen Besatzungszonen.

1951 trat das *Selbstverwaltungsgesetz* der gesetzlichen Krankenversicherung in Kraft, das eine halbparitätische Besetzung der Organe der RVO-Kassen statt des bisherigen Vertretungsverhältnisses von ⅓ Unternehmer und ⅔ Versicherten vorsah.

Die Kassenärztliche Vereinigung und die Reichsärztekammer waren von der alliierten Kontrollbehörde aufgelöst worden.

1953 wurde die *Kassenärztliche Bundesvereinigung* gegründet, schon vorher war es zur Gründung von *Landesärztekammern* gekommen, die sich 1947 zur *Bundesärztekammer* zusammenschlossen.

1955 trat das Gesetz über das *Kassenarztrecht* in Kraft, das insbesondere den Sicherstellungsauftrag und damit das Angebotsmonopol in der ambulanten Versorgung durch die Kassenärzte beinhaltete.

1957 wurde das Gesetz über die *Lohnfortzahlung im Krankheitsfall* verabschiedet, das neben den Leistungen der gesetzlichen Krankenversicherung einen Arbeitgeberzuschuss bis zur Höhe von 90 % des Nettolohnes für die ersten sechs Wochen der Arbeitsunfähigkeit (mit einer Karenzzeit von drei Tagen) vorsah.

1960 wurde durch ein Urteil des Bundesverfassungsgerichts die *Zulassungsfreiheit* zu den Kassen für alle Ärzte eingeführt (Verbot von Verhältniszahlen).

1961 und

1969 wurde das *Lohnfortzahlungsgesetz* dahingehend *novelliert,* dass der Arbeitnehmer im Krankheitsfall einen Rechtsanspruch auf Fortzahlung seines Bruttolohnes vom ersten Krankheitstag an erhielt.

1970 wurde das 2. Krankenversicherungsänderungs-Gesetz verabschiedet, das einen Rechtsanspruch auf *Vorsorgeleistungen* beinhaltet.

1972 wurde das Gesetz zur wirtschaftlichen Sicherung der Krankenhäuser *(Krankenhausfinanzierungsgesetz)* verabschiedet.

1974 wurde mit dem Arbeitssicherheitsgesetz die *betriebsärztliche Versorgung* eingeführt. Im gleichen Jahr wurde das *Rehabilitationsangleichungsgesetz* verabschiedet.

ab 1977 erfolgten diverse *Kostendämpfungsgesetze,* die zu einer Kostenverlagerung auf andere Bereiche der Sozialversicherung und zur Selbstbeteiligung führten.

1989 wurde das *Gesundheitsreformgesetz* (GRG) verabschiedet, das zum einen den Kostenverlagerungsprozess fortsetzte, zum anderen aber einen Teil der eingesparten Mittel in den Pflegebereich und in die Vorsorge umschichtete.

Durch das GRG wurde das Gesetz über die soziale Krankenversicherung zu einem Bestandteil des Sozialgesetzbuches (SGB V).

1992 wurde das *Gesundheits-Struktur-Gesetz* (GSG) verabschiedet. Es beinhaltet neben der Kostendämpfung auch eine Strukturreform in Teilbereichen der medizinischen Versorgung (Abbau der Überversorgung bei Ärzten, leistungsbezogene Entgelte in Krankenhäusern, bessere Verknüpfung zwischen ambulanter und stationärer Versorgung) und eine Strukturreform der Gesetzlichen Krankenversicherung (Einführung eines Risikostrukturausgleichs zwischen den einzelnen Krankenkassen, Auflösung der Krankenversicherung für Rentner und ihre Einbeziehung in den Risikostrukturausgleich, Einführung der Wahlfreiheit der Krankenkassen)

1994   Verabschiedung der *Pflegeversicherung* als »fünfte Säule des sozialen Sicherungssystems«. Inkrafttreten der Pflegeversicherung für den ambulanten Pflegebereich am 1.4.95 und für den stationären Bereich am 1.7.96.

1996   Verabschiedung des *Beitragsentlastungsgesetzes,* das u. a. eine Absenkung der Lohnfortzahlung im Krankheitsfall durch den Arbeitgeber auf 80 % sowie weitere Leistungskürzungen und Zuzahlungen vorsieht.

1998   wurde das *GKV-Solidaritätsstärkungsgesetz* verabschiedet, womit die meisten der im Beitragsentlastungsgesetz vorgenommenen Einschränkungen wieder zurückgenommen wurden.

1999   trat das *Psychotherapeutengesetz* in Kraft. Damit wurden erstmals auch nicht-ärztliche Psychotherapeuten an der ambulanten – durch die GKV finanzierten – Versorgung beteiligt.

2000   wurde das »*GKV-Gesundheitsreformgesetz 2000*« verabschiedet. Es enthält eine Reihe wichtiger Regelungen zur Strukturreform der Gesundheitsversorgung wie z. B. zur integrierten Versorgung, zum Hausarztmodell, zur Qualitätssicherung, zur ambulanten Soziotherapie sowie zur Finanzierung der Krankenhausbehandlung (Fallpauschalen).

2001   wurde das SGB IX *(Rehabilitation)* verabschiedet.

2004   trat das Gesetz zur Modernisierung der gesetzlichen Krankenversicherung in Kraft *(GKV-Modernisierungsgesetz).* Mit dem Gesetz sollte mehr Qualität und mehr Wirtschaftlichkeit im Gesundheitswesen erreicht werden. Dazu wurden neue Zuzahlungs- und Finanzierungsregelungen (wie z. B. die Praxisgebühr) eingeführt. Wichtige Strukturveränderungen waren: Hausarztsysteme, Strukturierte Behandlungsprogramme, Medizinische Versorgungszentren, Integrierte Versorgung, Qualitätsmanagement in Arztpraxen, Errichtung eines Instituts für Qualität und Wirtschaftlichkeit im Gesundheitswesen. Darüber hinaus wurden auch die Patientenrechte gestärkt, u. a. durch die Berufung einer Patientenbeauftragten auf Bundesebene und die Stärkung der Beteiligungsrechte und Mitgestaltungsmöglichkeiten von Patientenorganisationen u. a. im Gemeinsamen Bundesausschuss.

2006   *GKV-Wettbewerbsstärkungsgesetz:* Im Mittelpunkt steht die Einführung des Gesundheitsfonds (s. unten). Weitere Inhalte der Reform sind: erweiterte Wahlmöglichkeiten der Versicherten, größere Vertragsfreiheiten der Kassen, neues ärztliches Honorierungswesen, Kosten-Nutzen-Analyse von neuen Arzneimitteln, bessere Verzahnung des ambulanten und stationären Sektors, Ausbau der integrierten Versorgung und Straffung der Verbandsstrukturen.

2011   Einführung des GKV-Finanzierungsgesetz (GKV-FinG). Mit Einführung dieses Gesetzes werden Ausgabensteigerungen in der Krankenversicherung ausschließlich vom Versicherten (Arbeitnehmer) durch einkommensunabhängige Zusatzbeiträge finanziert. Jede Krankenkasse kann frei entscheiden, in welcher Höhe sie einen Zusatzbeitrag von ihren Mitgliedern erhebt. Die Zusatzbeiträge werden seit dem 01.01.2011 einkommensunabhängig nur noch als fester Euro-Betrag erhoben. (Der Moral-Hazard-Effekt, bei dem eine Sogwirkung unterstellt wird, die den Einzelnen zu einer extensiven Nutzung des Gesundheitswesens anspornt, wenn ein Leistungsanspruch von Versicherten unabhängig von der Höhe der Beiträge zur Krankenversicherung besteht, konnte bisher nicht eindeutig belegt werden.)

Die Gestaltung des Systems »Gesundheitswesen« erfolgt in erster Linie durch die Gesundheitspolitik. Rosenbrock bezeichnet Gesundheitspolitik als »bevölkerungsbezogenes Risikomanagement«: »Das Ziel von Gesundheitspolitik ist die Verbesserung der gesundheitlichen Lage der Bevölkerung durch die Minimierung krankheitsbedingter Einschränkungen der Lebensqualität und des vorzeitigen Todes. Dies schließt die Senkung von Erkrankungswahrscheinlichkeiten (Prävention) durch Minderung (pathogener) Belastungen und die Förderung (salutogener) Ressourcen ebenso ein wie die Gestaltung und Steuerung der Krankenversorgung und der Rehabilitation« (Rosenbrock, 2006, S. 707). Es ist die Aufgabe der Gesundheitspolitik, die verschiedenen Elemente und Interessen eines Gesundheitssystems so zu steuern, dass die Ziele von Gesundheitssystemen – nämlich die Gesundheit der Bevölkerung zu erhalten und die Krankheiten zu behandeln – effektiv und effizient erreicht werden.

Die dabei zwangsläufig auftretenden »Steuerungsprobleme« hat Rosenbrock unter drei Leitfragen zusammengefasst:

1. »Sind die Institutionen, Qualifikationen und Anreizsysteme so beschaffen, dass möglichst jeder Mensch mit Gesundheitsproblemen zum richtigen Zeitpunkt in das richtige (Teil-) System gelangt? *(Steuerziel: Zugangsrationalität)*
2. Gewährleisten Institutionen, Qualifikationen und Anreizsysteme in der Krankenversorgung, daß möglichst jeder Mensch eine kontinuierliche, integrierte, auf seine Individualität und auf seine soziale Lage zugeschnittene Versorgung seiner Gesundheitsprobleme erfährt? *(Steuerungsziele: Systemqualität; Effektivität; Versorgungsqualität)*
3. Werden die als notwendig erachteten Leistungen der Krankenversorgung mit möglichst wenig professioneller Intervention und möglichst kostengünstig erbracht? *(Steuerungsziele: Effizienz; Finanzierbarkeit)*« (Rosenbrock, 2006, S. 733).

Die am *gesundheitspolitischen Steuerungsprozess* beteiligten Akteure sind der Staat (Bund, Länder und Gemeinden), die Sozialparteien, die Kassen und Kassenverbände sowie die Leistungserbringer. Die Steuerung der Gesundheitsversorgung erfolgt als Interessenausgleich der genannten Akteure.

> »Dabei geht es (...) im Kern darum, den marktgenerierten Tendenzen auf Expansion und Preisauftrieb unter staatlicher Aufsicht Gegengewichte zu setzen. Das Modell setzt auf die Entstehung von handlungsfähigen verbandlichen Akteuren auf Angebots- und Nachfrageseite (Selbstregulierung), die ihre Interessen miteinander aushandeln (Verbandsver-

handlungen) und unter staatlicher Aufsicht dabei auch gemeinwohlbezogene Aspekte berücksichtigen sollen (gemeinsame Selbstverwaltung)« (ebenda).

Als häufigste *Instrumente* der Steuerung nennt Rosenbrock (ebenda):
- direkte Preis- und Tarifvereinbarungen,
- Plafondierung,
- Wirtschaftlichkeitsprüfung,
- Veränderungen im Leistungskatalog,
- direkte Zuzahlung der Versicherten,
- Veränderungen der Bezugsgrößen für Beitragszahlungen,
- Verbesserung der Informations-, Transparenz- und Koordinierungsinstrumente.

In **Tabelle 3.8** sind wichtige Strukturprobleme der Gesundheitsversorgung aufgezeigt und mit denkbaren gesundheitspolitischen Lösungsansätzen versehen: Viele der in der Tabelle aufgeführten Strukturprobleme wurden im Rahmen der oben skizzierten verschiedenen Gesundheitsreformen nur z. T. oder gar nicht gelöst. Deshalb wurde in den großen Parteien an grundlegenderen Strukturreformen gearbeitet. Die CDU formulierte folgende Eckpunkte: Einführung einer Gesundheitsprämie, die jeder Erwachsene als kostendeckenden Beitrag bezahlt; die Kinderprämie wird aus Steuermitteln finanziert; Festschreibung des Arbeitgeberanteils; Kapitaldeckung bei der Pflegeversicherung. Bei der SPD lautete die Reformagenda wie folgt: Einführung einer Bürgerversicherung bei Kranken- und Pflegeversicherung, in die auch Beamte, Selbstständige und Politiker einbezogen werden; Kapitalerträge werden beitragspflichtig; beitragsfreie Familienversicherung.

Durch die Bildung der Großen Koalition 2005 setzte sich keines dieser Reformmodelle durch, sondern es kam in der Gesundheitsreform 2006 zu einer Art Kompromissmodell: Im Zentrum steht dabei der sog. Gesundheitsfonds, der bis 2009 etabliert werden soll. Mit der geplanten Einführung des Gesundheitsfonds gibt es einen einheitlichen Beitragssatz für alle gesetzlichen Krankenkassen. Gespeist werden soll der Fonds aus einkommensabhängigen Beiträgen der Arbeitnehmer und der Arbeitgeber sowie aus Steuermitteln. Die Krankenkassen erhielten aus diesem Fonds für jeden ihrer Versicherten einen Pauschalbetrag. Bei der Höhe dieser Zuweisung soll die jeweilige Versichertenstruktur einer Kasse – a so Alter, Geschlecht, Krankheitshäufigkeit – berücksichtigt werden. Übersteigen die Ausgaben einer Krankenkasse die Zahlungen aus dem Fonds, kann sie von ihren Versicherten einen Zusatzbeitrag verlangen. Er soll wahlweise einkommensabhängig oder pauschal erhoben werden. Als Obergrenze für den Zusatzbetrag ist ein Prozent des Haushaltseinkommen vorgesehen. Im Jahr 2008 soll der Einstieg in eine teilweise Steuerfinanzierung mit 1,5 Milliarden Euro beginnen. Ein Jahr später soll dieser Beitrag auf drei Milliarden Euro steigen (vgl. www.die-gesundheits reform.de).

Tab. 3.8: Reformbedarf im deutschen Gesundheitswesen

Probleme in einzelnen Sektoren	Denkbare Lösungsansätze
1. Ambulante Versorgung	
– Hohe Arztzahlen	– Beschränkung der Niederlassung
– Hoher Anteil sowie Primärinanspruchnahme von Spezialisten	– Primärarztsystem
– Einzelleistungsvergütung	– neue Vegütungsformen (Fall- bzw. Kopfpauschalen)
– Hohe Zahl von Arzt-Patienten-Kontakten bei kurzen Kontaktzeiten	– neue Vegütungsformen (Fall- bzw. Kopfpauschalen)
– unzureichende Verzahnung mit dem stationären Sektor und den sozialen Diensten	– enge Verzahnung z. B. durch Ausbau des Belegarztsystems sowie durch regionale Gesundheitskonferenzen
2. Stationäre Versorgung	
– überproportionaler Ausgabenanstieg	– Abbau hoher Bettenzahlen
– duale Finanzierung und Selbstkostendeckungsprinzip	– stärker leistungsbezogene Vergütung
– hohe Verweildauer	– besseres Management sowie bessere Kosten-/Leistungsrechung
– unzureichende Verzahnung	– vgl. oben
– »Fehlbelegung« durch Pflegebedürftige	– finanzielle Absicherung des Pflegerisikos
3. Zahnmedizinische Versorgung	
– sehr hohe Ausgaben bei mäßigem Erfolg bzgl. Zahngesundheit	– Anpassung der Leistungsvergütung an gesundheitspolitische Vorgaben
– relative Vernachlässigung der Prophylaxe	– Betonung der Prävention in Aus-, Weiter- und Fortbildung
4. Arzneimittelsektor	
– hohe Zahl zugelassener Arzneimittel	– Positivliste
– hohe Preise für Arzneimittel	– Preiswettbewerb (Generika, Parallelimporte)
– Verordnung unwirksamer Arzneimittel	– Positivliste

(auf der Basis von Pfaff, 1992)

3.3 Systembewertung des Gesundheitswesens

Die Bewertung des Gesundheitswesens ist ein sehr kompliziertes Gebiet (vgl. Cochrane, 1972; Badura u. Siegrist, 2002), denn wie soll man z. B. die Wirksamkeit von Gesundheitssystemen messen? An der Lebenserwartung der Bevölkerung? An der Häufigkeit von Krankheiten in der Bevölkerung? An der Zufriedenheit der Patienten in ambulanten und stationären Einrichtungen des Gesundheitswesens?

Und wie die Effizienz, d. h. die Wirtschaftlichkeit? An der Zahl der Ärzte, des Krankenpflegepersonals, der Krankenhausbetten bzw. den Ausgaben für Gesundheit insgesamt im Verhältnis zu der Gesundheitssituation der Bevölkerung?

Wir haben schon früher darauf hingewiesen, wie schwierig es ist, Aussagen über die Gesundheitssituation der Bevölkerung zu machen. Auch haben wir unter Hinweis auf die Arbeit von McKeown die Frage gestellt, in welchem Maße das System der Gesundheitsversorgung einschließlich aller Institutionen und Berufe überhaupt die Gesundheitssituation der Bevölkerung beeinflusst, d. h., ob nicht vielmehr die Lebensqualität eines Landes gemessen an den Arbeits- und Wohnbedingungen viel entscheidender für die gesundheitliche Situation einer Bevölkerung ist als das System und die Ausgaben der Gesundheitsversorgung.

So führen auch Schneider u. a. in ihrem Buch »Gesundheitssysteme im internationalen Vergleich« (1995, S. 12) aus:

> »Die Bestimmungsgründe für den Gesundheitszustand der Bevölkerung sind äußerst vielfältig und viele Einflußfaktoren, wenn nicht die meisten, liegen außerhalb des Gesundheitssektors eines Landes (Bildung, Arbeitswelt, Umwelt, wirtschaftliche Entwicklung und regionale und soziale Ungleichheit). Es ist daher sehr schwierig, die Zusammenhänge zwischen der Leistungserstellung (der »Produktion« von Sach- und Dienstleistungen des Gesundheitswesens) und dem Outcome (der Verbesserung bzw. dem Erhalt des Gesundheitszustandes der Bevölkerung) zu messen und damit die Effizienz (Wirtschaftlichkeit) des Mitteleinsatzes im Gesundheitswesen international zu vergleichen. Verschärft wird dies durch das weitgehende Fehlen aggregierter internationaler Vergleichsdaten zur Qualität medizinischer Interventionen.«

Der Sachverständigenrat für die Konzertierte Aktion im Gesundheitswesen hat sich in seinem Gutachten zur Bedarfsgerechtigkeit und Wirtschaftlichkeit (2000/2001) ebenfalls mit dieser Frage auseinandergesetzt. Er weist darauf hin, dass die medizinische Versorgung im engeren Sinne lediglich 10–40 % zur Bevölkerungsgesundheit beiträgt. Er »plädiert daher für eine Neuausrichtung hin auf eine intersektorale präventive Gesundheitspolitik, die über das Gesundheitswesen hinaus die Bildungs-, Vermögens- und Einkommenspolitik sowie die Felder Arbeit, Verkehr und Umwelt umfaßt« (ebenda S. 12). Welche exo- und endogenen Einflüsse insgesamt auf die Gesundheit einwirken, hat der Sachverständigenrat in der folgenden **Abbildung 3.3** dargestellt.

International vergleichende Studien haben ergeben, dass Deutschland hinsichtlich der Gesundheitsausgaben zur Weltspitze gehört (hinter den USA und der Schweiz), hinsichtlich des Leistungsniveaus anhand ausgewählter Indikatoren (wie z. B. der durchschnittlichen Wachstumsrate der Lebenserwartung) jedoch nur im gehobenen Mittelfeld rangiert (vgl. Sachverständigenrat, 2000/2001, S. 19 ff). »Darin sieht der Rat einen Hinweis auf erhebliche strukturelle Schwächen des derzeitigen Mitteleinsatzes in Deutschland und plädiert für die Notwendigkeit weiterer Qualitätsverbesserungen von Versorgung und Prävention« (ebenda S. 12).

Die bisherigen Bemerkungen bezogen sich auf die Evaluation von Gesundheitssystemen insgesamt. Weitaus häufiger und für die Planung und Organisation der medizinischen Versorgung relevanter ist die Evaluation von Teilbereichen des Gesundheitssystems bis hin zu einzelnen Einrichtungen und therapeutischen Maßnahmen. Während die Beurteilung von therapeutischen Maßnahmen wie z. B. von Medikamenten zunehmend an Bedeutung gewinnt, ist die Beurteilung von Versorgungsmaßnahmen (wie z. B. die Untersuchung der Frage, ob die Betreuung in Wohngemeinschaften für bestimmte Patientengruppen erfolgreicher ist als die Krankenhausbehandlung) oder die Beurteilung von Versorgungseinrichtungen noch relativ selten zu finden. Doch ob ein Gesundheitssystem oder einzelne therapeutische Maßnahmen bewertet werden sollen, die Analyse ist deshalb gleich schwierig, weil das abhängige Merkmal = Gesundheit oder Gesundung – wie in **Kapitel 1** ausführlich diskutiert – sich einfacher Kategorisierung entzieht.

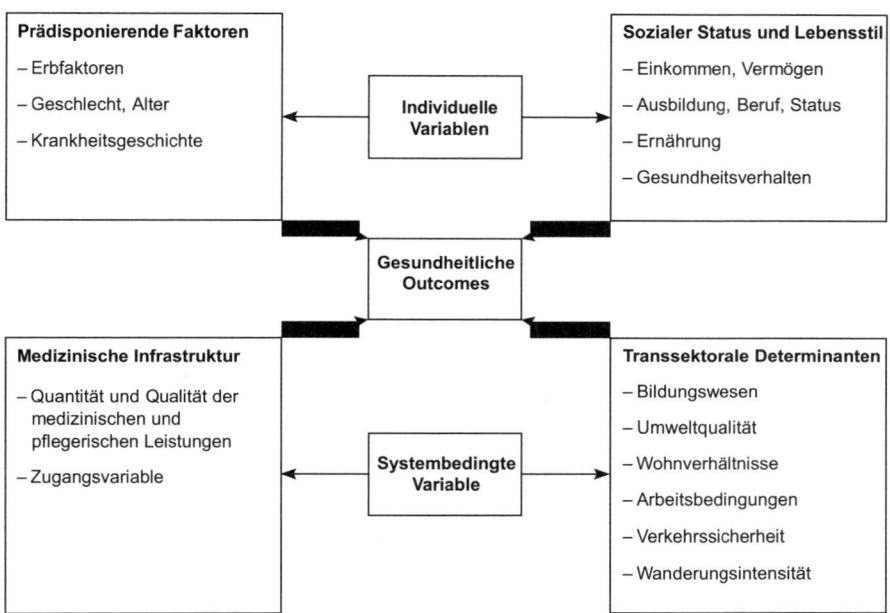

Abb. 3.3: Einflussgrößen gesundheitlicher Outcomes (*Quelle:* Sachverständigenrat, 2000/2001, S. 24)

119

4 Patienten im Gesundheitswesen

Nachdem wir die wichtigsten strukturellen Rahmenbedingungen des Gesundheits-wesens kennengelernt haben, wollen wir uns im Folgenden mit der Situation der Patienten in den verschiedenen Einrichtungen der Gesundheitsversorgung beschäf-tigen. Wir beginnen unsere Darstellung wieder mit der Situation der Patienten »zu Hause«.

4.1 Patienten zu Hause

In **Abschnitt 3.1.1.1** haben wir bereits einen Überblick über die vielfältigen Ge-sundheitsleistungen gegeben, die im Rahmen des Haushalts erfolgen. Um zu ver-stehen, wann Gesundheitsprobleme im Rahmen der Selbstbehandlung bewältigt oder wann Sie zum Arzt »getragen« werden, ist eine kurze Beschäftigung mit den theoretischen und empirischen Grundlagen des Gesundheits- und Krankheitsver-haltens erforderlich.

Unter *Gesundheitsverhalten* versteht man das Verhalten, das darauf abzielt, Gesundheit zu erhalten und Krankheit durch gesundheitsgerechtes Verhalten vorzubeugen. Man spricht in diesem Zusammenhang auch von präventivem Ver-halten. Hierzu gehört das Vermeiden von offensichtlich krankmachenden Ver-haltensweisen wie Rauchen, übermäßigem Alkoholgenuss, fetthaltiger Nahrung, übermäßigem Stress und interpersonellen Konflikten etc., aber auch die Teilnah-me an Impfprogrammen, Vorsorge- und Früherkennungsuntersuchungen etc. (vgl. ▶ Kap. 5).

Untersuchungen, die zu schichtenspezifischem Gesundheitsverhalten vorliegen, zeigen, dass Angehörige sozialer Unterschichten sich weitaus weniger gesundheits-bewusst verhalten als Angehörige privilegierter Sozialschichten (Robert Koch-In-stitut, 2006). Es sind im Wesentlichen zwei Strategien entwickelt worden, um diese Benachteiligung zu verändern: Zum einen wurde versucht, durch gesundheits-fördernde Maßnahmen das Gesundheits- und Krankheitsverhalten benachteiligter Bevölkerungsgruppen positiv zu beeinflussen, zum anderen gibt es erste Versuche, die Gesundheitsversorgung organisatorisch dahingehend zu verändern, dass sie für die Bedürfnisse dieser Bevölkerungsgruppen angemessener ist. Kennzeichnend für diese Strategie ist die Veränderung der sogenannten »Patientensteuerung des Gesundheitswesens« , womit gemeint ist, dass es in unserem Gesundheitswesen dem Patienten überlassen bleibt, ob er die Angebote der Gesundheitsversorgung wahrnimmt oder nicht. Die entgegengesetzte Strategie besteht darin, die Gesundheitsdienste den Patienten so nahe wie möglich zu bringen, wie es z. B. im Konzept der Gemeindeversorgung versucht wird. Wir werden uns mit diesem Konzept und mit der Gesundheitsförderung noch ausführlicher in dem Kapitel über die sozialmedizinische Praxis (▶ Kap. 5) beschäftigen. Als Krankheitsverhalten verstehen wir das Verhalten von Personen, die sich selber als krank definieren. Die Forschungsarbeiten zum *Krankheitsverhalten* stellen die naive Annahme in Frage, dass Menschen, wenn sie sich krank fühlen, auf dem direkten Wege den Arzt aufsuchen. Schon ein Blick in die Ergebnisse des Mikrozensus (vgl. ▶ Kap. 2) zeigt, dass von denjenigen Personen, die sich als krank oder als chronisch krank bezeichneten (2003 = 11,2 % der Bevölkerung), ein Zehntel keine medizinischen Einrichtungen aufgesucht hatten. Bei allen diesen Personen ist es aber bereits zur Selbstdefinition »krank« bei bestimmten Beschwerden gekommen. Das ist aber ein Schritt im Krankheitsverhalten, der nicht unbedingt gemacht wird, es kann ebensogut sein, dass bestimmte Beschwerden in einem ganz anderen Kontext als dem medizinischen definiert werden, so z. B. als »normale« Reaktion auf eine belastende Arbeit oder eine »normale« Alterserscheinung, oder aber sie werden aus Furcht vor einer unheilbaren Krankheit ignoriert.

In diesen Fällen kommt es gar nicht erst zur Definition »krank«, sodass zu den 10 %, die sich als krank definiert und keinen Arzt aufgesucht haben, noch eine große Zahl von Personen mit Beschwerden kommt, die gänzlich außerhalb der Krankheitsdefinition bleiben. Dies wird durch eine Vielzahl von Untersuchungen über das Krankheitsverhalten bestätigt (vgl. z. B. Siegrist, 2005).

Wenn wir die Ergebnisse der bisher zitierten Untersuchungen zusammenfassen, lässt sich also sagen, dass die Tatsache, ob Personen mit Gesundheitsstörungen den Arzt aufsuchen oder nicht, nicht allein eine Frage der Art und der Schwere der Symptome ist, sondern von vielerlei anderen Faktoren mitbestimmt wird. Bevor wir auf diese Faktoren eingehen, wollen wir die Stadien des Krankheitsverhaltens, die eine Person von der Wahrnehmung von Gesundheitsstörungen über das Aufsuchen des Arztes bis hin zur möglichen Genesung durchläuft, skizzieren. Dörner hat die diesbezügliche Literatur zu folgenden Phasen der »*Patientenkarriere*« zusammengefasst (Dörner, 1975, S. 150–177):

- *Erstes Stadium:* »Etwas stimmt nicht« oder die Symptomerfahrung,
- *Zweites Stadium:* »Ich bin krank« oder die Annahme der Krankenrolle,
- *Drittes Stadium:* »Ich muß zum Arzt« oder die medizinische Diagnose als Definition,
- *Viertes Stadium:* »Ich bin Patient« oder die organisierte Krankheit,
- *Fünftes Stadium:* »Werde ich gesund?« oder der Ausgang der Patientenkarriere.

Ob diese Stadien durchlaufen werden oder nicht, hängt von einer Vielzahl von Faktoren ab, die das Krankheitsverhalten beeinflussen. Mechanic (1978, S. 268 f.) hat sie zu zehn Determinanten des Hilfesuchens (help-seeking-behavior) zusammengefasst:

121

1. Sichtbarkeit und Bedeutung von abweichenden Zeichen und Symptomen,
2. das Ausmaß, in dem diese Symptome als ernst anzusehen sind, und wie groß der ihnen zugeschriebene Grad an Gefährlichkeit ist,
3. das Ausmaß, in dem diese Symptome das Familienleben, die Arbeit und andere soziale Aktivitäten beeinträchtigen,
4. die Häufigkeit der abweichenden Zeichen oder Symptome, ihre Dauer oder ihre Wiederkehr,
5. die Toleranzschwelle gegenüber diesen Symptomen,
6. vorhandene Informationen, Wissen und kulturelle Annahmen und Erklärungen der Betroffenen,
7. Bedürfnisse nach Verleugnung dieser Symptome,
8. Bedürfnisse, die mit dem Krankheitsverhalten konkurrieren,
9. konkurrierende Erklärungen der Beschwerden,
10. Vorhandensein von Behandlungseinrichtungen, ihre Nähe sowie die psychologischen und finanziellen Kosten, die mit ihrem Aufsuchen verbunden sind (damit sind nicht nur die physische Entfernung, die Frage der vorhandenen Zeit und der finanziellen Mittel gemeint, sondern auch die Probleme der sozialen Distanz und solche »Kosten« wie Stigma und Gefühle von Versagen, die mit einem Behandlungskontakt verbunden sein können).

Faltermaier hat sich ausführlich mit Fragen der Selbstbehandlung und des Umgangs mit Alltagsbeschwerden im Haushalt und durch Haushaltsmitglieder beschäftigt (1994, S. 145 ff.).

> »Als häufige Alltagsbeschwerden werden beispielsweise Kopfschmerzen, Magen- und Verdauungsbeschwerden, Erkältungs- und Grippesymptome, Hautausschläge, Rückenbeschwerden, »Frauenbeschwerden« und Zahnschmerzen betrachtet. Solche Beschwerden sind alltäglich, weil sie fast jeder und jede kennt, weil sie sehr verbreitet sind und weil sie nicht notwendig zur unmittelbaren Konsultation eines Experten führen müssen. Eine repräsentative deutsche Befragung (Grunow et al., 1983) zeigt, daß im Zeitraum eines Jahres nur 13 Prozent der Bevölkerung keine Beschwerden hatten und nur 38 Prozent keine Krankheiten. Der Umgang mit Beschwerden oder die Selbstbehandlung von alltäglichen Krankheiten müssen somit als wichtige Momente des Gesundheitshandelns von Laien verstanden werden. Der Umfang der Selbstbehandlung von alltäglichen Beschwerden und Krankheiten als Teil der Laienversorgung außerhalb des professionellen Versorgungssystems wird in neuerer Zeit in teilweise repräsentativen Studien untersucht. Schon in den 70er Jahren haben britische und amerikanische Untersuchungsergebnisse angedeutet, daß ein hoher Anteil der Krankheitsepisoden (um 80 Prozent) in der Familie selbst behandelt werden oder als keiner Behandlung bedürftig interpretiert werden«.

In der Pyramide des Gesundheitssystems der Weltbank wurden die Haushalte als Basis der Gesundheitsversorgung bezeichnet. Diese »Basisfunktion« erfüllen die Haushalte neben der Bewältigung von sog. Alltagsbeschwerden insbesondere gegenüber ihren chronisch kranken und pflegebedürftigen Mitgliedern. Denn auch der im Rahmen ambulanter Dienste behandelte Patientenkreis bleibt, von gelegentlichen Arztbesuchen und immer seltener werdenden Hausbesuchen des Arztes abgesehen, Patient in der Familie. Und der stationäre Patient wird ebenfalls – insbesondere angesichts der immer kürzer werdenden Aufenthaltszeiten im Krankenhaus – als zu betreuender, zu pflegender, hilfsbedürftiger Patient in die Familie zurückkehren.

Abholz und Schafstedde (1990) haben eine »Problemskizze« über *chronische Krankheiten* vorgelegt:

1. »Unter chronischer Krankheit versteht man das Vorliegen einer Erkrankung, die nicht heilbar ist, den Patienten also lebenslang begleitet. Chronische Erkrankungen haben zudem zumeist einen progredienten Verlauf.
   Die Auswirkungen chronischer Erkrankungen können jedoch z. T. durch medizinische Interventionen gemindert, die Symptomatik gemildert werden.
2. Chronische Krankheit wird *immer* durch den medizinischen Aspekt, die Auswirkungen der Krankheit auf das Leben des Patienten sowie die Umgangsform des Patienten mit seiner Krankheit bestimmt und *individuell definiert*.
3. Die Medizin teilt Krankheiten – so auch chronische Krankheiten – nach Ätiologie und Pathogenese ein. Der Begriff der Chronizität ist hier kein primär konstitutives Moment für eine Systematik von Krankheiten. Eine solche Einteilung hat ihren Sinn, trägt aber zum Umgang mit der chronischen Krankheit wenig bei.
4. Eine Systematik chronischer Erkrankungen aus der *Betroffenheit der Patienten* heraus, läßt sich wie folgt entwerfen:
   I. Weitgehend asymptomatische chronische Erkrankungen: sog. Risikoerkrankungen bzw. Risikofaktoren: Diab. mell. Typ II, Hyperlipidämie, Hochdruck usw.
   II. Symptomatische chronische Erkrankungen:
      a) Krankheiten, die nicht als lebensbedrohlich gelten: z. B. entzündliche rheumatische Erkrankungen, Colitis ulcerosa, chronische Bronchitis, Ulcusleiden, periphere Durchblutungsstörungen usw.
      b) Krankheiten, die nur potentiell als lebensbedrohlich gelten: koronare Herzkrankheit, Niereninsuffizienz, Schizophrenie etc.
      c) Krankheiten, die stets als lebensbedrohlich gelten: z. B. Carcinome.
5. Im Verlauf der Erkrankung sieht sich der Patient in unterschiedlichem Maße mit folgenden *Belastungen* konfrontiert:
   a) Einschränkungen der körperlichen Integrität und des Wohlbefindens;
   b) Notwendigkeit, sich an seine physischen und sozialen Umgebungen neu anzupassen;
   c) Veränderung vertrauter Rollen und Aktivitäten;
   d) Veränderung des Selbstkonzepts und der Zukunftspläne;
   e) Bedrohung des emotionalen Gleichgewichts;
   f) Lebensbedrohung und Todesangst.
6. Folgende vier *Grundformen des Umgangs* mit chronischer Krankheit lassen sich auseinanderhalten:
   a) Versuch der Ausgliederung der Krankheit, der sich als Verdrängungs- oder Verleugnungsprozeß beschreiben läßt. Die Krankheit bleibt etwas nur Negatives, die innere Auseinandersetzung wird abgelehnt oder gefürchtet als Zugeständnis an einen Feind oder als Schwäche, die den Verlauf nur ungünstig beeinflussen kann. Hier ist als Beispiel die sogenannte Non-Compliance zu nennen.
   b) Die Krankheit wird – auch bei objektiver Sinnlosigkeit – durchgehend bekämpft. Es werden immer wieder neue Therapie-Regime versucht, es werden immer neue Therapeuten aufgesucht, die von der Krankheit befreien sollen.
   c) Die Krankheit wird zum strukturierenden Mittelpunkt des Lebens, entweder als existentielle Entscheidung auf dem Hintergrund tief empfundener philosophischer oder religiöser Weltanschauungen oder als neurotische Fehlhaltung in Form gegen sich selbst gerichteter zerstörerischer Aggressionen. (Stichworte: Sek. Krankheitsgewinn, Krankheit als Strafe, Schicksal usw.)
   d) Die Krankheit wird in den Lebensprozeß integriert. Anpassung an die Notwendigkeit und Einschränkungen, die die Krankheit erzwingt bei gleichzeitigem Festhalten am Sinn auch eines eingeschränkten Lebens. Die verbleibenden Lebensmöglichkeiten werden dennoch bejaht (positive Resignation).
7. Das *Medizin-System* berücksichtigt ganz vorwiegend nur die *medizinischen Aspekte* chronischer Krankheit. Die psychischen und sozialen Folgen chronischer Krankheit, die Umgangsformen des Patienten mit seiner Krankheit stehen nicht im Mittelpunkt.

Dies genau aber wären Voraussetzungen für eine adäquate Betreuung. Ein ganzheitlicher Ansatz der Versorgung ist aus der Spezifik chronischer Krankheit als Forderung ableitbar. Ohne einen solchen Ansatz gibt es eine medizinisch definierte Versorgungsrealität *neben* einer durch den Patienten definierten Bedürfnis-Realität.

8. Innerhalb des *Medizin-Systems* ist eine Hierarchie der chronischen Krankheiten auffindbar: Oben stehen die Erkrankungen, die behandelbar sind oder bei denen eine Behandelbarkeit erfolgreich darzustellen ist. Beispiele sind die Therapie des Hochdrucks, der Fettstoffwechselstörungen, der koronaren Herzerkrankung bis zur koronaren By-pass-OP etc.
   Unten in der Hierarchie der Erkrankungen stehen die nicht oder nur wenig erfolgreich behandelbaren Erkrankungen. Beispiele hierfür sind degenerative rheumatische Erkrankungen, Hirn-Abbau-Erkrankungen, Schizophrenie etc.

9. Das *Medizin-System* nutzt chronische Krankheiten, um das eigene Tätigkeitsfeld – je nach Bedarf – auszudehnen oder zurückzunehmen. Unter der Begrifflichkeit der chronischen Krankheit wird die Versorgung der alten Menschen – je nach institutioneller und finanzieller Notwendigkeit – medikalisiert oder wieder – unter Aufgabe der Begrifflichkeit *chronischer Krankheit* – abgegeben.«

Wie groß die Belastung und der Unterstützungsbedarf von Familien durch zu pflegende Angehörige ist, war Gegenstand einer repräsentativen Untersuchung, die Infratest im Auftrag des Bundesministeriums für Familie, Senioren, Frauen und Jugend durchgeführt hat (Schneekloth u. Potthoff, 2003). Eng verbunden mit dem Problem der häuslichen Pflege chronisch kranker, alter und behinderter Menschen ist das Problem des Sterbens zu Hause. Wir werden auf beide Themen im **Kapitel 5.4** ausführlich zurück kommen.

4.2 Patienten in ambulanten Einrichtungen

Im Durchschnitt suchen pro Jahr ca. 90 % der Bevölkerung mindestens einmal einen niedergelassenen Arzt auf, wobei die Inanspruchnahme geschlechts- und schichtenspezifisch variiert. Frauen zeigen insgesamt eine höhere Inanspruchnahme, das Gleiche gilt für Angehörige höherer Sozialschichten. Die durchschnittliche Inanspruchnahme niedergelassener Ärzte und Zahnärzte beträgt 11 Besuche im Jahr. Unter den Fachrichtungen der Ärzte wird der Allgemeinarzt am häufigsten aufgesucht. Der Bundesgesundheitssurvey enthält darüber hinaus folgende Daten zur Inanspruchnahme weiterer Gesundheitsberufe:
Neben den Medizinern werden (in einem Zeitraum von vier Wochen vor der Befragung) von ca. 14 % der Bevölkerung – in absteigender Reihenfolge – Masseure und Bademeister, Apotheker, Optiker, Heilpraktiker, Krankengymnasten, Psychotherapeuten konsultiert. In den letzten zwölf Monaten vor dem Interview hatten 2,8 % der Bevölkerung einen Arzt für Naturheilkunde oder – etwa gleich viel – einen Arzt für Homöopathie aufgesucht. Ein Heilpraktiker wurde in 3,6 % der Fälle konsultiert (Robert Koch-Institut, 2003b, S. 14). Hinsichtlich der Sozialschichtenzugehörigkeit zeigt sich hier eine größere Nutzung bei Angehörigen höherer Sozialschichten.

Über 90 % aller (im telefonischen Gesundheitssurvey von 2003/4) befragten Frauen und Männer geben an, einen Hausarzt zu haben, zu dem sie normalerweise bei gesundheitlichen Problemen gehen. Dieser Hausarzt ist bei 77 % der Frauen und 82 % der Männer Allgemein- oder praktischer Arzt (Robert Koch-Institut, 2006, S. 46 f.). Tabelle 4.1 zeigt die Inanspruchnahme der ambulanten, vertragsärztlichen Versorgung nach Fachgruppen 2004 in Nordrhein-Westfalen.

Einen detaillierten Einblick in die ambulante Versorgung der Bevölkerung durch Allgemeinärzte eröffnet das sog. Arzt-Datenträger-Panel (ADT), in dem die Abrechnungsdaten von 450 Vertragsärzten aus Nordrhein erfasst und vom Zentralinstitut der kassenärztlichen Versorgung aufbereitet werden. Das Panel beinhaltet je Quartal die Daten von über 600 000 Patienten. Darunter sind rund 70 000 Patienten-Daten aus 60 Praxen von Fachärzten für Allgemeinmedizin und Praktischen Ärzten. Die zehn häufigsten Diagnosen in Allgemeinpraxen zeigt Tabelle 4.2.

Die Altersgruppe der 30- bis 39-Jährigen war unter den Patienten in Allgemeinpraxen am häufigsten anzutreffen. Knapp 17 % der Patienten gehören dieser Gruppe an. Sie suchen durchschnittlich 2,7-mal pro Quartal die Praxis auf, vor allem wegen Rückenschmerzen, Bronchitiden und Atemwegsinfektionen. Bei den 60- bis 69-Jährigen – mit ca. 15 % des Patientenklientels die zweitgrößte Gruppe – lag die Zahl der Arztkontakte bei 4,4 pro Quartal. Am aufwändigsten war die Betreuung der ältesten Patienten, der über 79-Jährigen.

Tab. 4.1: Inanspruchnahme der ambulanten, vertragsärztlichen Versorgung nach Fachgruppen 2004 in Nordrhein-Westfalen

Fachgruppe	ambulante Behandlungsfälle (ohne Psychotherapeuten)			
	Anzahl	Je Arzt	Je 1 000 Einw.	Anteil in %
Hausärzte	36 354 864	3 427,1	2 011,3	38,8
Gebietsärzte darunter:	57 451 932	4 057,3	3 178,5	61,2
• Augenärzte	6 425 967	5 186,4	355,5	6,9
• Chirurgen	2 672 196	2 581,8	147,8	2,8
• Dermatologen	4 387 890	6 162,8	242,8	4,7
• Gynäkologen	11 542 574	5 020,7	1 244,9	12,3
• Hals-Nasen-Ohren-Ärzte	4 156 345	4 577,5	229,9	4,4
• Internisten	4 487977	2 620,0	248,3	4,8
• Kinderärzte	5 895 178	4 573,5	2 119,8	6,3
• Nervenärzte und Psychiater	2 736 289	2 445,3	151,4	2,9
• Orthopäden	5 378 516	4 685,1	297,6	5,7
• Radiologen	3 208 398	4 210,5	177,5	3,4
• Urologen	2 296 053	3 656,1	127,0	2,4
Ärzte insgesamt	93 806 796	3 787,4	5 189,8	100

Quelle: Landesamt für den öffentlichen Gesundheitsdienst Nordrhein-Westfalen, 2004

Tab. 4.2: Die zehn häufigsten Diagnosen in Allgemeinarztpraxen

Rang	Diagnosen (nach ICD-10-Schlüsselnummern und Kurztext, Mehrfachnennungen möglich)	Anteil (in Prozent aller Patienten)
1	essentielle (primäre Hypertonie)	18,1
2	Störungen des Lipoproteinstoffwechsels und sonstige Lipidämien	15,9
3	Rückenschmerzen	12,0
4	akute Bronchitis	9,1
5	chronische ischämische Herzkrankheit	8,0
6	Adipositas	6,8
7	Gastritis und Duodenitis	5,9
8	sonstige Krankheiten der Wirbelsäule und des Rückens, andere, nicht klassifizierte	5,9
9	sonstige nichttoxische Struma	5,7
10	akute Infektionen an mehreren oder nicht näher bezeichneten Lokalitäten der oberen Atemwege	5,5

Quelle: ZI, Datenbasis: ADT-Panel I/2000

Sie kamen im Schnitt sechsmal pro Quartal in die Praxis. Der Leistungsbedarf lag dreimal so hoch wie bei den 30bis 39-jährigen Patienten. Als »Dauerpatienten« wurden diejenigen Patienten bezeichnet, die in jedem Quartal innerhalb eines Jahres mindestens einmal den Arzt aufgesucht hatten. Das waren 23,3 % aller Patienten bei Allgemeinärzten, 27,1 % aller Patienten bei hausärztlich tätigen Internisten und über 10 % der Patienten bei Gynäkologen, Kinderärzten, Nervenärzten und Urologen. Bei den Allgemeinärzten und den hausärztlich tätigen Internisten verursacht dieses Patientenklientel zwischen 50 und 60 % der gesamten Jahresbehandlungskosten (vgl. auch Sachverständigenrat, 2000/2001, S. 61).

Aus Patientensicht ist bedeutsam, ob der Arzt die ihm präsentierten Beschwerden entschlüsseln und ursachenbezogen behandeln kann. Dies ist bei psychosomatischen Erkrankungen ein wiederholt nachgewiesenes Problem, wie Tress u. a. (1996, S. 481 ff.) zusammenfassend dargestellt haben:

»Nach epidemiologischen Studien leiden etwa 25 % der erwachsenen Durchschnittsbevölkerung in Deutschland an psychogenen oder psychogen mitbedingten Beschwerden (hauptsächlich Neurosen, psychosomatische Krankheiten und pathologische Reaktionen auf belastende Lebensereignisse) in einem Ausmaß, das nach den Standards des Sozialgesetzbuchs V als krankheitswertig einzustufen ist. Unter den Patienten eines Hausarztes (Allgemeinärzte, Internisten) beläuft sich die Rate an psychogenen Störungen auf 40 %. Diagnostik und Therapie der psychogen erkrankten Patienten stellen erhebliche Anforderungen an die niedergelassenen Ärzte; es ist davon auszugehen, daß 30 bis 50 % dieser Patienten nicht ausreichend diagnostiziert werden. Auch die Therapie der erkannten psychogenen oder psychogen mitverursachten Erkrankungen erweist sich häufig als schwierig, besonders bei Patienten mit funktionellen Erkrankungen, die an einem somatischen Krankheitsverständnis festhalten ... Darüber hinaus aber erhalten nicht ausreichend diagnostizierte Patienten keine adäquate Therapie, haben schlechtere Behandlungsergebnisse und erhöhen die Kosten im Gesundheitssystem«.

Besonders problematisch wirkt sich dabei die in Allgemeinpraxen hohe Verschreibungsrate von Psychopharmaka bei psychogenen Erkrankungen aus. Das Heer von tranquilizer-abhängigen Menschen (überwiegend Frauen) leidet somit weitgehend unter einer »ärztlich verschriebenen Sucht«. Damit ist die sog. »Soziale Iatrogenesis« angesprochen, die von Illich (1977) auch treffend als »Medikalisierung« bezeichnet wird: Psychosoziale Probleme, die hinter einer Vielzahl von Krankheiten stehen, werden medikalisiert, d. h. von ihren Ursachenkonstellationen abstrahiert, in biomedizinische Krankheitsbilder umgemünzt und in medizinische Krankheitskarrieren (»Fälle«) umgeleitet, womit letztlich keine Lösung der Probleme verbunden ist.

Wir haben an verschiedenen Stellen des Buches auf die besondere Bedeutung chronischer Erkrankungen hingewiesen. Eine optimale ambulante Versorgung chronisch kranker Menschen war im Rahmen der klassischen Versorgungsstruktur durch Einzelpraxen und ohne Einbeziehung anderer medizinischer und psychosozialer Berufsgruppen nicht zu erreichen. Im internationalen Vergleich belegte Deutschland hinsichtlich der Versorgung chronisch Kranker deshalb nur hintere Plätze. Mit der Einführung der sog. Disease-Management-Programme (DMP) ist hier eine Wende eingetreten: DMP sind strukturierte Behandlungsprogramme, die dazu beitragen sollen, den Behandlungsablauf chronisch kranker Menschen durch eine qualitätsgesicherte und sektorübergreifende Versorgung zu optimieren. Zuerst wurden DMP für Diabetes mellitus, Brustkrebs und Koronare Herzkrankheit eingeführt, Programme für Asthma und chronisch obstruktive Atemwegserkrankungen (COPD) folgen. Im November 2005 waren beispielsweise bei der AOK eine Million Versicherte in ein DMP eingeschrieben, betreut wurden sie von 50 000 Ärzten. Auch mehr als 1 100 Krankenhäuser sind in DMP eingebunden. Gesetzliche Grundlage der Programme ist das Anfang 2002 in Kraft getretene Gesetz zur Reform des Risikostrukturausgleichs in der GKV. Es sorgt dafür, dass Krankenkassen, die sich gezielt um chronisch Kranke kümmern, daraus im Kassenwettbewerb kein finanzieller Nachteil entsteht. DMP müssen gesetzlich festgelegten Qualitätskriterien entsprechen. Zuständig für die Prüfung und die Zulassung der einzelnen Programme ist das Bundesversicherungsamt.

4.3 Patienten in stationären Einrichtungen

Heute erfolgen ca. 99 % aller Geburten und ca. 70 % aller Sterbefälle im Krankenhaus. Etwa jeder fünfte Bürger wird einmal jährlich in einem Krankenhaus behandelt. Hinzu kommt noch eine große Zahl von Menschen in Alten- und Pflegeheimen sowie von geistig, körperlich und seelisch behinderten Menschen in stationären Behinderteneinrichtungen. Erwartungsgemäß nimmt ihr Anteil mit zunehmendem Alter zu. Da nicht nur die absolute Zahl älterer Menschen, sondern auch der Anteil der sehr alten Menschen unter ihnen zunehmen wird, wird die Bedeutung stationärer Versorgungseinrichtungen zwangsläufig zunehmen.

In den Krankenhäusern wurden 2004 16 802 000 »Fälle« behandelt, bei einer durchschnittlichen Verweildauer von 8,7 Tagen. Die durchschnittliche Auslastung lag bei 75,5 %. In den Vorsorge- und Rehabilitationseinrichtungen waren es 2004 1 889 000 »Fälle« mit einer durchschnittlichen Verweildauer von 25,1 Tagen und einer Bettenauslastung von 73,5 %. Die häufigsten fünf Diagnosen bei vollstationären Patienten (ohne Geburten) waren 2004:

Bei Frauen: bösartige Neubildungen der Brustdrüse, Gallensteine, Herzinsuffizienz, Arthrose des Kniegelenks, Angina Pectoris. Bei Männern: psychische und Verhaltensstörungen durch Alkohol, Angina Pectoris, Chronische ischämische Herzkrankheit, Leistenbruch, Akuter Herzinfarkt (Statistisches Bundesamt, 2005).

Diese wenigen Zahlen belegen die große Bedeutung stationärer Einrichtungen in der Behandlung und Pflege von Patienten im Gesundheitswesen.

Nach Coe lassen sich stationäre Einrichtungen im Gesundheitswesen in folgende drei Typen einteilen:

• Stationäre Einrichtungen zur *Behandlung* von Patienten,
• Stationäre Einrichtungen zur *Rehabilitation* von Patienten,
• Stationäre Einrichtungen zur *Verwahrung* von Patienten.

Diese Typen unterscheiden sich – wie **Tabelle 4.3** zeigt – in mehrerer Hinsicht.

Tab. 4.3: Typen stationärer Versorgung

	Verwahrung	Versorgung	Rehabilitation
Ziele	Betreuung	Behandlung	Wiederherstellung
Krankheitsprognose	unheilbar	heilbar	veränderbar
Therapie	gelegentlich	zentral	zusätzlich
Krankenrolle	permanent	temporär	intermittierend
Patienten-Motivation	Befolgung institutioneller Regeln	Befolgung ärztlicher Anordnungen	Erlangen von Unabhängigkeit
Institution	Totale Institution	Allgemeines Krankenhaus	Rehabilitationszentrum

Quelle: Coe, 1970, S. 283

Auch die uns in diesem Kapitel besonders interessierende psychosoziale Lage der Patienten ist wesentlich abhängig von dem Typ der Einrichtungen, wenn auch die folgenden Hauptmerkmale der psychosozialen Probleme im Krankenhaus sich in abgeschwächter Form in allen Einrichtungen finden lassen. Es lassen sich unter anderem folgende Hauptprobleme identifizieren (vgl. Siegrist, 2006):

• Angst, Informationsdefizite und Kommunikationsprobleme,
• Ent-Persönlichung,

- Hospitalismus,
- Fehlplazierung.

Eine Krankenhauseinweisung ist in hohem Maße mit Angst verbunden, Angst vor dem Ausgang der Krankheit, Angst vor der eigenen Zukunft bzw. der Zukunft der Familie etc. und Angst vor der Bedeutung von Untersuchungsmaßnahmen, Behandlungen usw. Dies ist in empirischen Arbeiten häufig dokumentiert worden. Diese Analysen beziehen sich auf die Zeit der Einweisung, auf den Krankenhausaufenthalt und die Zeit der Entlassung, die ebenfalls für viele Patienten deshalb eine belastende Situation darstellt, weil sie befürchten, nach der Entlassung ohne Hilfen nicht zurechtzukommen.

Die der Angst unter anderem zugrunde liegende Unsicherheit des Patienten in der Institution Krankenhaus wird wesentlich bedingt oder aber verstärkt durch das Ausmaß der geringen *Information,* die dem Patienten von Seiten des Krankenhauspersonals zuteil wird. Die hier zu diesem Problem vorliegenden Untersuchungen zeigen, dass das Bedürfnis der Patienten, über Diagnose und Therapie seiner Erkrankung informiert und aufgeklärt zu werden, im Allgemeinen sehr groß ist, die tatsächliche Informiertheit dagegen aber sehr gering. Doch ist nicht nur das Wissen des Patienten über seine Krankheit gering, auch das Wissen des Arztes über die Sozialanamnese des Patienten ist – insbesondere bei Patienten unterer Sozialschichten – sehr lückenhaft.

Diese *»gestörte« Kommunikation* zwischen Krankenhauspersonal und Patienten ist nicht nur Gegenstand vieler Berichte von Patienten über ihre Krankenhauserfahrungen, sondern Thema einer Reihe medizinsoziologischer Untersuchungen, insbesondere auch im Hinblick auf die Auswirkungen auf den therapeutischen Prozess und das Krankheitsverhalten der Betroffenen (vgl. Siegrist, 2005). Dabei gestaltet sich die Interaktion mit todkranken und sterbenden Patienten besonders schwierig. Mit diesem Thema und den in der Hospizbewegung realisierten Alternativen werden wir uns ausführlicher in **Kapitel 5.4** beschäftigen.

Eng verbunden mit dem Problem der gestörten Kommunikation zwischen Patient und Personal ist das Problem der Unpersönlichkeit bzw. *Ent-Persönlichung* in stationären Einrichtungen. Die Reduzierung eines Patienten auf seine Diagnose (»die Galle in Zimmer 8«) ist dafür ein anschauliches Beispiel. Ebenfalls bedeutsam für den Prozess der Ent-Persönlichung ist die Einschränkung der Privatsphäre des Patienten, die sich in der Unterbringung in großen, unpersönlichen Krankenzimmern, in der Verordnung unnötigen Liegezwangs, in der Begrenzung von Außenkontakten, in der Verordnung von Krankenhauskleidung etc. realisiert.

Wenn die Begrenzung des Informations- und Kontaktbedürfnisses und die Ent-Persönlichung des Patienten über längere Zeit und in ausgeprägtem Maße erfolgen, kommt es zu einer schwerwiegenden als *Hospitalismus* bezeichneten Reaktion des Patienten. Diese Reaktion besteht in einer ausgeprägten Apathie, in Interesselosigkeit und in einer Überanpassung an Krankenhausnormen und -regeln mit der Konsequenz der Unfähigkeit, außerhalb der Krankenhausmauern zu existieren. In stationären Einrichtungen vom Typ »Verwahrung«, wie z. B. in großen psychiatrischen Einrichtungen, Altenpflegeheimen, Behindertenheimen, ist dies eine häufig zu beobachtende Reaktion. In psychiatrischen Einrichtungen ist der Prozess des Institutionalismus bzw. Hospitalismus häufig untersucht worden (vgl. die »Klassiker«: Goffman, 1972; Fengler u. Fengler, 1980). Von Goffman stammt auch der Begriff der »totalen Institution« für diese Einrichtungen:

> »Das zentrale Merkmal totaler Institutionen besteht darin, daß die Schranken, die normalerweise die … Lebensbereiche voneinander trennen, aufgehoben sind: 1. Alle Angelegenheiten des Lebens finden an ein und derselben Stelle, unter ein und derselben Autorität statt. 2. Die Mitglieder der Institution führen alle Phasen ihrer täglichen Arbeit in unmittelbarer Gesellschaft einer großen Gruppe von Schicksalsgenossen aus, wobei allen die gleiche Behandlung zuteil wird und alle die gleiche Tätigkeit gemeinsam verrichten müssen. 3. Alle Phasen des Arbeitstages sind exakt geplant, eine geht zu einem vorher bestimmten Zeitpunkt in die nächste über, und die ganze Folge der Tätigkeiten wird von oben durch ein System expliziter formaler Regeln und durch einen Stab von Funktionären vorgeschrieben. 4. Die verschiedenen erzwungenen Tätigkeiten werden in einem einzigen rationalen Plan vereinigt, der angeblich dazu dient, die offiziellen Ziele der Institution zu erreichen« (Goffman, 1972, S. 17).

Die Analyse dieser Einrichtungen als »totale Institutionen« hat auch dazu beigetragen, das auffällige Verhalten der Patienten als Reaktion auf die speziell in diesen Einrichtungen vorherrschenden Lebensbedingungen zu verstehen anstatt als zwangsläufiges krankheitsbedingtes Verhalten. Gerade in der psychopathologischen Forschung der klassischen Psychiatrie scheint es sich bei vielen Beschreibungen von Krankheitsverläufen und sogenannten »Endzuständen« eher um eine Beschreibung von Hospitalismuseffekten zu handeln. Aufgrund der Daten der Psychiatrie-Enquête über die Situation der Patienten in psychiatrischen Krankenhäusern kann davon ausgegangen werden, dass es sich bei den meisten der größeren Krankenhäuser um »totale Institutionen« im Sinne Goffmans gehandelt hat: 33 % der Kranken lagen in Schlafräumen mit 1–5, je 28 % in Schlafräumen mit 6–10 bzw. 11–20, 11 % in Schlafräumen mit 21 und mehr Betten. Heute scheint sich das Problem z. T. auf die psychiatrische Versorgung in Heimen verlagert zu haben (vgl. Schulze Steinmann u. a., 2003).

Ein weiteres großes Problem stationärer Versorgung ist das Problem der *Fehlplatzierung* (misplacement). Damit ist gemeint, dass Patienten entweder gänzlich im Krankenhaus »fehl am Platze« sind, d. h. besser außerhalb stationärer Einrichtungen in der Gemeinde z. B. in Wohngemeinschaften versorgt werden könnten, oder aber, dass Patienten im »falschen« Krankenhaus sind, weil sie z. B. anstatt in einem Akutkrankenhaus bedürfnisgerechter in einer Rehabilitationsklinik versorgt werden müssten. Wie leicht einzusehen ist, hat dieses Misplacement sowohl psychosoziale wie auch ökonomische Aspekte. Das Bundesministerium für Arbeit und Soziales hat für das Jahr 1998 noch folgende Zahlen über die Größenordnung der Fehlplatzierung genannt (1998, S. 34 ff.):

- »Nach Angaben der Länder sind zwischen 24 bis 40 v. H. aller in psychiatrischen Krankenhäusern stationär Behandelten nicht krankenhausbehandlungsbedürftig; einige Krankenhäuser weisen auf Grund ihrer speziellen Struktur höhere Zahlen aus…
- Der Anteil fehlplazierter Langzeitpatienten ist in einzelnen Regionen stark unterschiedlich.
  Als Haupthindernis für die Enthospitalisierung chronisch psychisch Kranker und Behinderter gilt allgemein das Fehlen gemeindenaher Hilfen im ambulanten und komplementären Bereich des betreuten Wohnens, der Beschäftigung sowie der Tagesstruktur und Kontaktaufnahme, die Voraussetzung für die Eingliederung oder Bewältigung des Alltages sind …

- In dem – exemplarisch dargestellten – Land Brandenburg werden zur Zeit 6 158 körperlich und geistig Behinderte, chronisch psychisch Kranke und suchtmittelabhängige Menschen in 135 stationären Einrichtungen betreut. Von den rund 5 700 geistig behinderten Menschen leben etwa 4 700 in Behinderteneinrichtungen, die anderen fehlplaziert in Landeskliniken oder Altenpflegeheimen. Darüber hinaus werden rund 1 500 Kinder und Jugendliche mit Behinderungen in stationären Einrichtungen betreut, 14 Behinderteneinrichtungen im Land sind sogenannte »Großeinrichtungen«, in denen noch viele Menschen aller Altersgruppen mit unterschiedlichen Behinderungsarten zum Teil auf engstem Raum unter schlechten baulichen Bedingungen traditionell bedingt lebten und leben.«

Es kann davon ausgegangen werden, dass sich im Zuge der Reform der Versorgung psychisch und körperlich behinderter Menschen – gerade auch in den neuen Bundesländern – das Ausmaß von »Misplacement« heute weniger gravierend darstellt.

4.4 Selbsthilfe und Mitbestimmung im Gesundheitswesen

Wir haben uns bislang primär mit dem *passiven* Patienten beschäftigt, mit dem Patienten also, der nicht nur seine Krankheit erleidet, sondern häufig genug noch die Defizite seiner gesundheitlichen Versorgung in ambulanten oder stationären Einrichtungen. Obwohl Passivität nicht zu den Charakteristika der Krankenrolle nach Parsons (vgl. ▶ **Kap. 1**) gehört – er nennt im Gegenteil u. a. die Merkmale, aktiv seine Gesundung zu betreiben und dazu professionelle ärztliche Hilfe aufzusuchen und zu kooperieren – haben wir doch in der Beschreibung des Arzt-Patienten-Kontaktes insbesondere in stationären Einrichtungen die passive, gehorsame, ja unterwürfige Haltung des Patienten häufiger als Realität, man könnte sogar sagen als Verhalten eines »guten Patienten« kennen gelernt. Unser Interesse gilt nun den Patienten bzw. Personen, die zu ihrer Gesunderhaltung oder Krankheitsbewältigung neben dem professionellen medizinischen System einen weiteren aktiven Beitrag leisten, sei es, dass sie sich in Gruppen zusammenschließen, um ihre Gesundheitsprobleme gemeinsam zu lösen, sei es, dass sie gemeinsam aktiv werden, um Gesundheitsgefährdungen abzuwenden oder um eine bedürfnisgerechtere medizinische Versorgung zu erreichen.

4.4.1 Selbsthilfe im Gesundheitswesen

Dem Thema »Selbsthilfe im Gesundheitswesen« wird in der Medizinsoziologie und Gesundheitspolitik seit vielen Jahren eine besondere Aufmerksamkeit zuteil (vgl. Trojan, 1986; Braun u. Opielka, 1992; Braun u. Kettler, 1994; Braun u. a., 1994 u. 1997; Borgetto, 2004; Robert Koch-Institut, 2004b).

Die erste größere empirische Untersuchung über Gesundheitsselbsthilfe wurde von Trojan und Mitarbeitern in Hamburg durchgeführt. Nach den Vorschlägen von Trojan (1986) müssen folgende *Definitionsmerkmale* vorhanden sein, wenn von Gesundheitsselbsthilfezusammenschlüssen gesprochen werden soll:

- Betroffenheit durch ein gemeinsames Problem,
- keine oder geringe Mitwirkung professioneller Helfer,
- keine Gewinnorientierung,
- gemeinsames Ziel: Selbst- und/oder soziale Veränderung,
- Arbeitsweise: Betonung gleichberechtigter Zusammenarbeit und gegenseitiger Hilfe.

Dabei wird der Begriff »Selbsthilfezusammenschlüsse« als Oberbegriff für Selbsthilfegruppen (wie z. B. die Anonymen Alkoholiker) und Selbsthilfeorganisationen (wie z. B. die Rheuma-Liga) vorgeschlagen.

Braun und Opielka unterscheiden vier Typen von Selbsthilfegruppen im Sozial- und Gesundheitsbereich, die sie folgendermaßen charakterisieren (Braun u. Opielka, 1992, S. 43 ff.):

Typ 1: Selbsthilfegruppen von Betroffenen (46 % aller Gruppen)
In diesen Gruppen helfen sich Betroffene weitgehend gegenseitig, indem vor allem über Gespräche eine Veränderung von Problemdeutungen erreicht werden soll. Die Gruppen sind eher innenorientiert. Beispiele: Frauenselbsthilfe nach Krebs, Parkinson-Gruppe, Gruppe pflegender Angehöriger, Stillgruppen, Männergruppen.

Typ 2: Außenorientierte Selbsthilfegruppen (bzw. Selbsthilfevereinigungen, 26 % aller Gruppen)
Diese Gruppen sind stärker außenorientiert und formalisiert, z. B. als Verein. Sie erbringen Leistungen für ihre Mitglieder und andere Betroffene. Ihre Außenorientierung ist v. a. auf die Unterstützung bei individuellen Problemen gerichtet. Beispiele: Kneipp-Verein, Lebenshilfe, Lebensabendbewegung.

Typ 3: Selbsthilfeinitiativen (20 % aller Gruppen)
In ihnen engagieren sich Menschen aus solidarischer Betroffenheit und aus dem Interesse, sich für eine Verbesserung sozialer und gesundheitlicher Situationen einzusetzen und um anderen Menschen zu helfen. Die Außenorientierung dieser Gruppen ist auf die Gesellschaft und das sozialpolitische Umfeld gerichtet. Beispiele: Kinderschutzbund, Patienteninitiative, Arbeitslosentreffen.

Typ 4: Selbsthilfeprojekte (8 % aller Gruppen)
Hier engagieren sich Menschen für Verbesserungen in sozialen Bereichen sowie im Jugend- und Kulturbereich. Selbsthilfeprojekte sind in der Regel von hauptamtlich Tätigen organisiert. In Abgrenzung von bestehenden Diensten und Einrichtungen wollen sie alternative Dienstleistungen entwickeln. Beispiele: Mütterzentrum, Aidshilfe, Kooperative Gesund-Leben e. V.

Die Autoren haben auch eine Zuordnung der Selbsthilfegruppen zu Problembereichen vorgenommen. Selbsthilfegruppen sind danach in folgenden Problembereichen aktiv (Braun u. Opielka, 1992, S. 48 f.):

- chronische Erkrankungen   27 %
- psychosoziale Probleme, seelische Gesundheit   12 %
- Behinderungen   11 %
- Sucht/Abhängigkeit   10 %
- Eltern-/Kind-Selbsthilfe   10 %

- Frauenselbsthilfe   9 %
- besondere soziale Situationen
  (Arbeitslose, Ausländer etc.)   9 %
- Alter und Nachbarschaft   7 %
- Kultur/Ökologie   5 %

In einer neueren Untersuchung (NAKOS, 2003, zitiert in Robert Koch-Institut 2004, S. 14) werden auch die *Themenbereiche der Selbsthilfeorganisationen* auf Bundesebene analysiert. Danach befassen sich 75 % der Selbsthilfeorganisationen mit dem Themenfeld »Erkrankung/Behinderung«, 15 % mit »Psychosoziales/Lebenslagen/Lebenskrisen« und 10 % mit »Soziales/Gesellschaftliche Integration«.

Hinsichtlich der Zahl von Gesundheitsselbsthilfegruppen kommt eine Expertise des Robert Koch-Instituts zu folgenden Ergebnissen: »Auf der Grundlage von Hochrechnungen geht man heute davon aus, dass es in Deutschland ca. 70 000–100 000 Selbsthilfegruppen gibt, in denen rund 3 Millionen Menschen mitwirken. Demnach sind rund 5 % der 18–80jährigen Bevölkerung in Selbsthilfegruppen engagiert. Dieser Anteil lag vor 15 Jahren noch bei rund 1 %, so dass er sich damit annähernd verfünffacht hat. Dieser beachtliche Anstieg lässt sich auf verschiedene Faktoren zurückführen, z. B. die Zunahme von chronischen und psychischen Erkrankungen, Veränderungen der familiären Bindungen und Strukturen sowie nicht zuletzt auf die Zunahme der Anzahl von Angehörigengruppen« (2004, S. 12). Im Telefon-Gesundheitssurvey des Robert Koch-Instituts aus dem Jahr 2003 gaben insgesamt 9 % der 8 300 Befragten (im Alter von 18 bis 79 Jahren) an, schon einmal wegen ihrer eigenen oder der Gesundheit von anderen an einer Selbsthilfegruppe teilgenommen zu haben (ebenda, S. 12).

Ähnlich wie bei anderen »Systemen« für Gesundheit werden insbesondere sozial benachteiligte Bevölkerungsgruppen durch die Gesundheitsselbsthilfe seltener erreicht. Wie diese Situation verändert werden kann, ist Gegenstand des Forschungs- und Interventionsprojekts »Aktivierung von Selbsthilfepotenzialen«, das von Trojan mit Förderung des Bundesverbands der Betriebskrankenkassen durchgeführt wird (BKK-News Gesundheitsförderung aktuell, Sonderausgabe zum 4. BKK-Selbsthilfetag 2005).

Wir wollen noch einige Überlegungen über die Entstehungsursachen des Phänomens »Selbsthilfe im Gesundheitswesen« anstellen. Die zu nennenden möglichen Entstehungsbedingungen sind jedoch nicht isoliert nebeneinander, sondern als ein miteinander verflochtenes (und in diesem Rahmen nicht weiter herzuleitendes) Bündel von Faktoren zu betrachten.

- Die Veränderung des Krankheitsspektrums von akuten zu chronischen Krankheiten und die Erhöhung der Lebenserwartung haben dazu geführt, dass eine große Zahl von Menschen lebenslang durch Krankheiten behindert ist.
- Das Gesundheitssystem ist primär auf die Behandlung kurzfristiger Krankheitsepisoden ausgerichtet und nicht auf die längerfristige und psychosoziale Betreuung von chronisch Kranken.
- Insbesondere in der Mittelschicht gibt es zunehmend aufgeklärte Gruppierungen, die die Qualität von Gesundheitsleistungen kritisch hinterfragen.

- Die schützenden und versorgenden sozialen Netze (Familie, Nachbarschaft, Gemeinde etc.) sind zunehmend überfordert.
- Das Gesundheits- und Sozialsystem lässt sich – insbesondere in wirtschaftlichen Krisenzeiten – kaum noch finanzieren. Von daher begründet sich die Suche nach kostenneutralen Versorgungsmöglichkeiten, wie sie z. B. Selbsthilfezusammenschlüsse darstellen.

Selbsthilfezusammenschlüsse entstehen jedoch nicht nur aus der Kompensation defizitärer Gesundheitsversorgung, sondern entwickeln – primär aus der Betroffenheit der Beteiligten heraus – auch eine »neue Qualität« von Gesundheitsleistungen, die im professionellen System aus Expertenwissen allein nicht entstehen könnte.

Trojan (1986, S. 49) hat die genannten Faktoren zu einem Theoriemodell (vgl. ▶ **Abb. 4.1**) zusammengefügt.

Abschließend wollen wir noch auf die Möglichkeiten der *Unterstützung von Selbsthilfegruppen* eingehen. Folgende drei Förderinstrumente werden unterschieden:

- die direkte Unterstützung einzelner Selbsthilfegruppen durch finanzielle Zuwendungen und die kostenlose Bereitstellung von Räumen,
- die infrastrukturelle Unterstützung der Selbsthilfe durch Kontaktstellen,
- die institutionelle Unterstützung der Selbsthilfe durch örtliche Beiräte bzw. Kuratorien für die Selbsthilfe.

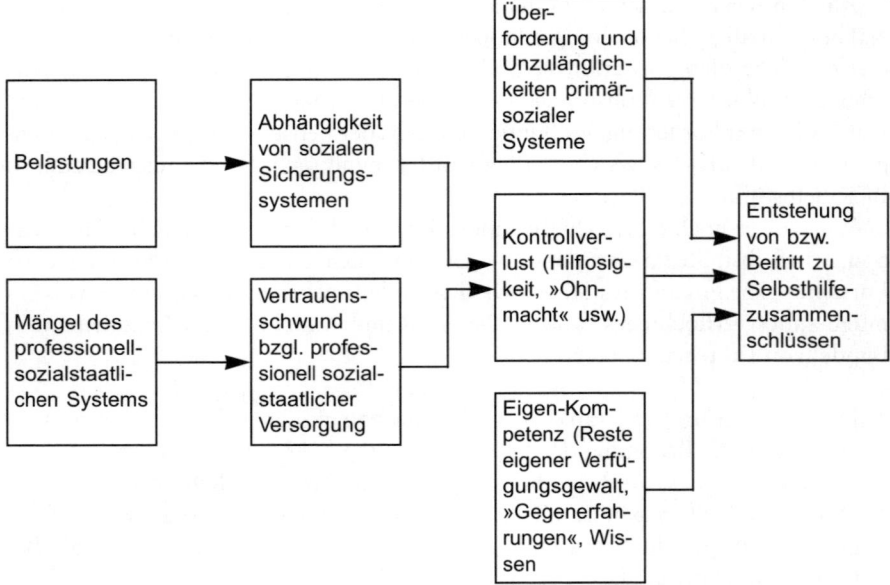

Abb. 4.1: Theoriemodell zu den Entstehungsbedingungen von Selbsthilfegruppen (*Quelle:* Trojan, 1986, S. 49)

Auch die Krankenkassen sind inzwischen verpflichtet, die Gesundheitsselbsthilfe zu unterstützen. So heißt es im § 20 SGB V (»Prävention und Selbsthilfe«):

> »Die Krankenkasse soll Selbsthilfegruppen, -organisationen und -kontaktstellen fördern, die sich die Prävention oder die Rehabilitation von Versicherten bei einer der im Verzeichnis nach Satz 2 aufgeführten Krankheiten zum Ziel gesetzt haben. Die Spitzenverbände der Krankenkassen beschließen gemeinsam und einheitlich ein Verzeichnis der Krankheitsbilder, bei deren Prävention oder Rehabilitation eine Förderung zulässig ist; sie haben die KBV und Vertreter der für die Wahrnehmung der Interessen der Selbsthilfe maßgeblichen Spitzenorganisationen zu beteiligen. Die Ausgaben der Krankenkassen für die Wahrnehmung ihrer Aufgaben nach Satz 1 sollen insgesamt im Jahr 2000 für jeden ihrer Versicherten einen Betrag von 0,51 Euro umfassen; sie sind in den Folgejahren entsprechend der prozentualen Veränderung der monatlichen Bezugsgröße nach § 18 Abs. 1 SGB IV anzupassen.«

Die Förderung von Selbsthilfe ist auch im neuen SGB IX festgeschrieben. Dort heißt es in § 29: »Selbsthilfegruppen, -organisationen und -kontaktstellen, die sich die Prävention, Rehabilitation, Früherkennung, Behandlung und Bewältigung von Krankheiten und Behinderungen zum Ziel gesetzt haben, sollen nach einheitlichen Grundsätzen gefördert werden«.

Insbesondere die *Selbsthilfekontaktstellen* haben sich als ein wirksames Instrument der Selbsthilfeförderung erwiesen. Selbsthilfekontaktstellen stellen somit auch ein neues interessantes Handlungsfeld für psychosoziale Berufe dar (ihre Zahl wird mit ca. 270 angegeben). Das Aufgabenprofil der Selbsthilfekontaktstellen umfasst die folgenden fünf Bereiche:

- Organisation und Dokumentation: Informationssammlung, Arbeitsorganisation, Fortbildung,
- Öffentlichkeitsarbeit, allgemeine Selbsthilfeunterstützung: z. B. Veranstaltungen, Weiterbildungsangebote,
- Beratung von Selbsthilfeinteressenten: Information, Kontaktvermittlung,
- Beratung von Selbsthilfegruppen: Hilfe bei Neugründungen, Vernetzung, individuelle Beratung,
- Kooperation mit Fachleuten: Beratung in Fragen der Selbsthilfe, Verbesserung der Kooperation mit Selbsthilfegruppen (vgl. auch die Empfehlungen zu Selbsthilfekontaktstellen der Deutschen Arbeitsgemeinschaft Selbsthilfegruppen e. V., 2001).

4.4.2 Mitbestimmung im Gesundheitswesen

Die Entwicklung von Mitbestimmungsformen im Gesundheitswesen ist in Deutschland am weitesten in der psychiatrischen Versorgung gediehen. Becker (1996, S. 7 ff.) gibt einen Überblick sowie eine Einschätzung der vorhandenen Partizipationsformen:

> »Beschwerdekommission, Petitionsausschuß und andere Beschwerdestellen Eigene Beschwerdekommissionen für psychisch Kranke (im Rheinland seit 1995 ›Beschwerdeausschuß‹) gibt es nur in Nordrhein-Westfalen und dort nur für die psychiatrischen Kliniken der beiden Landschaftsverbände. Ihnen gehören Kommunalpolitiker an, die von der Landschaftsversammlung gewählt und durch die Verwaltungsmitarbeiter eines ›Beschwerdereferats‹ unterstützt werden. Patienten können sich dort schriftlich beschweren und erhalten (oft einige Monate später) ein Antwortschreiben. Manchmal erfolgt auch ein Gespräch mit dem Patienten.

In anderen Bundesländern werden Beschwerden von einer Beschwerdestelle beim Landessozialamt oder Landeswohlfahrtsverband entgegengenommen. Außerdem verfügen die Landtage der Bundesländer über einen Petitionsausschuß, der von allen Bürgern des Landes angerufen werden kann. Alle genannten Instanzen arbeiten nicht als Interessenvertretung, sondern gehen nur den Beschwerden einzelner Personen nach.

Die Praxis zeigt, daß die Arbeit der Beschwerdekommission und des Petitionsausschusses überwiegend ›starken‹ Patienten zugute kommt und ›schwache‹ durch ihren Behördencharakter und Patientenferne eher ausschließt: Forensische und suchtkranke Patienten sind bei den Beschwerden deutlich überrepräsentiert.

Besuchskommission

Nach den ›PsychKG‹– den nach Bundesländern verschiedenen Psychisch-Kranken-Gesetzen – bestehen in einigen Bundesländern Kommissionen zur Kontrolle von Krankenhäusern, in die Zwangseinweisungen erfolgen. Das geschieht in Nordrhein-Westfalen durch einen einmal im Jahr stattfindenden, vorher angemeldeten Besuch einer dreiköpfigen Besuchskommission. Dabei werden zufällig ausgewählte Krankenakten eingesehen, Patienten befragt und Räume begutachtet.

Durch den geringfügigen Umfang ihrer Tätigkeit hat die Besuchskommission nur wenig Einfluß. Sie wirkt als externe Qualitätskontrolle bei der Behandlung zwangsuntergebrachter Patienten.

Heimbeirat

Heimbeiräte sind die einzige in Deutschland vorgeschriebene Form einer Interessenvertretung für Kranke und Behinderte. Dies regelt das Heimgesetz, das für alle Heime gilt, z. B. für geistig behinderte oder alte Menschen, nicht aber für Wohneinrichtungen wie betreute Wohngruppen oder die Langzeitbereiche psychiatrischer Kliniken.

Der Heimbeirat soll von den Bewohnern in demokratischer Wahl gebildet werden. Er ist nur ehrenamtlich tätig. In der Praxis haben Heimbeiräte – wenn sie überhaupt funktionieren – eine allgemeine Sprecherfunktion für Bewohnerwünsche; zum Teil vermitteln sie auch bei Beschwerden. Eine Mitwirkung beim Heimbetrieb oder weitergehende Qualitätskontrolle wird selten erreicht. Wegen seiner gesetzlichen Verankerung mit klaren Mitwirkungsrechten ist das Modell Heimbeirat aber gut geeignet, zu einem wirkungsvollen Bewohnerrat weiterentwickelt zu werden.

Patientenfürsprecher

In einigen Bundesländern sind im jeweiligen Krankenhausgesetz ehrenamtliche Patientenfürsprecher für die psychiatrischen Krankenhäuser vorgeschrieben: in Bayern, Berlin, Hessen, Rheinland-Pfalz, dem Saarland und Sachsen. In der Regel handelt es sich um nebenberuflich tätige an der Psychiatrie interessierte Personen, z. B. Angehörige, die von den Kommunalparlamenten berufen werden.

In Berlin gibt es ein besonders dichtes Netz von Patientenfürsprechern, deren Tätigkeit durch die Hilfe sachkundiger Bürger ergänzt wird. Hier wie in den anderen Bundesländern sind die Patientenfürsprecher für Beschwerden von Patienten zuständig. Sie bieten Sprechstunden an und führen Besuche durch. Sorgen, wonach durch dieses Angebot vermehrte Patientenbeschwerden provoziert würden, erwiesen sich nach dem Bericht eines Berliner Patientenfürsprechers als unberechtigt.«

Dieser Überblick über Partizipationsmodelle lässt sich noch um die sog. *Behandlungsvereinbarungen* ergänzen (vgl. Dietz u. a., 1998). Die Behandlungsvereinbarung beinhaltet Erklärungen und Absprachen für den Fall einer Behandlung unter Berücksichtigung folgender Bereiche:

- Kontakte,
- Aufnahme und Behandlung,
- Medikamente/Zwangsbehandlung,
- Soziale Situation.

Bei allen Problemen, die eine solche Vereinbarung macht, ist dies eine nachahmenswerte Form der Nutzerkontrolle für die Akutbehandlung. Selbst wenn diese Vereinbarung nur für einen begrenzten Personenkreis nützlich sein kann, wird sie zumindest zu einer stärkeren Sensibilisierung für die Bedürfnisse und Wünsche der akut erkrankten Menschen führen.

Zur Stärkung der *Bürger-Partizipation* haben sich verschiedene Strukturen herausgebildet: Zu unterscheiden sind Strukturen, in denen sich die Bürger ein eigenes Forum schaffen (wie z. B. Gesundheitszentren), Strukturen, in denen die Leistungserbringer »unter sich sind« (wie die »Gesundheitskonferenzen«), sowie Strukturen, in denen sich Bürger und Leistungserbringer »gemeinsam an einen Tisch setzen«, wie z. B. Arbeitskreise Gesundheit (vgl. z. B. die Dokumentation des Landesvereins für Gesundheitspflege e. V. Niedersachsen, o. J.) und Gesundheitszirkel in Betrieben (vgl. z. B. Slesina u. a., 1998). Wie die bislang vorliegenden Erfahrungen zeigen, ist Kooperation häufig leichter gefordert als getan. Konfliktquellen sind insbesondere ökonomische Interessengegensätze, Konkurrenz um Einflusssphären und politischideologische Differenzen.

Badura u. a. haben die Diskussion um *Bürgerorientierung des Gesundheitswesens* in einem Gutachten für das Ministerium für Arbeit, Gesundheit und Soziales des Landes Nordrhein-Westfalen fortgesetzt: »Zentrale These des Gutachtens ist, daß durch eine erweiterte Selbstbestimmung, erhöhte Qualität und rechtlichen Schutz sowie eine verbesserte Beteiligung von Bürgern, Versicherten und Patienten das sich wandelnde deutsche Gesundheitswesen notwendige Impulse zur Neuorientierung und Weiterentwicklung erhalten kann. Eine bürgerorientierte Weiterentwicklung des deutschen Gesundheitswesens begründet sich vor allem mit Zweifeln an der Bedarfsgerechtigkeit des Systems, mit Integrationsmängeln bei Trägern, Einrichtungen und Leistungen, mit Kritik am mangelhaften Patientenschutz, unzureichenden Partizipations- und Mitgestaltungsmöglichkeiten sowie mit Wirksamkeitsmängeln der Angebote insbesondere dort, wo es auf die Aktivierung der Bürger, Versicherten oder Patienten zur Erreichung von Gesundheitszielen ankommt« (Badura und Schellschmidt, 1998, S. 15)

Ein Spezialfall der »Bürgerorientierung des Gesundheitswesens« stellt die Frage der *Patientenorientierung des Gesundheitswesens* dar. In dieser Hinsicht ist Deutschland ein »Entwicklungsland« (Kranich 1999, S. 6 f.). Andere Länder Europas sind hier wesentlich weiter – wie ein Überblick von Kranich und Bröcken (1997) zeigt: So haben beispielsweise die Niederlande die Vertragsbeziehungen zwischen Patienten und Behandlern im Zivilgesetzbuch, das sie um einen neuen Abschnitt zur medizinischen Versorgung ergänzten, geregelt. Zur gleichen Zeit trat dort auch das Gesetz zum Beschwerderecht im Gesundheitswesen in Kraft. Auch das Spektrum der Einrichtungen, die Patienten helfen, ihre Rechte durchzusetzen, ist in anderen Ländern weitaus breiter: So gibt es z. B. Patientenanwaltschaften in Österreich und Beschwerdebeauftragte und Patientenverbände in den Niederlanden. Allerdings hat sich das novellierte SGB V auch die Stärkung von Patientenrechten »auf die Fahnen geschrieben«. Dort heißt es im neuen § 65 b zur Förderung von Einrichtungen zur Verbraucher- und Patientenberatung: »Die Spitzenverbände der Krankenkassen fördern mit jährlich insgesamt 5.113 Millionen Euro je Kalenderjahr im Rahmen von Modellvorhaben gemeinsam und einheitlich

Einrichtungen zur Verbraucher- oder Patientenberatung, die sich die gesundheitliche Information, Beratung und Aufklärung von Versicherten zum Ziel gesetzt
haben ...« (zu den bisherigen Ergebnissen der Modellvorhaben vgl. Schaeffer u. a.,
2005; vgl. auch Jahrbuch für kritische Medizin, 2005).

Auf der Basis des GKV-Modernisierungsgesetzes (GMG) vom 1.1.2004 wurden
Vertreter von Bürger- und Patienteninteressen, wenn auch zunächst nur in bera-
tender Funktion, in zentrale Steuerungs- und Entscheidungsgremien des Gesundheitswesens (wie z. B. dem Gemeinsamen Ausschuss) integriert. Ebenfalls mit
Inkrafttreten des GMG wurde das Amt der Patientenbeauftragten der Bundesregierung neu geschaffen (vgl. Robert Koch-Institut, 2006a).

5   Sozialmedizinische Praxis

Wir haben uns bislang mit den Grundlagen der Sozialmedizin beschäftigt, und zwar insbesondere mit ihren sozialwissenschaftlichen, ökonomischen und epidemiologischen Bezügen. In diesem Kapitel wollen wir uns mit der sozialmedizinischen Praxis befassen, d. h. mit ihren Anwendungsmöglichkeiten auf Probleme der Gesunderhaltung und Krankheitsbewältigung. Die sozialmedizinische Praxis beschränkt sich nicht auf die Tätigkeit von Ärzten, wie der Begriff sozial*medizinisch* vermuten lassen könnte, sondern umfasst Handlungsstrategien, die die Tätigkeit aller Gesundheitsberufe gleichermaßen und gleichberechtigt berücksichtigen sollte. So hat sich innerhalb der Sozialarbeit eine »klinische Sozialarbeit« entwickelt, ähnlich der Entwicklung der klinischen Psychologie innerhalb der Psychologie. Klinische Sozialarbeit kann als eine »Fachsozialarbeit« für die Lösung sozialarbeiterischer Aufgaben in klinischen Einrichtungen verstanden werden. Sie befasst sich mit der Erkennung, Behandlung und Rehabilitation solcher Krankheitszustände, die eng mit komplexen psychosozialen Problemen vergesellschaftet sind. Die Praxis klinischer Sozialarbeit wendet bei Assessment und Diagnose, Behandlungsplanung, Intervention und Ergebnisevaluation spezifische Kenntnisse, Theorien und Methoden an. Sie findet überwiegend in ambulanten und stationären Einrichtungen des Gesundheitswesens statt (vgl. z. B. Geissler-Piltz u. a., 2006).

Innerhalb der einzelnen Abschnitte werden wir wiederum sozialwissenschaftliche, gesundheitspolitische und gesetzliche Bezüge berücksichtigen, um der Vielfalt der Aspekte sozialmedizinischer Praxis gerecht zu werden. Wie bisher werden wir zur intensiveren Beschäftigung mit einzelnen Fragen auf weiterführende Literatur verweisen.

Die Darstellung sozialmedizinischer Praxis erfolgt anhand eines fiktiven Krankheitsverlaufs: Vor der Erkrankung liegen die Praxisbereiche Gesundheitsförderung und Prävention, wobei sich die Sekundärprävention bereits auf frühe Krankheitssymptome beziehen kann, die es durch Früherkennungsmaßnahmen zu entdecken gilt. Beratung und soziale Therapie beziehen sich auf den Verlauf einer (zumeist chronischen) Erkrankung, die – im besten Falle – durch Rehabilitation und Nachsorge bewältigt wird, aber natürlich in vielen Fällen auch zur Pflegebedürftigkeit führt.

5.1 Prävention und Gesundheitsförderung

Ohne in diesem Rahmen auf die unterschiedlichen Möglichkeiten, Gesundheit zu definieren, im Detail eingehen zu können (ich habe hier die bekannte Definition von Gesundheit der Weltgesundheitsorganisation genommen), soll das folgende Schema klarmachen, dass Gesundheitsförderung und Prävention zwei grundsätzlich verschiedene Strategien sind: Während Prävention bei der Vermeidung von Krankheit und Gebrechen ansetzt (der Begriff Prävention leitet sich ja von praevenire = der Krankheit zuvorkommen ab), setzt Gesundheitsförderung direkt – sozusagen ohne den Umweg über die Krankheitsverhütung – bei den positiven, fördernden Bedingungen für bzw. von Gesundheit an (zur Vertiefung des gesamten Kapitels vgl. auch Waller, 2006).

Gesundheitsförderung

↓

Gesundheit
ist ein Zustand vollkommenen körperlichen,
geistigen und sozialen Wohlbefindens
und nicht nur das Fehlen
von Krankheit und Gebrechen

↑

Prävention

Maßnahmen der Prävention setzen also voraus, dass mindestens einige wichtige Ursachen der zu verhindernden Krankheit bekannt sind. Maßnahmen der Gesundheitsförderung setzen entsprechend voraus, dass die Faktoren, die Gesundheit bedingen, bekannt sind. Während bei der Suche nach den Ursachen wichtiger Krankheiten schon bedeutsame Fortschritte gemacht worden sind, bestehen bei der Analyse der Bedingungen für Gesundheit noch erhebliche Defizite. Dies ist auch verständlich, da die bisherigen Strategien der Gesunderhaltung in erster Linie präventiv ausgerichtet waren, sich also auf krankheitsverursachende (pathogene) Faktoren bezogen. Erst seit wenigen Jahren erfolgte ein Paradigmenwechsel zugunsten der Suche nach Gesundheit erhaltenden (salutogenen) Faktoren und der damit verbundenen Entwicklung von Maßnahmen der Gesundheitsförderung (vgl. insbesondere Antonovsky, 1997).

Während die Prävention eine schon »klassische« Strategie der Sozialmedizin darstellt, ist die Gesundheitsförderung eingebunden in die relativ neue Disziplin der Gesundheitswissenschaft (Waller, 2006). Wohin aber gehören nun Gesundheitsaufklärung und -beratung, Gesundheitserziehung und -bildung und die Gesundheitsselbsthilfe? Das folgende Schema soll etwas Ordnung in das Begriffswirrwarr bringen: Ich habe Prävention und Gesundheitsförderung als die beiden großen Strategien zur Erhaltung der Gesundheit dargestellt und Gesundheitsaufklärung und -beratung, Gesundheitserziehung und -bildung, Gesundheitsarbeit, Gesundheitstraining sowie Gesundheitsselbsthilfe als die *Methoden* zur Umsetzung dieser Strategien – sowohl der präventiven als auch der gesundheitsfördernden –, wobei die präventive Strategie noch um die Methoden der medizinischen Prävention zu ergänzen ist.

Aus der **Abbildung 5.1** ergibt sich auch die Struktur der folgenden Abhandlung: Wir beginnen mit der Darstellung der Prävention, die wir in personenbezogene Prävention, Verhaltensprävention und Verhältnisprävention unterteilen, stellen dann die Strategie der Gesundheitsförderung dar, mit einer Vertiefung der Konzepte Salutogenese und Resilienz, und skizzieren anschließend die verschiedenen Methoden der Gesundheitsaufklärung und -beratung, Gesundheitserziehung und -bildung sowie Gesundheitsarbeit. Auf die Gesundheitsselbsthilfe sind wir bereits in **Kapitel 4** ausführlicher eingegangen.

»Die Aufgabe von Prävention und Gesundheitsförderung erschöpft sich nicht in der Senkung von Erkrankungswahrscheinlichkeiten durch Risikosenkung und Ressourcenmehrung für Gesunde«, hat Rosenbrock u. a. (1994, S. 25) zu Recht angemahnt. »Vielmehr lassen sich viele der dafür existierenden Konzepte auch auf die Krankenversorgung, also auf das *Leben mit bedingter Gesundheit* übertragen, wenn es darum geht, weiteres Fortschreiten einer Krankheit zu verhindern oder zu verlangsamen und Autonomie zurückzugewinnen. Angesichts der Zunahme chronischer Erkrankungen in industrialisierten Ländern gewinnt der nicht-medizinische Anteil an Strategien der Gesundheitssicherung bei Personen mit bedingter Gesundheit zunehmende Bedeutung gegenüber der Krankheitsbearbeitung«.

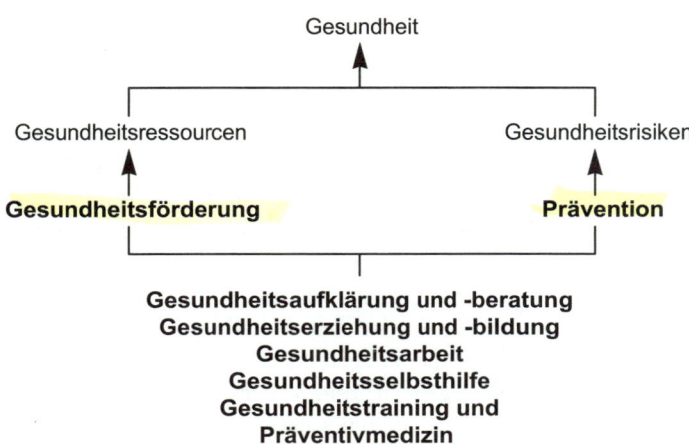

Abb. 5.1: Gesundheitsförderung und Prävention: Strategien und Methoden (*Quelle:* Waller, 2006, S. 161)

5.1.1 Prävention

Die Unterteilung der Prävention lässt sich vornehmen in

- personenbezogene Prävention,
- Verhaltensprävention,
- Verhältnisprävention.

Zusätzlich wird häufig eine Einteilung in Primär-, Sekundär- und Tertiärprävention, also nach dem Zeitpunkt der Intervention, vorgenommen. Primärpräventive Maßnahmen beziehen sich auf die Krankheitsursachen (Ätiologie). Sekundärpräventive Maßnahmen beziehen sich auf den Prozess der Krankheitsentstehung (Pathogenese), der gerade bei den heute im Vordergrund stehenden chronischen Erkrankungen sehr langsam verläuft und somit Interventionsmaßnahmen zulässt. Die tertiäre Prävention bezieht sich auf den Krankheitsverlauf, sie beinhaltet Maßnahmen der Verhinderung des Rückfalls, die aber heute umfassender im Rahmen der Rehabilitation thematisiert werden (s. ▶ **Kap. 5.3**).

Personenbezogene Prävention

Der Begriff »personenbezogene Prävention« ist weitgehend identisch mit dem geläufigeren Begriff »medizinische Prävention«. Wir haben ihn gewählt, weil er besser in die Begriffslogik von Verhaltens- und Verhältnisprävention passt.

Zu den Maßnahmen der personenbezogenen Prävention rechnen wir im Wesentlichen die Schutzimpfungen sowie Maßnahmen der Vitamin-D-Prophylaxe und Jodprophylaxe (vgl. Allhoff u. a., 1997).

Schutzimpfungen sind sicherlich der effektivste Beitrag der Medizin zur Krankheitsverhütung. Durch die Impfung wird das natürliche Abwehrsystem des Menschen gegenüber eindringenden Erregern gestärkt. Impfungen erfolgen durch aktive oder durch passive Immunisierung des Organismus. Die aktive Immunisierung erfolgt durch Antigene enthaltende Impfstoffe. Diese Antigene sind natürliche Bestandteile des Krankheitserregers und hinterlassen eine zeitlich begrenzte oder lebenslange Immunität, indem sie das körpereigene Immunsystem veranlassen, spezifische Abwehrstoffe (Antikörper) zu bilden.

Bei der passiven Immunisierung werden dem Organismus diese Antikörper direkt zugeführt. Dabei bleibt das körpereigene Abwehrsystem passiv, d. h., es wird nicht angeregt. Bei der passiven Immunisierung besteht deshalb auch nur eine kurzzeitige Immunität, die allerdings sofort einsetzt.

Die Impfempfehlungen richten sich nach der epidemiologischen Situation, der Gefährdung der dort lebenden Bevölkerung und den zur Verfügung stehenden Impfstoffen. Aufgrund der epidemiologischen Situation gibt es in Deutschland keine Impfpflicht. Es werden allerdings bestimmte Impfungen durch die »Ständige Impfkommission« empfohlen (vgl. ▶ **Tab. 5.1**). Die Impfprogramme betreffen vor allem deshalb das Kindesalter, weil in diesem Alter die Wahrscheinlichkeit, mit Infektionskrankheiten erstmalig in Berührung zu kommen, sehr groß ist.

Tab. 5.1: Klassifizierung von Schutzimpfungen nach den derzeit gültigen Empfehlungen der Ständigen Impfkommission (STIKO) vom Juli 2003

Klassifikation	Definition	Infektionskrankheit
Regelimpfungen für Säuglinge, Kinder und Jugendliche	Impfungen, die jedes Kind nach den Impfempfehlungen der STIKO routinemäßig erhalten sollte	• Hepatitis B • Diphtherie • Tetanus • Poliomyelitis • Haemophilus influenzae • Typ B (Hib)-Infektion • Pertussis • Masern, Mumps, Röteln • Varizellen (ungeimpfte 12- bis 15-Jährige ohne vorherige Windpockenerkrankung)
Auffrischimpfungen im Erwachsenenalter	Impfungen, die bei Erwachsenen regelmäßig aufgefrischt (1) bzw. bei fehlender Grundimmunisierung nachgeholt werden sollten (2)	• Diphtherie (1) • Tetanus (1) • Poliomyelitis (2)
Indikationsimpfungen bzw. Impfungen aufgrund eines erhöhten beruflichen Risikos	Impfungen bei erhöhter Gefährdung von Personen, Berufsgruppen und bei Angehörigen bestimmter Alters- bzw. Risikogruppen	• Influenza • Pneumokokken-Infektion • Hepatitis A und B • FSME • Meningokokken-Infektion • Poliomyelitis • Tollwut • Masern, Mumps, Röteln • Pertussis • Varizellen
Reiseimpfungen	Impfungen gegen Erkrankungen, die in den Subtropen, Tropen bzw. anderen Endemiegebieten auftreten, wobei die von der WHO veröffentlichten Informationen über Gebiete mit besonderen Infektionsrisiken zu beachten sind	• Hepatitis A und B • Gelbfieber • FSME • Poliomyelitis • Typhus • Tollwut • Meningokokken-Infektion • etc.

Quelle: Robert Koch-Institut, 2004a, S. 12

Da es in der Bundesrepublik keine Impfpflicht mehr gibt, ist der Erfolg der präventivmedizinischen Maßnahme »Impfung« natürlich insbesondere davon abhängig, dass sich die Bevölkerung an die Impfempfehlungen hält. In diesem Sinne sind Impfmaßnahmen auch verhaltenspräventive Maßnahmen.

Derzeit wird in Deutschland eine zunehmende »Impfmüdigkeit« beklagt, die dazu führen könnte, dass weitgehend als beherrscht geltende Infektionskrankheiten wieder aufflammen. In diesem Sinne ist die Beteiligung an Impfmaßnahmen nicht nur ein individueller Schutz vor Infektionskrankheiten, sondern auch ein »gemeinnütziger« Beitrag zur Eindämmung bzw. Ausrottung einer Krankheit, von dem auch die Nichtgeimpften solange profitieren können, bis die Zahl der Ungeimpften das Aufflammen einer Epidemie wieder möglich macht.

Der englische Sozialmediziner McKeown hat sich in seinem bereits erwähnten Buch »Die Bedeutung der Medizin« (1982) auch intensiv mit der Frage auseinandergesetzt, in welchem Maße Impfmaßnahmen zum Rückgang der Sterblichkeit an Infektionskrankheiten beigetragen haben. Aufgrund seiner Analysen ist der Beitrag der Präventivmedizin durch Impfungen an der Veränderung der Mortalität weit weniger spektakulär als allgemein angenommen. Das gilt insbesondere für Tuberkulose, Cholera und Typhus.

Die entscheidenden Einflüsse auf den Rückgang der Tuberkulosesterblichkeit, insbesondere im vergangenen Jahrhundert, sind in erster Linie in der Verbesserung der Arbeits- und Lebensbedingungen der Bevölkerung – und hier insbesondere in den Ernährungs- und Wohnverhältnissen – zu sehen, mit anderen Worten: durch Maßnahmen der Verhältnisprävention und Gesundheitsförderung. Betrachtet man allerdings die Wirkung von Impfmaßnahmen auf den Rückgang von Infektionserkrankungen in unserem Jahrhundert, so kommt man – insbesondere bei Betrachtung der Morbidität – zu weitaus eindrucksvolleren Ergebnissen: Noch im Jahr 1961 vor Einführung der Schluckimpfung gegen die Kinderlähmung nach Sabin erkrankten in der Bundesrepublik 4 661 Menschen an Poliomyelitis. Nach Einführung der Impfung im Winter 1961 wurden 1962 nur noch 234 und 1963 nur noch 16 Fälle von Kinderlähmung registriert (zit. nach Weidtmann, 1997, S. 125).

Ziel der *Sekundärprävention* ist die frühzeitige Erfassung von Krankheitsveränderungen, um rechtzeitig vor Krankheitsausbruch medizinisch intervenieren zu können. Sekundärpräventive Maßnahmen werden deshalb auch als Früherkennungsmaßnahmen oder Vorsorgeuntersuchungen bezeichnet. Im Rahmen der gesetzlichen Krankenversicherung werden zu diesem Zweck eine Reihe von Maßnahmen angeboten, die im dritten Abschnitt (Leistungen zur Förderung der Gesundheit und zur Verhütung von Krankheiten) sowie im vierten Abschnitt (Leistungen zur Früherkennung von Krankheiten) des SGB V geregelt sind:

- Früherkennungsuntersuchungen im Rahmen der Mutterschaftsuntersuchungen (Blutgruppenunverträglichkeit, einige Infektionen mit potentieller Schädigung des Kindes, Bluthochdruck oder Nierenerkrankungen in der Schwangerschaft etc.),
- Früherkennungsuntersuchungen für Kinder (U1–U10) zur Erkennung angeborener oder chronischer Erkrankungen im Kindesalter,
- Maßnahmen zur Verhütung von Zahnerkrankungen in Form der Gruppenprophylaxe bis zum vollendeten 12. Lebensjahr und der Individualprophylaxe zwischen dem 12. und dem 20. Lebensjahr,
- jährliche Früherkennungsuntersuchungen von Krebserkrankungen des Gebärmutterhalses, der Brustdrüse, des Dickdarms, der Prostata, der Haut und der Nieren (für Frauen vom Beginn des 20. Lebensjahres und für Männer vom Beginn des 45. Lebensjahres an),
- Früherkennungsuntersuchungen von Krankheiten, insbesondere von Herz-Kreislauf- und Nierenerkrankungen sowie der Zuckerkrankheit vom Beginn des 35. Lebensjahres an alle zwei Jahre (sog. »Gesundheits-Check-ups«),
- medizinische Vorsorgeleistungen, um eine Schwächung der Gesundheit zu vermeiden, die in absehbarer Zeit zu Krankheit oder Pflegebedürftigkeit führen würde,
- Vorsorgekuren für Mütter.

Mit dieser Maßnahmenpalette hat Deutschland das weltweit umfangreichste Angebot an medizinischen Früherkennungsmaßnahmen.

Darüber hinaus gibt es folgende – zumeist in anderen gesetzlichen Zusammenhängen geregelte – Maßnahmen der Krankheitsfrüherkennung:

- humangenetische Beratung,
- Neugeborenenscreening,
- jugendärztliche Untersuchungen im Rahmen des Öffentlichen Gesundheitsdienstes,
- Untersuchungen nach dem Jugendarbeitsschutzgesetz,
- Musterungsuntersuchungen,
- betriebsärztliche Untersuchungen,
- Untersuchungen nach dem Arbeitssicherungsgesetz.

Für die Durchführung von Krankheitsfrüherkennungsuntersuchungen gelten folgende generelle Voraussetzungen, die im § 25 des SGB V niedergelegt sind:

> »Voraussetzung für die Untersuchungen (…) ist, daß
> 1. es sich um Krankheiten handelt, die wirksam behandelt werden können,
> 2. das Vor- oder Frühstadium dieser Krankheiten durch diagnostische Maßnahmen erfaßbar ist,
> 3. die Krankheitszeichen medizinisch-technisch genügend eindeutig zu erfassen sind,
> 4. genügend Ärzte und Einrichtungen vorhanden sind, um die aufgefundenen Verdachtsfälle eingehend zu diagnostizieren und zu behandeln«.

Die Effektivität der Früherkennungsmaßnahmen – vorausgesetzt, sie entsprechen den o. g. Kriterien – steht und fällt mit der Beteiligung der Bevölkerung. Das gilt – wie weiter oben erwähnt – auch für die Beteiligung an den Impfmaßnahmen. Die zur Verfügung stehenden Zahlen dazu lassen sich folgendermaßen zusammenfassen:

- Beteiligung an den Impfungen: vollständiger Impfschutz für Diphtherie, Tetanus und Polio je nach Bundesland zwischen 85 und 95 %, für Masern und Mumps zwischen 45 und 70 %.
- Beteiligung an den Untersuchungen in der Schwangerschaft ca. 90 %: geringe Beteiligung insbesondere bei sehr jungen und älteren Frauen sowie bei kinderreichen, ausländischen, alleinerziehenden und nicht außerhäuslich berufstätigen Frauen.
- Beteiligung an den Früherkennungsuntersuchungen im Säuglings- und Kindesalter: Teilnahmequoten bis zur fünften Untersuchung (von insgesamt zehn) bei ca. 90 %, danach sukzessiver Abfall.
- Beteiligung an den Krebsfrüherkennungsmaßnahmen: ca. 15 % bei den Männern und ca. 48 % bei den Frauen.
- Beteiligung an den Gesundheitsuntersuchungen: ca. 20 % (vgl. auch Robert Koch-Institut, 2006b, S. 30 ff.).

Bis auf die Beteiligung an bestimmten Impfmaßnahmen, an der Schwangerenvorsorge und den Untersuchungen im Säuglings- und Kindesalter ist die Beteiligungsquote also eher gering. Ein sinnvolles Präventionsprogramm entfaltet natürlich nur dann seine gesundheiterhaltende Wirkung, wenn es von der Bevölkerung auch angenommen wird.

Worin liegen nun die Gründe für die hohe Nicht-Beteiligung der Bevölkerung – und insbesondere auch der besonders gefährdeten Bevölkerungsgruppen – an den Angeboten der Früherkennung? Das sog. *Health-Belief-Modell* von Rosenstock (1974) ist ein Modell zur Prognose gesundheitsgerechten Verhaltens. Gesundheitsgerechtes Verhalten kann sich auf besondere Gesundheitspraktiken (wie gesundes Essen, ausreichenden Schlaf etc.) sowie auf das – in diesem Zusammenhang im Vordergrund stehende – Vorsorgeverhalten beziehen. Rosenstock hat seine Modellüberlegungen in den 50er-Jahren entwickelt, als er sich mit der Frage der geringen Inanspruchnahme von Früherkennungsuntersuchungen beschäftigte.

Im Zentrum dieses Modells stehen folgende vier Gesundheitsüberzeugungen (health beliefs):

- wahrgenommene (eigene) Gefährdung durch eine Krankheit,
- wahrgenommene Gefährlichkeit einer Krankheit,
- wahrgenommener Nutzen einer Maßnahme,
- wahrgenommene Kosten einer Maßnahme.

Als weitere Merkmale werden demographische, soziopsychologische sowie verhaltensbeeinflussende Faktoren – allerdings in untergeordneter Bedeutung – in das Modell einbezogen.

Gesundheitsverhalten bzw. Vorsorgeverhalten wird – nach der Modellvorstellung von Rosenstock – dann gezeigt, wenn eine eigene Gefährdung durch eine als bedrohlich wahrgenommene Krankheit angenommen und der Nutzen von protektiven Maßnahmen höher als die Kosten dieser Maßnahmen eingeschätzt wird. Gesundheitsverhalten stellt sich also als Ergebnis einer subjektiven Kosten-Nutzen-Abwägung dar (zur weiteren Diskussion vgl. Waller, 2006).

Die geringen Beteiligungsraten haben zu einigen Veränderungen in der Präventionspraxis geführt: gesonderte Sprechstunden (evtl. auch am Arbeitsplatz), persönliche Aufforderung zur Teilnahme an Vorsorgemaßnahmen, Früherkennungsuntersuchungen im Rahmen von Hausbesuchen etc. So hat eine in Bremen durchgeführte Interventionsstudie zur Schwangerschaftsvorsorge insbesondere bei Frauen mit besonderen Risiken (wie z. B. Ausländerinnen, ledigen Müttern) zur Verbesserung der Vorsorge geführt und entscheidend zur Senkung der Säuglings- und Müttersterblichkeit beigetragen. Ein ähnliches Projekt »Aufsuchende Familienhilfe für junge Mütter – Netzwerk Familienhebamme« wurde mit Erfolg in Niedersachsen durchgeführt (Zierau u. a., 2005).

Ein Spezialfall der personenbezogenen Prävention stellen die medizinischen Vorsorgeleistungen nach § 23 und 24 SGB V dar, früher unter dem Begriff »Vorsorgekur« und »Mutter-Kind-Kur« bekannt. Vorsorgeleistungen sind Leistungen, die eine Schwächung der Gesundheit beheben oder eine Krankheit verhüten oder deren Verschlimmerung vermeiden sollen. Die Leistungen werden ambulant oder stationär durchgeführt. Stationäre Vorsorgeleistungen umfassen insbesondere ärztliche Behandlung, physikalische und spezifische Heilmittel, Maßnahmen zur Gesundheitsförderung etc. Bei ambulanten Vorsorgeleistungen werden bestimmte Angebote am Kurort (z. B. Heilquellen, Klima, medizinische Behandlung und sonstige Therapien) genutzt. Den speziellen Bedürfnissen von Müttern und Vätern dienen die besonderen Vorsorgeleistungen für diesen Personenkreis, die entweder als Einzelmaßnahme oder als Mutter-/Vater-Kind-Maßnahme in Einrichtungen des Müttergenesungswerkes oder gleichartiger Einrichtungen erbracht werden.

Grundsätzlich haben alle Versicherten der gesetzlichen Krankenkassen Anspruch auf Vorsorgeleistungen. Stationäre Vorsorgeleistungen dauern in der Regel drei Wochen.

Maßnahmen der *Verhaltensprävention* zielen auf die Veränderung gesundheitsriskanten Verhaltens – wie z. B. Rauchen, Alkohol- und Drogenmissbrauch, Über- und Fehlernährung, Bewegungsmangel, Stress etc. – und werden mit unterschiedlichen Methoden wie Gesundheitsaufklärung und -beratung, Gesundheitserziehung und -bildung sowie Gesundheitsselbsthilfe zu realisieren versucht.

Gesundheitsaufklärung und *Gesundheitsberatung* sind verwandte Methoden. In beiden Fällen handelt es sich um Methoden der Informationsvermittlung, entweder – im Falle der Aufklärung – mit Hilfe von Massenmedien (»Massenkommunikation«) oder – im Falle der Beratung – durch ein Gespräch (»Personale Kommunikation«).

Gesundheitserziehung, so lässt sich vereinfachend sagen, findet in Einrichtungen der Erziehung von Kindern und Jugendlichen statt (d. h. im Elternhaus, im Kindergarten, in Schulen sowie in außerschulischen pädagogischen Einrichtungen), *Gesundheitsbildung* richtet sich primär an Erwachsene und findet in Einrichtungen der Erwachsenenbildung (Volkshochschulen, Familienbildungsstätten etc.) statt.

Allen diesen Maßnahmen ist gemein, dass sie die Verbesserung des Gesundheitswissens, des Gesundheitsbewusstseins und des Gesundheitsverhaltens der Bevölkerung zum Ziel haben. In einem ersten Schritt werden durch Gesundheitsaufklärung Informationen über Fragen der Körperfunktionen, Hygiene, Gesundheitsgefahren, Volkskrankheiten etc. bereitgestellt. Auf der Basis dieser Informationen erfolgen unterschiedliche gesundheitspädagogische Maßnahmen mit dem Ziel, das Verhalten gesundheitsgerecht zu prägen bzw. gesundheitsgefährdendes Verhalten abzubauen. Dazu gibt es Lernhilfen und Programme, die im Kindergarten und in der Schule, in Einrichtungen der Erwachsenenbildung oder in medizinischen Einrichtungen (als Gesundheitsberatung) zur Anwendung kommen können. Die Aufklärungsmaterialien, Lernhilfen und Programme werden von einer Vielzahl von Organisationen vertrieben, insbesondere von der Bundeszentrale für gesundheitliche Aufklärung und den Landeszentralen für Gesundheit.

Auch der niedergelassene Arzt, der ja im Durchschnitt von ca. 90 % der Bevölkerung pro Jahr aufgesucht wird, könnte in der Gesundheitsberatung eine Schlüsselfunktion haben. Diesem Umstand trägt auch die zum 1.10.1989 für alle im Rahmen der gesetzlichen Krankenversicherung Versicherten eingeführte »Gesundheitsuntersuchung« Rechnung. Danach haben die Versicherten ab einem Alter von 35 Jahren jedes zweite Jahr Anspruch auf einen »Gesundheits-Check-up«, der auch Maßnahmen der Gesundheitsberatung beinhaltet (wie z. B. Diätberatung, Nikotinentwöhnung, Bewegungstraining, Entspannungstechniken). Neuere Untersuchungen zur Inanspruchnahme des »Gesundheits-Check-up« haben jedoch ergeben, dass dieses Angebot nur von 20 % der Versicherten wahrgenommen wird.

Das Leitbild der Verhaltensprävention lässt sich zusammenfassend so darstellen: Durch Maßnahmen der Gesundheitsaufklärung und -beratung soll das Wissen über Gesundheitsrisiken hergestellt bzw. verstärkt werden, was dann dazu führt, dass sich die Einstellung der Menschen zu ihren Gesundheitsproblemen bzw. ihrem aktuellen Verhalten ändert. Wenn man dies noch durch Maßnahmen der Gesundheitserziehung unterstützt, folgt aus dieser Einstellungsänderung auch eine Veränderung des eigenen Verhaltens. In der amerikanischen Literatur wird dieses Modell als »KAP-Modell« bezeichnet (K = Knowledge, A = Attitude, P = Practice) (vgl. Young, 1967). Wie inzwischen hinlänglich bekannt ist, verläuft die Abfolge von Wissensänderung über Einstellungsänderung zu Verhaltensänderung nicht annähernd so zwangsläufig, wie es dieses Modell suggeriert.

Maßnahmen der Gesundheitserziehung, die allein durch Aufklärung und Information gesundheitsgefährdendes Verhalten zu ändern versuchen, müssen in ihrer Wirksamkeit begrenzt bleiben, weil ein »ungesundes Verhalten« nicht einfach abzulegen ist wie ein Kleidungsstück, sondern Ausdruck einer »ungesunden Lebensweise« ist, die wiederum wesentlich geprägt wird durch die den Alltag strukturierenden Arbeits- und Lebensbedingungen einer Gesellschaft.

Darüber hinaus ist die traditionelle Gesundheitserziehung mit ihrem Verständnis der individuellen Zuständigkeit für Gesundheitshandeln immer in der Gefahr, die von einem Gesundheitsproblem Betroffenen nicht nur aufzuklären, sondern auch für schuldig zu erklären, ihr Gesundheitsproblem selbst verursacht zu haben (»to blame the victim«) (Crawford, 1977).

Bei nahezu allen Gesundheitsproblemen lässt sich zeigen, dass sie sowohl eine verhaltens- als auch eine verhältnisbezogene Komponente aufweisen, wobei die verhaltensbezogene Komponente bislang zumeist im Vordergrund steht. Das Problem des Rauchens z. B. wird primär verhaltenspräventiv gesehen, es hat aber auch eine Reihe verhältnisbezogener Aspekte wie z. B. die Werbung, die Subventionierung des Tabakanbaus, die Steuereinnahmen des Staates. Ähnliche Bezüge lassen sich hinsichtlich der Gesundheitsprobleme der Überernährung, des Alkoholkonsums etc. machen. Dazu schreibt beispielsweise Badura:

> »Darüber, daß Rauchen, Alkohol, Ernährung, körperliche Aktivität, Streßbewältigung, Schwangerschaftsvorsorge, Unfallvermeidungsverhalten usw. für die öffentliche Gesundheit von großer Bedeutung sind, besteht heute zwischen Gesundheitswissenschaftlern jeder disziplinären Herkunft Einigkeit (…). Unbestreitbar ist demgegenüber jedoch mittlerweile auch, daß Bemühungen zur individuellen Verhaltensmodifikation meist nur bei einer Minderheit hochmotivierter und mit einem hohen Selbstvertrauen ausgestatteter Personen anhaltende Wirkung zeigen. Gleichwohl bedient sich die Mehrheit der heute in Arbeitswelt und Gemeinde verwendeten Programme zur Gesundheitsförderung und Prävention eben dieses auf Verhaltensmodifikation ausgerichteten Ansatzes (…). Die meines Erachtens vielversprechendere Option liegt darin, schädigende Umwelteinflüsse zu verringern und Gesundheitspotentiale zu erschließen und zu fördern – unabhängig vom Verhalten des einzelnen (…)« (Badura 1993b, S. 78).

Verhältnisprävention

Allen Maßnahmen der Verhältnisprävention ist gemein, dass sie die Gesundheitsgefahren durch Beeinflussung der »Verhältnisse« bzw. der gesellschaftlichen Strukturen einzudämmen versuchen. Dabei geht es zum einen um die hygienische Kontrolle von Luft, Wasser, Boden, Abfallbeseitigung, Lebensmittelbeschaffenheit etc. – also um Maßnahmen der »öffentlichen Gesundheit«. Es ist leicht einzusehen, dass ein noch so gesundheitsgerechtes individuelles Verhalten außerstande wäre, diesen Gesundheitsgefahren in der Umwelt zu entkommen. Weiterhin wäre es

ebenso undenkbar, dass jeder Bürger für die hygienische Aufbereitung seines Trink-
wassers oder für die Beseitigung seiner Abwässer selber verantwortlich wäre. Zum
anderen geht es der Verhältnisprävention um die Veränderung von solchen gesellschaftlichen Strukturen, die das Gesundheitsverhalten der Menschen in besonderem Maße negativ beeinflussen können. Im Rahmen der Darstellung des sozioökonomischen Krankheitsmodells (▶ Kap. 1) haben wir auf eine Vielzahl von
potentiell gesundheitsgefährdenden gesellschaftlichen Faktoren hingewiesen.

McKeown hält die heutigen Haupterkrankungen für ernährungsbedingt, umweltbedingt und verhaltensbedingt, wobei die mit Armut verbundenen Krankheiten
(und das sind weltweit betrachtet die meisten Krankheiten) primär ernährungs- und
umweltbedingt sind und die mit Wohlstand verbundenen Krankheiten primär als
verhaltensbedingt aufgefasst werden. Im Einzelnen erörtert McKeown folgende im
Wesentlichen verhältnispräventive Maßnahmen zur Verhinderung von Krankheiten:

In Entwicklungsländern:
* Bereitstellung von Nahrungsmitteln,
* Verbesserung der Hygiene,
* Begrenzung der Bevölkerungszahl durch Familienplanung,
* Kontrolle von Krankheitsüberträgern.

In entwickelten Ländern:
* Verhütung von Haus-, Arbeits- und Verkehrsunfällen,
* Kontrolle der industriell erzeugten Gifte,
* Kontrolle der Verschmutzung von Seen, Flüssen, Meeren und der Atmosphäre,
* Verbesserung der Lebensbedingungen und der medizinischen Versorgung der
  Einkommensschwachen,
* Vermeidung übermäßigen Essens,
* Vermeidung bestimmter Nahrungsmittel (Vermeidung von zuviel Fett, Zucker
  und der Verfeinerung von Nahrungsmitteln,)
* Vermeidung von Alkohol,
* Vermeidung körperlicher Inaktivität (McKeown 1982).

Verhältnisprävention ist Politik. Auf diese simple Formel kann man das Wesen
der Verhältnisprävention bringen. Weniger einfach gestaltet sich jedoch der Prozess
von der Erkennung einer Gesundheitsgefahr bis zur Entwicklung von präventiven
Maßnahmen, die diese Risiken reduzieren oder aus der Welt schaffen sollen. Bei
der Erkennung von gesundheitsschädigenden Faktoren spielen die verschiedenen
Wissenschaften, zunehmend aber auch die Bürger selber, eine entscheidende Rolle. Nach der Aufdeckung von Zusammenhängen zwischen Umweltfaktoren und
Gesundheitsschäden werden Themen des Gesundheitsschutzes auf die politische
Tagesordnung der zuständigen Organe gesetzt und schließlich in Form von gesetzlichen Regelungen und Verordnungen institutionalisiert. Dies ist der idealtypisch
beschriebene Gang der Dinge. Dieser Prozess ist zwangsläufig durch das Aushan-
deln von Interessen – zumeist zwischen Ökonomie und Ökologie bzw. Gesundheit
– charakterisiert, man denke nur an die Diskussion über das Tempolimit generell
oder speziell bei Ozonalarm oder den Nichtraucherschutz.

Die Durchsetzung von Gesundheitsschutzmaßnahmen ist mit der Verabschiedung entsprechender Gesetze nicht beendet. Es bedarf der Umsetzung der Gesetze sowie der permanenten Kontrolle, ob die Gesetze eingehalten werden, sowie Anstrengungen zu ihrer Verbesserung. Dazu sind entsprechende Fachleute und Infrastrukturen erforderlich.

Die Liste von bundesgesetzlichen Regelungen und Verordnungen, die eine besondere Relevanz für die Verhältnisprävention von Krankheiten haben, ist lang. Das ist nicht weiter verwunderlich, wenn wir uns in Erinnerung rufen, dass es kaum einen gesellschaftlichen Bereich gibt, der keine Gesundheitsrelevanz hat, was Beck zu der Beschreibung unserer Gesellschaft als »Risikogesellschaft« veranlasst hat (zu den einzelnen Gesetzen vgl. Waller, 2006).

5.1.2 Gesundheitsförderung

Während für die Prävention Kenntnisse über die Ätiologie und Pathogenese von Krankheiten erforderlich sind, benötigt die Gesundheitsförderung Kenntnisse über Verhaltens- und Lebensbedingungen, die Gesundheit ermöglichen. Im Gegensatz zur Krankheitsepidemiologie befindet sich die »Gesundheitsepidemiologie« allerdings noch in den Anfängen.

Im Rahmen der Gesundheitswissenschaft wurde auch versucht, die Hauptrahmenbedingungen von Gesundheit hinsichtlich ihrer Einflussgröße abzuschätzen: Lisizin (1988) kommt zu folgenden Werten: Gesundheit sei zu 50 % beeinflusst von den jeweiligen Lebensstilen, zu 15–20 % von Umwelt- und Lebensbedingungen und zu 15 % von der Qualität des Gesundheitswesens (vgl. auch Sachverständigenrat, 2000/2001).

Das Konzept der Gesundheitsförderung ist ganz wesentlich vom Regionalbüro Europa der WHO entwickelt worden (vgl. insbesondere Anderson 1983; Kickbusch 1986) und findet seinen programmatischen Niederschlag in dem Dokument: »Gesundheitsförderung – eine Diskussionsgrundlage über Konzept und Prinzipien« (WHO, 1984) und insbesondere in der Ottawa-Charta zur Gesundheitsförderung (WHO, 1986). In der Dokumentation von 1984 heißt es: »Gesundheitsförderung ist Ausdruck einer gemeinsamen konzeptionellen Grundlage für Programmansätze, die die Verbesserung von Lebensweisen und Lebensbedingungen anstreben. Sie setzt bei den jeweiligen Lebenszusammenhängen an und ist bemüht, persönliche und gesellschaftliche Verantwortlichkeiten miteinander in Einklang zu bringen, um auf eine gesündere Zukunft hinzuwirken.« Die fünf Prinzipien der Gesundheitsförderung lauten:

1. Gesundheitsförderung umfasst die gesamte Bevölkerung in ihren alltäglichen Lebenszusammenhängen und nicht ausschließlich spezifische Risikogruppen.
2. Gesundheitsförderung zielt darauf ab, die Bedingungen und Ursachen von Gesundheit zu beeinflussen.
3. Gesundheitsförderung verbindet unterschiedliche, aber einander ergänzende Maßnahmen oder Ansätze einschließlich Information, Erziehung, Gesetzgebung, steuerliche Maßnahmen, organisatorische Regelungen, gemeindenahe Veränderungen sowie spontane Schritte gegen Gesundheitsgefährdungen.

4. Gesundheitsförderung bemüht sich besonders um eine konkrete und wirkungs-volle Beteiligung der Öffentlichkeit.
5. Gesundheitsförderung ist primär eine Aufgabe im Gesundheits- und Sozialbe-reich und keine medizinische Dienstleistung.

Wir haben eingangs auf das prinzipiell Neue an der Strategie der Gesundheitsför-derung hingewiesen, das primär in der salutogenetischen Sichtweise begründet ist. Im Konzept der Gesundheitsförderung steht nicht Krankheit im Vordergrund, deren Ursachen verhindert werden sollen, sondern eben Gesundheit, deren Bedin-gungen gefördert werden sollen. Die zitierten Programme der WHO verbinden die Gesundheitsförderung aber auch mit traditionellen präventiven Strategien, diese Verknüpfung ist auch als »New Public Health« bezeichnet worden. Charak-teristisch an der »New-Public-Health-Strategie« ist weiterhin, dass sie als umfas-sende Aktion konzipiert ist, d. h. ganz verschiedene Handlungsebenen umfasst.

In der *Ottawa-Charta* wird dies besonders deutlich. Dort heißt es:

»Grundlegende Bedingungen und konstituierende Momente der Gesundheit sind Frieden, angemessene Wohnbedingungen, Bildung, Ernährung, Einkommen, ein stabiles Öko-System, eine sorgfältige Behandlung der vorhandenen Energiequellen, soziale Gerechtig-keit und Chancengleichheit. Jede Verbesserung der Gesundheit kann nur von einer solchen Basis aus erreicht werden.«

Zur Erreichung dieses Zieles werden fünf Handlungsbereiche unterschieden:

* Entwicklung persönlicher Kompetenzen,
* Unterstützung gesundheitsbezogener Gemeinschaftsaktionen,
* Schaffung von gesundheitsförderlichen Lebenswelten,
* Neuorientierung der Gesundheitsdienste,
* Entwicklung einer gesundheitsfördernden Gesamtpolitik.

Ähnlich wie bei der Prävention lassen sich somit auch bei der Gesundheitsförde-rung personenbezogene, verhaltensbezogene und verhältnisbezogene Maßnahmen unterscheiden.

Die zahlreichen seit dem Erscheinen der Ottawa-Charta entwickelten Anwen-dungsprojekte dokumentieren, wie erfolgreich das Konzept der Gesundheitsför-derung in Politik und Praxis aufgenommen wurde. Beispiele für Gesundheitsför-derung in sog. Settings sind das Gesunde-Städte-Programm, Programme der Gesundheitsförderung im Betrieb, in der Schule und im Krankenhaus (vgl. z. B. Naidoo u. Wills, 2003; Hurrelmann u. a., 2004; Waller, 2006). Über die Bedeutung von Setting-Projekten für die Gesundheitsförderung von sozial benachteiligten Bevölkerungsgruppen haben Rosenbrock u. a. (2004), Geene u. Steinkühler (2005) und die Bundeszentrale für gesundheitliche Aufklärung (2003 und 2005) umfang-reiche Analysen vorgelegt.

Die Rolle der Krankenkassen in der Gesundheitsförderung und Prävention war in den vergangenen Jahren einem »Wechselbad« unterworfen: Durch das Gesund-heitsreformgesetz von 1989 waren die Krankenkassen im Rahmen des § 20 SGB V zur Gesundheitsförderung und Prävention verpflichtet worden – eine gesund-heitspolitisch bemerkenswerte Initiative. Viele Krankenkassen hatten daraufhin eigene Abteilungen für Gesundheitsförderung eingerichtet und entsprechendes Fachpersonal für Gesundheitsförderung (Ernährungsberater, Sportpädagogen, Gesundheitsberater etc.) eingestellt. Insbesondere die AOK hatte schon früh damit begonnen, ihr Leistungsspektrum durch Gesundheitsaufklärung und Gesundheitsberatung zu erweitern (»AOK – die Gesundheitskasse«). So hatte die AOK Mettmann die »Aktion Gesundheit« entwickelt, die aus den Angeboten in sog. Gesundheitszentren, den Angeboten für spezielle Zielgruppen und den Aktivitäten zur Zusammenarbeit auf örtlicher Ebene besteht.

Mit dem Beitragsentlastungsgesetz von 1996 wurde der § 20 wieder geändert, die Leistungen wurden auf reine Präventionsmaßnahmen reduziert. Nach dem Regierungswechsel von 1998 wurden die Leistungen der Krankenkassen zur Gesundheitsförderung und Prävention nur teilweise wieder auf den Stand von 1989 gebracht.

Der neue § 20 SGB V (»Prävention und Selbsthilfe«) hat hinsichtlich der Prävention folgenden Wortlaut:

1. Die Krankenkasse soll in der Satzung Leistungen zur primären Prävention vorsehen, die die in den Sätzen 2 und 3 genannten Anforderungen erfüllen. Leistungen zur Primärprävention sollen den allgemeinen Gesundheitszustand verbessern und insbesondere einen Beitrag zur Verminderung sozial bedingter Ungleichheit von Gesundheitschancen erbringen. Die Spitzenverbände der Krankenkassen beschließen gemeinsam und einheitlich unter Einbeziehung unabhängigen Sachverstands prioritäre Handlungsfelder und Kriterien für Leistungen nach Satz 1, insbesondere hinsichtlich Bedarf, Zielgruppen, Zugangswegen, Inhalten und Methodik.
2. Die Krankenkassen können den Arbeitsschutz ergänzende Maßnahmen der betrieblichen Gesundheitsförderung durchführen; Absatz 1 Satz 3 gilt entsprechend. Die Krankenkassen arbeiten bei der Verhütung arbeitsbedingter Gesundheitsgefahren mit den Trägern der gesetzlichen Unfallversicherung zusammen und unterrichten diese über die Erkenntnisse, die sie über den Zusammenhang zwischen Erkrankungen und Arbeitsbedingungen gewonnen haben. Ist anzunehmen, daß bei einem Versicherten eine berufsbedingte gesundheitliche Gefährdung oder eine Berufskrankheit vorliegt, hat die Krankenkasse dies unverzüglich den für den Arbeitsschutz zuständigen Stellen und dem Unfallversicherungträger mitzuteilen.
3. Die Ausgaben der Krankenkasse für die Wahrnehmung ihrer Aufgaben nach den Absätzen 1 und 2 sollen insgesamt im Jahr 2000 für jeden ihrer Versicherten einen Betrag von 2.56 Euro umfassen; sie sind in den Folgejahren entsprechend der prozentualen Veränderung der monatlichen Bezugsgröße nach § 18 Abs. 1 SGB IV anzupassen.

Die Arbeitsgemeinschaft der Spitzenverbände der Krankenkassen hat hinsichtlich der Umsetzung des § 20 Abs. 1 und 2 einen »GKV-Leitfaden Prävention« entwickelt. Dieser Leitfaden beschreibt die Inhalte und Qualitätsstandards, die die Gesetzliche Krankenversicherung (GKV) in der Prävention und Gesundheitsförderung einhalten muss. Zudem haben sich alle gesetzlichen Krankenkassen freiwillig dazu verpflichtet, ihre Präventionsmaßnahmen nach einheitlichen Kriterien zu erfassen und zu dokumentieren. Dabei werden Maßnahmen der individuellen Angebote und Maßnahmen im Setting (und hier noch gesondert im betrieblichen Setting) unterschieden.

Schreiner-Kürten hat einige Ergebnisse aus der Dokumentation von 2002 zusammen gefasst:

»Nach dem Bericht haben im Jahr 2002 insgesamt 352 961 gesetzlich Krankenversicherte an den primärpräventiven Kursen (individueller Ansatz), die die Krankenkassen angeboten bzw. bezuschusst haben, teilgenommen. Dies entspricht einem Anteil von 0.5 % aller gesetzlich Krankenversicherten ... Drei Viertel der Kursteilnehmer waren Frauen, ein Viertel Männer. Junge Menschen bis etwa 20 Jahre nahmen primärpräventive Angebote vergleichsweise selten war, 40bis 60-jährige Versicherte dagegen überproportional häufig. Hinsichtlich der thematischen Ausrichtung der Präventionsangebote lag das Schwergewicht mit 59.5 % auf dem Handlungsfeld Bewegung, gefolgt von gesunder Ernährung (24 %). Auf Platz drei liegen mit 16 % Kurse zum Stressmanagement und zur Entspannung. Im Vergleich dazu spielen Präventionsangebote zum Umgang mit Genuss- und Suchtmitteln (Alkohol, Tabak) mit 0.5 % in der Praxis kaum eine Rolle ... Im Jahr 2002 wurden GKV-weit 454 Projekte in nicht betrieblichen Settings dokumentiert. Die meisten Projekte fanden in Schulen statt, vor allem in Berufsschulen ... Mit den Setting-Projekten erreichten die Krankenkassen rund 529 000 Menschen ... Im Jahr 2002 sind Aktivitäten der betrieblichen Gesundheitsförderung in 2.358 Unternehmen dokumentiert ... Thematische Schwerpunkte der betrieblichen Gesundheitsförderung waren im Jahr 2002 insbesondere die Minderung von körperlichen Belastungen (62 %), gesundheitsgerechte Mitarbeiterführung (27 %), gesunde Gemeinschaftsverpflegung (19 %) und Stressmanagement (17 %)« (2004, S. 14 f.; der Präventionsbericht findet sich unter www.aokbv.de/gesundheit/praevention).

Die rot-grüne Bundesregierung hatte sich darüber hinaus vorgenommen, ein Präventionsgesetz zu erarbeiten, um die Prävention – neben Behandlung, Rehabilitation und Pflege – zur »4.Säule« der Gesundheitsversorgung weiterzuentwickeln. Zur Finanzierung der Prävention sollten nicht nur die gesetzliche Krankenversicherung (mit 180 Millionen Euro), sondern auch die ebenfalls zur Prävention verpflichteten gesetzliche Rentenversicherung (mit 40 Millionen Euro), die gesetzliche Unfallversicherung (mit 20 Millionen Euro) sowie die soziale Pflegeversicherung (mit 10 Millionen Euro) herangezogen werden. Zur Durchführung, Koordination und Evaluation der Maßnahmen sollte auf Bundesebene eine Stiftung Prävention und Gesundheitsförderung errichtet werden. Vorbilder dafür waren die Stiftungen »Gesundes Österreich« und »Gesundheitsförderung Schweiz«. Im Präventionsgesetz waren folgende Leistungen vorgesehen:

- individuelle Leistungen zur Verhaltensänderung,
- Settingleistungen,
- Leistungen der betrieblichen Gesundheitsförderung,
- Kampagnen.

U. a. aufgrund der vorgezogenen Neuwahlen im Herbst 2005 wurde der Entwurf zum Präventionsgesetz erst einmal von der politischen Tagesordnung genommen.

Bis zum Jahre 2012 wurde ein entsprechendes Präventions- bzw. Gesundheitsförderungsgesetz weder entworfen und ins parlamentarische Abstimmungsverfahren eingebracht noch fundiert inhaltlich weiter verfolgt.

Salutogenese

Wie schon kurz angesprochen, gewinnt innerhalb der Diskussion zur Ätiologie von Krankheiten das von dem israelisch-amerikanischen Medizin-Soziolgen A. Antonovsky (1979, 1987, 1990) entwickelte Modell der Salutogenese (lat. salus: Gesundheit, Wohlbefinden; griech. Genesis: Geburt, Entstehung) an Bedeutung und erzielt sukzessive auch größere Beachtung bezüglich Prävention/Gesundheitsförderung, Diagnostik und Therapie. Antonovsky wirft die salutogenetische Frage auf, die sich mit den Bedingungen für eine Gesunderhaltung trotz extrem belastender psychosozialer Umweltfaktoren beschäftigt. Das innerhalb der Medizin vorherrschende pathogenetische Modell, das sich schwerpunktmäßig mit krankheitsverursachenden Faktoren beschäftigt, wird somit durch einen positiven Gesundheitsbegriff erweitert, der mehr aussagt als lediglich die Abwesenheit von Krankheit. Gesundheit wird dabei als ein Prozess verstanden und nicht als ein Zustand. »Salutogenese: Klärungsansatz, unter welchen Bedingungen Gesundheit für das Individuum möglich ist, welche ökonomischen, sozialen, kulturellen, psychischen und biologischen Ressourcen ein Mensch hat oder braucht, um gesund zu sein oder gesund zu werden« (Frischenschläger et al., 1995).

Häufig wird in unserer Gesellschaft, und insbesondere in der Medizin sowie der Pädagogik und Psychologie, darüber diskutiert und reflektiert, was alles für Persönlichkeitsfehlentwicklungen für die Entstehung von Krankheiten oder auch Verhaltensauffälligkeiten verantwortlich ist oder sein könnte.

Es wird sich dabei an Risikofaktoren, an Fehlverhalten, an Defiziten orientiert. In der Medizin kommt es langsam zu einem Paradigmenwechsel. Der pathogenetische Ansatz »Was macht krank?« wird von dem salutogenetischen Ansatz »Was hält gesund?« abgelöst. Es wird nicht mehr nur nach Risikofaktoren, sondern verstärkt auch nach Schutzfaktoren gesucht.

Auf welche Verhaltensweisen, intrapsychisch und interkommunikativ, greifen Menschen zurück, um widerstandsfähiger und weniger verletzlich zu sein. Antonovsky sieht die Basis aller protektiven Faktoren in der subjektiven individuellen Erfahrung eines »sense of coherence« (»Kohärenzsinn«). Dies würde sich in der Überzeugung manifestieren, dass das Leben einen Sinn hat, dass es überschaubar ist und gemeistert werden kann.

Als Kohärenzgefühl wird die Grundüberzeugung eines Menschen bezeichnet, dass es in seinem Leben einen *inneren Zusammenhang* und einen *äußeren Zusammenhalt* gibt.

Als Kohärenzsinn wird die innere Steuerungsinstanz eines Menschen bezeichnet, die vorhandene Ressourcen wahrnimmt und auswählt, basierend auf der Überzeugung, dass Stressfaktoren, interne sowie externe, die Integrität einer Person nicht zerstören können.

Kohärenzgefühl und Kohärenzsinn könnten sich dann gut entwickeln, wenn:

- die Welt verstehbar erscheint *(Verstehbarkeit),* wenn Zusammenhänge begreifbar sind, Stresssituationen sich ergründen und beeinflussen lassen;
- die Welt handhabbar erscheint *(Handhabbarkeit),* wenn der Mensch sich selbst als wirksam erfährt, vorhandene Ressourcen zur Stressbewältigung eingesetzt werden können und
- das eigene Leben als sinnvoll erscheint *(Bedeutsamkeit),* wenn Anstrengungen sich lohnen und sinnvoll sind.

Die Bedeutung des Kohärenzgefühls und Kohärenzsinns kann darin gesehen werden, dass ein umfassendes, dauerhaftes und dynamisches Vertrauen entwickelt wird, dass das Leben und seine Anforderungen verstehbar, handhabbar und sinnerfüllt sind.

Ein weiterer wichtiger Begriff bzw. eine Eigenwahrnehmung in diesem salutogenetischen Konzept ist die Selbsteinschätzung. Unter Selbsteinschätzung ist die persönliche Einschätzung zu verstehen, wie fähig, wertvoll und erfolgreich man sich fühlt. Kinder haben häufig einen niedrigen Grad an Selbsteinschätzung, d. h. sie sind unsicher, selbstbezogen, rigide in sozialen Interaktionen, stark abhängig von den Meinungen Erwachsener. Die Art und Weise der Kommunikation, der vermittelten Wertschätzung, der Empathie, die Menschen und besonders heranwachsenden Menschen gegenüber praktiziert wird, hat damit bedeutsame Auswirkungen auf diese, für die Gesundheitserhaltung und Gesundheitsförderung, für die Ausbildung der physischen und psychischen Widerstandskraft so entscheidenden, Persönlichkeitsmerkmale.

In diesem Zusammenhang ist das Konzept der »Widerstandskraft« (hardiness) von Kobasa (1979) als wichtige individuelle Ressourcenquelle von Bedeutung. Die charakterisierenden Komponenten dieses Konzeptes sind Kontrolle (Control), Engagement (Commitment) und Herausforderung (Challenge). Unter dem Merkmal »Control« wird die Überzeugung der individuellen Beeinflussbarkeit von Lebensereignissen verstanden. »Commitment« steht für den Glauben an die Wichtigkeit und die Bedeutung der eigenen Person sowie das Festhalten an gesetzten Zielen trotz dem Auftreten von Stressoren. Unter der Komponente »Challenge« wird die individuelle Bewertung verstanden, Belastungen als Möglichkeiten der persönlichen Weiterentwicklung zu verstehen, »... was auf der Überzeugung basiert, dass Veränderungen und weniger Stabilität das Leben allgemein kennzeichnen; Menschen mit einem hohen Gefühl der Herausforderung bewerten daher Veränderungen nicht als besonders stressreich, sondern eher als typisch für das Leben und sehen darin einen Ansporn für die persönliche Weiterentwicklung« (Uexküll, 1996).

Antonovsky (1979) bezeichnet die Faktoren, persönlichen Ressourcen, die einen positiven Einfluss auf Stresssituationen nehmen, als generalisierte Widerstandsressourcen. Der Mensch macht die Erfahrung, den Stress »meistern« zu können, es kommt zur Ausbildung des »sense of coherence« (siehe oben).

Nach Antonovsky lässt sich der Gesundheitsstatus eines Menschen anhand des »HEDE-Kontinuums« darstellen. HEDE-Kontinuum ist die Abkürzung für »Health Ease/Dis-Ease«. Eine Zweiteilung und Gegenüberstellung, eine Dichotomisierung von Gesundheit und Krankheit lehnt Antonovsky ab. Gesundheit lässt sich damit auf dem HEDE-Kontinuum aufgrund subjektiver (Schmerzempfindung, individuell erlebte, z. B. Funktionseinschränkung, usw.) und objektiver Faktoren (wie z. B. medizinische Untersuchungsergebnisse und Diagnosen) bestimmen und »ablesen«. »Wir sind alle sterblich. Ebenso sind wir alle, solange noch ein Hauch von Leben in uns ist, in einem gewissen Ausmaß gesund« (Antonovsky, 1997, S. 23).

Resilienz

Was ist Resilienz? »Ein fünfjähriger Junge beobachtet hilflos, wie sein Bruder ertrank. Im selben Jahr begann ein Glaukom seine Welt zu verdunkeln. Seine Familie war zu arm, medizinische Hilfe zu zahlen, die sein Augenlicht hätte retten können. Als er Teenager war, starben seine Eltern, und er musste in eine staatliche Blindenanstalt. Als schwarzer Afrikaner durfte er an vielen Aktivitäten der Institution, einschließlich der Musik, nicht teilnehmen. ... Der Name diese Mannes war Ray Charles« (Goldstein und Brooks, 2006, S. 173).

Neben dem konzeptionellen Ansatz der Salutogenese hat sich in den letzten Jahren der Resilienzförderungsansatz aus der pädagogischen Sichtweise und Forschung immer stärker im Kontext Gesundheitsförderung besonders von Kindern etabliert. Die Resilienzforschung beschäftigt sich mit protektiven Faktoren.

Was reduziert die psychische und physische Vulnerabilität von Menschen, insbesondere in jungen Jahren, was stärkt den Gesundheitsstatus, was macht sie weniger »verwundbar« (engl.: resilience – unverwundbar, unverletzlich)?

Das Resilienz-Konzept beruht auf Untersuchungen, der sogenannten Kauai Studie, von Werner und Smith (2001) aus dem Jahre 1992. Bei dieser Längsschnittstudie wurden alle 1955 auf der Hawai-Insel Kauai geborenen Kinder (698) über 30 Jahre lang zu den Auswirkungen von Risikofaktoren auf die biographischen Verläufe hin beobachtet. Die Kinder wurden in zwei Gruppen eingeteilt, in sogenannte Risikokinder und Nichtrisikokinder. Ein Drittel der Kinder wurden als Risikokinder eingestuft, worunter die Kinder bezeichnet wurden, die mindestens vier Risikofaktoren aufwiesen. Risikofaktoren waren z. B.: Armut, Geburtskomplikationen, schwere Erkrankungen im ersten Lebensjahr des Kindes, Drogenprobleme bei einem oder beiden Elternteilen, psychiatrische Erkrankung bei einem oder beiden Elternteilen, andauernde Partnerschaftskonflikte der Eltern usw.

Die Ausgangshypothese lautete: Eine Kumulation von Risikofaktoren führt häufig zu Entwicklungs- und Verhaltensstörungen! Dieser Annahme entsprachen $2/3$ der Risikokinder. Sie zeigten Verhaltens- und Lernprobleme, Drogenabhängigkeit, Straffälligkeit und psychische Verhaltensauffälligkeiten. $1/3$ dieser sogenannten Risikokinder, dies waren 72 Kinder, zeigten hingegen keinerlei Verhaltensauffälligkeiten. Es kam zu einer »normalen«, sehr widerstandsfähigen, Persönlichkeitsentwicklung.

»Resilience is thus conceived as an end product of buffering processes that do not eliminate risks and adverse conditions in life but allow the individual to deal with them effectively« (Werner und Smith, 2001).

Diese »resilient children« wurden intensiv, hinsichtlich der »Schutzfaktoren«, die diese Kinder auszeichnen, beobachtet und analysiert. Es konnten zwei Kategorien von Schutzfaktoren identifiziert werden: 1. Das soziale Umfeld und 2. individuelle Persönlichkeitsmerkmale betreffend.

Bezüglich der Schutzkategorie soziales Umfeld waren wiederum zwei Aspekte entscheidend bzw. auffällig: Es bestand eine intensive Bindung und vertrauensvolle Beziehung zu mindestens einem Erwachsenen. Dies musste nicht ein Elternteil sein, dies konnten auch die Großeltern, Erzieher, Lehrer usw. sein. Der zweite

Aspekt war die Feststellung und Beobachtung, dass die Kinder sehr bald einen großen Freundeskreis hatten und damit viele soziale Kontakte. Kennzeichen der Schutzfaktoren, die die Persönlichkeitsmerkmale betrafen, waren u. a.:

- hohes Aktivitätsniveau (eine der wenigen Studien, die ein hohes Aktivitätsniveau bei Kindern als eine positive Ressource einstufen)
- hohe Eigeninitiative
- hohes Maß an Selbstständigkeit
- Fähigkeit, Hilfe zu suchen und anzunehmen
- Gefühl der Selbstkompetenz
- positives Selbstkonzept (wertvoll zu sein)
- größere Leistungsmotivation
- Vertrauen, dem Schicksal nicht hilflos ausgeliefert zu sein

»Als Schutzfaktoren bezeichnet man Faktoren, die die Auftretenswahrscheinlichkeit von Störungen vermindern, indem sie zur Entwicklung von Ressourcen beitragen bzw. eine solche Entwicklung erleichtern. Häufig findet sich eine Einteilung in personale, familiäre und soziale Schutzfaktoren. Dabei wird Resilienz als eine variable Kapazität verstanden, die sich über die Zeit im Kontext der Mensch-Umwelt-Interaktion entwickelt, jedoch nicht zeitlich stabil ist« (Bengel et al., 2009, S. 23).

Im Zusammenhang mit der Ausbildung von Resilienz spielen demnach Verwaltensweisen bzw. Persönlichkeitsmerkmale wie die Ausbildung eines positiven Selbstkonzepts und Selbstvertrauens, ein Gefühl der Selbstwirksamkeit, Fähigkeit zu konstruktivem Denken usw. eine zentrale Rolle. Die Resilienzentwicklung und -Stärkung ist durch die Förderung der individuellen Ressourcen beeinflussbar. Für die Ausbildung kognitiver und affektiver Schutzfaktoren ist eine positive Wahrnehmung der eigenen Person sowie eine generelle positive Lebenseinstellung entscheidend. Im Folgenden sind Basiskompetenzen von Resilienz aufgelistet:

- positives Selbstkonzept
- Kontrollerwartung und ein Gefühl der Selbstwirksamkeit
- Fähigkeit zur Selbstregulation
- Anpassungsfähigkeit im Umgang mit Belastungen oder übermäßigen Reizen (einschließlich der Fähigkeit, sich innerlich zu distanzieren)
- Fähigkeit, sich vor gefährdeten Einflüssen zu schützen
- Regelbewusstsein
- Fähigkeit zu konstruktivem Denken (auch bei widrigen Umständen)
- Fähigkeit, sich zu entscheiden und zu organisieren (Selbstmanagement)
- Fähigkeit, sich in verschiedenen kulturellen und sozialen Umwelten zu bewegen und mit unterschiedlichen Rollenerwartungen konstruktiv umzugehen
- Fähigkeit, Konflikte gewaltlos zu bewältigen
- Fähigkeit, Verantwortung zu übernehmen
- Kreativität und Explorationslust
- sachbezogenes Engagement und intrinsische Motivation

http://www.fthenakis.de/cms/Vortrag_Bremen_HH1_2001-06-07.pdf

Die Grundlage sowohl des Salutogenesewie auch des Resilienzansatzes ist die ressourcenorientierte Erkennung und Förderung von Fähig- und Fertigkeiten von betroffenen Menschen. Es geht um die Stärkung und Ausbildung oder einfach nur Findung von vorhandenen oder verborgenen Schutzfaktoren bei Menschen, insbesondere während der Sozialisation in Kindheit und Jugend, die dann die Entwicklung eines positiven Selbstkonzeptes ermöglichen sollen. Dies beinhaltet gerade auch die Berücksichtigung kultureller sowie religiöser Verschiedenheiten im Hinblick auf Krankheit und Gesundheit.

Ein transkulturelles Krankheitsbewusstsein bzw. Krankheitsverständnis gewinnt besonders im Zusammenhang mit psychiatrischen Erkrankungen immer mehr an Bedeutung und Berücksichtigung. Kultursensible Prävention, Gesundheitsförderung und Diagnostik vor der Etikettierung von Krankheit ist notwendig. Geschlechtspezifische Unterschiede im Gesundheitsverhalten, von Krankheitsbewältigung und im Kontext sonstiger Gesundheitsthemen entsprechend dem Gender-Aspekt sind essentiell und werden zunehmend berücksichtigt, näher untersucht und innerhalb von Informationsvermittlung, Beratungstätigkeit, Schulungsaktivitäten, aber auch generell im diagnostischen und therapeutischen Bereich thematisiert. Die Resilienzforschung zeigte, dass insgesamt Mädchen resilienter als Jungs sind. Resiliente Mädchen und Jungen zeigen interessanterweise dabei sowohl typisch weibliche wie männliche Verhaltensmerkmale.

Die Pädagogik, teilweise verunsichert und in Frage gestellt durch verschiedene Studien (u. a. die PISA-Studie), hat etwas Neues (Resilienzförderung) oder auch Altes (»Kinder stark machen!«) wiederentdeckt: dass sich Kinder durch ein positives Selbstkonzept, durch das Vertrauen in die eigenen Fähigkeiten – und jeder Mensch hat Fähig- und Fertigkeiten –, durch die Wertschätzung und entgegengebrachte Empathie der Erwachsenen selbstbewusster und widerstandsfähiger entwickeln können. Nicht das immer wieder Konfrontieren mit Defiziten, sondern das Vermitteln, etwas erreichen, etwas zu können und etwas verändern zu können, gerät wieder verstärkt in den Mittelpunkt des pädagogischen Handelns. Dies wiederum wirkt sich auch auf die Gesundheit von Kindern aus.

Insgesamt kann resümierend festgestellt werden, dass sowohl die Theorie der Salutogenese als auch der Resilienz Gesundheit fokussieren und, was diese beeinflusst bzw. fördert und stabilisiert, im Blick haben. Es geht um einen ressourcenorientierten Interaktionsansatz, der wertschätzend und empathisch die Fähigkeiten, die »Schätze« im Menschen sucht und sich nicht in einer Fehlersuche verfängt. Individuelle sowie umfeld- und umweltbezogene Schutzfaktoren sollen herauskristallisiert und gefördert werden. In diesem Kontext spielen auch Widerstandsressourcen eine wichtige Rolle. Die Stabilität von individueller Gesundheit korreliert somit mit dem verinnerlichten und authentisch entwickelten »sense of coherence«. Dieser ist durch subjektive und objektive Kriterien beeinflussbar, was dann bei der Entwicklung und praktischen Umsetzung von gesundheitsfördernden Konzepten und Handlungsmodellen berücksichtigt werden kann, nach Auffassung der Autoren stärker berücksichtigt werden muss.

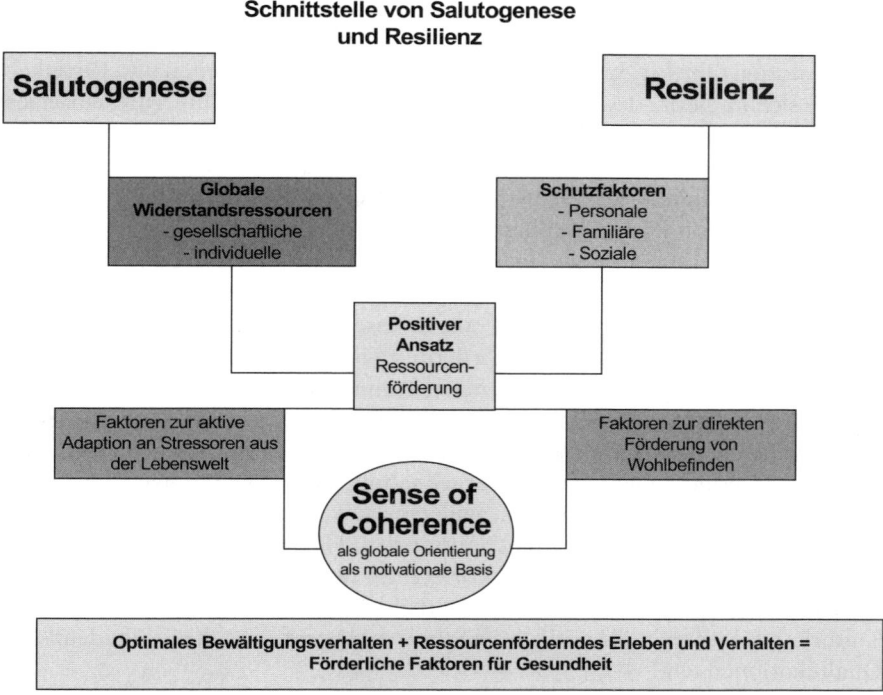

Abb. 5.2: Schnittstelle von Resilienz und Salutogenese (nach Wegeng, 2010)

Soziales, kulturelles und ökonomisches Kapital im Hinblick auf Gesundheitsförderung

Die Bedeutung der Stärkung der Persönlichkeit, die im Salutogenese- und Resilienzkonzept zum Ausdruck kommt, ist eine zentrale Aufgabe der Pädagogik sowie der Medizin, gerade im Rahmen der Gesunderhaltung bzw. Gesundheitsförderung.

Gesundheitsressourcen sind von verschiedenen individuellen und gesellschaftsstrukturellen Faktoren abhängig. Die ökonomische Ausstattung, Bildung, sozialen Beziehungen, der ökonomische Wohnraum usw. sind maßgebliche Determinanten in diesem Kontext. Bourdieu (1983, 1986) unterscheidet diesbezüglich zwischen verschiedenen Kapitalformen, dem ökonomischen, kulturellen und sozialen Kapital. Bourdieu versteht Kapital nicht als rein ökonomisch definiert und zuordnungsfähig, sondern versucht über die Einführung von unterschiedlichen Kapitalformen gesellschaftliche Machtverhältnisse transparent zu machen. So spiegelt sich soziale Ungleichheit in vorhandenen oder stark eingeschränkten gesellschaftlichen Partizipationsmöglichkeiten auf der ökonomischen, sozialen und kulturellen Ebene wider. Unter ökonomischem Kapital versteht Bourdieu materiellen Besitz und finanzielle Mittel. Soziales Kapital beinhaltet soziale Beziehungen, den Freundeskreis, Netzwerke usw., die dann zur immateriellen Ressourcenbildung beitragen. Kulturelles Kapital wird u. a. durch schulische und

159

außerschulische Bildung erworben. Abel et al. (Richter, 2006) schreibt dazu: »Wir definieren kulturelles Kapital hier als ein Gesamt aller nicht-ökonomischen, wertbesetzten Objekte, wertegebundenen Merkmale, Fähigkeiten und Fertigkeiten, die sich im Besitz des Individuums für seine soziale Positionierung einsetzen lassen« (Richter, 2006, S. 188). Abel differenziert das kulturelle Kapital dann wiederum in ein »Inkorporiertes/Verinnerlichtes Kulturkapital«, ein »Objektiviertes Kulturkapital« und ein »Institutionalisiertes Kulturkapital«. Verinnerlichtes Kulturkapital kennzeichnet »…den dauerhaften kognitiv, emotional und körperlich verankerten Besitz einer Person an Wissen und sozialen, kulturellen und technischen Fertigkeiten« (Richter, 2006, S. 188). Diese Form des Kulturkapitals kann nur durch ständige Lernprozesse erworben werden. Im Kontext von Gesundheit und Gesundheitsförderung wären dies »gesundheitsrelevante Wertvorstellungen und Körperschemata, Kommunikationsmittel zum Beispiel in der Arzt-Patienten-Beziehung, etc.« (Richter, 2010, S. 188). Dies wiederum zeigt sich in einem Gesundheitsbewusstsein, das sich durch sportliche Aktivität, Ernährungsverhalten und der Inanspruchnahme von medizinischen Angeboten, wie z. B. Vorsorgeuntersuchungen, widerspiegelt. Objektiviertes Kulturkapital wäre z. B. der Besitz von Büchern, Sportartikel, Hygieneartikel usw. Gerade an dieser Kulturkapitalform wird die Korrelation und Abhängigkeit zum Vorhandensein des ökonomischen Kapitals deutlich. Formen von institutionalisiertem Kulturkapital wären z. B. zertifizierte Schul- und Berufsabschlüsse, akademische Qualifikationen usw.

Die Bedeutung des Vorhandenseins von ökonomischem, sozialem und kulturellem Kapital für Gesundheit, Gesunderhaltung und Gesundheitsförderung ist evident. Aber auch die Interdependenz der Kapitalformen ist hervorzuheben. Einerseits kann ein Defizit an ökonomischem Kapital durch kulturelles und soziales Kapital kompensiert werden, indem ich mein Wissen einsetze, um preiswerte und gesunde Nahrungsmittel zu erhalten. Andererseits hilft Bildung nur beschränkt etwas, wenn Partizipationsmöglichkeiten (z. B. aufgrund von finanziellen Eigenbeteilungen im Gesundheitssektor) bei einem niedrigen ökonomischen Kapital (z. B. Arbeitslosengeld-II-Bezieher mit einem Ernährungsbudget von knapp 4 € täglich und einem Monatsgesundheitsausgabenbudget von 15,55 €, Stand 31.12.2011) stark eingeschränkt, oft sogar unmöglich sind.

In diesem Kontext der gegenseitigen Wechselwirkungen und Beeinflussung ist neben der Ressourcenbildung und -kompetenz die Möglichkeit der gesellschaftlichen Realisierung dieser Fertig- und Fähigkeiten entscheidend. Diesbezüglich sind die Ausführungen von Amartya K. Sen (1987), dem indischen Nobelpreisträger für Ökonomie, unter den Begriffen »Functionings« und »Capabilities« von Bedeutung. »A Functioning is an achievement, whereas a capability is the ability to achieve« (Sen, 1987, S. 11). Capabilities steht für die Verwirklichungschancen in einer Gesellschaft bezüglich der erworbenen Ressourcen. Dies bedeutet, dass eine reine individuelle Ressourcenorientiertheit hinsichtlich z. B. der Gesundheit und Gesundheitsförderung alleine nicht ausreicht, diese zu fördern, sondern die gesellschaftsstrukturellen Verwirklichungschancen, Partizipationsmöglichkeiten und das Ausmaß an Freiheit determinieren ebenso Gesundheit bzw. Gesunderhaltung und Gesundheitsförderungsoptionen (Sen, 1993, 1999).

Ökonomisches, soziales und kulturelles Kapital bestimmen Gesundheit

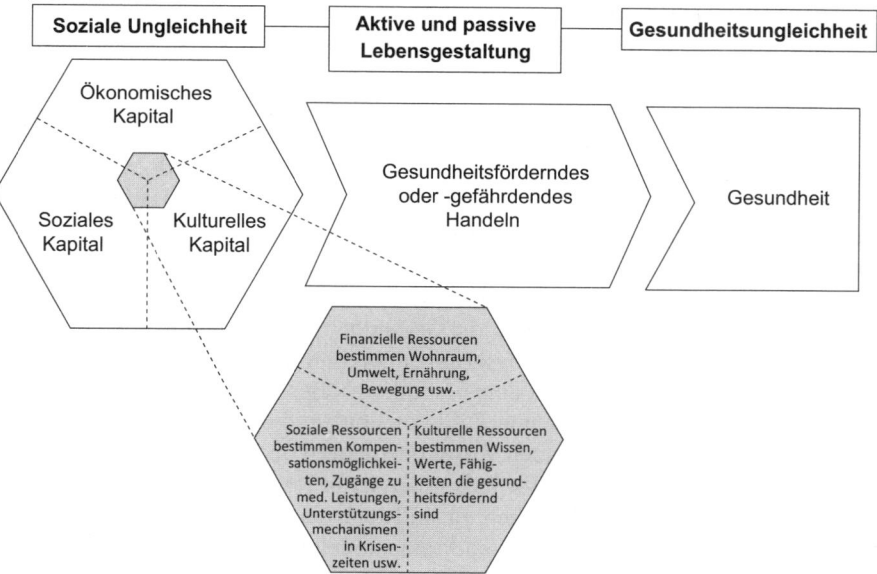

Abb. 5.3: Zusammenhänge und Beeinflussungsebenen der verschiedenen Kapitalformen Bourdieus im Hinblick auf die Gesundheitsförderung (in Anlehnung an Abel et al., 2006; Abel, 2008)

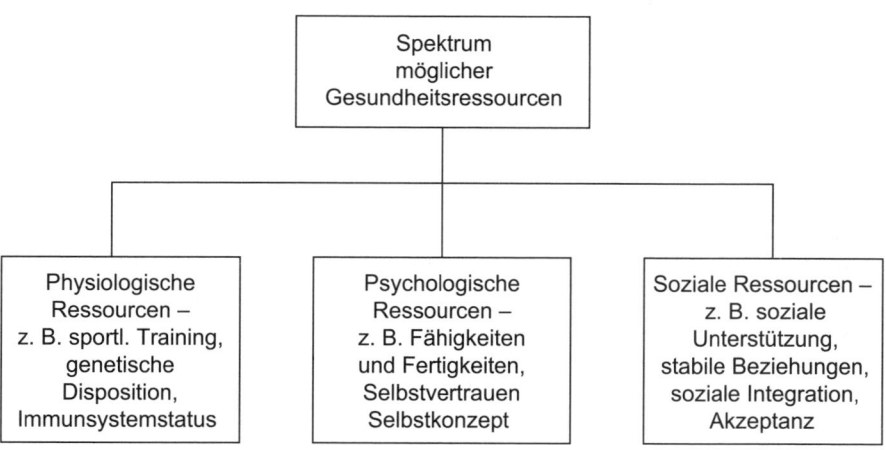

Abb. 5.4: Beispiel: Gesundheitsförderung

161

5.1.3 Gesundheitsarbeit

Gesundheitsarbeit ist ein Teil der gesundheitsbezogenen Sozialarbeit. Gesundheitsbezogene Sozialarbeit lässt sich in Sozialarbeit im Gesundheitswesen und Gesundheitsarbeit im Sozialwesen aufteilen. *Sozialarbeit im Gesundheitswesen* findet in
Einrichtungen des Gesundheitswesens statt, also im Krankenhaus, im Gesundheitsamt, in der Suchtkrankenhilfe sowie in ambulanten und komplementären psychiatrischen Einrichtungen, um nur die wichtigsten Einrichtungen zu nennen. Sozialarbeit im Gesundheitswesen ist primär krankheitsorientiert, d. h., sie hat es
überwiegend mit bereits erkrankten Menschen zu tun. *Gesundheitsarbeit im Sozialwesen* findet (potentiell) in allen Sozialen Diensten statt. Sie ist primär gesund-
heits- und präventivorientiert. Mit der Herausbildung der Gesundheitswissenschaft
wurde die Tatsache wiederentdeckt und wiederbelebt, dass der Gesundheitsarbeit
eine wichtige Rolle insbesondere für die Gesundheitsförderung und Prävention mit
sozial benachteiligten Bevölkerungsgruppen zukommt, zu denen die Sozialarbeit
über ihre eigenen Einrichtungen eine besondere Nähe aufweist.

Dazu hat auch die zunehmende Zahl von epidemiologischen Untersuchungen
und Veröffentlichungen über den Zusammenhang von sozialer Benachteiligung
und Gesundheit beigetragen. Wir haben bereits in **Kapitel 2** auf wesentliche Arbeiten hingewiesen. In der Zwischenzeit sind auch eine Reihe von Veröffentlichungen erschienen, die die Strategien und Praxismodelle der Intervention in den Vordergrund stellen. Besonders hervorzuheben sind in diesem Zusammenhang die
jährlichen Tagungen der Landesvereinigung »Gesundheit Berlin« zum Thema
»Armut und Gesundheit«, deren Ergebnisse auch als Bücher zur Verfügung stehen
(zuletzt Geene und Halkow 2004). Der Kooperationsverbund »Gesundheitsförderung bei sozial Benachteiligten«, dem die BZgA, »Gesundheit Berlin«, alle Lan-
desvereinigungen für Gesundheit, einige Krankenkassen und weitere Institutionen
angehören, finanziert die bundesweit größte Datenbank (mit nahezu 2 700 Ge-
sundheitsprojekten), die sich an sozial Benachteiligte wenden (www.gesundheit-
liche-chancengleichheit.de). Eine vergleichbare Initiative auf europäischer Ebene
ist das Projekt »Closing the gap – strategies to tackle health inequalities in Europe« (www.eurohealthnet.org). Schließlich sei noch auf die Initiative zur Gesundheitsförderung von Arbeitslosen »JobFit« hingewiesen, die vom Bundesverband
der Betriebskrankenkassen angestoßen und dem Europäischen Sozialfonds und
dem Ministerium für Arbeit, Gesundheit und Soziales in Nordrhein-Westfalen
gefördert wird (BKK-News Gesundheitsförderung aktuell 05/2005). Viele dieser
Praxisprojekte mit sozial benachteiligten Bevölkerungsgruppen sind Beispiele für
eine gelungene »Gesundheitsarbeit«.

Der Arbeitskreis Sozialarbeit und Gesundheit der Deutschen Gesellschaft für
Sozialarbeit hat 1997 unter der Federführung von Mühlum, Franzkowiak, Köhler-
Offierski, Paulus und Zurhorst eine eindrucksvolle Positionsbestimmung zum
Verhältnis von Sozialarbeit und Gesundheitsarbeit verfasst. Darin heißt es u. a.:

> »Zweifellos wurde ... die Ottawa-Charta (WHO) zum Motor eines neuen Gesundheits-
> bewusstseins, das die Gesundheitspolitik und -wissenschaft am Ende dieses Jahrhunderts
> prägt. Für manche scheint das öffentliche Gesundheitsanliegen damit überhaupt erst zu
> beginnen, während doch die Charta selbst schon auf genuin sozialarbeiterische Ansätze,

auf Gemeinwesenarbeit und Gemeindepsychologie zurückgreift – ohne diese allerdings beim Namen zu nennen. Dadurch konnte der Eindruck entstehen, bisher sei neben dem medizinischen Gesundheitssystem keine Gesundheitsarbeit geleistet worden, vor allem nicht in einem umfassenden Gesundheitsverständnis. Tatsächlich war Gesundheit jedoch für die berufliche Sozialarbeit zwangsläufig immer ein Thema – intentional, funktional und institutionell –, und zwar sowohl grundsätzlich (Konsequenz ihrer Ganzheitlichkeitsperspektive), als auch konkret in klar umschriebenen Arbeitsfeldern (z. B. Öffentlicher Gesundheitsdienst, Sozialdienst in Kliniken, Suchtberatung, Rehabilitation)«.

Die Autoren unterscheiden weiterhin in »generalisierte Gesundheitsarbeit (einschließlich Prävention)« und »spezialisierte Gesundheitstätigkeit (clinical social work)«. Das entspricht in etwa unserer eingangs gemachten Unterscheidung der gesundheitsbezogenen Sozialarbeit in Sozialarbeit im Gesundheitswesen und Gesundheitsarbeit im Sozialwesen. Gesundheitsarbeit ist also nicht als Übertragung der Gesundheitsförderung im Sinne der Ottawa-Charta in die Sozialarbeit zu verstehen, sondern sie ist eine nach eigenen theoretischen Konzepten im Rahmen einer anwendungsorientierten Sozialarbeitswissenschaft entwickelte Praxis. Gesundheitsarbeit beinhaltet demnach

- die Wahrnehmung und Analyse gesundheitlicher Problemlagen,
- die Erarbeitung angemessener Handlungskonzepte und
- ihre Umsetzung im Rahmen Sozialer Dienste.

Die Wahrnehmung und Analyse gesundheitlicher Problemlagen erfolgt im engen Kontakt mit den Klienten der Sozialen Arbeit sowie im Kontext ihrer ökopsychosozialen Lebensbezüge und mithilfe sozialarbeitswissenschaftlicher Erhebungsmethoden. Die Erarbeitung angemessener Handlungskonzepte erfolgt auf der Basis sozialarbeitswissenschaftlicher Erkenntnisse und Methoden wie Einzelfallhilfe, Gruppen- und Gemeinwesenarbeit, Case-Management, Förderung von Empowerment, Selbsthilfe und sozialen Netzwerken.

Die Umsetzung der Gesundheitsarbeit ist prinzipiell in allen Sozialen Diensten möglich. Einige ausgewählte Beispiele für eine erfolgreiche Gesundheitsarbeit in unterschiedlichen Settings und mit unterschiedlichen Zielgruppen zeigt **Tabelle 5.2**.

Am Zentrum für Angewandte Gesundheitswissenschaften (ZAG) der Universität Lüneburg, an dem der Autor tätig ist, wurde in den vergangenen Jahren ein Forschungsschwerpunkt zur »Gesundheitsarbeit in sozialen Diensten« aufgebaut. Sieben größere anwendungsbezogene Forschungsprojekte wurden bzw. werden zu diesem Themenkomplex durchgeführt (die u. g. Forschungsberichte sind in der Schriftenreihe des ZAG erschienen www.uni-lueneburg. de/zag):

- Armut und Gesundheit. Bestandsaufnahme, Bewertung und Entwicklung von gesundheitsbezogenen Interventionsprojekten in Niedersachsen (Deneke u. a., 2002).
- Zur Lebenssituation alleinerziehender Frauen und ihrer Kinder unter besonderer Berücksichtigung ihrer Gesundheit (Deneke u. a., 2003).
- Gesundheitsförderung und Prävention mit sozial benachteiligten Bevölkerungsgruppen im Rahmen sozialer Dienste mit den Schwerpunkten Netzwerk Frauengesundheit und dem Gemeinwesenarbeitsprojekt Preis-Werte Ernährung (Deneke u. a., 2004.)

163

- Gesunde Ernährung für Jugendliche. Förderung der Ernährungssituation benachteiligter männlicher Jugendlicher im Rahmen von Jugendzentren (Deneke u. a., 2005).
- Gesundheitsarbeit mit Straßenkindern (Hartwig u. Waller, 2005).
- Gesundheitsarbeit in der Sozialpädagogischen Familienhilfe.
- Gesundheitsarbeit mit Menschen ohne legalen Aufenthaltsstatus.

Tab. 5.2: Gesundheitsarbeit in Sozialen Diensten

Settings/Zielgruppen	ausgewählte Literatur
Kindergarten	Hoehne, 2005
Kindertagesstätten	Richter u. a., 2004
Kinder in Problemfamilien	Fleischer, 1997
Straßenkinder	Hartwig u. Waller, 2005
Jugendarbeit allgemein	Hildebrand, 1992
Sozial benachteiligte männliche Jugendliche	Deneke, 2005
Suchtprävention bei Jugendlichen	Marzinzik, 2005
Migranten	Fritz u. Groner, 2004
Flüchtlinge, illegale Einwanderer	Fritz u. Groner, 2004
Wohnungslose	Trabert, 2005
Selbsthilfegruppen	Burmeister, 2000
Arbeitslose	Müllensiefen, 1991
Alleinerziehende Mütter	Deneke u. a., 2003
Junge Schwangere und Mütter in schwierigen Lebenslagen	Zierau u. Gonzales-Campanini, 2005
Sozial benachteiligte Stadtteile	Homfeldt, 2005

5.2 Beratung und Sozialtherapie

In diesem Kapitel geht es um Sozialanamnese, Beratung und Sozialtherapie als Beispiele sozialmedizinischer Praxis. In welchem Zusammenhang diese Methoden stehen, verdeutlicht die **Abbildung 5.5** über den idealtypischen Ablauf eines Klientenkontakts.

Die *Sozialanamnese* ist die Voraussetzung für jede sozialmedizinische Behandlung. Sie beinhaltet die Erhebung der Krankengeschichte (Anamnese) aus psychosozialer Perspektive. Mit ihrer Hilfe wird versucht, die die derzeitige Krankheit bzw. Gesundheitsproblematik bedingenden Einflussfaktoren zu erkennen. Sie ist ein Versuch, die Krankheitsgeschichte aus der Lebensgeschichte und den speziellen

Lebensbedingungen des Patienten zu verstehen. Die Anamnese des Patienten orientiert sich also an den sozialepidemiologisch bekannten Haupteinflussgrößen auf Krankheit, allerdings nicht in Form eines unpersönlichen Abfragens von Daten, sondern durch ein die Erklärungen und Vorstellungen des Patienten besonders berücksichtigendes Gespräch.

Die Sozialanamnese ist aber nicht nur eine Methode zur Analyse der Krankheitsursachen und damit der Schlüssel zur Sozialtherapie, sondern sie hat in der Verdeutlichung der derzeitigen Lebenssituation des Patienten auch eine besondere Bedeutung für die Rehabilitation. So richtet sich z. B. der Zeitpunkt der Entlassung aus stationärer Behandlung auch nach den zur Verfügung stehenden häuslichen Hilfen. Sind Informationen über die häusliche Situation nicht vorhanden, so kann eine nur am Genesungsstand des Patienten orientierte Entlassungsentscheidung den gesamten Behandlungserfolg zunichte machen.

In einer Sozialanamnese wird versucht, zusammen mit dem Patienten, folgende Lebensbereiche einzubeziehen; dabei sollte man nicht schematisch vorgehen, sondern das Gespräch an den Bedürfnissen des Patienten, seinen von ihm geäußerten Problemen oder aber an situativen Momenten, z. B. auf der Station, orientieren (▶ **Tab. 5.3**).

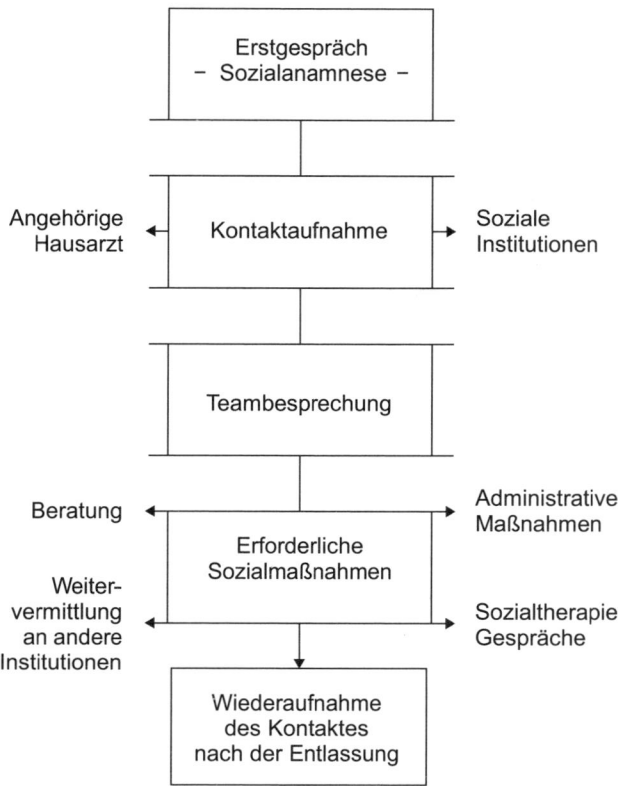

Abb. 5.5: Ablauf eines Klientenkontakts

Tab. 5.3: Sozialanamnesebogen

Erstgespräch:

Kernthemen zur sozialen Lage (ca. 5 Minuten)
- Krankheit(en)
- Familie(nsituation)
- Arbeitssituation
- Finanzielle Lage
- Wichtigste Bezugspersonen
- Wohnungssituation und Nachbarschaft
- Freizeitbeschäftigung

Interpretation
- Unmittelbare Auffälligkeiten
- Bedeutung des Ersteindrucks für den Patienten und seine Krankheit
- Erforderliche Sofortmaßnahmen

Tagesschilderung:

Soziale Szenen aus dem Alltagsablauf (ca. 15 Minuten)
- Tagesrhythmus
- Ess- und Trinkgewohnheiten
- Genussmittel
- Arbeitstätigkeit, Arbeitszeit
- Familienleben
- Freunde und Verwandte
- Freizeit (Alltag/Urlaub)

Interpretation
- Was ist allgemein, regional, schichtspezifisch, individuell?
- Was könnte Bezug zur Krankheit haben?
- An wen kann man den Patienten überweisen?

Leitthemen zur ausführlichen Sozialamnese:

Mögliche Leitthemen sind
- Schilderung des früheren Lebens (Elternhaus, Schule etc.)
- heutige Situation (Partnerschaft, Zufriedenheit etc.)
- wichtige Erlebnisse oder Ereignisse
- Meinungen von anderen über den Patienten
- Zukunftserwartungen

Quelle: Viefhues, 1981, S. 107 f.

Wir möchten zur Veranschaulichung eine Sozialanamnese wiedergeben, die in einer sozialmedizinisch orientierten Ambulanz einer Universitätsklinik erhoben wurde und den Bezug zur sozialmedizinischen Praxis verdeutlicht (Gaettens-Küthmann, 1980, S. 80 f.):

Eine 20jährige Patientin wurde uns wegen Verwahrlosungstendenzen zur Sozialtherapie überwiesen. Das Mädchen stammte aus einer an sich geordneten Familie, war als jüngste von drei Schwestern in ihrer Kindheit besonders verwöhnt worden, zeigte aber schon in der Schule, daß sie zwar handwerkliches und kunstgewerbliches Geschick hatte, aber den Anforderungen der höheren Klassen intellektuell nicht gewachsen war. Nach schweren Kämpfen mit ihren Eltern, die der Tochter gern eine gute Schulbildung ermöglicht hätten, verließ die Patientin in der vierten Klasse die höhere Schule und versuchte, in mehreren Berufen eine Lehre anzufangen, darunter auch als Dekorateurin, was ihrer Begabung durchaus entgegengekommen wäre. Mangelndes Stehvermögen, mangelnder Ordnungsbegriff für Zeit und Geld führten jedoch regelmäßig nach kurzer Zeit zum Abbruch der jeweils begonnenen Ausbildung. Ein Behandlungsversuch bei einem Kinder- und Jugendtherapeuten blieb ohne nachhaltige Wirkung. Mit großen Schwierigkeiten durchlief die Patientin schließlich eine zweijährige Schulausbildung zusammen mit ihrer weniger gefährdeten Schwester mit dem Ziel, Kinderpflegerin zu werden. Zum Abschluß der Ausbildung war die Patientin verpflichtet, ein Anerkennungsjahr in einem Kindergarten abzuleisten, um die volle Bestallung als Kinderpflegerin zu erhalten.

In dieser Zeit begann die Patientin häufig über Nacht wegzubleiben, die Eltern waren nicht orientiert, wo und in welcher Gesellschaft sie sich aufhielt. Anfangs erschien sie noch regelmäßig morgens im Kindergarten; nach zwei Monaten unterließ sie auch dieses. So mußte sie nach etwa einem Vierteljahr ihre erste Stelle verlassen. Sie bekam einen schweren grippalen Infekt und wurde in diesem Zustand von ihrer Mutter verwöhnend und aufopfernd gepflegt. Mit dem Vater kam es dagegen zur gleichen Zeit zu Auseinandersetzungen, da dieser mit Sorge das nicht in den bürgerlichen Rahmen der Familie passende Leben seiner Tochter verfolgte und auch nicht damit einverstanden war, daß die Mutter das Kind weiterhin verwöhnte und seine Entgleisungen zudeckte.

Die Hausärztinder Familieschickteuns diePatientin mitder Bitte, sie in einebegleitende Führung zu nehmen und ihr eine neue Stelle zu besorgen. Beides geschah. Die Patientin kam regelmäßig einbis zweimal in der Woche zu einer unserer Sozialtherapeutinnen zum Casework und besprach mit dieser ihre Konflikte. Wir vermittelten ihr fürsorglich eine neue Stelle, die sie zunächst bereitwillig antrat. Bald begann sie jedoch wieder über Müdigkeit, Kopfschmerzen und Schwindel zu klagen und fehlte in ihrem Dienst. Die behandelnde Sozialarbeiterin fürchtete bei diesem Verhalten der Patientin ein neuerliches Scheitern und einen Fluchtversuch aus Verantwortung und Pflicht, was bei der sozialen Anamnese durchaus nahelag. Trotzdem bat sie den Arzt der Ambulanz, sicherheitshalber zu klären, ob die Beschwerden auch medizinisch zu begründen seien.

Bei der Patientin ergaben sich schon klinisch alle Anzeichen einer floriden Myokarditis; EKG und Laborbefunde sicherten die Diagnose. Der Beginn der Erkrankung lag vermutlich schon längere Zeit zurück und war wahrscheinlich mit jener schweren Grippe in Verbindung zu bringen, welche die Patientin etwa ein halbes Jahr vor dem Behandlungsbeginn in der Ambulanz durchgemacht hatte. Wegen der Schwere des Krankheitsbildes mußten wir die Patientin in die Medizinische Universitätsklinik einweisen. Während des stationären Aufenthalts blieb sie in unserer sozialtherapeutischen Weiterbetreuung. Bezeichnenderweise fiel es auch den Klinikärzten nicht leicht, zu akzeptieren, daß hier eine streng zu trennende Parallele vorlag: nämlich die eindeutige seelische und soziale Labilität einerseits, die schwere organische Erkrankung andererseits. So kam es, daß die Patientin bei geringfügigem Anlaß disziplinarisch entlassen und damit ihr so mühsam stabilisierter innerer Zustand erneut ins Wanken gebracht wurde. Es blieb uns also nichts anderes übrig, als die körperliche und seelische Behandlung ambulant weiterzuführen. Bis jetzt scheint die Myokarditis ohne schwerwiegende Folgen im Sinne eines Vitiums geblieben zu sein. Über die soziale Stabilität läßt sich noch nichts Abschließendes sagen, da die Zeit der Nachbeobachtung zu kurz ist. Wir haben der Patientin in einem Kinderheim an der Nordsee eine Stelle vermittelt, wo sie – ihrer bisherigen Umgebung entzogen – unter heilklimatisch günstigen Bedingungen arbeitet. Sie steht mit uns in lockerer brieflicher Verbindung, und es ist so viel Vertrauen gesetzt worden, daß sie uns an ihrem Leben in gewisser Weise teilhaben läßt und damit die Hoffnung nicht ausklammert, daß sie sich vor einer Selbstzerstörung bewahren läßt.

Anhand dieser Sozialanamnese wird uns auch das Verständnis von Beratung und Sozialtherapie erleichtert. Zu den *Grundlagen der Beratung* sollen hier nur einige wenige Ausführungen gemacht werden, da es zu diesem Thema eine Reihe ausgezeichneter Einführungen aus pädagogischer oder psychologischer Perspektive gibt (vgl. z. B. Belardi u. a., 1996; Brearley und Birchley, 1995).

Aus pädagogischer Sichtweise kennzeichnet Buer (1992, S. 120) den Beratungsprozess wie folgt:

- Der Gegenstand der Beratung ist thematisch begrenzt.
- Es besteht ein akuter Handlungsdruck.
- Es besteht Unklarheit, was zu tun ist.
- Es geht um eine Entscheidung, die Konsequenzen hat.
- Die Lösung muss konkret sein.

Die Beratung kann in Eigenhilfe oder Fremdhilfe erfolgen. Ratgeber können Familienmitglieder, Freunde, Bekannte etc. sein. Es können aber auch professionelle Beraterinnen und Berater »zu Rate gezogen werden«, die nach einem elaborierten Beratungskonzept arbeiten.

Das Beratungskonzept und der Beratungsprozess sollen im Folgenden anhand der Ausführungen von Buer (ebenda) kurz dargestellt werden:

Themen der Beratung

»Die Beratungsdienste sind zwischen zwei Pole gespannt: das Wissensdefizit und die Entscheidungsunfähigkeit des Ratsuchenden. Das Wissensdefizit kann durch eine sachlich orientierte Beratung behoben werden, die auf den konkreten Fall ausgerichtet werden muss, so dass der Ratsuchende sich relativ leicht entscheiden kann (z. B. in der Rechtsberatung, Sozialberatung, Berufsberatung, Gesundheitsberatung etc.).
Entscheidungshilfen stehen dann im Vordergrund, wenn trotz ausreichender Information Unsicherheit und Ängstlichkeit bestehen bleibt, vielleicht sogar wächst. In diesen Fällen sind längere Beratungsprozesse notwendig (z. B. in der Erziehungsberatung, Partnerberatung, Sexualberatung etc.«

Kennzeichen von Beratung

- »Freiwilligkeit der Teilnahme: Wenn auch der persönliche oder der soziale Druck, sich beraten zu lassen, oft groß sein kann, so ist doch Freiwilligkeit und die Fähigkeit zur freien Verantwortung Grundvoraussetzung für Beratung.
- Aussetzung des Entscheidungsdrucks für eine begrenzte Zeit: Der Ratsuchende nimmt sich eine gewisse Zeit, seine Fragen zu beantworten. Läßt sich in dieser Zeit das Problem nicht lösen, sind andere Angebotstypen zu nutzen.
- Flexibilität des Arrangements: Beratung kann je nach Wunsch und Möglichkeit im alltäglichen Kontakt, aber auch in einem speziellen Setting stattfinden.
- Gemeinsame Suche nach konkreten Lösungen: Es gibt keine vorgefertigte Antwort, sie muß mit gemeinsamen Kräften gefunden werden. Dabei soll der Berater sein ganzes Wissen und seine gesamte methodische Kompetenz zur Verfügung stellen.
- Eigenverantwortliche Entscheidung des Ratsuchenden: Zwar sind Berater wie Ratsuchender gemeinsam für den Beratungsprozeß verantwortlich, welche Konsequenzen aber aus der Beratung zu ziehen sind, bleibt allein dem Ratsuchenden überlassen«.

Maximen professioneller Beratung

- »Respekt: Jede Äußerung des Ratsuchenden ist anzunehmen. Was nicht heißt, sie für gut zu befinden oder damit evtl. verbundene Kränkungen und Verletzungen einfach hinzunehmen.
- Vertrauen: Der Berater muß dem Ratsuchenden zutrauen, sich selbst helfen zu können und zu wollen, selbst wenn dieser noch so verzweifelt oder unwillig zu sein scheint.
- Teilnahme: Der Berater muß sich in den Ratsuchenden hineinversetzen und an seinem Problem anteilnehmen. Erst dann kann Verstehen und Verständigung einsetzen.
- Kontextuelles einordnen: Der Berater muß das Mitgeteilte in den größeren Lebenszusammenhang des Klienten stellen können. Sonst könnte das Problem falsch bewertet werden«.

Während die Methode der Beratung akzeptiert und vielfach praktiziert wird, hatte es die *Sozialtherapie* schwer, sich als eine eigenständige Methode durchzusetzen, wie Petzold in seiner Einladung zu einer Tagung zum Thema »Soziotherapie: Theorie – Modelle – Methoden« vom Februar 1992 resümiert:

> »Der Begriff der Soziotherapie – es wird auch von Sozialtherapie gesprochen – wird seit der Mitte der sechziger Jahre in unterschiedlichsten Zusammenhängen und mit variierenden Bedeutungszuweisungen gebraucht. Es werden sozio- bzw. sozialtherapeutische Ausbildungen angeboten, die vom Profil her zwischen Sozialarbeit, Psychotherapie und Agogik angesiedelt sind und auf die verschiedensten Hintergrundtheorien rekurrieren. Psychoanalyse, Gestalttherapie und systemische Familientherapie sind die häufigsten Referenztheorien. Die Aufgabenstellung der Soziotherapie erscheint klar: Arbeit mit Menschen in desolaten sozialen Situationen unter Berücksichtigung der psychischen und kommunikativen Situation. Soziotherapeuten stehen »an der Front« psychosozialer Arbeit, wo Sozialarbeit allein nicht ausreicht, Psychotherapie nicht hinreicht und Sozialpädagogik zu schwach ist, dort wo komplexe persönliche Situationen mit sozialem Elend äußerst schwierige Konstellationen bilden. Auch ist eine Vielzahl soziotherapeutischer Methoden gegeben. Jedoch fehlt eine klare Definition des Berufsbildes, ein ausformulierter theoretischer Rahmen, eine prägnante Identität für Soziotherapeuten« (vgl. auch Schwendter, 2000).

Eine erste Annäherung an das Verständnis von Sozialtherapie/Soziotherapie lässt sich durch eine Abgrenzung zur Körpertherapie und zur Psychotherapie erreichen. Körpertherapie beinhaltet Maßnahmen, die über den Körper wirken (wie z. B. Medikamente). Sie werden in erster Linie von Ärzten und vom Pflegepersonal erbracht. Psychotherapeutische Maßnahmen beziehen sich auf »die Seele«, sie werden von ärztlichen und psychologischen Psychotherapeuten erbracht. Soziotherapie schließlich bezieht sich auf »das Soziale«, also auf die Lebensumwelt des Klienten und wird von Sozialarbeitern erbracht.

Richter hat ganz wesentlich zum Verständnis und – in eigenen Projekten – auch zur Praxis der Sozialtherapie beigetragen. In dem Aufsatz »Was ist Sozialtherapie?« schreibt er:

> »Eine ... sozialtherapeutische Perspektive führt ... dazu, Einzelne, Paare, Familien innerhalb ihrer komplexen sozialen Beziehungen zu verstehen und zu unterstützen. Sozialtherapie achtet darauf, wie Menschen wohnen und arbeiten, wie sie mit Nachbarschaft und Behörden umgehen. Sozialtherapie will nicht nur Menschen helfen, sich gegen äußere Entfremdung und Überforderung besser zu schützen oder durchzusetzen, sondern obendrein präventiv auf soziale Bedingungen selbst einwirken. Humanisierung von Schule und Arbeitswelt, Community Development und Umweltplanung im weiteren Sinne gehören zu den Bereichen, in denen Sozialtherapie bereits stattfindet oder wirksam werden will. Dieser Anspruch erklärt, daß Sozialtherapie nicht von Einzelnen

oder auch nur von einer Berufsgruppe zu praktizieren ist. Sie erfordert eine interdisziplinäre und interinstitutionelle Kooperation. Sie wird dort politisch, wo sie auf eine
Änderung von schädlichen Lebensbedingungen dringen muß, die politische Entscheidungen erfordern« (1981, S. 145).

Und speziell bezogen auf Sozialtherapie im Gesundheitswesen führt er aus:

>Der sozialtherapeutische Ansatz bestimmt sich von einem sozialbezogenen Gesundheits-
begriff her: Zu erstreben ist ein gleiches und gemeinsames Wohlergehen aller in einer
Gesellschaft, die von dem Prinzip der Solidarität geleitet und strukturiert wird. Indem
Sozialtherapie in der sozialen Umwelt einen maßgeblichen ursächlichen Faktor für Krankheit und Gesundheit sieht, muß sie neben der Wahrnehmung ihres unmittelbaren therapeutischen Auftrages zu jeder Zeit auch politische Forderungen artikulieren, nämlich
solche, die sich auf die Abstellung derjenigen gesellschaftlichen Mißstände richten, die
als wichtige soziogene Krankheitsfaktoren wirksam sind.
Die für Sozialtherapie nötige Zusammenarbeit verschiedener mit psychosozialer Betreuung befaßter Dienste herzustellen, ist nur teilweise als Aufgabe der Umorientierung bzw.
des guten Willens der diversen Berufsgruppen des Versorgungssystems anzusehen. U. a.
erscheinen folgende Modifikationen institutioneller Regelungen vordringlich: Viele medizinische Dienste, Kliniken und Praxen müßten wesentlich stärker als bisher mit Sozialarbeitern durchsetzt werden, damit die diagnostische und therapeutische Berücksichtigung
sozialer Probleme im gleichen Arbeitsgang zusammen mit den rein medizinischen Maßnahmen erfolgen könnte.
Den Sozialarbeitern müßte dabei ermöglicht werden, in enger partnerschaftlicher therapeutischer Gemeinschaft mit Ärzten, Psychotherapeuten, Schwestern und Pflegern zu
arbeiten.
Ähnliche Teamstrukturen sind im Beratungswesen und in heilpädagogischen Einrichtungen allenthalben unumgänglich. Dies erfordert eine Revision der zum Teil überholten
hierarchischen Aufsplitterungen der zugewiesenen Tätigkeitsfelder und Verantwortlichkeiten. Wenn der soziale Aspekt innerhalb eines neuen ganzheitlichen Verständnisses von
Gesundheit, Krankheit und Versorgung tatsächlich als gleichrangig wichtig neben dem
rein medizinischen Aspekt eingestuft und diesem nicht mehr als minder relevant nachge-
ordnet werden soll, dann muß dies organisatorisch und tariflich zu einer Neubewertung
therapeutisch relevanter Sozialarbeit führen. Materiell und organisatorisch fixierte Riva-
litäten in den Dienststellen hindern zuallermeist das Personal an einer konvergierenden
ganzheitlichen Bearbeitung der Klientenprobleme in sozialtherapeutischer Perspektive«
(ebenda, S. 147 f.).

Eine Konkretisierung der Sozialtherapie erfolgt im Rahmen der »Psychiatrie-Personalverordnung« für den stationären psychiatrischen Versorgungsbereich. Zu
den »Regelaufgaben für Sozialarbeiter und Sozialpädagogen« werden dort vier
Aufgabenbereiche der Sozialtherapie formuliert (vgl. ▶ Tab. 5.4).

Eine ganz ähnliche Bestimmung der sozialtherapeutischen Aufgabenbereiche erfolgte im Konzept »personenzentrierter Hilfen in der psychiatrischen Versorgung« (vgl. ▶ Tab. 5.5), wodurch – vergleichbar zum o. g. stationären Bereich – eine Personalbemessung für den komplementären Bereich der psychiatrischen Versorgung vorgenommen wurde (vgl. Kauder 1999).

Schließlich ist noch der neue § 37 a im SGB V zu nennen, der – erstmals im Leistungskatalog der GKV – »Soziotherapie« regelt und zwar für chronisch psychisch Kranke mit dem primären Ziel, durch – vom Arzt verordnete und durch Sozialarbeiter sowie Pflegepersonal zu erbringende – sozialtherapeutische Maßnahmen stationäre Krankenhausaufnahmen zu vermeiden (vgl. dazu insbesondere Frieboes, 2005).

Tab. 5.4: Aufgaben der Sozialtherapie

---

1. Sozialpädagogische Grundversorgung
   - Mitwirkung bei Anamnese- und Befunderhebung (Sozialanamnese und psychosoziale Diagnostik) und Therapieplanung
   - Klärung von Anspruchsvoraussetzungen gegenüber Leistungsträgern sowie Hilfen zur finanziellen Sicherung des Lebensunterhaltes
   - Dokumentation

2. Einzelfallbezogene Behandlung und sozialpädagogische Behandlung
   - Sozialtherapeutisches Kompetenztraining
   - Sozialtherapeutische Einzelfallhilfe zur Wiedereingliederung im Wohnbereich sowie im familiären und gesellschaftlichen Leben einschließlich Haus- und Nachbarschaftsbesuche
   - Hilfe zur Wiedereingliederung im Arbeitsbereich einschließlich der notwendigen Außenaktivitäten
   - Familienberatung und Mitwirkung an Familientherapien

3. Gruppenbezogene Behandlung
   - Sozialpädagogische und sozialtherapeutische Gruppen (z. B. lebenspraktische Gruppen zur Erweiterung und Festigung der Kompetenzen im sozialen Bereich, Aktivitätsgruppen)
   - Teilnahme an Stationsversammlungen
   - Mitwirkung an Angehörigengruppen

4. Mittelbar patientenbezogene Tätigkeiten
   - Teilnahme an den Therapiekonferenzen und Konzeptbesprechungen im Team
   - Zusammenarbeit mit Diensten außerhalb des Krankenhauses
   - Teilnahme an Fortbildungsveranstaltungen, Supervision

Quelle: Kunze, 1994, S. 58

Tab. 5.5: Integriertes Behandlungs-/Rehabilitationsprogramm
Beteiligung der Berufsgruppen bei der Leistungserbringung – ein Verteilungsvorschlag

Bereich	Ärztinnen/ Ärzte %	Psychologinnen/ nen/ Psychologen %	Krankenpflegekräfte %	Sozialarbeiter %	Ergotherapeut. %	Bewegungstherapeut. u. Sonstige %	Gesamt %
1. Sozialpsychiatrische Grundversorgung	35	15	25	20	5		100
2. Spezielle Therapieverfahren	30	30	5	15	10	10	100
3. Sozialpsychiatrische Leistungen zur Selbstversorgung		5	45	45	5		100
4. Sozialpsychiatrische Leistungen zur Tagesgestaltung, Kontaktgestaltung und zur Teilnahme am öffentlichen Leben		5	30	30	30	5	100
5. Sozialpsychiatrische Leistungen im Bereich Arbeit und Ausbildung		10	40		40	5	100
6. Sozialpsychiatrische Leistungen zur Koordination des Behandlungs- und Rehabilitationsplanes	5	5	35	45	10		100
7. Behandlungsplanung und -abstimmung	39	10	20	25	5	1	100

Quelle: Kruckenberg u. Kunze, 1997, S. 51

Narrative Medizin

»Sprechende Medizin« wird seit Jahren innerhalb des Arzt-Patient-Verhältnisses von Seiten der Patienten aber auch von Seiten vieler Mediziner immer wieder stärker eingefordert. Der deutsche Philosoph Odo Marquard stellt in einem Vortrag zur Bedeutung der Geisteswissenschaften 1986 fest: »Denn die Menschen: das sind ihre Geschichten. Geschichten aber muss man erzählen ... und je mehr versachlicht wird, desto mehr – kompensatorisch – muss erzählt werden: Sonst sterben die Menschen an narrativer Atrophie« (Schernus, 1997, S. 105). In jüngster Zeit wird immer häufiger von Narrativer Medizin (lateinisch narrare: erzählen) oder Narrative based Medicine (NbM), gerade auch in Abgrenzung zur evidenzbasierten Medizin (EbM), gesprochen. T. Greenhalgh ist hier eine wichtige Protagonistin (Grennhalgh,1998). Für was steht nun diese Medizin? Geschichten,

Erzählungen von Menschen, von Patienten, über Krankheiten, Leid und Heilung spielten schon immer eine, mehr oder weniger akzeptierte, oft sehr wichtige Rolle im Behandlungssetting der Medizin. Zugunsten von scheinbar objektiven wissenschaftlichen Fakten wurde die subjektive Sichtweise und Interpretation des betroffenen Patienten vernachlässigt. Die subjektive Schilderung des Patienten als wichtige Ressource für Diagnostik und Therapie, für die individuelle Bedeutung von Krankheit und Kranksein durch den Patienten anzuerkennen, wird erst in jüngster Vergangenheit wieder praktiziert (Morris, 2000).

Narrative Medizin steht für eine subjektorientierte, den Patienten in all seinen individuellen Bezügen begreifende Medizin. Es handelt sich somit um eine ganzheitliche, patientenzentrierte Vorgehensweise. Carl Rogers' klientenzentrierte Gesprächsführung (Rogers, 1995), die psychosomatische Medizin (Uexküll, 2003), die Hinterfragung der Arzt-Patienten-Beziehung durch Balint (Balint, 1961), die Validationsmethode im Umgang mit an einer Demenz Erkrankten (Feil, 1999) sind weitere Beispiele für diese Form der wertschätzenden Interaktion.

In den medizinischen Fachdisziplinen Allgemeinmedizin und Psychiatrie schätzte man schon immer Erzählungen als eine Zugangsmöglichkeit, Patienten mit ihrer Erkrankung in den sozialen, kulturellen oder auch geschlechtspezifischen Kontexten besser verstehen zu können. (Lurija, 1993; Konitzer et al., 2003 und 2005) Die Würdigung der subjektiven Sichtweise des Patienten hinsichtlich seiner Erkrankung, die in einem biographischen Kontinuum steht, ist für die Bewertung von objektiven Befunden und Symptomen wichtig. Die subjektorientierte narrative Medizin sowie die objektorientierte evidenzbasierte Medizin stellen quasi zwei Seiten einer Medaille dar und wirken komplementär. Gerade die gegenseitige Bereicherung an Erkenntnis stärke eine adäquate patientenzentrierte Vorgehensweise im Kontext von Diagnostik und Therapie.

> »Die Verfolgung einer narrativen Kultur in der Medizin kann, indem sie den stets interpretativen und wertenden Charakter diagnostischer Aussagen hervorhebt, die grundsätzliche Kontext-, Standort- und damit Perspektivengebundenheit unseres Erkennens verdeutlichen, demzufolge Objektivierung gerade nicht Ausschluss, sondern methodische Einbeziehung der Subjektbezogenheit all unseres Wahrnehmens und Erkennens bedeutet« (Matthiessen, 2006, S. 138).

Die Inderdependenzen einer narrativen und evidenzbasierten Medizin werden immer stärker erkannt und erforscht (Charon, 2008).

5.3 Rehabilitation und Nachsorge

Die folgenden Ausführungen setzen unsere Erörterungen zur Behindertendefinition (▶ **Kap. 1.2**) und zur Epidemiologie sowie Soziologie von Behinderungen und chronischen Krankheiten (▶ **Kap. 2.2 und 4.1**) fort.

Unter dem Begriff »Rehabilitation« werden alle Maßnahmen verstanden, die darauf gerichtet sind, körperlich, geistig oder seelisch behinderten oder von Behinderung bedrohten Menschen zu helfen, ihre Fähigkeiten und Kräfte zu entfalten und einen angemessenen Platz in der Gesellschaft zu finden; dazu gehört vor allem eine dauerhafte Eingliederung ins Arbeitsleben. Von der Behandlung der Behinderten im Krankenhaus über die Vorbereitung auf den Beruf durch Anlernung, Ausbildung, Anpassung oder Umschulung bis zur Vermittlung eines Arbeitsplatzes und der nachgehenden Betreuung werden zwar mehrere Phasen unterschieden, nämlich die medizinische, die berufliche und die soziale Phase der Rehabilitation. Die Grenzen zwischen den einzelnen Phasen sind jedoch fließend. Zutreffend wird daher heute von umfassender Rehabilitation gesprochen und ein nahtlos ablaufendes Rehabilitationsgeschehen angestrebt.

Ziel einer modernen Rehabilitation ist nicht mehr fürsorgerische Leistung zur Linderung der Not, sondern Erfüllung des Anspruchs der Behinderten auf Eingliederung ins Arbeitsleben und die Gesellschaft insgesamt, und zwar durch Hilfe zur Selbsthilfe. Soweit dem Behinderten keine volle Eingliederungsfähigkeit verblieben ist, zielt der Anspruch auf entscheidende Verbesserung der Lebenssituation.

Folgende Daten der Behindertenpolitik sind wichtige Meilensteine in der Verbesserung der Rehabilitation behinderter Menschen:

1974	Rehabilitationsangleichungsgesetz
1980	Einführung der ICIDH (Internationale Klassifikation der Schädigungen, Fähigkeitsstörungen und Beeinträchtigungen)
1986	Schwerbehindertengesetz
1992	Betreuungsgesetz
1993	Grundgesetzänderung (Art. 3 Abs. 3 Satz 2 = Niemand darf wegen seiner Behinderung benachteiligt werden)
2001	SGB IX
2002	Behindertengleichstellungsgesetz
2003	Einführung der ICF (Internationale Klassifikation der Funktionsfähigkeit, Behinderung und Gesundheit)

Nach § 10 SGBI haben behinderte oder von einer Behinderung bedrohte Menschen ein Recht auf die Hilfe, die notwendig ist, um

- die Behinderung abzuwenden, zu beseitigen, zu mindern, ihre Verschlimmerung zu verhüten oder ihre Folgen zu mildern,
- Einschränkungen der Erwerbsfähigkeiten oder Pflegebedürftigkeit zu vermeiden, zu überwinden, zu mindern oder eine Verschlimmerung zu verhüten sowie den vorzeitigen Bezug von Sozialleistungen zu vermeiden oder laufende Sozialleistungen zu mindern,
- ihnen einen ihren Neigungen und Fähigkeiten entsprechenden Platz im Arbeitsleben zu sichern,
- ihre Entwicklung zu fördern und ihre Teilhabe am Leben in der Gesellschaft und eine möglichst selbstständige und selbstbestimmte Lebensführung zu ermöglichen oder zu erleichtern sowie
- Benachteiligungen aufgrund von Behinderung entgegenzuwirken.

Diese Vorgaben dienen nicht nur der Anwendung des Sozialrechts, sondern sind darüber hinaus als Leitlinie der Rehabilitations- und Behindertenpolitik in Deutschland allgemein anerkannt (vgl. Deutscher Bundestag, 2004, S. 20):

- das Ziel der selbstbestimmten und eigenverantwortlichen Teilhabe behinderter Menschen am Leben in der Gesellschaft;
- der Grundsatz der Finalität, nach dem die notwendigen Hilfen jedem behinderten und von Behinderung bedrohten Menschen unabhängig von der Ursache der Behinderung geleistet werden müssen, auch wenn für diese Hilfen unterschiedliche Träger und Institutionen mit unterschiedlichen Leistungsvoraussetzungen zuständig sind;
- der Grundsatz einer möglichst frühzeitigen Intervention, nach dem entsprechend den im Einzelfall gegebenen Möglichkeiten und Notwendigkeiten Ausmaß und Auswirkungen der Behinderung möglichst gering zu halten und nicht vermeidbare Auswirkungen so gut wie möglich auszugleichen sind, und
- der Grundsatz der individuellen Hilfe, die auf die konkrete Bedarfssituation jedes einzelnen behinderten und von Behinderung bedrohten Menschen zugeschnitten und dieser Bedarfssituation mit geeigneten Mitteln gerecht werden muss.

Nach § 29 des Sozialgesetzbuches I (SGB I) umfassen die Leistungen zur Rehabilitation und Teilhabe behinderter Menschen:

1. Leistungen zur medizinischen Rehabilitation, insbesondere
   - Frühförderung behinderter und von Behinderung bedrohter Kinder,
   - ärztliche und zahnärztliche Behandlung,
   - Arznei- und Verbandmittel sowie Heilmittel einschließlich physikalischer, Sprach- und Beschäftigungstherapie,
   - Körperersatzstücke, orthopädische und andere Hilfsmittel,
   - Belastungserprobung und Arbeitstherapie
2. Leistungen zur Teilhabe am Arbeitsleben, insbesondere
   - Hilfen zum Erhalt oder Erlangen eines Arbeitsplatzes,
   - Berufsvorbereitung, berufliche Anpassung, Ausbildung und Weiterbildung,
   - sonstige Hilfen zur Förderung der Teilhabe am Arbeitsleben.
3. Leistungen zur Teilhabe am Leben in der Gemeinschaft, insbesondere Hilfen
   - zur Entwicklung der geistigen und körperlichen Fähigkeiten vor Beginn der Schulpflicht,
   - zur angemessenen Schulbildung,
   - zur heilpädagogischen Förderung,
   - zum Erwerb praktischer Kenntnisse und Fähigkeiten,
   - zur Ausübung einer angemessenen Tätigkeit, soweit Leistungen zur Teilhabe am Arbeitsleben nicht möglich sind,
   - zur Förderung der Verständigung mit der Umwelt,
   - zur Freizeitgestaltung und sonstigen Teilhabe am gesellschaftlichen Leben.
4. unterhaltssichernde und andere ergänzende Leistungen, insbesondere
   - Krankengeld, Versorgungskrankengeld, Verletztengeld, Übergangsgeld, Ausbildungsgeld oder Unterhaltsbeihilfe,

- Beiträge zur gesetzlichen Kranken-, Unfall-, Renten- und Pflegeversicherung sowie zur BA,
- Reisekosten,
- Haushalts- oder Betriebshilfe und Kinderbetreuungskosten,
- Rehabilitationssport und Funktionstraining.
5. besondere Leistungen und sonstige Hilfen zur Teilhabe schwerbehinderter Menschen am Leben in der Gesellschaft, insbesondere am Arbeitsleben.

Die ausgeführten Leistungen sind im System der sozialen Sicherung nicht einem eigenständigen Zweig zugeordnet. Vielmehr ist das Recht auf Rehabilitation und Teilhabe behinderter Menschen Bestandteil der einzelnen Sozialleistungsbereiche. Sie sind entstanden und eingebettet in die sonstigen Aufgaben einer Vielzahl von Sozialleistungsträgern, die bei den Leistungen zur Teilhabe zusammenfassend als Rehabilitationsträger bezeichnet werden. Die **Tabelle 5.6** veranschaulicht, welche Leistungen zur Rehabilitation und Teilhabe (§ 4 SBG IX) von welchen Trägern (§ 6 SGB IX) erbracht werden.

Das gegliederte System kann nur dann funktionieren, wenn es nicht aufgrund der unterschiedlichen Zuständigkeiten für die einzelnen Leistungen zu Verzögerungen oder sonstigen Nachteilen für die behinderten Menschen kommt. Dies ist, wie im Bericht der Bundesregierung (2000, S. 2) eingeräumt wird, immer noch zu häufig der Fall. Vor Inkrafttreten des SGB IX mussten behinderte Menschen häufig sehr lange auf die Leistungserbringung warten. Ursache dafür waren Streitigkeiten über die Zuständigkeit sowie lange Wartezeiten für die Erstellung von ärztlichen Gutachten. Mit § 14 SGB IX wurde ein neues Verfahren der Zuständigkeitserklärung eingeführt. Mit diesem Verfahren wurden die kürzestmöglichen Fristen festgelegt und Mehrfachbegutachtungen auf ein unumgängliches Minimum beschränkt. Bis Juni 2004 haben die Rehabilitationsträger darüber hinaus mehr als 570 gemeinsame örtliche Servicestellen eingerichtet, in denen Rat suchende Menschen trägerübergreifende, anbieterneutrale Beratung und Unterstützung finden sollen.

Tab. 5.6: Leistungen zur Rehabilitation und Teilhabe behinderter Menschen nach Trägergruppen

Leistungen zur	Unfall-versiche-rung	Soziale Entschädi-gung	Kranken-versiche-rung	Renten-versiche-rung	Bundes-agentur für Arbeit	Ju-gend-hilfe	Sozial-hilfe
medizinischen Rehabilitation	x	x	x	x		x	x
Teilhabe am Arbeitsleben	x	x		x	x	x	x
Teilhabe am Leben in der Gemeinschaft	x	x				x	x

Quelle: Deutscher Bundestag, 2004, S. 20

Wir wollen im Folgenden auf die oben genannten Maßnahmen der Rehabilitation zurückkommen und auf die jeweils beteiligten Einrichtungen und Berufe hinweisen (in ▶ **Kap. 7** »Behinderungen« werden wir noch einmal ausführlicher auf das Thema eingehen).

Die *medizinische Rehabilitation* lässt sich als Fortsetzung der medizinischtechnisch orientierten Behandlung verstehen, d. h. eine Behandlung durch Arznei-, Verbands- und Heilmittel, Körperersatzstücke und orthopädische Hilfsmittel sowie Krankengymnastik, bewegungs- und sprachsowie beschäftigungstherapeutische Maßnahmen.

Das Ziel medizinisch-rehabilitativer Maßnahmen ist die weitgehende Beseitigung der Gesundheitsschäden. Je besser es durch medizinisch-rehabilitative Maßnahmen gelingt, die körperlichen und/oder seelischen Beeinträchtigungen zu beheben, desto geringer wird das Ausmaß funktioneller Einschränkungen und schließlich sozialer Benachteiligung sein. Einrichtungen der medizinischen Rehabilitation sind die Arztpraxis, das Krankenhaus sowie spezielle Rehabilitationskrankenhäuser (Kurkliniken, Sanatorien, Schwerpunktkliniken etc.). Hier gibt es je nach Leistungsträgern unterschiedliche Spezialeinrichtungen, besonders hervorzuheben sind dabei solche Einrichtungen, in denen eine gleichzeitige medizinische und berufliche Rehabilitation erfolgt bzw. eingeleitet wird (sogenannte Einrichtungen der 2. Phase) wie z. B. bei Hirnverletzungen oder Querschnittslähmungen. Die wesentlichen Berufe in der medizinischen Rehabilitation sind entsprechend der besonderen Bedeutung medizinisch-technischer Maßnahmen: Ärzte, Krankengymnasten, Beschäftigungs- und Arbeitstherapeuten, Logopäden, Masseure etc.

Rehabilitationseinrichtungen stehen insbesondere im Bereich der stationären medizinischen Rehabilitation in ausreichender Zahl zur Verfügung: Mit den gesetzlichen Krankenkassen haben 1 400 stationäre Rehabilitationseinrichtungen einen Versorgungsvertrag nach § 111 SGB V abgeschlossen. 700 stationäre Einrichtungen sind im Verzeichnis der medizinischen Rehabilitation der Bundesarbeitsgemeinschaft für Rehabilitation erfasst.

Die *schulisch-pädagogische Rehabilitation* bezieht ihre Maßnahmen auf angeborene oder im Kindesalter erworbene Behinderungen durch Frühförderung oder andere pädagogisch-therapeutische Hilfen. Die Frühförderung beinhaltet sowohl medizinische als auch pädagogische und soziale Maßnahmen für Kinder im Säuglings-, Kleinkind- und Vorschulalter sowie Beratung und Information für die Eltern. Mit dem bundesweiten Ausbau der regionalen, meist auf Kreisebene existierenden Frühförderstellen wurde ein Instrument geschaffen, das durch seine offenen, gemeindenahen Angebote nicht nur generell die Inanspruchnahme erleichtert, sondern auch Frühförderung und Beratung im häuslichen Bereich ermöglicht. Hierfür stehen besondere Teams mobiler Hausfrühförderung bereit. Durch die Verlagerung des Therapieraumes in den häuslichen Bereich besteht die Chance einer möglichst kontinuierlichen und intensiven Förderung, die in die Spielwelt des Kindes und den Alltag der Familie integriert ist.

Einrichtungen der schulisch-pädagogischen Rehabilitation sind Zentren der Frühförderung, Sonderkindergärten, Sondertagesstätten und Sonderschulen für die verschiedenen Behinderungsarten (Sonderschulen für Blinde, Gehörlose,

Sprachbehinderte, Körperbehinderte, geistig Behinderte, Lernbehinderte etc.). Berufe der schulisch-pädagogischen Rehabilitation sind: Pädagogen, Sozialpädagogen, Heilpädagogen, Sonderpädagogen, Erzieher, Psychologen etc.

Die *berufliche Rehabilitation* ist nach der medizinischen Rehabilitation der quantitativ bedeutsamste Bereich. Berufsfördernde Maßnahmen sind insbesondere Hilfe zur Erhaltung oder Erlangung eines Arbeitsplatzes, Berufsfindung, Arbeitserprobung und Berufsvorbereitung, berufliche Aus- und Fortbildung sowie Umschulung und sonstige Hilfen zur Förderung einer Erwerbs- oder Berufstätigkeit auf dem allgemeinen Arbeitsmarkt oder in einer Werkstatt für Behinderte. Gemeinsames Ziel der beruflichen Rehabilitationsmaßnahmen ist die bestmögliche Qualifizierung der Behinderten, um sie in den allgemeinen Arbeitsmarkt einzugliedern.

Einrichtungen der beruflichen Rehabilitation sind: Berufsbildungswerke zur beruflichen Erstausbildung behinderter Jugendlicher, Berufsförderungswerke zur Umschulung erwachsener Behinderter, die ihren früheren Beruf nicht mehr ausüben können und Werkstätten für Behinderte, in denen Behinderte mit besonders ausgeprägten beruflichen Eingliederungsproblemen betreut werden. Alle diese Einrichtungen verfügen über begleitende Dienste für die medizinische, psychologische, pädagogische und soziale Betreuung. Berufe in der beruflichen Rehabilitation sind: Rehabilitationsberater, Werklehrer, Fachlehrer, Meister verschiedener Fachrichtungen, aber auch Psychologen, Pädagogen und Sozialarbeiter in den begleitenden Diensten. Die enge Verknüpfung der Rehabilitation an den Qualifikationsprozess in Ausbildung und Berufstätigkeit bringt in Zeiten wirtschaftlicher Rezession zwangsläufig erhebliche Probleme mit sich: Die Arbeitslosigkeit unter Behinderten steigt an, die Wiederbeschäftigungschancen verringern sich, der Anteil der Behinderten unter den Langzeit-Arbeitslosen erhöht sich, sodass schließlich das Leitmotiv beruflicher Rehabilitation »Rehabilitation vor Rente« immer weniger eingehalten werden kann.

Als vierte Maßnahme sind die Maßnahmen der *sozialen Rehabilitation* zu skizzieren. Sie sollen die Wiedereingliederung in soziale Lebenszusammenhänge (Familie, Nachbarschaft, Gemeinde etc.) fördern. Die Einrichtungen der sozialen Rehabilitation sind vielfältig. Sie reichen von ambulanten Einrichtungen wie Beratungsstellen, Patientenclubs, Fahrdiensten, Mahlzeitendiensten, Haushaltsdiensten über teilstationäre Einrichtungen wie Tages- und Nachtkliniken bis hin zu stationären Einrichtungen wie Übergangseinrichtungen, Wohnheimen und speziellen Anstalten. Jede »Sonder«-Einrichtung, jede »Sonder«-Maßnahme für Behinderte birgt die Gefahr der Stigmatisierung, Selektion, Ausgrenzung und Abhängigkeit in sich, ob nun in Sonderkindergärten, in Sonderschulen oder im Sonder-Arbeitsmarkt der Behindertenwerkstätten. Die Analyse dieser Ausgrenzungs- und Benachteiligungstendenzen im gesellschaftlichen Umgang mit behinderten Menschen und die Formulierung und Begründung von Strategien zur Verbesserung dieser Situation ist ein Hauptthema der sozialwissenschaftlichen Beschäftigung mit Fragen der Rehabilitation.

Berufe in der sozialen Rehabilitation sind Sozialarbeiter, Sozialpädagogen, Psychologen, Altenpfleger, Gemeindeschwestern, Sportlehrer etc.

Die demographische Entwicklung mit der Zunahme älterer Menschen und der Wandel im Krankheitsspektrum, insbesondere durch die Zunahme chronischer

Krankheiten und Multimorbidität im Alter, erfordern auch die Intensivierung und den Ausbau der wohnortnahen *ambulanten Rehabilitation,* zumal es gerade bei chronischen Erkrankungen oft ausreichend und zweckmäßig ist, eine wohnortnahe Behandlung und Rehabilitation durchzuführen, die den dauernd gegebenen Lebensbedingungen und -gewohnheiten Rechnung trägt.

Nach vorliegenden Erfahrungen kann eine effektive Rehabilitation in einer Vielzahl von Fällen verhindern, dass alte Menschen nach einer stationären medizinischen Behandlung in Alten- oder Pflegeheime übersiedeln müssen.

Studien vom Bund geförderter Modelleinrichtungen für geriatrische Rehabilitation, z. B. des Albertinenhauses in Hamburg, belegen, dass bis zu 80 % der dort behandelten Patienten nach Hause entlassen werden können. Das verlangt allerdings, dass alle Lebensbereiche des Patienten einbezogen werden müssen, dass seine Bemühungen zur Bewältigung von komplexen Situationen unterstützt und durch wiederholte Behandlung gefestigt werden müssen. Gerade für Ältere ist eine sinnvolle aktivierende Behandlung und damit der sofortige Beginn einer Rehabilitation im Allgemeinkrankenhaus notwendig. Der Anteil alter Menschen an der Zahl der Patienten in den Krankenhäusern mit einer Verweildauer von 25 Tagen und länger nimmt stetig zu. Etwa 40 % aller Pflegetage entfallen auf die Gruppe der über 65-Jährigen. Es ist eher die Regel, dass Betten in Akutkrankenhäusern bis zu 25 % mit Pflegebedürftigen belegt sind, ohne dass dort eine gezielte Rehabilitation durchgeführt wird. Dies ist in erster Linie darauf zurückzuführen, dass dort in der Mehrzahl der Fälle

- kein »Reha-Basisteam« aus geriatrisch weitergebildeten Ärzten, Krankengymnasten, Ergotherapeuten und Mitarbeitern des Sozialdienstes existiert,
- die erforderlichen apparativen Voraussetzungen für eine gezielte Rehabilitation nicht gegeben sind und
- viele Krankenhausärzte nicht oder nur unzureichend über die rehabilitativen Möglichkeiten informiert sind (vgl. Hartwig u. a., 2004).

Wir wollen dieses Kapitel mit einigen Ausführungen zur Nachsorge beenden, die wir dem Rahmenkonzept zur Nachsorge des Verbandes Deutscher Rentenversicherungsträger vom 11.10.2001 entnommen haben:

»Ziele und Aufgaben der Nachsorge

Aufgabe der Nachsorge ist es, mit unterschiedlichen indikationsbezogenen Schwerpunkten den durch die vorangegangene Rehabilitationsleistung eingetretenen Erfolg weiter zu verbessern oder nachhaltig zu sichern. Dazu gehören im wesentlichen die weitere Verbesserung noch eingeschränkter Fähigkeiten, die Verstetigung von Lebensstiländerungen und Verstärkung der Selbstwirksamkeitseffekte, der nachhaltige und überprüfbare Transfer des Gelernten in den Alltag, die Förderung der persönlichen und sozialen Kompetenz und nicht zuletzt die Minderung von Schnittstellenproblemen in der Gesundheitsversorgung …

Rechtliche Grundlagen

Nachsorge umfasst Leistungen, die im Rahmen von § 15 SGB VI, § 31 SGB VI oder § 44 SGB IX erbracht werden. Nach § 15 SGB VI erbringen die Rentenversicherungsträger stationäre und ambulante Leistungen zur medizinischen Rehabilitation. Leistungen zur Nachsorge, die unmittelbar an die Leistungen zur medizinischen Rehabilitation anschließen, werden in der Regel nach § 15 SGB VI erbracht.

Nach § 31 Abs. 1 Satz 1 Nr. 1 SGB VI können die Rentenversicherungsträger als sonstige Leistungen zur Teilhabe Leistungen zur Eingliederung von Versicherten in das Erwerbsleben, insbesondere nachgehende Leistungen zur Sicherung des Erfolgs der Leistungen zur Teilhabe erbringen.

Nach § 44 Abs. 1 Nr. 3 und 4 SGB IX kann als ergänzende Leistung zur Rehabilitation ärztlich verordneter Rehabilitationssport in Gruppen unter ärztlicher Betreuung und Überwachung sowie ärztlich verordnetes Funktionstraining in Gruppen unter fachkundiger Anleitung und Überwachung erbracht werden ...

Beginn und Dauer der Nachsorge

Leistungen der Nachsorge schließen in der Regel unmittelbar an die medizinische Rehabilitationsleistung an. Nahtlosigkeit und Kontinuität sind wichtige Faktoren, um die Ziele der Nachsorge zu erreichen. Dies bedeutet, dass die Nachsorge in der Regel nicht später als drei Monate nach Abschluss der vorangegangenen Rehabilitationsleistung beginnen soll ... Nachsorgeleistungen sollen in der Regel eine Dauer von sechs Monaten nicht überschreiten ...

Therapeutische Elemente

Das Therapiekonzept der Nachsorge orientiert sich – wie die medizinische Rehabilitation insgesamt – am biopsychosozialen Krankheitsmodell. Als mögliche Nachsorgeelemente seien beispielhaft genannt:

- Muskelaufbautraining/Medizinische Trainingstherapie
- Einzelkrankengymnastik
- Ergotherapie
- Gehschule/Rückenschule
- Ernährungsberatung
- Logopädie
- Psychotherapie
- Neuropsychologisches Training
- Kurse zur Gesundheitsbildung (z. B. Stressbewältigungstraining, Entspannungstraining, Raucherentwöhnung, Veränderung von ernährungsverhalten, Gesundheitssport)«.

Dieser Katalog muss um die Vermittlung von Patienten in Selbsthilfegruppen ergänzt werden, die in der psychosozialen Nachsorge eine herausragende Rolle spielen (vgl. ▶ Kap. 4.4).

5.4 Pflege und Sterbebegleitung

5.4.1 Pflege

Die Pflege ist in erster Linie ein Thema der Pflegewissenschaften und nicht der Sozialmedizin. Es hat aber eine Reihe sozialmedizinischer Bezüge, auf die wir im folgenden eingehen wollen. Diese beziehen sich auf Fragen der Epidemiologie von Pflegebedürftigkeit, der rechtlichen und finanziellen Absicherung der Pflege, auf soziale Benachteiligungsprozesse etc.

Zur näheren Charakterisierung der Pflegebedürftigen sowie des Pflegebedarfs sind im Auftrag des Bundesministeriums für Familie, Senioren, Frauen und Jugend sowohl für den häuslichen Bereich (Schneekloth und Leven, 2003) als auch für den Heimbereich (Schneekloth, 2006) repräsentative Untersuchungen durchgeführt worden. Aus diesen Studien sollen im Folgenden einige interessante Daten zitiert werden. Als Einstieg in die Thematik werden wir auf die Definition von Pflegebedürftigkeit anhand des § 14 SGB XI, die Pflegestufen anhand des § 15 SGB XI und die Pflegeleistungen anhand der §§ 28 ff. eingehen. Diese Ausführungen beziehen sich auf verschiedene Veröffentlichungen der zuständigen Ministerien und auf das SGB XI.

§ 14 Begriff der Pflegebedürftigkeit
1. Pflegebedürftig im Sinne dieses Buches sind Personen, die wegen einer körperlichen, geistigen oder seelischen Krankheit oder Behinderung für die gewöhnlichen und regelmäßig wiederkehrenden Verrichtungen im Ablauf des täglichen Lebens auf Dauer, voraussichtlich für mindestens 6 Monate, in erheblichem oder höherem Maße (§ 15) der Hilfe bedürfen.
2. Krankheiten oder Behinderungen im Sinne des Absatzes 1 sind:
   a) Verluste, Lähmungen oder andere Funktionsstörungen am Stütz- und Bewegungsapparat,
   b) Funktionsstörungen der inneren Organe oder der Sinnesorgane,
   c) Störungen des Zentralnervensystems wie Antriebs-, Gedächtnis- oder Orientierungsstörungen sowie endogene Psychosen, Neurosen oder geistige Behinderungen.
3. Die Hilfe im Sinne des Absatzes 1 besteht in der Unterstützung, in der teilweisen oder vollständigen Übernahme der Verrichtungen im Ablauf des täglichen Lebens oder in Beaufsichtigung oder Anleitung mit dem Ziel der eigenständigen Übernahme dieser Verrichtungen.
4. Gewöhnliche und regelmäßig wiederkehrende Verrichtungen im Sinne des Absatzes 1 sind:
   a) im Bereich der Körperpflege das Waschen, Duschen, Baden, die Zahnpflege, das Kämmen, Rasieren, die Darm- oder Blasenentleerung,
   b) im Bereich der Ernährung das mundgerechte Zubereiten oder die Aufnahme der Nahrung,
   c) im Bereich der Mobilität das selbständige Aufstehen und Zu-Bett-Gehen, An- und Auskleiden, Gehen, Stehen, Treppensteigen oder das Verlassen und Wiederaufsuchen der Wohnung,
   d) im Bereich der hauswirtschaftlichen Versorgung das Einkaufen, Kochen, Reinigen der Wohnung, Spülen, Wechseln und Waschen der Wäsche und Kleidung oder das Beheizen.

§ 15 Stufen der Pflegebedürftigkeit
1. Für die Gewährung von Leistungen nach diesem Gesetz sind pflegebedürftige Personen (§ 14) einer der 3 Pflegestufen zuzuordnen:

181

a) Pflegebedürftige der Pflegestufe I (erheblich Pflegebedürftige) sind Personen, die bei der Körperpflege, der Ernährung oder der Mobilität für wenigstens 2 Verrichtungen aus einem oder mehreren Bereichen mindestens einmal täglich der Hilfe bedürfen und zusätzlich mehrfach in der Woche Hilfen bei der hauswirtschaftlichen Versorgung benötigen.

b) Pflegebedürftige der Pflegestufe II (Schwerpflegebedürftige) sind Personen, die bei der Körperpflege, der Ernährung oder der Mobilität mindestens 3-mal täglich zu verschiedenen Tageszeiten der Hilfe bedürfen und zusätzlich mehrfach in der Woche Hilfen bei der hauswirtschaftlichen Versorgung benötigen.

c) Pflegebedürftige der Pflegestufe III (Schwerstpflegebedürftige) sind Personen, die bei der Körperpflege, der Ernährung oder der Mobilität täglich rund um die Uhr, auch nachts, der Hilfe bedürfen und zusätzlich mehrfach in der Woche Hilfen bei der hauswirtschaftlichen Versorgung benötigen ...

2. Der Zeitaufwand, den ein Familienangehöriger oder eine andere nicht als Pflegekraft ausgebildete Pflegeperson für die erforderlichen Leistungen der Grundpflege und hauswirtschaftlichen Versorgung benötigt, muss wöchentlich im Tagesdurchschnitt

a) in der Pflegestufe I mindestens 90 Minuten betragen; hierbei müssen auf die Grundpflege mehr als 45 Minuten entfallen,

b) in der Pflegestufe II mindestens 3 Stunden betragen; hierbei müssen auf die Grundpflege mindestens 2 Stunden entfallen,

c) in der Pflegestufe III mindestens 5 Stunden betragen; hierbei müssen auf die Grundpflege mindestens 4 Stunden entfallen.

Leistungen der Pflegeversicherung

Pflegebedürftigkeit ist ein allgemeines Lebensrisiko, für das es trotz der zwischen Pflege und Krankheit oftmals fließenden Grenzen bis Anfang 1995 keinen eigenständigen sozialversicherungsrechtlichen Schutz gab. Die mit der Pflege verbundenen Belastungen mussten vielmehr grundsätzlich die Pflegebedürftigen und ihre Familien tragen. Diese Belastungen sind oft so groß, dass sie die individuelle Leistungsfähigkeit überfordern, sodass die Pflegebedürftigen früher häufig die Sozialhilfe in Anspruch nehmen mussten. 1995 wurde die Pflege als eigenständige Aufgabe der Sozialversicherung etabliert. Sie ist angesichts der demographischen Entwicklung zu einem unverzichtbaren Zweig der sozialen Sicherung geworden. Die Pflegeversicherung gliedert sich in die soziale Pflegeversicherung und in die private Pflege-Pflichtversicherung. In den Schutz der sozialen Pflegeversicherung sind alle einbezogen, die in der gesetzlichen Krankenversicherung versichert sind.

Tabelle 5.7 zeigt die Leistungen der Pflegeversicherung im Überblick.

Tab. 5.7: Leistungen der Pflegeversicherung im Überblick (Stand: Januar 2006)

		Pflegestufe I erheblich Pflegebedürftige	Pflegestufe II Schwerbedürftige	Pflegestufe III Schwerstpflegebedürftige (in Härtefällen)
Häusliche Pflege	Pflegesachleistung bis € monatlich	384	921	1 432 (1 918)
	Pflegegeld € monatlich	205	410	665
Pflegevertretung • durch nahe Angehörige • durch sonstige Personen	Pflegeaufwendungen für bis zu vier Wochen im Kalenderjahr bis €	205[1] 1 432	410[1] 1 432	665[1] 1 432
Kurzzeitpflege	Pflegeaufwendungen bis € im Jahr	1 432	1 432	1 432
Teilstationäre Tages- und Nachtpflege	Pflegeaufwendungen bis € monatlich	384	921	1 432
Ergänzende Leistungen für Pflegebedürftige mit erheblichem allgemeinem Betreuungsbedarf	Leistungsbetrag bis € jährlich	460	460	460
Vollstationäre Pflege	Pflegeaufwendungen pauschal € monatlich	1 023	1 279	1 432 (1 688)
Pflege in vollstationären Einrichtungen der Hilfe für behinderte Menschen	Pflegeaufwendungen in Höhe von	10 % des Heimentgelts, höchstens 256 € monatlich		
Hilfsmittel, die zum Verbrauch bestimmt sind	Aufwendungen bis € monatlich	31		
Technische Hilfsmittel	Aufwendungen in Höhe von	90 % der Kosten, unter Berücksichtigung von höchstens 25 € Eigenbeteiligung je Hilfsmittel		
Maßnahmen zur Verbesserung des Wohnumfeldes	Aufwendungen in Höhe von bis zu	2 557 € je Maßnahme, unter Berücksichtigung einer angemessenen Eigenbeteiligun		
Zahlung von Rentenversicherungsbeiträgen für Pflegepersonen	Je nach Umfang der Pflegetätigkeit[2] bis € monatlich (Beitrittsgebiet)	127 (107)	255 (215)	382 (322)

1) Auf Nachweis werden den ehrenamtlichen Pflegepersonen notwendige Aufwendungen (Verdienstausfall, Fahrkosten usw.) bis zum Gesamtbetrag von 1432 ! erstattet.
2) Bei wenigstens 14 Stunden Pflegetätigkeit pro Woche, wenn die Pflegeperson keiner Beschäftigung von über 30 Stunden nachgeht und sie noch keine Vollrente wegen Alters bezieht.

Quelle: Bundesministerium für Gesundheit, 2006, S. 34

Wir wollen uns anhand von Schneekloth und Leven (2003) zunächst mit dem ambulanten Bereich beschäftigen.

Anzahl und Struktur der Hilfe- und Pflegebedürftigen

Nach den Ergebnissen der Repräsentativerhebung erhalten in Deutschland knapp 1,4 Millionen in Privathaushalten wohnende Personen Leistungen aus der Pflegeversicherung. Differenziert nach den Pflegestufen erhalten etwa 780 000 Pflegebedürftige (56 %) Leistungen nach der Pflegestufe I, weitere 460 000 (33 %) Leistungen nach der Pflegestufe 2 und rund 150 000 (11 %) Leistungen nach der Pflegestufe III. Einschränkungen bei vorrangig hauswirtschaftlichen Verrichtungen unterhalb der Schwelle des erheblichen Pflegebedarfs weisen weitere 3 Millionen Menschen in Privathaushalten auf. Von ihren benötigen die Hilfen 46 % täglich, 36 % ein- oder mehrfach im Verlauf der Woche und 19 % eher seltener.

Über die demographische Struktur der Hilfe- und Pflegebedürftigen in Privathaushalten gibt **Tabelle 5.8** Auskunft.

Tab. 5.8: Demographische Struktur der Hilfe- und Pflegebedürftigen in Privathaushalten zum Jahresende 2002

In %	Pflegebedürftige[1]	Sonstige Hilfebedürftige[2]
Geschlecht		
männlich	37	36
weiblich	63	64
Altersgruppen		
bis 14	5	2
15–39	7	8
40–59	9	15
60–64	5	8
65–69	7	11
70–74	10	15
75–79	12	14
80–84	17	12
85–89	14	9
90 und älter	14	7
Durchschnitt (in Jahren)	70,2	68,0
Familienstand		
verheiratet	32	42
verwitwet	43	36
geschieden	6	5
ledig	19	17

Tab. 5.8: Demographische Struktur der Hilfe- und Pflegebedürftigen in Privathaushalten zum Jahresende 2002 (Fortsetzung)

In %	Pflegebedürftige[1]	Sonstige Hilfebedürftige[2]
Haushaltsgröße		
1 Person	31	41
2 Personen	41	40
3 Personen	16	11
4 Personen und mehr Personen	12	8

1) Leistungsbezieher der Sozialen (SPV) und der Privaten Pflegeversicherung (PPV)
2) Personen mit Einschränkungen bei alltäglichen Verrichtungen ohne Pflegebedarf im Sinne des SGB XI

Quelle: Schneekloth und Leven, 2003, S. 9

Beeinträchtigungsprofile

81 % der Pflegebedürftigen der Pflegestufe III können sich allein nicht duschen oder waschen, 72 % können sich nicht allein in der Wohnung umherbewegen. Zwei Drittel können sich weder allein an- und ausziehen noch die Toilette benutzen. 44 % sind nicht in der Lage, allein Nahrung oder Getränke zu sich zu nehmen.

Vier von fünf Pflegebedürftigen der Pflegestufen 2 und 3 können nicht alleine einkaufen oder die Wohnung saubermachen. 83 % der Stufe 3 und 66 % der Stufe 2 können sich alleine keine Mahlzeiten zubereiten.

48 % der Pflegebedürftigen weisen kognitive Beeinträchtigungen auf, die auf eine beginnende oder bereits ausgeprägte Demenz hinweisen. Bei den Pflegebedürftigen der Stufe I trifft dies auf 42 % zu, in Pflegestufe II auf 57 % und in Pflegestufe III auf 53 %.

Dauer des Hilfe- und Pflegebedarfs

Im Durchschnitt sind es bei den Pflegebedürftigen bereits acht Jahre und bei den sonstigen Hilfsbedürftigen fast zehn Jahre, die seit dem erstmaligen Auftreten von Einschränkungen im Bereich der selbstständigen Lebensführung vergangen sind. Insgesamt sind bei jedem zweiten Pflegebedürftigen die ersten Beeinträchtigungen bereits vor fünf Jahren oder länger aufgetreten. Bei immerhin 28 % sind es sogar schon zehn Jahre und mehr.

Versorgungssituation

92 % der Pflegebedürftigen und auch 85 % der sonstigen Hilfebedürftigen werden privat in der Regel von Familienangehörigen betreut. Bei 36 % ist es eine einzelne Person, bei 29 % sind es zwei und bei 27 % drei und mehr Personen, die als private Helfer an der Betreuung und Versorgung beteiligt sind. Bei insgesamt 28 % ist es der Ehepartner, bei 26 % die Tochter, bei 12 % die Mutter und bei weiteren

10 % der Sohn, dem diese Aufgabe zukommt. In weiteren 17 % der Fälle sind es sonstige Verwandte und bei 7 % Nachbarn oder Bekannte. Es sind im Kern die engeren familiären Verhältnisse, die bestimmen, wer die Rolle der Hauptpflegeperson einnimmt. Bei verheirateten Pflegebedürftigen ist es der Ehepartner, bei verwitweten und in der Regel hochbetagten Pflegebedürftigen die Tochter, ein Sohn oder vereinzelt auch die Schwiegertochter und bei jungen Pflegebedürftigen in der Regel die Mutter, die zuständig ist. Insgesamt 73 % der Hauptpflegepersonen sind weiblich und 27 % männlich. Mit 69 % ist die Mehrheit verheiratet. 60 % der Hauptpflegepersonen sind bereits 55 Jahre oder älter. Dies unterstreicht noch einmal den Tatbestand, dass private Hilfeleistungen zu einem erheblichen Teil innerhalb der gleichen Generation erbracht werden. 60 % der Hauptpflegepersonen im erwerbsfähigen Alter sind nicht erwerbstätig, 19 % in Vollzeit, 15 % in Teilzeit und 6 % geringfügig beschäftigt. Insgesamt ist die Tätigkeit von Hauptpflegepersonen in der Regel ein Full-Time-Job. Für 64 % gilt, dass sie im Prinzip täglich rund um die Uhr zur Verfügung stehen müssen. 26 % sind täglich stundenweise, 8 % im Wochenverlauf und nur 2 % seltener verfügbar. 42 % der Hauptpflegepersonen fühlen sich eher stark und 41 % sogar sehr stark belastet. Hinsichtlich der Art der Belastung geben 68 % an, dass es sich sowohl um körperliche als auch um seelische Belastung handelt. Vorrangig körperlich fühlen sich 18 %, vorrangig seelisch 14 % belastet. Diese erheblichen Belastungen gehen damit einher, dass privat Pflegende nur zu einer Minderheit regelmäßig auf Beratung oder sonstige allgemeine Unterstützungsangebote zurückgreifen. So nahmen beispielsweise nur 2 % regelmäßig und weitere 9 % gelegentlich an einer Selbsthilfegruppe teil.

Inanspruchnahme professioneller Pflege- und Versorgungsleistungen

Insgesamt dominiert bei den Leistungen der Pflegeversicherung nach wie vor die Inanspruchnahme des monatlichen Pflegegeldes: 71 % nehmen das Pflegegeld in Anspruch. Sachleistungen in Form professioneller Pflegeeinsätze erhalten 12 % der Pflegebedürftigen. Kombileistungen erhalten 15 %. Die Leistungen der Pflegeversicherung bei häuslicher Pflege sind nicht bedarfsdeckend konzipiert, sondern sollen die familiäre, nachbarschaftliche oder sonstige ehrenamtliche Pflege und Betreuung ergänzen (§ 4, 1 SGB XI). Alles in allem geben knapp 50 % der Haushalte von Pflegebedürftigen insgesamt an, monatliche Eigenkosten im Bereich der Hilfe und Pflege aufzuwenden, und zwar im Durchschnitt im Umfang von 355,– Euro. Typisiert man die Formen häuslicher Hilfe- und Pflegearrangements nach der Art des jeweils gewählten »Pflegemixes«, so ergibt sich, dass 55 % der Pflegebedürftigen ausschließlich private Hilfeleistungen aus Familie oder Bekanntschaft erhalten. Hinzu kommen weitere 9 %, die neben der privat getragenen Hilfe und Pflege zusätzliche selbst finanzierte, jedoch nicht im engeren Sinne pflegerische Hilfen in Anspruch nehmen. 28 % erhalten sowohl private als auch professionelle pflegerische Hilfen, und 8 % erhalten ausschließlich professionelle Pflege.

Wir wollen uns nun anhand von Schneekloth (2006) etwas näher mit dem *stationären Bereich* beschäftigen:

Ende 2005 gab es in Deutschland insgesamt 9 743 stationäre Pflegeeinrichtungen. In ihnen wurden rund 680 000 Pflegebedürftige versorgt, davon rund 65 000 in vollstationären Einrichtungen der Behindertenhilfe.

Demographische Merkmale der Heimbewohner

Tabelle 5.9 gibt einen Überblick über wichtige demographische Merkmale der Heimbewohner. Hochaltrigkeit ist das prägende Strukturmerkmal. Zwei von drei Bewohnern sind 80 Jahre und älter. Mit 73 % ist die überwiegende Mehrheit der Heimbewohner weiblich.

Tab. 5.9: Demographische Merkmale der Bewohner vollstationärer Alteneinrichtungen in Deutschland zum Jahresende 2005 (in Prozent)

	insgesamt	weiblich	männlich
Geschlecht			
männlich	27		
weiblich	73		
Altersgruppen			
unter 60	4	2	8
60–64 Jahre	2	2	4
65–69 Jahre	5	3	12
70–74 Jahre	7	5	11
75–79 Jahre	13	13	16
80–84 Jahre	23	25	17
85–89 Jahre	20	22	16
90 Jahre und älter	25	28	14
Durchschnitt	81,8	83,6	76,8
Familienstand			
Verheiratet/in Partnerschaft	15	9	30
verwitwet	64	73	38
geschieden	6	5	11
ledig	15	12	21

Quelle: Schneekloth, 2006, S. 12

Heimübergang

60 % der Bewohner sind aus einem Ein-Personenhaushalt in das Heim gewechselt. 10 % haben vorher in einem Heim oder einer sonstigen Einrichtung gelebt. Unmittelbar aus einem Akutkrankenhaus sind 24 % gewechselt, weitere 14 % kamen aus einer psychiatrischen Klinik, einer Reha-Einrichtung oder einer sonstigen Übergangseinrichtung. Als Gründe für den Wechsel in das Heim werden genannt (Mehrfachnennungen waren möglich): schlechter Gesundheitszustand 66 %, nicht genügend Helfer verfügbar 38 %, Wunsch nach geeigneter Betreuung 32 %, Überlastung der Angehörigen, bessere soziale Einbindung 18 %, Angehörigen nicht zur Last fallen wollen 12 %.

Verweildauer

Im Rahmen der Befragung wurde erhoben, wie lange die beiden zuletzt verstorbenen Bewohner insgesamt in der Einrichtung gelebt haben. Danach haben die Bewohner bisher im Durchschnitt 41,3 Monate in den stationären Alteneinrichtungen gelebt, Frauen 47,4 Monate, Männer 25,9 Monate. Etwas genauer betrachtet, ergab sich folgendes Bild: 22 % der Bewohner haben nicht mehr als sechs Monate und weitere 7 % sieben bis unter zwölf Monate in der Einrichtung gelebt. 16 % haben jedoch fünf bis unter zehn Jahre und 7 % sogar mehr als zehn Jahre bis zum Ableben im Heim verbracht.

Hilfe- und Pflegebedarf, Versorgungssituation

57 % der Bewohner von Alteneinrichtungen können sich nicht allein und weitere 31 % nur mit Schwierigkeiten duschen oder waschen. Nicht allein die Toilette nutzen können 43 % und weitere 21 % nur mit Schwierigkeiten. 40 % können nicht im Zimmer umhergehen, 16 % nur mit Schwierigkeiten. Nahrung und Getränke allein zu sich nehmen können 17 % nicht und 22 % nur mit Schwierigkeiten. 69 % können ihre Finanzen nicht mehr und weitere 16 % nur mit Schwierigkeiten selber regeln. 31 % sind häufig und weitere 17 % gelegentlich räumlich unzureichend orientiert, jeweils 17 % sind häufig bzw. gelegentlich im Tag-Nacht-Rhythmus gestört. Als im Verhalten fehlangepasst werden 16 % häufig sowie weitere 17 % gelegentlich charakterisiert. Zusammengenommen sind es 62 % der Heimbewohner, für die häufig mindestens eine der genannten kognitiven bzw. psychischen Beeinträchtigungen berichtet werden. Diese werden zu 46 % auf eine dementielle Erkrankungen zurückgeführt. Weiterhin werden bei 14 % der Bewohner schwere Depressionen bzw. sonstige psychische Störungen angegeben (vgl. auch Hartwig u. a., 2002).

Neben der Grundpflege, die so gut wie jeder pflegebedürftige Bewohner in der Regel mehrfach täglich erhält, werden für 62 % ebenfalls in der Regel mehrfach täglich Leistungen der medizinischen Behandlungspflege berichtet. Hilfen zur sozialen Betreuung erhalten ebenfalls 62 % mehrfach täglich oder täglich. Nach dem ersten Bericht des Medizinischen Dienstes der Spitzenverbände der Pflegekassen zur Qualität der Pflege liegt bei 10 % der Bewohner eine unzureichende Versorgungssituation vor. Dies drückt sich auch in der großen Zahl sog. »Fixierungen« aus. Nach den vorliegenden Ergebnissen werden 34 % der pflegebedürftigen Heimbewohner zumindest ab und zu durch entsprechende Hilfsmittel (Bett- oder Gurtsysteme, Vorsatztische etc.) fixiert.

Wohnliche Bedingungen und Personalausstattung

64 % der Bewohner von stationären Einrichtungen belegen ein Einbettzimmer, in einem Zweibettzimmer leben 36 %. Zimmer für drei oder sogar mehr Personen sind heute faktisch nicht mehr anzutreffen. Die Zahl des fest angestellten Personals betrug 510 000 Beschäftigte (umgerechnet auf Vollzeitstellen: 370 400 Beschäf-

tigte). Davon gehören 264 000 Personen zum Pflegepersonal, 67 000 zum hauswirtschaftlichen Personal und je 19 000 zum therapeutischen Personal sowie zum Verwaltungspersonal. Rechnet man diesen Personalbestand in Form einer Betreuungsrelation um, so ergibt sich, dass im Durchschnitt auf eine im Bereich der Pflege oder Betreuung tätige Vollkraft 2,5 pflegebedürftige Bewohner kommen, unter Berücksichtigung des Schichtdienstes natürlich entsprechend mehr. Ein rationales Verfahren der Personalbemessung liegt für den Bereich der stationären Altenhilfe allerdings noch nicht vor.

Pflegesätze

39,2 % waren der Pflegestufe I, 40,9 % der Pflegestufe Inach geeigneter Betreuung 32 %, Überlastung der Angehörigen, bessere soziale Einbindung 18 %, Angehörigen nicht zur Last fallen wollen 12 %.und 20 % der Pflegestufe IInach geeigneter Betreuung 32 %, Überlastung der Angehörigen, bessere soziale Einbindung 18 %, Angehörigen nicht zur Last fallen wollen 12 %.zugeordnet. In Pflegestufe nach geeigneter Betreuung 32 %, Überlastung der Angehörigen, bessere soziale Einbindung 18 %, Angehörigen nicht zur Last fallen wollen 12 %.werden im Durchschnitt 1 153 Euro, in Pflegestufe Inach geeigneter Betreuung 32 %, Überlastung der Angehörigen, bessere soziale Einbindung 18 %, Angehörigen nicht zur Last fallen wollen 12 %.1 754 Euro und in Pflegestufe IInach geeigneter Betreuung 32 %, Überlastung der Angehörigen, bessere soziale Einbindung 18 %, Angehörigen nicht zur Last fallen wollen 12 %.2 178 Euro berechnet. Hinzu kommen die Kosten für Unterkunft und Verpflegung, die sich im Durchschnitt auf 597 Euro belaufen. Hinzu kommen häufig noch Investitionskosten im Durchschnitt von 376 Euro. Damit übersteigen die in Rechnung gestellten Pflegesätze im Durchschnitt die Höhe der Leistungen, die von der Pflegeversicherung finanziert werden (s. d.). Von daher ist es nicht überraschend, dass im Schnitt 36 % der pflegebedürftigen Bewohner Sozialhilfe in Anspruch nehmen müssen.

Die Finanzierung der Pflegeleistungen erfolgt – wie in der Gesetzlichen Krankenversicherung – gemeinsam von Arbeitnehmern und Arbeitgebern. Der an die Pflegekassen zu entrichtende Beitrag beträgt derzeit 1,7 % des monatlichen Einkommens. Er wurde auf der Basis von 1,65 Millionen Pflegebedürftiger vor Inkrafttreten der Pflegeversicherung kalkuliert. Insofern verwundert es nicht, dass die Pflegekassen durch den Anstieg auf derzeit 1,95 Millionen Leistungsempfängern der sozialen Pflegeversicherung finanziell stark belastet sind. Die Ausgaben im Jahr 2005 betrugen für die ambulante Pflege rund 8,2 und für die stationäre Pflege rund 8,7 Milliarden Euro.

Auf der Basis der 10. Koordinierten Bevölkerungsvorausschätzung und der Prognosen der Rürup-Kommission wird folgende Entwicklung der Pflegebedürftigkeit geschätzt: Anstieg der Anzahl älterer Personen (60 Jahre und älter) von 2001 bis zum Jahr 2010 um 1,4 Millionen Menschen von 19,9 auf 21,3 Millionen Menschen (= 26 % der Gesamtbevölkerung von rund 83 Millionen Einwohner).

Das Risiko der Pflegebedürftigkeit vor dem 60. Lebensjahr beträgt rund 0,6 %, zwischen dem 60. und dem 80. Lebensjahr rund 3,9 % und nach dem 80. Lebensjahr rund 31,8 %. Daraus ergeben sich folgende geschätzte Zahlen über die Entwicklung der Pflegebedürftigen:

2010 = 1,89 Millionen
2020 = 2,64 Millionen
2030 = 3,09 Millionen

Etwa 140 000 pflegebedürftige Behinderte leben in stationären Einrichtungen der Behindertenhilfe. Im Vordergrund des Zwecks dieser Einrichtungen steht die Eingliederung; die Pflege hat nur untergeordnete Bedeutung. Deshalb beteiligt sich die Pflegeversicherung an den Heimkosten pauschal in Höhe von 10 % des Heimentgelts, höchstens jedoch mit 256 Euro monatlich.

Die durch den Verzicht einer Pflegeperson auf eine eigene Erwerbstätigkeit oder die Reduzierung der Erwerbstätigkeit eintretenden Versorgungslücken im Rentenversicherungsverlauf werden durch die Leistungen der Pflegeversicherung zur sozialen Sicherung der Pflegeperson zumindest teilweise aufgefangen. Die Pflegeversicherung zahlt je nach Pflegestufe und Umfang der Pflegetätigkeit zwischen 127 und 382 Euro monatlich. Damit und mit der Absicherung in der gesetzlichen Unfallversicherung wird die Pflegetätigkeit in zwei wesentlichen Gebieten der Sozialversicherung einer Erwerbstätigkeit nahezu gleichgestellt.

In der Folge der Einführung der Pflegeversicherung sind eine Vielzahl zusätzlicher Arbeitsplätze entstanden. Seit Einführung der Pflegeversicherung im Jahr 1995 bis heute betrug der Beschäftigungsanstieg rund 250 000 Personen.

Wegen der demographisch bedingten Zunahme des Anteils der älteren Bevölkerung wird der Personalbedarf sowohl für die stationären Bereiche der Kranken- und Altenpflege als auch für die ambulante Pflege weiter ansteigen; diese Entwicklung wird durch den Trend verstärkt, im Bereich der häuslichen Pflege häufiger Sachanstatt Geldleistungen in Anspruch zu nehmen.

5.4.2 Sterbebegleitung

1967 publizierte Sudnow die Ergebnisse seiner teilnehmenden Beobachtungen über das Sterben in zwei amerikanischen Krankenhäusern. Seine zum Teil spektakulären Notizen stützen die bekannte Tatsache, dass es in Krankenhäusern strukturell oft unmöglich ist, in Würde zu sterben. Dies beginnt bei der gestörten Kommunikation zwischen dem Krankenhauspersonal und dem todkranken Patienten über die Tatsache seiner unheilbaren Krankheit, setzt sich fort in dem »Abschieben« des Sterbenden an unwürdige Plätze und endet häufig in der wenig einfühlsamen Benachrichtigung von Angehörigen und Mitpatienten. Glaser und Strauss (1968, deutsch 1974) kommen im Hinblick auf die Kommunikationsschwierigkeiten zu ähnlichen Ergebnissen. Sie entwickeln in ihrer Untersuchung ein Stufenmodell des Sterbens: Stationen, die der Sterbende durchläuft, von der ärztlichen Prognose des Sterbens bis hin zum Tod. Aus der Sicht der Sterbenden hat die Psychiaterin Kübler-Ross (1971) ebenfalls ein Phasenmodell entwickelt, das der Sterbende in seiner Auseinandersetzung mit dem Tod durchläuft. Sie unterscheidet folgende Phasen: Verleugnung und Isolation, Zorn, Verhandeln, Depression, Zustimmung. Gelingt es dem Krankenhauspersonal und den Angehörigen, sich auf die genannten Stufen bzw. Phasen einzustellen, wird sich die schwierige Kommunikation mit dem Sterbenden verbessern (vgl. Student u. a., 2004). Sterbebegleitung wird vom Robert Koch-Institut folgendermaßen definiert:

>»Unter Sterbebegleitung im Gesundheitswesen wird in diesem Zusammenhang die Begleitung, Behandlung und Versorgung von Menschen am Lebensende im weiten Sinne verstanden. Dazu zählen sowohl die professionelle Arbeit von Berufsgruppen im Gesundheitswesen (z. B. Ärzte, Krankenpfleger, Psychologen, Sozialarbeiter, Seelsorger), als auch das Engagement von Angehörigen, Freunden, ›Laienhelfern‹ und Selbsthilfeinitiativen sowie die Versorgungsstrukturen, in denen diese Aufgaben geleistet werden« (2003c, S. 7).

Die Tatsache, dass immer mehr Patienten im Krankenhaus und nicht mehr zu Hause sterben, und die offensichtlichen Probleme eines humanen Sterbens in diesen Institutionen haben zu einer Reihe von alternativen Einrichtungen geführt. Dazu gehören in erster Linie die Einrichtungen der Palliativmedizin und der Hospize. Die folgende Charakterisierung dieser Einrichtungen ist dem o. g. Bericht des Robert Koch-Instituts (2003c) entnommen.

Palliativmedizin

Die Weltgesundheitsorganisation (WHO) definiert Palliativmedizin als die aktive Gesamtbehandlung von Kranken, deren Leiden auf kurative Behandlung nicht anspricht. Kontrolle von Schmerzen, von anderen Symptomen sowie von psychischen, sozialen und spirituellen Problemen ist von entscheidender Bedeutung. Das Ziel der palliativen Behandlung ist es, die bestmögliche Lebensqualität für Patienten und deren Familien zu erreichen. In der medizinischen Praxis sind palliativmedizinische Maßnahmen besonders bei Patienten mit bösartigen Tumoren, AIDS und schweren neurologischen Erkrankungen erforderlich. Dabei wird Sterben als normaler Vorgang des Lebens betont, der als Teil der Gemeinschaft gelebt werden soll. Die Isolierung und Einsamkeit von Sterbenden, eine unzureichende medizinische und pflegerische Versorgung sollen verhindert werden. Bei der Symptombehandlung stehen typischerweise neben der Therapie von Abgeschlagenheit, Appetitlosigkeit, Übelkeit, Erbrechen, Schlafstörungen, Luftnot etc. insbesondere die Schmerztherapie im Vordergrund. Die Palliativmedizin arbeitet mit einem integrierten Behandlungsansatz. Hierzu ist eine Betreuung durch ein multiprofessionelles Team mit Ärzten, Pflegepersonal, Sozialarbeitern, Psychologen, Seelsorgern und ehrenamtlichen Helfern erforderlich. Weiterhin müssen die beteiligten Institutionen wie Krankenhaus, Hausarzt (bzw. home-care-Arzt), Palliativstationen, ambulante Hausbetreuungsdienste und Sozialstationen eng zusammenarbeiten.

Hospize

Im Unterschied zu ärztlich geleiteten Palliativstationen als Teil des medizinischen Versorgungssystems reicht die Geschichte der Hospizidee auf Herbergen (»hospitium«) und mittelalterliche Hospitalorden zurück, die Armen, Kranken und Reisenden Rast, Zuwendung und Pflege gaben. Daraus entwickelten sich, außerhalb der modernen Medizin, Orte der Aufnahme, Begleitung und Pflege von unheilbar Kranken und Sterbenden. Die moderne Hospizbewegung geht auf die englische Krankenschwester, Sozialarbeiterin und Ärztin Cicely Saunders zurück, die 1967 das St. Christopher's Hospice in London gründete. Als Gegenprogramm zur technischen Hochleistungsmedizin und zu einer Ausgrenzung von Sterben formulierte Saunders Werte der Hospizbewegung: Sterbende sollten gut ärztlich versorgt werden, in der Gemeinschaft integriert bleiben, als einzigartige, individuelle Personen wahrgenommen werden, und die Angehörigen sollten bei ihrer Trauer begleitet werden. Die Hospizbewegung sieht sich der Autonomie und der Würde menschlichen Lebens verpflichtet und lehnt jede Form »aktiver« Sterbehilfe ab.

Der Kranke soll möglichst in seiner vertrauten Umgebung sterben, weshalb von den Hospizdiensten auch eindeutig die ambulante Hospizbetreuung der stationären vorgezogen wird.

Nach Angaben der Bundesarbeitsgemeinschaft Hospiz gab es im Dezember 2004 1 310 ambulante und 112 stationäre Hospize sowie 90 Palliativstationen. Damit hat sich die Zahl der Einrichtungen seit 1996 vervierfacht.

Nach der letzten bundesweiten Hospizstatistik der deutschen Hospiz Stiftung wurden im Jahr 2002 durch ambulante Hospizdienste rund 35 600 Sterbende begleitet, 8 400 in stationären Hospizen und 7 000 in Palliativstationen.

Die durchschnittliche Betreuungsdauer lag bei 59 Tagen (ambulant) bzw. 38 Tagen (stationär), wobei jeder ambulante Dienst durchschnittlich 37 Personen und jede stationäre Einrichtung 66 Personen begleitet hat. 16 000 Mitarbeiter sind in den ambulanten Diensten ehrenamtlich tätig.

Derzeit gibt es in Deutschland 13 Hospiz- und Palliativbetten auf 1 Million Einwohner. Als ausreichende Versorgung gilt eine Kapazität von 50 Hospiz und Palliativbetten pro 1 Million Einwohner. In Großbritannien sind es bereits 54.

Die Finanzierung der Hospize erfolgt in Deutschland durch die gesetzliche verankerte Soziale Pflegeversicherung und die Krankenversicherung, ergänzend sind private Spenden und Eigenleistungen erforderlich. Der § 39a SGB V beinhaltet seit 2001 auch die Finanzierung ambulanter Hospizleistungen unter Einschluss der Qualifizierung der ehrenamtlich Tätigen.

Mit diesen Ausführungen wollen wir die allgemeine Darstellung der sozialmedizinischen Praxis abschließen. Wir werden im zweiten Teil dieses Buches bei der Darstellung einzelner Krankheiten aber wiederholt auf praktische sozialmedizinische Maßnahmen eingehen.

Exkurs

Kinder werden leider häufig immer noch bei schwerer Krankheit und dem Tod sowie Sterben von nahen Verwandten und Freunden, Bekannten im familiären Kommunikationsprozess ausgeschlossen (s. a. ▶ Kap. 6.2.3) Die Einbeziehung von Kindern und Jugendlichen ist für eine aktive Auseinandersetzung und Bewältigung einer solchen Lebenskrise essentiell. Die folgenden Tabellen geben einen Überblick zum Todesverständnis und Trauerreaktionen bei Kindern und Jugendlichen verschiedenen Alters.

Tab. 5.10: Altersspezifische Angaben zum Todesverständnis und Trauerreaktionen von Kindern (Tabellenerstellung in Anlehnung an Tausch-Flammer und Bickel (1994), Krejsa (2004) und Broeckmann (2002))

Wahrnehmung des Todes nach William C. Kroen	Vorstellungen zum Tod nach Daniela Tausch-Flammer/Lis Bickel	Entwicklung des Todesbegriffes nach Tobias Broscher	Entwicklung des Todeskonzeptes nach Monika Specht-Tomann/Doris Tropper
Kinder von 0–2 Jahren können den Tod einer Bezugsperson schon registrieren und glauben, dass die geliebte Bezugsperson sie verlassen habe.	**Kinder von 0–3 Jahren** können den Tod noch nicht begreifen. Tod bedeutet nur eine Abwesenheit für kurze Zeit.		**Kleinkinder im Vorschulalter, bis zum 6. Lebensjahr** empfinden den Tod als eine Form der Abwesenheit, als Trennung von einer geliebten Person. Die Kinder protestieren gegen diesen Umstand am Anfang, je mehr Zeit aber vergeht, desto trauriger und apathischer können diese Kinder werden.
Kinder von 2–5 Jahren glauben, dass der Tod zeitlich begrenzt ist und dass der Tote irgendwann ins Leben zurückkehren wird.	**Kinder von 3–5 Jahren** wollen den Tod erforschen, wollen über den Tod etwas erfahren, stellen deshalb oft viele Fragen. Sie glauben ebenfalls an einen vorübergehenden Zustand des Todes und an die Rückkehr des Verstorbenen. Es bestehen Fantasien, dass der Tod nur andere Menschen bestrafen würde. Die Kinder können sich nicht den eigenen Tod vorstellen.	**Kinder zwischen dem 3. und 4. Lebensjahr** empfinden den Tod als Abwesenheit einer vertrauten Person. Es können massive Trennungsängste ausgelöst werden. Kinder zwischen dem 4. und 5. Lebensjahr glauben, dass der Tod nur andere betrifft. Sie verbinden mit dem Tod Zustände des Schlafs, der Dunkelheit und Starre. Sie können die Endgültigkeit des Todes noch nicht erkennen.	Die Kinder können im Vorschulalter den Tod nicht als endgültig verstehen und erkennen.

193

Wahrnehmung des Todes nach William C. Kroen	Vorstellungen zum Tod nach Daniela Tausch-Flammer/Lis Bickel	Entwicklung des Todesbegriffes nach Tobias Broscher	Entwicklung des Todeskonzeptes nach Monika Specht-Tomann/Doris Tropper
Kinder von 6–9 Jahren können den Tod als eine Tatsache erfassen. Sie können zwischen Realität und Fantasie unterscheiden, die Endgültigkeit des Todes wird erkannt.	**Kinder von 5–9 Jahren** machen sich realistischere Gedanken zum Tod, können ihn aber dennoch nicht ganz begreifen. Sie verbinden mit Tod das Gefühl von Trennung und von Schmerz. In diesem Alter wird der Tod oft personalisiert als Knochen- oder Sensenmann.	**Kinder zwischen dem 5. und 9. Lebensjahr** entwickeln oft eine gewisse Form der Furcht vor dem Tod. **5- bis 6-Jährige** glauben an das Fortbestehen der Gestalt nach dem Tod. **Mit dem 7. Lebensjahr** akzeptieren oder glauben die Kinder, dass der Körper nach dem Tod zerfällt. **Zwischen dem 8. und 9. Lebensjahr** glauben die Kinder oft an die Unsterblichkeit des Menschen. Krankheit und Tod sind für sie Ereignisse, die erst in hohem Alter eintreffen.	**Kinder bis zum 6., 7. Lebensjahr** begreifen die Endgültigkeit des Todes oft (bis in das Schulalter hinein) noch nicht. Der Tod wird immer noch mit Abwesenheit gleichgesetzt. Tod wird mit Dunkelheit und Bewegungslosigkeit assoziiert. In den Augen der Kinder betrifft er immer andere und kann rückgängig gemacht werden. **Im Schulalter, etwa ab dem 7. Lebensjahr** wird der Tod als endgültig anerkannt. **Ab dem 9. Lebensjahr** erkennen die Kinder, dass der Tod auch sie selbst treffen kann.
Kinder von 10–12 Jahren Die Vorstellungen bezüglich des Todes sind denen von Erwachsenen schon sehr ähnlich. Kinder in diesem Alter machen sich selbst Gedanken über den Tod, können sogar über den eigenen Tod nachdenken.	**Kinder zwischen dem 10. und 14. Lebensjahr** erkennen den Tod als etwas Unausweichliches und Abschließendes im Leben. Sie können die Endgültigkeit des Todes erfassen. Beim Tod eines nahen, geliebten Angehörigen können körperliche Reaktionen auftreten wie Kopfschmerzen oder Bauchschmerzen.		**Kinder zwischen dem 10. und 14. Lebensjahr** beschäftigen sich vermehrt mit Gedanken zum Sterben und Tod, allerdings oft, ohne die Erwachsenen daran teilhaben zu lassen. Ihr Trauerverhalten gleicht dem der Erwachsenen, die gleichen Trauerphasen können auftreten.

5.5 Gewalt und Gesundheit

Steiner (2011) stellt die interessante These auf, dass jede ausgeübte Gewalt aus einer in der Vergangenheit selbst erlittenen Gewalterfahrung hervorgehen würde. So gibt es seiner Ansicht nach keine »spontane Gewalt ohne Vorgeschichte« (Steiner, 2011, S. 22). Er definiert Gewalt als eine »soziale und zeitliche Verkettung von Schädigung, die auf individueller, institutioneller oder struktureller Ebene erfolgen kann« (Steiner, 2011, S. 25).

Die Weltgesundheitsorganisation definiert Gewalt folgendermaßen:

> »Der absichtliche Gebrauch von angedrohtem oder tatsächlichem körperlichem Zwang oder physischer Macht gegen die eigene oder eine andere Person, gegen eine Gruppe oder Gemeinschaft, der entweder konkret oder mit hoher Wahrscheinlichkeit zu Verletzungen, Tod, psychischen Schäden, Fehlentwicklung oder Deprivation führt« (WHO 1996).

Den Bezug zwischen Gewalt und Gesundheit und auch die Schwierigkeit, interkulturell Gewalt zu definieren, beschreibt die WHO in ihrem Weltbericht zu Gewalt und Gesundheit mit folgenden Worten:

> »Gewalt als die Gesundheit der Bevölkerung gefährdendes Problem wurde bisher u. a. deshalb weitgehend ignoriert, weil keine eindeutige Problemdefinition vorliegt. Gewalt ist ein äußerst diffuses und komplexes Phänomen, das sich einer exakten wissenschaftlichen Definition entzieht und dessen Definition eher dem Urteil des Einzelnen überlassen bleibt. Die Vorstellung von akzeptablen und nicht akzeptablen Verhaltensweisen und die Grenzen dessen, was als Gefährdung empfunden wird, unterliegen kulturellen Einflüssen und sind fließend, da sich Wertvorstellungen und gesellschaftliche Normen ständig wandeln« (WHO, 2003, S. 5). Weiter heißt es: »Es muss der Versuch unternommen werden, zu einem einvernehmlichen Verständnis der Problematik zu gelangen und durch die gründliche Auseinandersetzung mit dem Stellenwert der Menschenrechte globale Verhaltensstandards festzulegen, die dazu beitragen können, in unserer sich rasch verändernden Welt Leben und Würde des Menschen zu schützen« (WHO, 2003, S. 5).

Fath (2011) differenziert zwischen folgenden Formen von Gewalt: physischer Gewalt, psychischer Gewalt, subtiler Gewalt, struktureller Gewalt, legitimer/nicht sanktionierter Gewalt (Fath, 2011, S. 52). Interessant ist hierbei besonders der Aspekt der strukturellen Gewalt sowie der legitimen bzw. nicht sanktionierten Gewalt. Beide Gewaltformen unterliegen immer noch einer gewissen Tabuisierung in unserer Gesellschaft. So kann Chancenungleichheit strukturell bedingte soziale Benachteiligung, die gesellschaftlich-kulturelle Partizipation des einzelnen Individuums häufig stark einschränkt oder auch unmöglich macht, als strukturelle oder auch legitimierte Gewalt bezeichnet werden. Rechtlich problematisch sind z. B. Gewaltanwendungen durch Vertreter der Exekutive (Polizei) bei Demonstrationen zum Schutz von angeblichen Eigentumsrechten Dritter verbunden mit umstrittenen Einschränkungen des Demonstrationsrechtes – Gewalt, die quasi staatlich legitimiert und häufig auch beim Nachweis von ungerechtfertigten Übergriffen nicht sanktioniert wird. Diese Gewaltformen müssen stärker wissenschaftlich untersucht und differenziert reflektiert werden.

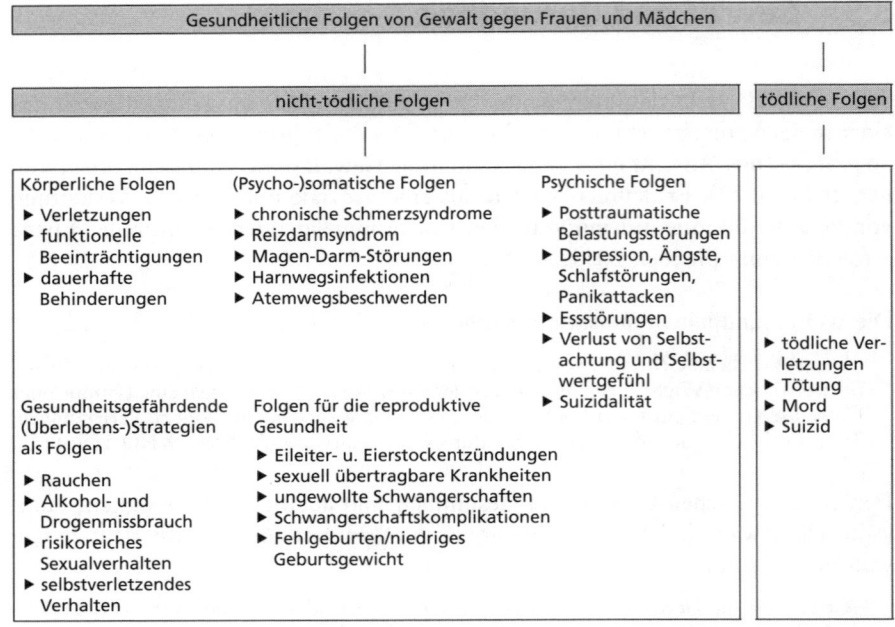

Abb. 5.6: Überblick bezüglich gesundheitlicher Folgen bei Frauen und Mädchen, denen Gewalt angetan wurde (*Quelle:* Hellbernd H, Branzk P, Wieners K et al. (2004). Häusliche Gewalt gegen Frauen: gesundheitliche Versorgung. Das S.I.G.N.A.L. Interventionprogramm. Handbuch für die Praxis, wissenschaftlicher Bericht; gefördert durch das BMFSFJ, Berlin)

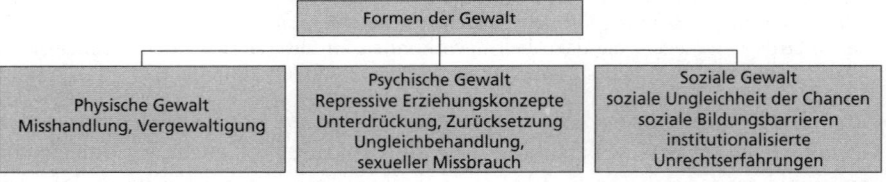

Abb. 5.7: Veranschaulichung dreier Formen von Gewalt, die im praktischen Alltag häufig unterschieden werden

Kindesmisshandlung

Das Thema Kindesmisshandlung rückt, besonders in den letzten Jahren (Nachweis zahlreicher Kindesmisshandlungen sowohl in pädagogischen Institutionen – Kinderheimen – als auch im institutionellen christlich-katholischen Erziehungskontext), immer stärker in den Fokus der (Fach-)Öffentlichkeit.

»Kindesmisshandlung ist eine nicht zufällige (bewusste oder unbewusste) gewaltsame körperliche und/oder seelische Schädigung, die in Familien oder Institutionen (z. B. Kindergärten, Schulen, Heimen) geschieht, und die zu Verletzungen, Entwicklungsverzögerungen oder sogar zum Tode führt, und die somit das Wohl und die Rechte eines Kindes beeinträchtigt oder bedroht« (Bast, 1978).

Der Deutsche Bundestag (1986, Drucksache 10/4560) bezieht sich bei seinen Ausführungen auf diese Definition, die zwar den strafrechtlichen Bestimmungen nicht entspricht, aber als Orientierung gelten kann, ab wann von Gewalt gegen Kinder zu sprechen ist. Diese Definition geht von folgenden Formen der Gewalt gegenüber Kindern aus: körperliche Gewalt, seelische Gewalt, Vernachlässigung, sexuelle Gewalt/sexueller Missbrauch, häusliche Gewalt (Miterleben von Gewalt zwischen Erwachsenen). Als aktive Formen zählen physische, psychische und sexuelle Gewalt, passive Formen sind Vernachlässigung und häusliche Gewalt.

Verschiedene Studien belegen, dass »ca. die Hälfte bis zwei Drittel der deutschen Eltern ihre Kinder körperlich bestrafen« (Engfer, 2005, S. 42). Das Bundesinnenministerium beziffert 2003 die Kindesmisshandlungsfälle, auf der Grundlage polizeilicher Kriminalstatistiken, auf ca. 2 500 Fälle, dies seien, aus verschiedenen Gründen jedoch wenig aussagekräftige Zahlen (siehe Engfer, 2005, S. 8). In mehreren Repräsentativumfragen wurden Eltern (mit Kindern unterhalb von 18 Jahren) im Jahre 2001 und 2005 sowie Kinder und Jugendliche zwischen dem 12. und 18. Lebensjahr in den Jahren 1992, 2002 und 2005 nach der Häufigkeit von körperlichen Strafen befragt. 1992 lagen die Angaben für die Kategorien »leichte Ohrfeige« bei 81,2 %, »schallende Ohrfeige« bei 43,6 %, »mit Stock kräftig auf den Po« bei 41,3 % und »Tracht Prügel mit Blutergüssen« bei 30,6 %. Im Jahre 2005 konnte ein deutlicher Rückgang dieser Gewaltanwendungen festgestellt werden: »leichte Ohrfeige« 65,1 %, »schallende Ohrfeige« 16,5 %, »mit Stock kräftig auf den Po« 4,5 % und »Tracht Prügel mit Blutergüssen« 4,9 % (Deegener und Körner, 2006, S. 124). Dieser Rückgang wird hauptsächlich auf die Gesetzesänderung im Jahre 2000 in Deutschland zurückgeführt, nach der grundsätzlich jede Körperstrafe, unabhängig von ihrer Härte, gesetzlich als Misshandlung angesehen wird. § 1631 BGB: »Kinder sind gewaltfrei zu erziehen. Körperliche Bestrafungen, seelische Verletzungen und andere entwürdigende Maßnahmen sind unzulässig.« Die meisten Misshandlungen geschehen durch nahestehende Personen.

Weitere Studien (Pfeiffer und Wetzels, 1997; Wetzels, 1997) zeigen einen Zusammenhang zwischen der sozioökonomischen Situation der Familien und Gewaltanwendungen gegenüber den Kindern auf. So betrug die Quote gravierender Gewaltanwendung durch die Eltern in Familien, die Sozialhilfe bezogen bzw. von Arbeitslosigkeit betroffen waren, 24 %, während sie in anderen Familien bei 14,6 % liegt (Pfeiffer, 1998). Die KIGGS-Studie (2006) bestätigt diesen sozialen Gradienten, insbesondere im Hinblick auf eine signifikante Zunahme des Anteils der Gewalttäter. Oft kommt zur innerfamiliären Vernachlässigung die gesellschaftliche, die öffentliche. Bächer (2007) kritisiert die schlechte personelle Ausstattung von öffentlichen Dienststellen der Kinder- und Jugendhilfe: »Services for the poor are poor services.«

Hier ist einerseits eine problemorientierte Thematisierung von Gewalt innerhalb der Familie unter Berücksichtigung des Lebenskontextes notwendig. Andererseits müssen Kinder und Jugendliche stärker vor Gewalt geschützt werden. Dies bedeutet Auf- und Ausbau betroffenenzentrierter Hilfsangebote und gesetzgeberische Schutzmaßnahmen. Eine Vernetzung medizinischer und sozialpädagogischer Dienstleistungen wird in den letzten Jahren, durch die Konzeption präventiver

Maßnahmen, immer häufiger praktisch umgesetzt. Einige Beispiele hierfür sind (siehe Brisch, 2008):

- Projekt »*SAFE – Sichere Ausbildung für Eltern*«: Es handelt sich um ein Trainingsprogramm mit dem Ziel, eine sichere Bindung zwischen Eltern und Kind zu fördern. Zielgruppe: Alle werdenden Eltern bis etwa zum 7. *Schwangerschaftsmonat*. Förderdauer: Bis zum Ende des ersten Lebensjahres. Förder-Setting: Eine geschlossene Gruppe. Das SAFE-Programm ist in vier Module unterteilt. Berufsgruppen die zu SAFE-MentorInnen ausgebildet werden können: u. a. FrauenärztInnen, SozialpädagoInnen, ErzieherInnen
- »*B.A.S.E. – Babywatching in Kindergarten und Schule*«
- »*Opstapje – Schritt für Schritt*«: Dies ist ein niedrigschwelliges Präventionsprogramm, das in den Niederlanden entwickelt wurde. Die Zielgruppe sind alle Kinder ab dem 18. *Lebensmonat*. Einmal wöchentlich finden Hausbesuche durch Multiplikatorinnen aus dem Zielgruppenmilieu statt. Sie bieten Interaktionsanregungen für die Kinder an. Dadurch sollen die Kompetenzen der Eltern und die Beziehung zu den Kindern positiv gestärkt werden. Die »Hausbesucherinnen« werden von Sozialarbeiterinnen angeleitet und treffen sich wöchentlich zur gemeinsamen Reflexion.
- Das Projekt »*Keiner fällt durchs Netz*« knüpft an bereits bestehende Präventionsangebote an, bemüht sich jedoch um einen besseren Zugang zu den Risikofamilien, da es dort an adäquaten Angeboten mangelt. Bereits in der frühen Kindheit können Störungen der Eltern-Kind-Beziehung durch mangelnde Fürsorge, fehlende Wertschätzung und unsichere Bindung an die Bezugspersonen entstehen. Häufig wenden sich diese Familien allerdings nicht an Hilfe anbietende Institutionen, daher ist es Ziel von »Keiner fällt durchs Netz«, dass die bestehenden Hilfestellungen in der frühen Kindheit bei belasteten Familien ankommen. Die Familienhebamme ist während des Projektes zentrale Bezugs- und Unterstützungsperson. Da, in der Regel, jede Familie im ersten Jahr nach der Geburt von einer Hebamme betreut wird, wird die intensivere Betreuung von den Risikofamilien nicht als Diskriminierung wahrgenommen.
- »*Starke Eltern – Starke Kinder*«: Dieser Elternkurs wurde vom Finnischen Kinderschutzbund entwickelt und seit dem Jahre 2000 vom Deutschen Kinderschutzbund umgesetzt. Es handelt sich um einen ressourcenorientierten Handlungsansatz den Eltern und Kindern gegenüber (Sonnenbaum, 2008).
- *Triple P – Erziehungsprogramm*: Triple P steht für »Positive Parenting Program«, wurde in Australien von Matthew Sanders an der Universität Queensland entwickelt und von Kurt Hahlweg ins Deutsche adaptiert. Es handelt sich um ein die Fähigkeiten von Kindern förderndes, wertschätzendes und damit das Selbstgefühl der Kinder verstärkendes Erziehungsprogramm. So stellen »liebevolle Zuwendung« und »angemessene Kommunikation« wesentliche Grundlagen dar (Sonnenbaum, 2008, S. 57).

Resilienzförderung, die Aufklärung und Selbststärkung der Kinder (siehe ▶ **Kap. 5.1.2**) sind ebenfalls geeignete Präventionselemente. In diesem Zusammenhang ist § 8a SGB VII nach geeigneter Betreuung 32 %, Überlastung der Angehörigen, bessere soziale Einbindung 18 %, Angehörigen nicht zur Last fallen wollen 12 %.bezüglich Ausbildungskriterien und Aufgabenbereiche der sogenannten Kinderschutzfachkraft bedeutsam.

Tab. 5.11: Belastungsfaktoren, die unter bestimmten Bedingungen zu Risikofaktoren werden können

Bezüglich des Kindes	Bezüglich der Eltern	Bezüglich der sozialen Rahmenbedingungen
• Unerwünschtheit • Abweichendes und unerwartetes Verhalten • Entwicklungsstörungen • Fehlbildungen • Niedriges Geburtsgewicht und daraus resultierende körperliche und geistige Schwächen • Stiefkinder	• Misshandlungen in der eigenen Vorgeschichte • Akzeptanz körperlicher Züchtigung • Mangel an erzieherischer Kompetenz • Unkenntnis über Pflege, Erziehung und Entwicklung von Kindern • Eheliche Auseinandersetzung • Aggressives Verhalten • Niedriger Bildungsstand • Suchtkrankheiten • Bestimmte Persönlichkeitszüge wie mangelnde Impulssteuerung und Sensitivität, Isolationstendenz oder ein hoher Angstpegel • Depressivität der Bezugsperson	• Wirtschaftliche Notlage • Arbeitslosigkeit • Mangelnde Strukturen sozialer Unterstützung und Entlastung • Schlechte Wohnverhältnisse • Isolation • Minderjährige Eltern

Quelle: Gewalt gegen Kinder. Leitfaden für Ärztinnen und Ärzte in Rheinland-Pfalz, 1999, S. 25

Für die Praxis lassen sich zusammenfassend als Risikokonstellationen folgende Umstände charakterisieren, die dann mit einer erhöhten Vernachlässigungsgefahr korrelieren. Einerseits findet man häufig ein schwieriges soziales Umfeld vor, verbunden mit eingeschränkten finanziellen und personellen Ressourcen, die dann wiederum zu einer desorganisierten Familiensituation und einer belasteten persönlichen Situation der Eltern führen können. Andererseits kann ein herausforderndes Verhalten der Kinder, das Risiko erhöhen. Dies alles kann, muss aber nicht im Kontext einer Misshandlung vorzufinden sein.

Physische Gewalt

Körperliche Gewalt an Kindern hat viele Facetten. Häufig kommt es zu Schlägen, Beißen, Treten, Würgen, Schütteln, Verbrennungen, Unterkühlungen usw. In ca. 95% der Fälle handelt es sich um Vielfach- oder/und Wiederholungstaten. Besonders Säuglinge und Kleinkinder sind die Opfer dieser Gewalt (Leitfaden 1999). Studien belegen, dass ca. 10 % dieser wiederholten körperlichen Misshandlungen tödlich enden und oft auch zu bleibenden Schädigungen der Gesundheit der betroffenen Kinder führt (Jacobi, 1995).

Psychische Gewalt

>Unter psychischer Misshandlung versteht man alle Handlungen oder Unterlassungen von Eltern oder Bezugspersonen, die Kinder ängstigen, überfordern, ihnen das Gefühl der Wertlosigkeit vermitteln« (Egle et al., 2005, S. 6).

Die Palette seelischer Gewaltformen ist mannigfaltig. Sie reicht von Ablehnung und Demütigungen, überzogenen, z. B. schulischen oder sportlichen, Anforderungen, Instrumentalisierung der Kinder bei Partnerschaftskonflikten der Eltern, Liebesentzug, bis hin zu überbehütendem Verhalten durch die Bezugspersonen, im Zuge der Vermittlung von Abhängigkeit.

Tab. 5.12: Symptome, die bei der Erfahrung psychischer Gewalt bei Kindern unterschiedlichen Alters auftreten können

Im Säuglingsalter	Im Kleinkindalter	Im Schulalter
• Gedeihstörung • Motorische Unruhe • Apathie • »Schreikind« • Nahrungsverweigerung, Erbrechen, Verdauungsprobleme • Psychomotorische Retardation	• (Sekundäre) Enuresis • (Sekundäre) Enkopresis • Daumenlutschen • Trichotillomanie • Nägelbeißen • Spielstörung • Freudlosigkeit • Furchtsamkeit • Passivität, Zurückgezogensein • Aggressivität, Autoaggressionen • Distanzschwäche • Sprachstörung • Motorische Störungen und Jactationen	• Kontaktstörungen • Schulverweigerung, Abnahme der Schulleistungen, Konzentrationsstörungen • Mangel an Ausdauer, Initiativverlust • Hyperaktivität, »Störenfried«-Verhalten • Ängstlichkeit, Schüchternheit, Misstrauen • Suizidgedanken, Versagensängste • Narzisstische Größenfantasien, Tagträumereien

Quelle: Gewalt gegen Kinder Ein Leitfaden für Früherkennung, Handlungsmöglichkeiten und Kooperation. Hrsg.: Techniker Krankenkasse Landesvertretung NRW, Oktober 2011, S. 24

Kindesvernachlässigung

Die Kindesvernachlässigung stellt die häufigste Form der Kindesmisshandlung dar. Verschiedene Studien zeigen, dass ca. 10–12 % aller Kinder in Deutschland vernachlässigt werden. Die Dunkelziffer dürfte noch weit höher liegen (Egle et al., 2005). Deegener (2005) schreibt:

>Vernachlässigung ist die (ausgeprägte, d. h. andauernde oder wiederholte) Beeinträchtigung oder Schädigung der Entwicklung von Kindern durch die sorgeberechtigten und -verpflichteten Personen ... auf Grund unzureichender Pflege und Kleidung, mangelnder Ernährung und gesundheitlicher Fürsorge, zu geringer Beaufsichtigung und Zuwendung, nachlässigem Schutz vor Gefahren sowie nicht hinreichender Anregung und Förderung motorischer, geistiger, emotionaler und sozialer Fähigkeiten« (Deegener 2005, S. 37).

Eine weitere Differenzierung unterscheidet zwischen der emotionalen, kognitiven, körperlichen und medizinischen Vernachlässigung sowie der unzureichenden Beaufsichtigung (Deegener und Körner, 2005).

Sexueller Missbrauch

Sexuelle Handlungen an unter 14-jährigen Kindern sind grundsätzlich strafbar. Sie verletzen das Recht auf eine ungestörte Entwicklung eines Kindes.

> »Sexueller Missbrauch ist immer dann gegeben, wenn ein Mädchen oder Junge von einem Erwachsenen oder einem älteren Jugendlichen als Objekt der eigenen sexuellen Bedürfnisse benutzt wird. Kinder und Jugendliche sind auf Grund ihrer kognitiven und emotionalen Entwicklung nicht in der Lage, sexuellen Beziehungen zu Erwachsenen wissentlich zuzustimmen« (Enders, 1990, S. 21).

Neben konkreten körperlich sexuellen Taten (Geschlechtsverkehr, Penetration mit Gegenständen, Berühren der Geschlechtsteile usw.) zählen auch Handlungen ohne Körperkontakt zur sexuellen Gewalt. Beispiele hierfür wären das Darbieten von Pornographie, sexualisierte Sprache oder auch exhibitionistische Handlungen. Das Internet als Gewaltplattform, z. B. durch das Anlegen kinderpornographischer Webseiten, tritt hierbei immer häufiger in den Vordergrund (Engfer, 2005). In diesem Zusammenhang sind Jugendschutzmaßnahmen, die diese Kommunikationsmedien überwachen und entsprechende Webseiten lokalisieren, sperren und die strafrechtliche Verfolgung der Betreiber initiieren, von großer Bedeutung. Jugendschutz.net ist hier eine entsprechend handelnde Internetplattform, die Jugendschutzverstöße im Internet recherchiert und dann entsprechend agiert.

Häusliche Gewalt

Unter häuslicher Gewalt wird die Gewalt in Partnerschaften verstanden. Meist handelt es sich hierbei um Gewalt, die Männer gegenüber Frauen ausüben. Bei fast 90 % der Gewalttaten sind die Kinder während der Gewaltanwendung anwesend oder in unmittelbarer Nähe (z. B. in einem Wohnnebenraum). Bei dieser Gewaltkonstellation werden ca. ein Drittel der Kinder dieser Lebensgemeinschaften ebenfalls körperlich oder sexuell misshandelt (Weiß, 2009).

Cybermobbing

Mit der Implementierung der neuen Kommunikationstechnologien in unseren Alltag (Internet, Handyfunktionen usw.) nimmt auch deren Missbrauch zu. Die bewusste Verunglimpfung, Demütigung, Beschuldigung anderer – kurz: ein Mobbingverhalten, dass über diese Kommunikationsmöglichkeiten verbreitet wird – nennt man Cybermobbing (Katzer, 2009). Es werden von Willard (2007; in: Leitfaden NRW, Gewalt gegen Kinder, S. 30) folgende Formen unterschieden:

> »Schikane (engl. Harassment): direkte (teilweise nichtöffentliche) Beleidigungen und Drohungen bzw. Zusenden von unhöflichen oder verletzenden Nachrichten, beispielsweise E-Mails, Verunglimpfung (engl. Denigration): öffentliches Verbreiten unwahrer Gerüchte über einen Dritten, die dessen Ansehen schaden, beispielsweise über Soziale Netzwerke wie Facebook, Betrug (engl. Impersonation): unbefugtes Auftreten unter falscher Identität, das dem Ansehen der betroffenen Person schadet, beispielsweise in einem Chat, Verrat (engl. Outing & Trickery): öffentliches Verbreiten von Geheimnissen oder privaten Fotos/Videos gegen den Willen des Betroffenen, um den Betroffenen bloßzustellen, bei-

spielsweise auf YouTube, *Ausgrenzung (engl. Exclusion)*: systematischer Ausschluss einer Person von einer Online-Gruppe, deren Kommunikationskanälen und Online-Aktivitäten, beispielsweise aus einer Gruppe bei Facebook. Anhand dieser Auflistung wird deutlich, dass Cybermobbing nicht zwangsläufig vom Opfer bemerkt werden muss, sondern hinter dem Rücken der Betroffenen stattfinden kann.«

Nach der Studie »Meinungspuls Cybermobbing« der Techniker Krankenkasse (2011) sind von den oben aufgeführten Cybermobbingformen 18 % von »Schikane«, 13 % von »Verunglimpfung«, 8 % von »Betrug«, 3 % von »Verrat« und 5 % von »Ausgrenzung« betroffen (Quelle: Techniker Krankenkasse, Meinungspuls Cybermobbing 2011).

Bei dieser Studie wurde auch danach gefragt, wie ein solches Cybermobbing per Internet oder Handy von den betroffenen Jungendlichen (14.–20. Lebensjahr) empfunden wird. Hierbei waren Mehrfachnennungen möglich. Folgende Aussagen der Betroffenen konnten verifiziert werden:

- 66 %: »Ich war sehr wütend.«
- 35 %: »Ich war sehr verletzt.«
- 21 %: »Ich war sehr verzweifelt.«
- 20 %: »Ich fühlte mich hilflos.«
- 18 %: »Ich konnte schlecht schlagen.«
- 6 %: »Ich hatte Kopfschmerzen.«
- 6 %: »Ich hatte Bauchschmerzen.«

Die psychische Belastungsdimension, auch im Kontext psychosomatischer Erkrankungen, wird deutlich.

Sonderfall: Das Münchhausen-by-proxy-Syndrom

Das Münchhausen-by-proxy-Syndrom (Helfer et al., 2002) ist eine besondere Form der Kindesmisshandlung. Es wird auch Münchhausen-Stellvertretersyndrom genannt, bei dem Erwachsene, häufig die Eltern und hier wiederum meist die Mütter, bei ihren Kindern Krankheiten vortäuschen, bzw. Krankheitssymptome durch Manipulation hervorrufen und dann eine medizinische Behandlung einfordern. Diese Form der Kindesmisshandlung kann bis zum Tode des Kindes führen. Warum es zu diesem Verhalten kommt, ist nicht eindeutig verifiziert. Ziel der Täterinnen ist es wohl, über diese Handlungen Aufmerksamkeit und Fürsorge im sozialen Umfeld zu erfahren. Die Täter selbst zeigen sich nach außen sehr fürsorglich und besorgt um ihr Kind. Es wird angenommen, dass die Täterinnen selbst Traumata in der eigenen Kindheit erlebten und dies in diesem Verhalten als Weitergabe oder als eine Form der Verarbeitung zu bewerten ist. Teilweise werden auch psychiatrische Erkrankungshypothesen aufgestellt. Weiterhin ist bezüglich der Krankheitssymptome charakteristisch, dass diese bei Anwesenheit der Bezugsperson auftreten, bei Abwesenheit, z. B. im Rahmen eines Klinikaufenthaltes, nicht auftreten bzw. abklingen. Sehr differenzierte intensive diagnostische Maßnahmen führen zu keiner Verifizierung der angeblichen Symptome. Es ist gut nachvollziehbar, dass es schwierig ist, diesen Misshandlungsmechanismus nachzuweisen. Zudem ist es natürlich ein hochsensibler Bereich, der zu tiefgreifenden Konsequenzen führen kann, die im Rahmen einer falschen Beschuldigung auftreten können. Die Hinzuziehung von Fachleuten sowie Kinderschutzinstitutionen mit Erfahrungen in diesem Bereich ist daher dringend notwendig.

Das Münchhausen-Syndrom, bei dem ein Betroffener bei sich selbst eine Krankheit vortäuscht, ähnelt dem Münchhausen-by-proxy-Syndrom. Die Erstbeschreibung wurde von Roy Meadow im Jahre 1977 vorgenommen. Der Name orientiert sich an dem auch in England bekannten Lügenbaron Münchhausen (Meadow, 1977).

Anzeichen für Kindesmissbrauch

Neben den oben aufgeführten Präventions- und Hilfemaßnahmen ist das Erkennen von Kindesmisshandlungen entscheidend. Eine interdisziplinäre Kooperation zwischen verschiedenen Akteuren wie z. B. Kinderärzte, Sozialpädagogen, Lehrer, Psychologen ist notwendig.

Auf der operanten Ebene haben sich hauptsächlich vier Beurteilungskriterien herauskristallisiert, die eine Einschätzung bzw. Unterscheidung zwischen Verletzungen aufgrund von Unfällen und Kindesmisshandlungen möglich machen. Diese vier Kriterien werden durch folgende Begriffe zum Ausdruck gebracht: Lokalisation, Gruppierung, Formung, Mehrzeitigkeit.

Lokalisation: Verletzungsmuster, die besonders dann Auftreten, wenn z. B. das Opfer geschlagen wird. So sind Verletzungen an den Streckseiten der Extremitäten häufig die Folge von Abwehr- bzw. Parierbewegungen und entstehen ausgesprochen selten bei einem Sturz. Die sogenannte »Hutkrempenregelung« besagt, dass bei einer imaginär angenommenen Linie am Kopf, entsprechend dem Verlauf einer Hutkrempe bei einem aufsitzenden Hut, Verletzungen oberhalb dieser Linie häufig durch Schläge entstehen, darunter häufiger die Folge eines Sturzes sein können.

Gruppierung: Hier stellt die Anordnung von Verletzungen eine wichtige Beurteilungsebene dar. So sind z. B. Verbrennungen an beiden Füßen nicht damit erklärbar, dass das Kind in ein zu heißes Bad steigen wollte, da immer erst mit einem Fuß die Badewanne bestiegen wird. Verbrennungen an beiden Füssen deuten dann auf einen Misshandlungsakt hin.

Formung: Wie geformt stellt sich das Verletzungsmuster dar? Zum Beispiel im Hinblick auf Blutergüsse ist darauf zu achten, ob die Formung der Verletzung einen Handabdruck zeigt, ob Doppelstriemen auf Stockschläge oder kreisförmige Verbrennungen auf das Ausdrücken einer brennenden Zigarette schließen lassen usw.

Mehrzeitigkeit: Hierbei werden Verletzungen erkannt, die zu unterschiedlichen Zeiten stattgefunden haben müssen (zum Beispiel multiple Blutergüsse in verschiedenen Phasen des körperlichen Abbaus bzw. Regenerationsprozesses (unterschiedliche farbliche Gestaltung)).

Eine Plausibilitätsprüfung bezüglich der Schilderung eines Unfallgeschehens muss immer gründlich erfolgen. Eine Dokumentation und detaillierte Beschreibung ist entscheidend für die Interpretation von Verletzungen. So können aufgrund dieser Maßnahme zu einem späteren Zeitpunkt Schlussfolgerungen getroffen werden, die anfänglich nicht offenbar und eindeutig erschienen. Zudem können bestimmte Symptome, Erkrankungen oder Verhaltensweisen einen Hinweis auf eine Misshandlung darstellen:

- *Verletzungen des eigenen Körpers* (z. B. beißen, kratzen, Haare ausreißen, Gegenstände in Darm oder Vagina einführen, aggressives Verhalten, Prügeleien, Brand- und Schnittwunden, Drogen- und Alkoholabhängigkeit, Selbstmordversuche)
- *Krankheiten, Verletzungen, Schmerzen* (z. B. ansteckende Geschlechtskrankheiten, anale, orale oder vaginale Verletzungen, Entzündungen, Wunden, chronischer vaginaler Ausfluss, Blasenentzündungen ohne organische Ursache, verschiedene psychosomatische Erkrankungen)
- *Psychische Symptome* (z. B. Depressionen, langanhaltende Schlafstörungen, Interessenlosigkeit, Arbeits-/Lernstörungen, Appetitlosigkeit, Selbstmordgedanken/-versuche, aggressives Verhalten bzw. in sich gekehrte Wut)
- *Sexualverhalten* (z. B. auffällige, erzwungene sexuelle Spiele mit anderen Kindern, wiederholtes Zeigen der Genitalien, Malen von Figuren mit Geschlechtsorganen, Prostitution, pornographisches Modellstehen)
- *Entwicklung und Verhalten* (z. B. Regression, frühreifes Benehmen, starke Verantwortungsübernahme, Verweigerungen, Ausreißen, Konflikte mit dem Gesetz, Lernstörungen)

(Siehe Leitfäden »Gewalt gegen Kinder« Rheinland-Pfalz und Nordrhein-Westfalen 2011 sowie http://www.gegen-missbrauch.de/new.php?link=missb/anzeichen. html)

Es gibt Anzeichen für Kindesmissbrauch, die sich in jedem Fall immer wiederholen. Natürlich reagiert jedes Kind anders auf das, was mit ihm gemacht wird. Und doch sollte man bei einigen Dingen genau zuhören oder genauer hinsehen:

- *Rückzug:* Das Kind zieht sich von allen Menschen, die ihm was bedeuten könnten, zurück: erstens aus Angst, dass jemand nachfragt, warum es sich z. B. verändert hat; zweitens aus Angst, dass dieser Mensch nicht auf den Gedanken kommt, dass es mehr von ihm möchte als Freundschaft; drittens aus Angst vor Missbrauch durch einen weiteren Menschen, dem es nahesteht.
- *Äußeres:* Das Äußere wird vernachlässigt. Das Kind versucht, sich unattraktiv für andere zu machen: Zu große, weite, alte Kleidung, die Hygiene lässt extrem nach. Im Kopf sitzt der Gedanke fest: »Wenn ich nicht mehr hübsch bin, lässt er es vielleicht bleiben, lässt mich in Ruhe.«
- *Verschlossenheit:* Das Kind erzählt nicht mehr, was es gemacht hat, wie sein Tag war. Obwohl es früher munter drauflos geplappert hat, schließt es sich jetzt Stunden in einem Zimmer ein, ist mit den Gedanken nicht bei der Sache.
- *Verschlüsselte Signale:* Durch manche Kleinigkeiten versucht ein missbrauchtes Kind, das Gegenüber dazu zu bewegen, nachzuhaken, ohne dass es etwas sagen muss. Zum Beispiel kommen Fragen nach sexuellen Handlungen, die es eigentlich

noch gar nicht kennen kann. Oder es weigert sich, alleine irgendwohin zu gehen(, und hofft dabei im Stillen, dass man es fragt, warum es das nicht möchte).

- *Schlaf:* Kinder, die missbraucht wurden, haben oft Angst vor der Nacht, nicht, weil der Missbrauch dann vielleicht stattfindet, sondern weil die Träume kommen – Träume, vor denen es nur flüchten kann, wenn es nicht mehr schläft.
- *Leistungsabfall:* Schulische Leistungen fallen ab, die Lust auf Kindergarten oder Vereine geht. Opfer von Missbrauch haben irgendwann nur noch den Gedanken im Kopf, wie sie einem nächsten Missbrauch ausweichen können, und somit keine Energie mehr für Sachen wie Schule oder Sport.
- *Zärtlichkeiten:* Schmusen, Liebkosen, Küsschen geben – alles das lässt nach. Ein Mensch, der missbraucht wird, hat irgendwann nur noch Ekel für all das übrig. Das Kind will zu niemandem mehr lieb sein müssen und auch der Tante X jetzt keinen Kuss geben.
- *Geheimnis:* »Durch die Blume« wird gefragt, wie wichtig es ist, ein Geheimnis für sich zu bewahren. Fragen wie: »Kann man sterben, wenn man ein Geheimnis erzählt, Mama?« oder »Darf ich Geheimnisse erzählen?« kommen immer öfter. Wenn man als Mutter dann sagt: »Ein Geheimnis muss immer ein Geheimnis bleiben«, hat man dem Kind jede Möglichkeit, sich anzuvertrauen, genommen, ohne dass man es wollte.
- *Angst:* Das Kind hat Angst vor einer bestimmten Person. Es will nichts mehr über die Person erzählen, geschweige denn zu ihr hingehen. Es wird aber nicht so sein, dass ein Kind sagt: »Ich habe Angst vor xy.« Es wird Ausreden suchen, damit es mit dieser Person nichts mehr zu tun haben muss.

Quelle: http://www.gegen-missbrauch.de/new.php?link=missb/anzeichen.html

Traumatisierung

Fischer (1996) definiert ein extremes psychisches Trauma mit der Umschreibung: »Ein Trauma ist ein vitales Diskrepanzerlebnis zwischen bedrohlichen Situationsfaktoren und individuellen Bewältigungsmöglichkeiten, das mit Gefühlen von Hilflosigkeit und schutzloser Preisgabe einhergeht und so eine dauerhafte Erschütterung von Selbst- und Weltverständnis bewirkt« (Fischer et al., 1996).

Die WHO definiert Traumata im ICD 10 als »…ein belastendes Ereignis oder eine Situation außergewöhnlicher Bedrohung oder katastrophenartigen Ausmaßes (kurz- oder langanhaltend), die bei fast jedem eine tiefe Verstörung hervorrufen würde« (Landolt, 2004, S. 31).

Es wird zwischen einer *primären, sekundären und tertiären Traumatisierung* differenziert (Figley und Mitchell, 1995). Eine *primäre Traumatisierung* liegt dann vor, wenn das traumatische Ereignis selbst miterlebt wurde, es handelt sich demzufolge um das direkte Opfer des Trauma-Ereignisses, es besteht ein direkter zeitlicher Zusammenhang, es werden unmittelbare sensorische Erfahrungen gemacht. Bei der *sekundären Traumatisierung* sind anwesende Beobachter, Angehörige oder auch das Rettungspersonal bis hin zu Therapeuten des direkt Traumatisierten betroffen. Es besteht ein zeitlicher Abstand zum Geschehen, es wurden keine eigenen sensorischen Eindrücke erfahren und es kann zu einer Übertragung der Gefühle des primär Betroffenen kommen. Es handelt sich sozusagen um eine Übertragung der Traumatisierung, vom Betroffenen auf eine andere, primär nicht beteiligte Person, aufgrund der Schilderung des Erlebten. Ebenfalls in diesem Zusammenhang verwendete Begriffe wären »vicarious traumatization« (stellvertretende Traumatisierung) oder auch »compassion fatigue« (Mitempfindes-Müdigkeit) (siehe auch Daniels, 2006).

Es wird zudem zwischen zwei Trauma-Typen differenziert (Landolt, 2004). Traumatisierungen nach Typ-1 sind einmalige Ereignisse, die spontan, akut und unvorhersehbar geschehen, wie z. B. ein Verkehrsunfall. Typ-2-Traumatisierungen treten wiederholt auf und sind teilweise auch vorhersehbar. Diesbezügliche Beispiele wären Kriegseinsätze oder auch wiederholt stattfindender sexueller Missbrauch. Des Weiteren wird zwischen »man-made disaster« und Naturkatastrophen bzw. technischen Katastrophen unterschieden. Bei »man-made disaster« ist der Katastrophenverursacher ein Mensch. Typ-2-Traumata und von Menschen verursachte Traumatisierungen gelten als schwerwiegender, da das Vertrauen in menschliche Beziehungen fundamental erschüttert würde (Landolt, 2004).

Die Art des Traumas sowie die Verarbeitung und Bewältigung des Erfahrenen sind dann wiederum entscheidend für die Entwicklung eines *Posttraumatischen Belastungssyndroms (PTB)*. Besonders dann, wenn der Betroffene Ohnmacht, Hilflosigkeit und starke Angst während des Trauma-Ereignisses empfunden hat, kann es zu einer PTB kommen. Dies geschieht dann wiederum häufig, wenn das Ereignis mit einer unmittelbar empfundenen Todesgefahr, aus Angst vor einer schweren Verletzung oder der Beobachtung bzw. der Angst, dass eine dritte Person schwer verletzt oder getötet wird, verbunden war.

Eine *tertiäre Traumatisierung* findet nach Eintreffen der Gefahrensituation, durch das Erzählen des Sachverhaltes oder auch aufgrund der Form, der Inhalte der Behandlung statt.

Die tertiäre Traumatisierung oder auch das *Modell der sequenziellen Traumatisierung* nach Hans Keilson (2005) ist gerade im Kontext der Behandlung Traumatisierter von Bedeutung. So kann die Art und Weise der Traumaver- und bearbeitung in Bezug auf die Traumabegleiter ausschlaggebender sein als das traumatische Ereignis selbst. Diese eventuell stattfindende sogenannte *tertiäre Traumatisierung* ist entscheidend für die Ausbildung einer Traumatisierungsreaktion bzw. Chronifizierung psychischer und physischer Beeinträchtigungen. Traumaverarbeitung ist ein Prozess, den die Behandelnden mit gestalten und begleiten können, es ist kein abgeschlossenes Ereignis. Entscheidend in dieser »dritten Phase« der Traumaarbeit ist es, dass ein neues Leben mit sozialer Sicherheit und Stabilität aufgebaut werden kann und wird. Dies beinhaltet ein empathisches, authentisches von Ernsthaftigkeit geprägtes Therapiekonzept. Dies ist eine interdisziplinäre Aufgabe, in der besonders auch die Sozialarbeit eine wichtige Rolle spielen kann (Gahleitner und Schulze, 2009). Der Patient muss sich gewertschätzt und ernstgenommen fühlen. Kommt es im Kontext der professionellen Begleitung und Behandlung nicht zu einer entsprechenden Verarbeitung, sind die Traumabegleiter somit aktiv am Traumaprozess, an einer tertiären Traumatisierung beteiligt.

II Spezielle Sozialmedizin

Im zweiten Teil des Buches werden die wichtigsten Erkrankungen in ihren sozialmedizinischen Bezügen dargestellt. Die Darstellung erfolgt jeweils in drei Schritten: zuerst werden die medizinischen, danach die sozialmedizinischen Grundlagen und zum Schluss die sozialmedizinischen Praxiselemente der jeweiligen Krankheiten erläutert. Damit greifen wir auch die Systematik aus dem ersten Teil des Buches wieder auf: Zu den sozialmedizinischen Grundlagen gehören die Krankheitsmodelle und die epidemiologischen Zusammenhänge, zur sozialmedizinischen Praxis Prävention und Gesundheitsförderung, Beratung und Soziale Therapie sowie Rehabilitation, Nachsorge und Pflege. Natürlich können wir diese »sozialmedizinische Krankheitslehre« hier nur auf die wichtigsten Erkrankungen beziehen und dabei auch nur auf die Grundlagen. Weiterführende Darstellungen – auch verbunden mit den neuesten epidemiologischen Daten – finden sich auf der Homepage des Robert Koch-Instituts (www.rki.de) unter den Stichwörtern »Gesundheit und Krankheiten« sowie »Gesundheitsberichterstattung«.

6 Körperliche Erkrankungen

Aus den Morbiditäts- und Mortalitätsstatistiken, die wir in **Kapitel 2** besprochen haben, wissen wir, welche Erkrankungen heute am häufigsten sind. Für diese Erkrankungen hat man auch den Begriff »Volkskrankheiten« geprägt. Nach den *Mortalitätsstatistiken* von 2004 starben rund 70 % aller Menschen in Deutschland an Krankheiten des Kreislaufsystems und an bösartigen Neubildungen. Die in *Morbiditätsstatistiken* genannten körperlichen Hauptleiden waren:

- Krankheiten des Kreislaufsystems,
- Krankheiten der Atmungsorgane,
- Krankheiten des Skeletts/der Muskeln/des Bindegewebes.

Schließlich hat die Krankheit AIDS deutlich gemacht, dass die Ära der Infektionskrankheiten in den entwickelten Industrieländern noch lange nicht der Vergangenheit angehört.

Wir wollen uns im Folgenden mit den Herz-Kreislauf-Krankheiten, den bösartigen Neubildungen und der Infektionskrankheit AIDS näher beschäftigen.

6.1 Herz-Kreislauf-Erkrankungen

Die Gruppe der Herz-Kreislauf-Erkrankungen lässt sich wie folgt aufteilen:

- Krankheiten der Herzkranzgefäße (koronare oder ischämische Herzkrankheiten),
- Krankheiten der Hirngefäße (cerebrovaskuläre Krankheiten),
- Bluthochdruck,
- übrige Herzkrankheiten,
- übrige Kreislaufkrankheiten.

6.1.1 Medizinische Grundlagen

Die Grundkrankheit der meisten Herz-Kreislauf-Erkrankungen ist die *Arteriosklerose,* ein die Innenwände der Arterien verändernder Prozess. Diese Veränderungen bestehen in Fett- und späterer Kalkablagerung, Verdickungen, Verquellungen und kleineren Blutungen, die schließlich zur Verengung der arteriellen Blutgefäße führen. Von diesen Veränderungen sind besonders die den Herzmuskel versorgenden Herzkranzgefäße (Koronararterien), die arteriellen Gefäße im Blutkreislauf des Gehirns sowie die großen Beinarterien betroffen. Kommt es zu einem Verschluss der das Herz versorgenden Koronargefäße, so wird das zu versorgende Gewebe nicht weiter ernährt und geht zugrunde. Dieser Prozess kann auf beiden Einflussseiten (Sauerstoffbedarf des Herzens und Transportkapazität der Herzkranzgefäße) verstärkt werden: So kann der Sauerstoffbedarf des Herzens erhöht sein, z. B. durch besondere körperliche Anstrengung, die Weite der Herzkranzgefäße zusätzlich verringert sein durch eine stressbedingte Verengung oder die Transportkapazität des Blutes eingeschränkt sein durch Blockierung roter Blutkörperchen, z. B. beim Rauchen entstehender und bei der Inhalation ins Blut gelangender chemischer Substanzen.

Die klinischen Ausprägungsformen der *koronaren Herzkrankheit* sind: die stabile Angina pectoris (Brustenge, belastungsabhängige Beschwerden/Schmerzen), die stille Myocardischämie (Mangeldurchblutung ohne Schmerzwahrnehmung), die instabile Angina pectoris (Auftreten der Beschwerden/Schmerzen auch schon in Ruhe, der akute Myocardinfarkt (Verschluss einer Herzkranzarterie), die durch die Koronare Herzkrankheit bedingte Herzinsuffizienz (Herzmuskelschwäche) und der plötzliche Herztod. Die instabile Angina pectoris und der akute Herzinfarkt werden auch als »Akutes Koronarsyndrom« zusammengefasst (Robert Koch-Institut, 2006c, S. 7f.). Nach der Klassifikation der WHO müssen zur Diagnose eines Herzinfarktes mindestens zwei der drei folgenden Kriterien erfüllt sein:

- plötzlich auftretender Brustschmerz (Leitsymptom der Herzinfarktsymptomatik),
- ein Anstieg herzmuskelspezifischer Eiweißstoffe (Enzyme) im Blut,
- spezifische Veränderungen im Elektrokardiogramm (EKG).

Es existieren geschlechtsspezifische Unterschiede in der Herzinfarktsymptomatik: Während die schweren, anhaltenden und in die Umgebung ausstrahlenden Brustschmerzen eher typisch für Männer sind, klagen Frauen häufiger über Luftnot, Übelkeit, Schmerzen im Oberbauch und Erbrechen.

Ein *Schlaganfall* – oder wie der medizinische Fachbegriff lautet: ein Apoplex – erfolgt durch eine Verstopfung oder – seltener – durch ein Zerreißen der betroffenen Hirngefäße mit Massenblutung in das Hirngewebe mit der Folge von – den betroffenen Gehirnteilen entsprechenden – neurologischen Ausfallserscheinungen (wie Lähmungen, Sprachstörungen etc.).

Ähnlich wie bei der morphologischen Entstehung eines Herzinfarkts spielt der *Bluthochdruck* auch bei der Entstehung des Schlaganfalls eine ausschlaggebende Rolle. Von einem Bluthochdruck sprechen wir, wenn ein – je nach Alter unterschiedlich definierter Normwert – überschritten wird, wobei ein systolischer Wert von mindestens 140 mm Hg und ein diastolischer Wert von mindestens 90 mm Hg vorliegen muss. Der Bluthochdruck fördert nicht nur die Entstehung der Arteriosklerose, sondern erhöht auch den Sauerstoffbedarf des Herzens, das dann gegen einen erhöhten Gefäßdruck »anpumpen« muss, und ist – im Falle der Apoplexie – wesentlich am Zerreißen der Gefäßwände beteiligt.

Die dritte schwerwiegende Folgekrankheit des Bluthochdrucks ist das Nierenversagen. Auch hier kommt es zu einer arteriosklerotisch ähnlichen Veränderung des Nierengewebes, zur Nephrosklerose. Die Symptome eines erhöhten Blutdrucks können sein: Schwindel, Kopfschmerzen, Schweißausbrüche, aber sehr häufig sind die Beschwerden unspezifisch oder fehlen ganz, sodass auch von daher erklärbar wird, dass ca. die Hälfte aller Bluthochdruckpatienten unerkannt bleibt.

6.1.2 Sozialmedizinische Grundlagen

Die sozialmedizinische Theoriebildung von Herz-Kreislauf-Krankheiten wird ohne Zweifel beherrscht von dem in **Kapitel 1** ausführlicher beschriebenen *Risikofaktorenmodell*. Als (vermeidbare) Hauptrisikofaktoren für die Entstehung eines Herzinfarkts werden genannt: Zigarettenrauchen, Bluthochdruck, Übergewicht sowie Störungen des Fettstoffwechsels; für die Entstehung eines Schlaganfalls kommen noch die Risikofaktoren ischämische Herzkrankheiten und Herzrhythmusstörungen hinzu. Es stellte sich jedoch heraus, dass die genannten Faktoren um weitere Risikofaktoren zu ergänzen sind, da sie nur 50–60 % des Zustandekommens eines Infarkts erklären konnten. Eine wesentliche Ergänzung des Risikofaktorenkonzepts erfolgt durch die Kombination mit Ergebnissen der Stressforschung (vgl. ebenfalls ► Kap. 1), entweder dadurch, dass man den Faktor »Stress« als zusätzlichen Risikofaktor definierte, oder aber indem man – theoretisch fruchtbarer – das Stressgeschehen in Beziehung setzt zu den genannten (und weiteren) Risikofaktoren. Im Rahmen der Stressforschung waren nämlich Ergebnisse gewonnen worden, die das Stressgeschehen nicht nur sinnvoll in Beziehung zum Verhaltensaspekt »Rauchen« setzen ließen, sondern ebenfalls direkte Einflüsse auf die Verstärkung der Risikofaktoren »erhöhter Blutdruck« und »erhöhter Fettstoffwechsel« erkennen ließen. Darüber hinaus verstärkt die durch Stress erzeugte zentralnervöse Erregung zusätzlich den Prozess der Arteriosklerose, erhöht den Sauerstoffbedarf des Herzens, verändert die Blutgerinnung, führt zur Verengung der Herzkranzgefäße und zu Rhythmusstörungen des Herzens: Faktoren also, die zu einer weiteren Gefährdung des Herzens beitragen (vgl. z. B. Siegrist, 2005).

In **Abbildung 6.1** sind alle diese Faktoren zu einem Risikofaktorenmodell des Herzinfarkts zusammengefasst. Die Abbildung beinhaltet noch eine Reihe von Merkmalen, die aus ganz anderen als den eben genannten Krankheitskonzepten stammen.

Wir erkennen Faktoren wieder, die folgenden weiteren Krankheitskonzepten zugeordnet werden können:

- dem sozioökonomischen Modell von Krankheit,
- dem psychosomatischen Krankheitskonzept,
- dem life-event-Konzept,
- dem Risikoverhaltens- und selbst dem »Risikopersönlichkeits«-Konzept (vgl. ► Kap. 1).

Die Bedeutung der o. g. Risikofaktoren wurde kürzlich in der großen INTER-HEART-Studie unterstrichen, in welcher insgesamt 15 000 Herzinfarktpatienten (aus 52 Ländern) mit einer gleich großen Kontrollgruppe aus gesunden Personen verglichen wurden. Danach waren 90 % der Herzinfarkte auf folgende Risikofaktoren zurückzuführen: Rauchen und Fettstoffwechselstörungen mit dem stärksten Einfluss, gefolgt von psychosozialen Faktoren, Adipositas, Diabetes mellitus und Bluthochdruck. Aber auch die unzureichende Aufnahme von Obst und Gemüse, ein erhöhter Alkoholkonsum sowie körperliche Inaktivität sind als entscheidende Risikofaktoren identifiziert worden. Darüber hinaus gibt es deutliche Hinweise darauf, dass auch Depressionen als Risikofaktoren eine Rolle spielen (Robert Koch-Institut, 2006c, S. 17 f.).

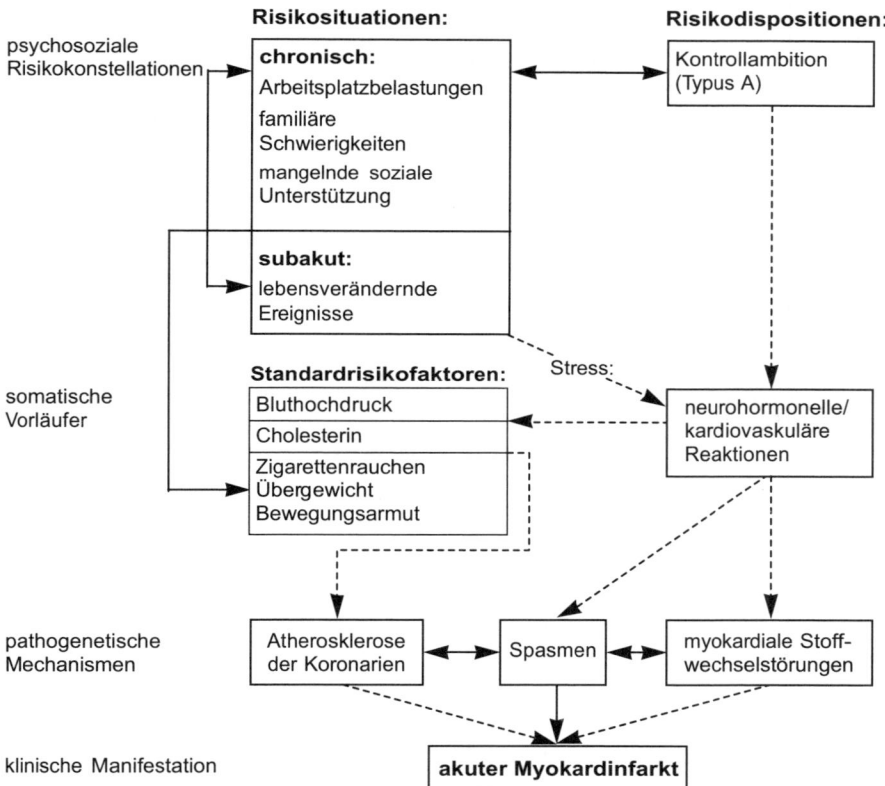

Abb. 6.1: Risikofaktorenmodell des Herzinfarkts

Das Konzept der »Risikopersönlichkeit« ist insbesondere durch die von Friedman und Rosenman (1975) entwickelte Typologie des A-Typs und des B-Typs bekannt geworden. Damit sollen psychische Eigenschaften/Persönlichkeitstypen charakterisiert werden, die ein besonders hohes Herzinfarktrisiko (A-Typ) bzw. ein besonders niedriges Risiko (B-Typ) haben. Ein Typ-A-Verhaltensmuster umfasst Eigenschaften wie Ehrgeiz, Arbeitseifer, Unfähigkeit zur Entspannung, latente Feindseligkeit, Ungeduld etc. Inwieweit es sich hierbei um einen unabhängigen

211

koronaren Risikofaktor oder um ein durch gesellschaftliche Wettbewerbsnormen gefördertes Verhaltensmuster oder aber um ein Bewältigungsverhalten (Coping) gegenüber beruflichen oder familiären Belastungen handelt, muss durch weitere Untersuchungen geklärt werden (vgl. unsere Ausführungen in ▶ Kap. 1).

Abgesicherter sind dagegen Beiträge aus der sozialepidemiologischen Forschung: Danach ist der Herzinfarkt keine »Managerkrankheit« und damit keine Erkrankung der höheren Sozialschichten, sondern häuft sich – gemessen an Mortalitätsstudien bei erwerbstätigen Männern – in den unteren Sozialschichten (vgl. Mielck, 2000).

Der Zusammenhang von Herzinfarkt und ökonomischen Bedingungen ist besonders von Brenner untersucht worden, worauf wir bereits in **Kapitel 2** hingewiesen haben. Danach führen ökonomische Krisen mit hoher Arbeitslosigkeit zu einer mit einigen Jahren Verzögerung einsetzenden Erhöhung u. a. der Sterblichkeit an Herz-Kreislauf-Erkrankungen.

Die Todesursachenstatistik von Herz-Kreislauf-Krankheiten ergibt folgendes Bild:

Tab. 6.1: Todesursachenstatistik von Herz-Kreislauf-Krankheiten

	Männer	Frauen
Hypertonie	7 997	17 794
Ischämische Herzkrankheiten davon:	73 296	79 363
Akuter Myocardinfarkt	33 348	28 388
Sonstige Formen der Herzkrankheit	30 912	53 486
Zerebrovaskuläre Krankheiten	25 170	43 328
Krankheiten der Arterien etc.	9 100	12 997
Alle Herz-Kreislauf-Erkrankungen	152 468	216 004

Quelle: Statistisches Bundesamt, 2004

Eine Reihe von Studien haben sich speziell mit dem Zusammenhang von psychosozialen Arbeitsbedingungen und Herz-Kreislauf-Erkrankungen beschäftigt. Zur Erfassung dieser Belastungen sind zwei sich ergänzende Erklärungsmodelle entwickelt worden: das Anforderungs-Kontroll-Modell und das Modell sozialer Gratifikationen. »Nach dem Anforderungs-Kontroll-Modell ergeben sich Umfang und Intensität von Stressreaktionen bei der Arbeitstätigkeit aus dem Zusammentreffen von zwei entscheidenden Merkmalen von Arbeitsinhalten: dem Merkmal einer (v. a. quantitativ) hohen Anforderung an die arbeitende Person und dem Merkmal eines geringen Entscheidungsspielraums über die auszuführende Arbeitsaufgabe (d. h. geringe Kontrollierbarkeit) ... In dem Modell sozialer Gratifikationskrisen steht der Arbeitsvertrag als gesellschaftliches Tauschverhältnis von Leistung und Lohn im Vordergrund. Dabei werden drei Arten von Belohnungen (Gratifikationen) unterschieden: finanzielle Belohnung (Lohn, Gehalt), Belohnung durch Wertschätzung und Anerkennung und Belohnung in Form von gewährtem Aufstieg bzw. gewährter Arbeitsplatzsicherheit ... In dem Modell sozialer Gratifikationskrisen wird angenommen, ... daß Erwerbstätige sich immer wieder stark verausgaben, ohne im Vergleich hierzu angemessen Belohnung zu erfahren (Gratifikationskrisen). Stressreaktionen, die aus diesem Ungleichgewicht hervorgehen, weisen eine besondere Intensität auf, da die Verletzung eines grundlegenden Prinzips menschlicher Vergesellschaftung, der sozialen Reziprozität, schwer zu bewältigen ist« (Siegrist, 2005, S. 71 f.): Auch die Bedeutung des Faktors »starke Lebensveränderung« ist wiederholt untersucht und im Zusammenhang mit dem Faktor »fehlende psychosoziale Unterstützung« als wichtige Determinante der Herzinfarktentstehung erkannt worden. In diesem Zusammenhang sind auch Ergebnisse der psychosomatischen Herzinfarktforschung interessant, die die Bedeutung psychisch nicht verarbeiteter Verluste von wichtigen Bezugspersonen für die Entstehung eines Herzinfarkts hervorheben (vgl. Lynch: »Das gebrochene Herz«, 1979). Besonders bekannt geworden ist die Arbeit von Parkes u. a. über die erhöhte Herzinfarktmortalität von Witwern innerhalb der ersten sechs Monate nach dem Tod der Ehefrau, auf die wir schon in **Kapitel 2** hingewiesen haben.

Fassen wir unseren Überblick über sozialmedizinische Zusammenhänge bei der Entstehung von Herz-Kreislauf-Erkrankungen – insbesondere dem Herzinfarkt – zusammen: Unterschiedliche theoretische Konzepte haben unterschiedliche Determinanten des Herzinfarkts ergeben. Risikofaktoren wie Rauchen, Über- bzw. Fehlernährung, Bewegungsmangel sind dabei ebenso bedeutsame Faktoren wie stresserzeugende Arbeitssituation, starke Lebensveränderung, das Fehlen sozialer Unterstützung oder auch bestimmte Persönlichkeitsmerkmale. Eine sozialmedizinisch orientierte Praxis hat diese und weitere Faktoren zu berücksichtigen, wenn sie in Prävention, Sozialtherapie und Rehabilitation erfolgreich sein will. Mit einigen Beispielen sozialmedizinischer Praxis bezogen auf Herz-Kreislauf-Erkrankungen wollen wir uns im Folgenden beschäftigen.

6.1.3 Sozialmedizinische Praxis

Präventive Strategien zur Vermeidung von Herz-Kreislauf-Erkrankungen setzen logischerweise bei den genannten Risikofaktoren an. So sind auch die bisherigen Bemühungen gekennzeichnet durch Aufklärung über die Risikofaktoren Rauchen, Bewegungsarmut, Bluthochdruck, Stress und Über- bzw. Fehlernährung.

Inzwischen liegen zahlreiche Erfahrungen vor, die – weltweit – mit der gemeindebezogenen Prävention von Herz-Kreislauf-Erkrankungen gemacht worden sind. Während die Interventionsstudien zur Bekämpfung des hohen Blutdrucks als sehr erfolgreich eingeschätzt werden, sind die Ergebnisse der Interventionsstudien zur Reduktion erhöhten Serumcholesterins weniger eindeutig. Als besonders erfolgversprechend werden – wegen der multifaktoriellen Entstehung des Herzinfarkts – die gemeindeorientierten multifaktoriellen Interventionen angesehen. Als Paradebeispiel dieser Interventionsstudien gilt das Nordkarelien-Projekt in Finnland, das durch gleichzeitige Reduktion der Risikofaktoren Bluthochdruck, Zigarettenrauchen und Hypercholesterinämie eine Senkung der Herz-Kreislauf-Sterblichkeit um 27 % bei Männern und um 42 % bei Frauen erreichte (Puska u. a., 1981).

Angeregt durch diese Erfolge wurden auch in der Bundesrepublik Interventions-programme zur Prävention von Herz-Kreislauf-Erkrankungen gestartet: 1976 begann die Studie in Eberbach-Wiesloch, 1977 das von der AOK im Kreis Mettmann geleitete Projekt, 1981 das Münchener Bluthochdruck-Programm und 1984 die für acht Jahre mit erheblichen Bundesmitteln geförderte Deutsche Herz-Kreislauf-Präventionsstudie (DHP), deren Erfolge allerdings eher bescheiden waren (vgl. Forschungsverbund DHP 1998).

Die Anforderungen an eine *Sozialtherapie* bei Herzinfarkt-Patienten lassen sich folgendermaßen formulieren:

* psychosoziale Hilfen (Ermutigung, Beratung, Fürsorge, moralische Unterstützung, Wertschätzung durch Familie, Freunde, Verwandte und Nachbarn; Diskussion und Klärung zukünftiger Möglichkeiten und Restriktionen),
* Informationen über Ursachen, Verlauf und Behandlung der Krankheit, über medizinische und soziale Hilfsmöglichkeiten durch Ehepartner, Arbeitskollegen, Erwachsene, Kinder und Freunde,
* praktische Hilfen, Entlastungen, Rücksichtnahmen (wenn weitergehende Veränderungen der Lebenssituation nicht erforderlich sind),
* Hilfe bei der Einübung und Praktizierung von Coping-Strategien, wenn weitergehende Lebensumstellungen nötig sind (vgl. Badura u. a. 1995).

Bevor wir die Bedeutung und die Maßnahmen der *Rehabilitation* von Herz-Kreislauf-Erkrankungen näher erläutern, sollen einige Zahlen zur Letalität und zum Rückfallgeschehen genannt werden: 5–10 % der Patienten mit einem akuten Koronarsyndrom versterben akut. Innerhalb eines Jahres versterben 25 % der betroffenen Männer und 38 % der betroffenen Frauen. In den ersten Jahren nach einem akuten Koronarsyndrom erleiden etwa 18 % der Männer und 35 % der Frauen einen erneuten Myocardinfarkt, etwa 22 % der Männer und doppelt so viele Frauen entwickeln eine Herzinsuffizienz (Leschke, 2005, S. 90). Beim Schlaganfall versterben innerhalb der ersten drei bis vier Wochen nach dem Akutereignis 26 bis 45 % der Betroffenen. Die Letalität ist in hohem Maße vom Alter der Schlaganfall-Patienten abhängig. Bei über 85-Jährigen liegt die 1-Jahres-Letalität bei ca. 72 %, bei unter 65-Jährigen bei ca. 33 %.

Nur knapp die Hälfte aller Patienten ist sechs Monate nach einem Schlaganfall ohne bleibende Behinderungen.

Nach Definition der WHO kann die Rehabilitation von Herzpatienten in drei Phasen eingeteilt werden. Sie umfasst die stationäre Akutbehandlung und die Frühmobilisation im Krankenhaus (Phase I). Bei der Phase II direkt im Anschluss der Akutbehandlung ist es von Bedeutung, die individuellen Risiken einzudämmen und die eingeschränkte Leistungsfähigkeit des Herzens durch eine abgestufte Aufnahme körperlicher Bewegung wieder kontinuierlich zu steigern. Ziel ist es, eine soziale und – möglichst – berufliche Wiedereingliederung zu ermöglichen. Diese Phase der Rehabilitation kann in stationären und ambulanten Einrichtungen durchgeführt werden ... Als Phase III wird die Nachsorge und Betreuung am Wohnort des Patienten verstanden. Diese wird in der Regel von den niedergelassenen Ärzten/Hausärzten und ambulanten Herzgruppen geleistet (vgl. Robert Koch-Institut, 2006c, S. 26).

214

Ähnlich wie das Ausmaß medizinischer Rehabilitationsmaßnahmen sind die Maßnahmen zur *beruflichen und sozialen Rehabilitation* abhängig von dem Grad der Beeinträchtigung der Patienten durch das Krankheitsgeschehen. Der Grad der Beeinträchtigung wird anhand von klinischen Symptomen und Belastungsproben bestimmt. Bei der Entscheidung über Wiederaufnahme der Arbeit bzw. Umschulung oder vorübergehende oder dauernde Berentung spielen aber auch folgende Faktoren eine hervorragende Rolle: Alter des Rehabilitanden, Arbeitskräftebedarf in dem vom Patienten ausgeübten Beruf, Bereitschaft des Arbeitgebers zur flexiblen Gestaltung des Arbeitseinsatzes etc.

Angesichts der besonderen Bedeutung sozialer und psychologischer Faktoren für den Genesungsverlauf ist auch die verstärkte Einbeziehung von psychosozialen Berufen erforderlich. Hier sind im stationären Bereich der Krankenhaussozialdienst und im ambulanten Bereich z. B. die sozialen Dienste der Krankenkassen und die Selbsthilfegruppen zu nennen. Als eine besondere Form der Gruppenbildung von Herzinfarkt-Patienten haben sich in vielen Gemeinden unter Anleitung ehrenamtlich tätiger Ärzte sogenannte »Herzgruppen« gebildet, die ein körperliches Trainingsprogramm mit Informationsvermittlung und Selbsterfahrung verbinden. Die Zahl der ambulanten Herzgruppen hat in den letzten Jahren erheblich zugenommen; inzwischen bestehen 6 000 Gruppen mit über 120 000 Teilnehmern.

Die folgenden Ausführungen beziehen sich auf die Rehabilitation von Patienten nach einem Schlaganfall und stammen von der Bundesarbeitsgemeinschaft für Rehabilitation:

»Die Prognose ist beeinflusst von Ausmaß und Lokalisation der Schädigung. Sie hängt weiter ab von der Zeitspanne, die zwischen Ereignis und Beginn einer medizinischen Rehabilitation liegt, und von persönlichen Daten wie Alter, Geschlecht, Händigkeit und psychosozialem Status. Das Vorliegen von Begleiterkrankungen spielt ebenfalls eine Rolle. Der zeitige Beginn einer gezielten und umfassenden Rehabilitation verbessert wesentlich die Prognose.

Die funktionellen Störungen führen auf der gelähmten Seite zu Einschränkungen beim Liegen, Sitzen, Stehen und Gehen. Arm- und Greifbewegungen, die bei der Nahrungszubereitung und -aufnahme, beim An- und Auskleiden und in der Körperpflege notwendig sind, können nur eingeschränkt durchgeführt werden. Die Kommunikation ist bei Sprach-, Sprech- und Schreibstörungen stark behindert. Persönliche Beschäftigung wie berufliche Arbeit sind beeinträchtigt oder sogar ausgeschlossen.

Aus den genannten Einschränkungen auf der individuellen Ebene resultieren in der Regel Beeinträchtigungen auf der sozialen Ebene.

Die Verhältnisse in der Wohnung des Betroffenen, der Zugang zur Straße, z. B. im Treppenhaus, können Hindernisse auf dem Wege zur Selbständigkeit sein. Die berufliche Zukunft ist in Frage gestellt, Ehe und Partnerschaft sind betroffen.

Bei eingetretenem Schlaganfall reicht eine ambulante Rehabilitation im allgemeinen nicht aus.

In der Regel wird eine Krankenhausbehandlung notwendig sein. Schon im Krankenhaus sollte die medizinische Rehabilitation einsetzen. Nach der Krankenhausentlassung ist bei stärkeren Funktionsausfällen eine Anschlussheilbehandlung (AHB) zwingend.

Bei der stationären medizinischen Rehabilitation (auch der AHB) sind Arbeiten im Team wie Krankengymnastik, Ergotherapie mit Belastungserprobungen, beide auf neurophysiologischer Grundlage, Sprachtherapie und psychologisch-psychotherapeutische Behandlungsformen Regelleistungen. Das gleiche gilt für die teilstationäre Rehabilitation.

In der ambulanten Behandlung ist die krankengymnastische Versorgung, die Sprachtherapie und die Ergotherapie sicher zu stellen.

Da zunehmend auch jüngere Menschen vom Schlaganfall betroffen werden, gewinnt die berufliche Rehabilitation an Bedeutung, wenn bei der medizinischen Rehabilitation erkannt wird, dass die Möglichkeit der Wiederaufnahme einer Berufstätigkeit besteht. Es sollte dann schon in der Rehabilitationsklinik eine Beratung durch Fachkräfte des zuständigen Reha-Trägers unter Beteiligung des Arbeitsamtes erfolgen« (BAR, 1994, S. 68 ff.).

Die *sozialen Leistungen zur Rehabilitation* beginnen ebenfalls schon während der medizinischen Maßnahmen. Sozialarbeiter im Krankenhaus, in Reha-Einrichtungen und Sozialstationen führen diese Maßnahmen fort. Dazu können gehören:

• Die Klärung der Anerkennung als Schwerbehinderter.
• Je nach Schweregrad der Behinderung, Klärung der wohnlichen Unterbringung, z. B. eigene Wohnung, Wohnung der Kinder, Altenwohnheim, Altenheim, Altenpflegeheim.
• Prüfung, unter welchen Bedingungen diese Unterbringungsstufen durch Sozialstationen und/oder Tageskliniken verbessert oder aufrechterhalten werden können.
• Hilfen zur Verkehrsbefähigung.
• Hilfen zur Freizeitgestaltung und zur Teilhabe am gesellschaftlichen Leben.
• Vermittlung von Selbsthilfegruppen.

6.2 Krebserkrankungen

6.2.1 Medizinische Grundlagen

Krebs geht von der Zelle aus, der kleinsten Organisationseinheit des Lebens. Jedes Organ des Organismus besteht aus Zellen, die sich alle auf ihre bestimmten Aufgaben – z. B. als Blutzellen, Hautzellen, Leberzellen ... – spezialisiert haben. Die Zellen haben eine bestimmte Lebensdauer, gehen zugrunde und werden durch neu gebildete Zellen ersetzt.

Steuerungsvorgänge regeln im gesunden Organismus die kontrollierte Neubildung der Zellen. Die Steuerung kann außer Kontrolle geraten. Dann entstehen neue Zellen, die im Organismus keine Funktion erfüllen. Es kommt zu einer Gewebsvermehrung, einem »Tumor«.

Man unterscheidet gutartige und bösartige Tumoren. Gutartige Tumoren bleiben vom übrigen Organgewebe gut abgegrenzt und wachsen auch nicht in andere Organe hinein. Ihre Zellen haben meist noch große Ähnlichkeit mit den Zellen des Organs, von dem sie ausgehen. Gefährlich werden gutartige Tumoren im Allgemeinen nur dann, wenn sie durch ihre Größe und ihren Umfang Druck auf das Nachbargewebe ausüben – z. B. im Gehirn.

Als Krebs werden bösartige Tumoren bezeichnet. Krebszellen haben die Ähnlichkeit mit Organzellen weitgehend verloren und zeichnen sich durch eine hohe Bereitschaft zur Zellteilung aus. Sie bleiben nicht abgegrenzt, sondern wuchern in das umgebende Gewebe hinein und zerstören es. Krebszellen, die in Blut- oder Lymphbahnen gelangen, können an anderer Stelle im Organismus Absiedelungen (Metastasen) bilden.

Ob eine Gewebsvermehrung gutartig oder bösartig ist, wird durch eine mikroskopische Untersuchung des entnommenen Gewebes festgestellt. Mikroskopisch lassen sich viele Zellkerne, die auch vom Normalbild abweichen, sowie viele und ebenfalls pathologische Zellteilungen (Mitosen) erkennen.

Die *Folgen bösartiger Neubildungen* lassen sich wie folgt aufzählen:

- Auszehrung des Körpers durch abnorme Stoffwechselprodukte,
- Verlegung wichtiger Passagen: Speiseröhre, Luftröhre, Darm, Magenausgang, Harnröhre etc.,
- Durchbruch in andere Organe und Infektion,
- Durchbruch in Gefäße und Verblutung,
- Gewebezerfall und Infektion; Vergiftung durch Zerfallsprodukte und Zerstörung lebenswichtiger Organe,
- Druck auf Umgebung (z. B. bei Hirntumoren),
- Bildung von fehlgesteuerten Stoffwechselprodukten und hormonähnlichen Substanzen.

Abbildung 6.2 zeigt, welche Organe am häufigsten von Krebserkrankungen betroffen sind.

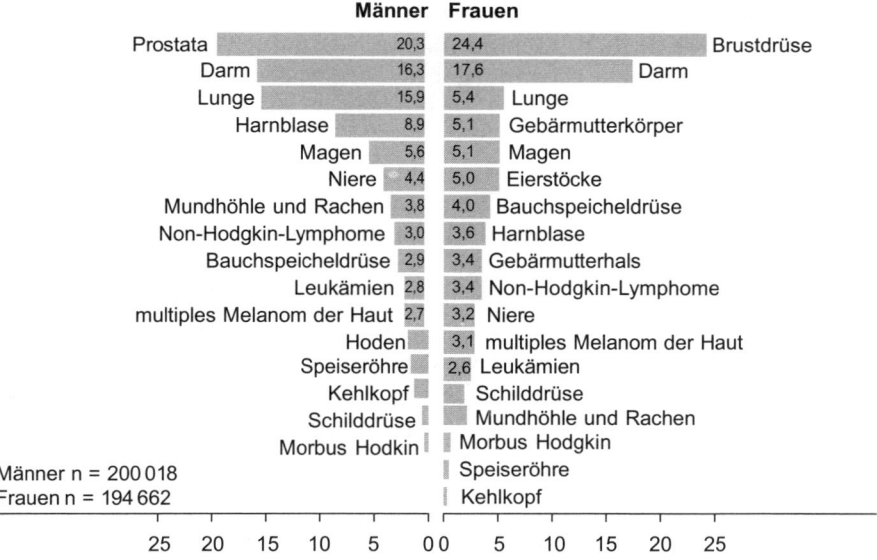

Abb. 6.2: Prozentualer Anteil an der geschätzten Zahl der Krebsneuerkrankungen in Deutschland 2000 (*Quelle:* Längler u. a., 2005, S. 162; auf der Grundlage von Bundesministerium für Gesundheit, 2005)

Nimmt man alle Krebserkrankungen zusammen, so beträgt die Fünf-Jahres-Überlebensrate ca. 55 %. In den Jahren zwischen 1988 und 2002 ist die Fünf-Jahres-Überlebensrate von 47,2 auf 55,1 % gestiegen. Besonders deutliche Verbesserungen waren für Patienten mit Krebs der Speiseröhre (von 8 auf 22 %), des Dickdarms (von 51 auf 60 %), des Mastdarms (von 46 auf 58 %), der Eierstöcke (von 34 auf 42 %), der Prostata (von 70 auf 85 %) und der Nieren (von 57 auf 67 %) zu verzeichnen (Brenner u. a., 2005, S. 2096).

Die Erfolgsaussichten medizinischer Behandlung hängen natürlich auch vom Zeitpunkt der Krebsentdeckung bzw. des Behandlungsbeginns ab, d. h., je früher ein Krebs erkannt wird, desto besser sind die Heilungs- bzw. Überlebenschancen. Wir werden uns damit weiter unten im Rahmen der sozialmedizinischen Praxis der Krebsfrüherkennungsuntersuchungen noch beschäftigen.

6.2.2 Sozialmedizinische Grundlagen

Welche Erklärungen gibt es nun dafür, dass normales Zellgewebe anfängt, unkontrolliert zu wachsen und zu wuchern? Dies ist die Frage nach den Krankheitsmodellen. Die wichtigsten »Krebstheorien« im medizinischen Krankheitsmodell sind:

- *Chemische Theorie:* Neubildungen entstehen durch chemische Reize. Es gibt inzwischen über 700 chemische Stoffe, die als krebserzeugend eingestuft werden. Beispiel: Krebs bei Rauchern durch inhalierte Teerprodukte und andere chemische Stoffe, von denen 50 krebserregend sind.
- *Strahlentheorie:* Neubildungen entstehen aufgrund der Einwirkung verschiedener Strahlen wie α-, β-, γ-, Röntgenstrahlen, Neutronen, UV-Licht etc. Beispiel: Leukämie nach Strahleneinwirkung (Bei Überlebenden der Atombombenkatastrophe von Hiroshima traten 18-mal häufiger Leukämien auf als bei einer Vergleichsgruppe).
- *Mutationstheorie:* Neubildungen werden als Folge plötzlich auftretender und dauernd bestehen bleibender Änderungen des Erbguts verstanden, die zu einer Veränderung des Zellwachstums führen. Es wird davon ausgegangen, dass schon unter normalen Bedingungen bei der enormen Zahl von Zellteilungen im menschlichen Organismus sogenannte Spontanmutationen auftreten, die aber durch ein intaktes körperliches Abwehrsystem ausgeschaltet werden.
- *Infektionstheorie:* Neubildungen werden als durch Viren verursachte Wucherungen verstanden. Es gibt eine Reihe von durch Viren erzeugte Neubildungen bei Tieren, beim Menschen allerdings nur wenige (z. B. wird der Gebärmutterhalskrebs durch Papillom-Viren [mit-]verursacht).

Das heutige Verständnis von Krebs ist überwiegend vom medizinischen Krankheitsmodell geprägt. Doch auch andere Krankheitsmodelle tragen zum Verständnis über Ursachen und Entstehung der Krebserkrankung bei:

Die genannten physikalischen und chemischen krebserzeugenden Umweltfaktoren lassen sich im Kontext der soziökonomischen Krankheitstheorie verstehen, d. h., sie spielen eine besondere Rolle in der für Industrienationen typischen Produktion, Distribution und Konsumption von Waren. Die folgenden Stoffe sind Beispiele für bei Menschen Krebs erzeugende Arbeitsstoffe, die wiederum nur einen kleinen Teil der inzwischen bekannten krebserzeugenden Umweltstoffe darstellen:

- *Arsenverbindungen* erzeugen Hauttumore, Lebertumore etc.
- Asbest erzeugt Bronchialkrebs, Krebs von Pleura und Peritoneum.
- *Benzidinverbindungen* erzeugen Harnblasentumore.
- *Nickelverbindungen* erzeugen Krebserkrankungen der Bronchien und Nebenhöhlen.
- *Steinkohlenteer* erzeugt Krebserkrankungen der Bronchien, der Haut und des Skrotums.
- *Vinylchlorid* erzeugt Lungen- und Lebertumore.

Im Rahmen einer sozioökonomischen Betrachtung der Krebserkrankung ist auch von besonderer Bedeutung, dass bei Männern eine deutliche Abhängigkeit der Krebssterblichkeit von der Sozialschicht besteht: Die Krebssterblichkeit nimmt mit abnehmender Schichtenzugehörigkeit zu. Dies gilt besonders für Magen- und Lungenkrebs. Bei Frauen ist – mit Ausnahme des Brustkrebses – eine ähnliche Verteilung zu beobachten (s. auch die Daten zur Sozialschichtenabhängigkeit des Rauchens weiter unten).

Auch eine geographische Abhängigkeit der Krebssterblichkeit ist bekannt. Im sogenannten »Krebsatlas« (Becker u. Waarendorf, 1998) lässt sich erkennen, dass in Regionen mit einem hohen Industrialisierungsgrad auch eine erhöhte Krebssterblichkeit besteht.

Für eine Theorie der *verhaltensbedingten Krankheiten* ist im Hinblick auf die Krebsentstehung insbesondere das Rauchen von ausschlaggebender Bedeutung. Da die bösartigen Neubildungen der Luftröhre, Bronchien und Lunge zu 90 % auf das Rauchen zurückgeführt werden und das Rauchen darüber hinaus auch das Risiko einer Krebserkrankung des Mundes, des Rachens, der Speiseröhre und der Harnorgane wesentlich erhöht, wird geschätzt, dass 30–40 % aller Krebstoten auf das Rauchen zurückgeführt werden können. Rauchen stellt somit die bedeutendste Einzelursache der Krebsverursachung dar.

Untersuchungen zur Sozialschichtenabhängigkeit des Rauchens zeigen, dass Angehörige der unteren Schichten besonders oft rauchen. Lampert (2005, S. 21 f.) hat auf der Grundlage der Daten aus dem telefonischen Gesundheitssurvey von 2003 folgende Zahlen ermittelt: Im Jahr 2003 rauchten in Deutschland 37,3 % der Männer und 28,0 % der Frauen. Männer aus der Unterschicht rauchen mit 43,9 % häufiger als diejenigen aus der Mittelschicht mit 39,7 % und diejenigen aus der Oberschicht mit 25,8 %. Außerdem lässt sich feststellen, dass die Männer aus der Unterschicht überproportional häufig 20 und mehr Zigaretten am Tag konsumieren. Bei Frauen zeigt sich ein ähnliches Bild. Schülerinnen und Schüler rauchen zwischen 12 und 17 %, gleichaltrige Lehrlinge bereits zu 39 % (Statistisches Bundesamt, 1998, S. 90 ff. und S. 178 ff.).

Auch bestimmte Ernährungsgewohnheiten werden mit bestimmten Krebserkrankungen in Verbindung gebracht. Es wird vermutet, dass die Ernährung mit schlackenarmer Kost, die zu einer längeren Verweildauer der Nahrung (und damit auch von krebserzeugenden Nahrungsbestandteilen) im Darm führt, die Häufigkeit von bösartigen Neubildungen im Dickdarm und Enddarm mitbedingt. Trotz der großen Zahl der Krebserkrankungen von Enddarm und Dickdarm fehlen bislang genauere epidemiologische und psychosoziale Erkenntnisse über die Entstehungsbedingungen.

Dies gilt auch für den Brustkrebs. Auch für die Entstehung des Brustkrebses werden verhaltensbedingte Ursachen wie z. B. Kinderlosigkeit, späte Schwangerschaft etc. angeführt, also Faktoren, die gesellschaftlich vermittelt sind und z. B. über hormonelle Auswirkungen das Krebsgeschehen beeinflussen können. Darüber hinaus werden Faktoren wie orale Kontrazeptiva, bestimmte Medikamente, Fettkonsum etc. in ihrem Einfluss auf die Entstehung von Brustkrebs untersucht (Robert Koch-Institut, 2005a).

Schließlich wollen wir noch einige Hypothesen zur Krebsentstehung zitieren, die aus der *Psychosomatik* stammen. Hier sind insbesondere die Arbeiten über einen Persönlichkeitstyp »C« (von cancer = Krebs) bekannt geworden. Faltermaier hat die Diskussion um die Bedeutung »riskanter Persönlichkeitsmerkmale« für die Krebsgenese folgendermaßen zusammengefasst:

> »Menschen, die kooperativ, hilfsbereit und freundlich sind, dabei geduldig, wenig anspruchsvoll und gegenüber autoritären Menschen nachgiebig sind ... sollen gefährdet für eine Krebserkrankung sein, daher werden sie Typ-C genannt ... Die bisherige Forschung gibt für diese auf die nordamerikanische Forscherin Lydia Temoshok zurückgehende Hypothese jedoch nur wenig Unterstützung ... In den umstrittenen Arbeiten von Grossart-Maticek, ein Heidelberger Mediziner, und Eysenck, ein bekannter britischer Persönlichkeitspsychologe, wurde ein Persönlichkeitstyp 1 beschrieben, der sich vor allem durch die Hemmung beim Ausdruck ich-bezogener Bedürfnisse und die Unterdrückung von Gefühlen charakterisieren lässt. Aufgrund ihrer Aufsehen erregenden positiven Ergebnisse bei der Voraussage von Krebserkrankungen haben diese beiden Forscher in der Fachwelt zuerst großes Erstaunen, dann aufgrund ihrer sehr undurchsichtigen Methoden große Skepsis bis Ablehnung ausgelöst« (2005, S. 116).

In der psychosomatischen Onkologie spielt auch das Stress-Konzept eine wichtige Rolle, indem es die durch langdauernden unbewältigten psychosozialen Stress bewirkten neurohormonellen Veränderungen im Körper mit berücksichtigt. In diesem Zusammenhang ist von Bedeutung, dass die unter Stress vermehrt im Körper ausgeschütteten Nebennierenrindenhormone zu einer Hemmung des immunbiologischen Abwehrsystems und damit zu einer Schwächung der Körperabwehr gegenüber (z. B. durch Viren, Chemikalien oder Mutation entstandenen) Krebszellen führen können (vgl. ► Kap. 1).

Viele der bisher zitierten Ergebnisse resultieren aus Untersuchungen, die retrospektiv – also *nach* der Krebserkrankung – durchgeführt wurden und somit biographische und Persönlichkeitsmerkmale aus der subjektiven Einschätzung von schon erkrankten Personen beinhalten. Doch auch bei prospektiven Untersuchungen bleibt die methodische Schwierigkeit, die Vielzahl von Faktoren, die tagtäglich auf die Gesundheit der untersuchten Personen einwirken, sowie die Wechselwirkungen untereinander zu erfassen. Je mehr Merkmale ein Theorie-Modell beinhaltet, desto schwieriger wird die Untersuchung und desto unsicherer werden die Aussagen über die Bedeutung des Einflusses einzelner Faktoren. Weiterhin kommt hinzu, dass das Krebsgeschehen pathologisch-anatomisch ein häufig sehr langdauernder Prozess ist. Untersuchungen insbesondere im Kontext des life-event-Ansatzes, die nur aktuelle Lebensereignisse berücksichtigen, greifen hier offensichtlich zu kurz.

In welchem Maße die verschiedenen Krankheitsmodelle zur Erklärung von Krebs beitragen können, hat Eis (1998, S. 268) in der folgenden Auflistung zu beantworten versucht:

Tabak	30 %
Ernährung	30 %
Infektionen	5 %
Familienanamnese	5 %
Berufliche Exposition	5 %
Sozioökonomischer Status	3 %
Alkohol	3 %
Reproduktions- und Sexualverhalten	3 %
Geophysikalische Faktoren	
(UV, ionisierende Strahlen etc)	2 %
Umweltverschmutzung	2 %
Lebensmittelzusatzstoffe	1 %

Einen Überblick über die Krebssterbefälle nach Organlokalisation gibt **Tabelle 6.2.**

Tab. 6.2: Krebssterbefälle nach Organlokalisation

	Männer	Frauen	Gesamt
Verdauungsorgane	35 936	32 539	68 475
Atmungsorgane	30 427	11 379	41 806
Genitalorgane	11 509	10 749	22 258
Brust	176	17 592	17 768
Lymphatische, blutbildende u. verwandte Gewebe	8 482	8 132	16 614
	111 012	101 502	209 328

Quelle: Statistisches Bundesamt: Todesursachen in Deutschland, Fachserie 12, 2004

Über 80 % aller Krebstodesfälle traten bei über 60-Jährigen auf (vgl. ► Tab. 6.3). Doch auch bei Kindern zwischen 1–5 Jahren ist Krebs die dritthäufigste Todesursache, nach den angeborenen Anomalien und den Verletzungen und Vergiftungen. Bei Kindern und Jugendlichen im Alter zwischen 5–15 Jahren ist Krebs – nach den Verletzungen und Vergiftungen – sogar die zweithäufigste Todesursache. Leukämien, bösartige Neubildungen des Zentralen Nervensystems und Lymphome sind in diesem Alter die häufigsten Krebserkrankungen (Längler u. a., 2005).

Tab. 6.3: Krebssterbefälle nach Alter und Geschlecht

Alter	unter 30	30–60	60 und älter
Männer	506	17 755	92 751
Frauen	421	14 762	83 133
Gesamt	927	32 517	175 884

Quelle: Statistisches Bundesamt: Todesursachen in Deutschland, Fachserie 12, 2004

6.2.3 Sozialmedizinische Praxis

Angesichts der großen bevölkerungsmedizinischen Bedeutung von Krebs und der Tatsache, dass die Heilungschancen trotz enormer Anstrengungen der Chirurgie, Strahlenheilkunde, Pharmakologie etc. – gemessen an der sogenannten Fünf-Jahres-Überlebensrate – nur bei knapp über 50 % liegen, wird die herausragende Relevanz der Prävention verständlich.

Primärprävention von Krebs durch Umweltfaktoren bedeutet Gesundheitsschutz durch Umweltkontrolle. Dies geschieht durch staatliche Interventionen in Form von Gesetzen und Verordnungen mit dem Ziel, krebserzeugende Faktoren am Arbeitsplatz und in der Umwelt aufzuspüren und zu vermeiden (vgl. dazu auch unsere Ausführungen in ▶ Kap. 1 und 2). Dass dies von hoher gesellschaftlicher Brisanz ist, hat die Diskussion um die Verursachung von Leukämie durch Kernkraftwerke gezeigt.

Die in **Kapitel 5** im Rahmen der *Sekundärprävention* skizzierten Früherkennungsprogramme schließen die wesentlichen Krebserkrankungen mit ein. Eine Früherkennung des Lungenkrebses im Rahmen dieser Programme gibt es allerdings nicht. Hier sind allein primärpräventive Maßnahmen Erfolg versprechend. Die Prävention des Rauchens hat hierbei erste Priorität.

Die Bedeutung der Krebsfrüherkennungsuntersuchungen steht und fällt mit der Teilnahme der Bevölkerung. Insbesondere bei Männern ist die Teilnahmerate mit ca. 15 % pro Jahr überaus gering, bei Frauen liegt sie bei ca. 50 % (Hartwig und Waller, 2004).

Der Europäische Kodex gegen den Krebs beinhaltet die folgenden zehn präventiven Ratschläge:

1. Rauchen Sie nicht! Raucher sollten dies so schnell wie möglich befolgen und schon gar nicht in Anwesenheit anderer rauchen.
2. Verringern Sie Ihren Alkoholkonsum: Bier, Wein, Spirituosen.
3. Vermeiden Sie starke Sonnenbestrahlung!
4. Folgen Sie den Gesundheits- und Sicherheitsvorschriften, besonders an Ihrem Arbeitsplatz bei Herstellung, Handhabung und Gebrauch aller Substanzen, die Krebs verursachen können.
5. Essen Sie häufig frisches Obst und Gemüse sowie Getreideprodukte mit hohem Fasergehalt.
6. Vermeiden Sie Übergewicht und begrenzen Sie die Aufnahme fettreicher Nahrungsmittel.
7. Gehen Sie zum Arzt, wenn Sie eine ungewöhnliche Schwellung bemerken, eine Veränderung an einem Hautmal oder eine abnorme Blutung.
8. Gehen Sie zum Arzt, wenn Sie andauernde Beschwerden haben wie chronischen Husten oder Heiserkeit, dauerhafte Auffälligkeiten bei der Verdauung oder einen ungeklärten Gewichtsverlust bemerken.
9. Gehen Sie einmal im Jahr zur Krebsfrüherkennungsuntersuchung.*
   Für Frauen:
10. Untersuchen Sie regelmäßig Ihre Brust, wenn Sie über 40 sind, gehen Sie in regelmäßigen Abständen zur Mammographie, wenn Ihr Arzt dies für erforderlich hält.*

* angepasst an die gesetzlichen Grundlagen in der Bundesrepublik Deutschland

Eine *sozialtherapeutische Betreuung* hat schon zu dem Zeitpunkt anzufangen, wenn aufgrund eines Krebsverdachts eine eingehende Untersuchung erforderlich wird. Die Diagnose bzw. Verdachtsdiagnose »Krebs« ist aufgrund der an sie geknüpften Assoziationen wie Hoffnungslosigkeit, Tod, Angst, Verzweiflung für die Betroffenen zusätzlich belastend und kann zu Rückzug, Isolation und Ausgrenzung beitragen.

Die heute praktizierte sozialtherapeutische Betreuung beginnt aber zumeist erst – wenn überhaupt – im Stadium der Behandlung. Krankenschwestern, Psychologen und Sozialarbeiter sind neben dem Arzt an der sozialtherapeutischen Betreuung der Krebspatienten beteiligt. Sie beginnt mit der Aufklärung des Patienten, der Hilfe bei der Bewältigung der durch die Mitteilung einer Krebserkrankung und deren Behandlungsform ausgelösten Krise, die nicht nur den Patienten, sondern auch seine nähere Umwelt, d. h. Bezugspersonen und Stationspersonal mit einzubeziehen hat.

Sozialtherapie setzt sich fort in der Vermittlung praktischer Hilfen bei der Erledigung von administrativen Antragsverfahren, Schriftwechsel etc. u. a. zum Erhalt von Heil- und Hilfsmitteln für Krebskranke (wie z. B. Prothesen, Perücken, Artikel der Stomapflege), bei der Kontaktherstellung zu Selbsthilfegruppen, Einleitung von Kurmaßnahmen z. T. in speziell für Krebspatienten eingerichteten Sanatorien. Dies ist wesentlich eine Aufgabe des Krankenhaussozialdienstes. Dabei werden je nach Krebsart bzw. Lokalisation, nach Geschlecht, Lebenssituation und Alter besondere psychosoziale Probleme berücksichtigt.

Für die *Rehabilitation* krebskranker Patienten hat die Bundesarbeitsgemeinschaft für Rehabilitation eine Reihe von Grundsätzen aufgestellt. Als allgemeine Ziele *medizinischer Maßnahmen* nennt sie:

- »Sicherstellung und Optimierung der Rekonvaleszenzphase anschließend an eingreifende Behandlungsverfahren;
- Einübung, Schulung sowie Gewöhnung an tumorbedingte Körperschäden (Anus praeter-Träger, Kehlkopflose, Umgang mit Prothesen u. a.);
- Behandlung von Therapie-Folgeschäden (Anämien und Zytostatika, Magen-Darm-Blutungen, Armödem nach Brustoperation, chronische Schmerzzustände u. a.);
- Psychische Betreuung oder Behandlung« (Bundesarbeitsgemeinschaft für Rehabilitation, 1994, S. 132).

Im Hinblick auf *berufsfördernde Maßnahmen* wird festgestellt, dass als vorrangiges Ziel der beruflichen Rehabilitation die Erhaltung des Arbeitsplatzes zu gelten habe, da die Chancen der Heilung eines Krebskranken durch vorzeitige Berentung sich nicht verbessern, sondern im Gegenteil zu einer zusätzlichen Benachteiligung und Belastung führen können. Sollte eine Wiedereingliederung am alten Arbeitsplatz nicht möglich sein, sind Maßnahmen der Berufsfindung, Arbeitserprobung und ggf. Umschulung einzuleiten.

Während die medizinische Rehabilitation krebskranker Patienten wesentlich von der Art, dem Ausmaß und den Behandlungsmethoden der jeweiligen Krebserkrankung bestimmt wird, setzt die *psychosoziale Rehabilitation* die Sozialtherapie fort:

- Hilfe bei der Einhaltung von medizinischen Nachsorgeterminen,
- fachliche Beratung bei Fragen für Sozialhilfe (SGB XII),
- Hilfe bei Rentenanträgen und Nachsorgekuren,
- Vermittlung in Selbsthilfegruppen,
- familientherapeutische Betreuung der betroffenen Familien.

Als Beispiele für gemeindenahe ambulante Institutionen in der psychologischen und sozialpädagogischen Krebsnachsorge sind u. a. erwähnenswert der »nachgehende Krankenhilfsdienst«, Beratungsstellen der Gesundheitsämter oder Freien Wohlfahrtsverbände, das »Heidelberger Modell zur Betreuung Krebskranker«.

Die Bedeutung psychosozialer Maßnahmen während der Behandlung, Rehabilitation und Nachsorge ist bei krebserkrankten Kindern und Jugendlichen besonders groß. In Deutschland erkranken jährlich insgesamt 1 200 bis 1 300 Kinder und Jugendliche unter 15 Jahren neu an Tumorerkrankungen. Infolge des medizinischen Fortschritts in deren Behandlung konnten in den vergangenen 20 Jahren die Heilungschancen entscheidend verbessert werden. Die Überlebenswahrscheinlichkeit beträgt je nach Diagnose zwischen 38 und 97 % (vgl. Bundesministerium für Gesundheit 1999, S. 126); der Lebensweg vieler dieser Kinder ist jedoch dadurch gekennzeichnet, dass sie lebenslang auf eine ärztliche Überwachung angewiesen sind. Für Kinder und Jugendliche mit Krebserkrankungen wurden deshalb modellhaft psychosoziale Dienste eingerichtet.

Eine Krebserkrankung kann als »Familiendiagnose« umschrieben werden. Neben der psychosozialen Betreuung des Patienten sind, wie oben schon aufgeführt, familien- und sozialtherapeutische Maßnahmen im Hinblick auf die unmittelbar betroffenen Angehörigen oft sinnvoll und erforderlich. Als Beispiel für eine oft in diesem Zusammenhang vergessene Betroffenengruppe können die Kinder krebserkrankter Eltern bezeichnet werden.

Psychosoziale Situation von Kindern an Krebs erkrankter Eltern bzw. eines Elternteils

Ein bisher weitestgehend vernachlässigter Versorgungsbereich stellt die Situation von Kindern unterschiedlichen Alters eines an einem bösartigen Tumor erkrankten Elternteils dar. Die wenigen existierenden wissenschaftlichen Untersuchungen deuten daraufhin, dass einerseits die Lebenssituation der betroffenen Kinder durch dieses familiäre Ereignis wesentlich beeinflusst wird. Andererseits fühlen sich die erkrankten Eltern sowie das medizinische Fachpersonal im Hinblick auf eine kindgerechte differenzierte krankheitsvermittelnde Kommunikation gegenüber den Kindern oft hilflos und überfordert.

Die Diagnose einer Krebserkrankung führt nicht nur zu einer erheblichen psychosozialen Belastung bei dem betreffenden Patienten und ihren Partnern, sondern auch bei Kindern. Sie leiden unter den sicht- und merkbaren körperlichen wie seelischen Folgen der Erkrankung und der Therapie des betroffenen Elternteils. Häufig berichten Krebskranke, dass der erste Gedanke bei der Diagnosestellung dem Wohl und der Versorgung ihrer Kinder galt. Dennoch zählt die offene und altersgemäße Kommunikation über die Erkrankung, die Behandlung und die Krankheitsfolgen mit den Kindern zu den schwierigsten Anforderungen im Umgang mit einer Krebserkrankung. Kinder krebskranker Eltern sind im Hinblick auf die Entwicklung psychischer Störungen als eine Risikogruppe zu betrachten (Nelson et al., 1994; Pott et al., 2005; Rosenheim und Reichert, 1985; Welch, Wadsworth und Compas, 1996).

Das Angstniveau der Kinder hängt bspw. davon ab, wie adäquat die Eltern mit ihnen über die Krebserkrankung sprechen (Rosenfeld et al., 1983). Die Höhe der Belastung bei den Kindern steigt an, wenn sie über das, was in der Familie passiert, nicht oder nicht richtig informiert werden. Allerdings ergaben eine Reihe von Studien, dass die betroffenen Kinder häufig sehr spät, unzureichend und teilweise auch falsch bezüglich der Erkrankung des Vaters oder der Mutter informiert werden. So erhielten ein Fünftel der Kinder – wie Barnes et al. (2000) fanden – keine Information über die Diagnose der an Brustkrebs erkrankten Mutter zum Zeitpunkt der Operation.

Das Risiko der Kinder, emotionale und verhaltensbezogene Auffälligkeiten zu entwickeln, war größer, wenn die Familienkohäsion und die affektive Responsivität gering sowie die elterliche Involvierung übermäßig war (Watson et al., 2006). Kinder haben »feine Antennen« für das Befinden ihrer Eltern, von dem ihre emotionale Sicherheit abhängt (Hesse und Main, 2006), und registrieren mehr als die Eltern vermuten; mit ihren u. U. falschen Schlussfolgerungen bleiben sie dann alleingelassen, wenn keine offene Kommunikation erfolgt. Studien belegen, dass Eltern die seelische Belastung ihrer Kinder unterschätzen. Sie stufen das Wohlbefinden ihrer Kinder deutlich besser ein als diese selbst (Senf und Rak, 2004). Die betroffenen Kinder reagieren zu Krisenzeitpunkten der Krebserkrankung (Diagnosestellung, Voranschreiten der Erkrankung) mit vielfältigen Verhaltensauffälligkeiten (Siegel, 1992).

Konkret werden hauptsächlich folgende Symptome beschrieben, die als Zeichen bzw. Folge einer unzureichenden, dysfunktionalen Bewältigung auftreten können (Riedesser, 1999; Siegel, 1992; COSIP, 2006; Trabert, 2007):

- »regressive« Symptome (z. B. Daumenlutschen, Trennungsangst, Enuresis)
- depressive Symptome mit/ohne Suizidalität
- Angstsymptome
- Konzentrations- und Lernstörungen, schulischer Leistungsabfall
- Zwangssymptome
- Konversionssymptome
- Verwahrlosung, Drogenabusus
- Überanpassung
- Rückzug von Freunden (Peergroup)

Die physische, psychische und soziale Entwicklung der Kinder kann demnach erschwert und nachhaltig geschädigt werden. Häufig werden hierdurch das Selbstwertgefühl sowie die soziale Kompetenz beeinträchtigt.

Auf Seiten der betroffenen Eltern werden das Vermitteln der Krebserkrankung und das hieraus geprägte intrafamiliäre Miteinanderumgehen als einerseits sehr wichtig, aber andererseits auch sehr belastend empfunden (Trabert, 2007). Weitere Befunde sprechen dafür, dass Geschlechterunterschiede zu beachten sind: An Krebs erkrankte Mütter schätzen die Probleme ihrer Kinder zutreffender ein als die Väter (Visser et al., 2007). Studien zur Mutter-Kind-Beziehung bei an Brustkrebs erkrankten Müttern zeigten, dass sich die Beziehung in 25 % der Fälle verschlechtert (Lichtman, 1984). Die Töchter erkrankter Mütter sind hierbei besonders belastet, mehr als Töchter oder Söhne von krebserkrankten Vätern (Grant, 1995; Brech, 1996). Jugendliche Töchter krebskranker Mütter zeigen gehäuft psychische Auffälligkeiten (Pott et al., 2005; Raveis und Pretter, 2004), wie Angst, Depressivität oder aggressives Verhalten (Welch, Wadsworth und Compas, 1995). So übernehmen betroffene Töchter krebserkrankter Mütter vermehrt familiäre Pflichten, wodurch u. a. die Verselbständigung beeinträchtigt wurde (Wellisch, 1979). Eine weitere Studie zeigte, dass Eltern häufig die Belastung ihrer Kinder unterschätzen (Welch, 1996).

Trotz übereinstimmender Aussagen über die hohen Belastungen der Kinder Krebskranker fehlen bislang systematische Interventionsstudien. Wie in anderen Ländern bestehen auch in Deutschland strukturelle Versorgungsdefizite, da es nur einige wenige spezielle Beratungsstellen gibt und es an geschultem medizinischem und sozialpädagogischem Fachpersonal mangelt. Die wissenschaftlichen Erkenntnisse führen u. a. zur Forderung, dass Ärzte, Psychologen, Sozialpädagogen und klinisches Fachpersonal bereits in einem frühen Erkrankungsstadium mit den erkrankten Eltern besprechen müssen, wie diese ihren Kindern altersgemäß das Erkrankungsgeschehen, die Behandlung und die Prognose vermitteln (Kroll, 1998). Zusätzlich ist die Entwicklung und Bereitstellung von pädagogisch didaktischem Lehr- und Informationsmaterial notwendig.

6.3 Infektionserkrankungen, insbesondere AIDS

Die folgenden Ausführungen basieren auf den Veröffentlichungen des Statistischen Bundesamtes (2004). Im Laufe des vergangenen Jahrhunderts wurden bedeutende Fortschritte bei der Bekämpfung von Infektionskrankheiten erzielt. In Deutschland wie auch in den anderen Industriestaaten sind infektiöse Erkrankungen wie z. B. Cholera, Diphtherie oder Pocken nahezu bedeutungslos geworden. Gründe für diese Entwicklung liegen in der Verbesserung des allgemeinen Lebensstandards, verbesserten hygienischen Verhältnissen, dem gezielten Einsatz von Schutzimpfungen sowie neu entwickelten antibakteriellen Wirkstoffen. In den Siebzigerjahren des vergangenen Jahrhunderts waren die Infektionskrankheiten daher im öffentlichen Interesse nur noch von untergeordneter Bedeutung.

In den letzten zwei Jahrzehnten sind Infektionskrankheiten, nicht zuletzt durch das Auftreten der Immunschwächekrankheit AIDS, als gesundheitliche Bedrohung wieder von größerem Interesse. Die Resistenz vieler Krankheitserreger gegen Antibiotika, das globale Bevölkerungswachstum sowie die erhöhte Mobilität großer

Bevölkerungsgruppen sind einige Gründe für das wieder zunehmende Auftreten und die beschleunigte Verbreitung infektiöser Krankheitserreger.

Um beim Auftreten von Infektionskrankheiten rechtzeitige Vorkehrungen gegen eine weitere Ausbreitung treffen zu können, besteht eine gesetzliche Pflicht zur Meldung an die Gesundheitsämter. Meldepflichtig sind Ärzte außerhalb und innerhalb von Einrichtungen sowie andere mit der Behandlung oder Pflege betraute Personen. Bei einigen als besonders gefährlich anzusehenden Krankheiten wie Cholera, Milzbrand oder Pest ist bereits der Verdachtsfall meldepflichtig. Bei anderen Krankheiten wie beispielsweise Diphtherie oder Tuberkulose ist die Erkrankung zu melden, bei z. B. Masern, Influenza oder Salmonellen der Todesfall. Zu beachten ist, dass in den Statistiken der meldepflichtigen Krankheiten nur die Zugänge (Inzidenzen), nicht jedoch die Bestände (Prävalenzen) erfasst werden.

Die bei den Gesundheitsämtern vorliegenden Meldungen der Ärzte wurden bis zum Berichtsjahr 2000 über die Obersten Gesundheitsbehörden der Länder in bereits aggregierter Form an die Statistischen Landesämter weitergeleitet. Das Statistische Bundesamt erhielt von den Statistischen Landesämtern vierteljährliche und jährliche Länderergebnisse, aus denen das Bundesergebnis zusammengestellt wurde.

Der Aussagewert der Ergebnisse aus den Statistiken der meldepflichtigen Krankheiten wird insbesondere bei den Geschlechtskrankheiten dadurch beeinträchtigt, dass vermutlich nicht alle Erkrankungsfälle gemeldet werden. Gründe für eine fehlende Meldung liegen beispielsweise in einer nicht erkannten Bedeutung der Meldepflicht aufgrund bestehender Therapiemöglichkeiten oder wegen einer ungesicherten Diagnose. Die Größenordung der Dunkelziffer ist nicht bekannt. Die Entwicklung der Erkrankungen lässt sich dennoch anhand der vorhandenen Angaben beschreiben.

Am 1. Januar 2001 ist das Seuchenrechtsneuordnungsgesetz (SeuchRNeuG) vom 20. Juli 2000 (BGBl. I, S. 1045) in Kraft getreten. Kernstück ist das Gesetz zur Verhütung und Bekämpfung von Infektionskrankheiten beim Menschen (Infektionsschutzgesetz – IfSG), durch das die Prävention und Überwachung übertragbarer Krankheiten und Krankheitserreger zum Schutz der Bevölkerung neu geregelt wird. Erklärte Ziele sind die Verbesserung der Infektionsepidemiologie und eine Erhöhung der Effizienz des Öffentlichen Gesundheitsdienstes.

Mit dem Seuchenrechtsneuordnungsgesetz ging die Verantwortung der Sammlung, Auswertung und Veröffentlichung der von den örtlich zuständigen Gesundheitsämtern übermittelten Angaben auf das Robert Koch-Institut (RKI) als infektionsepidemiologisches Zentrum über. Neben der Datenbearbeitung soll das Robert Koch-Institut die Länder beraten und länderübergreifende Maßnahmen zur Bekämpfung akuter Infektionen koordinieren. Damit wird die bisher regional begrenzte Abstimmung der zu ergreifenden Maßnahmen um eine nationale Ebene erweitert; auf Ebene der Bundesländer werden die notwendigen Maßnahmen wie bisher durch die Landesgesundheitsbehörden wahrgenommen, auf lokaler Ebene durch die zuständigen Gesundheitsämter. Durch diesen geänderten Arbeitsschritt soll eine engere Verbindung der Erkennung und Bekämpfung übertragbarer Krankheiten erfolgen. Auch die Aufgaben der Gesundheitsämter hinsichtlich Aufklärung der Bevölkerung, hygienischer Überwachung von Einrichtungen und Behandlung der Erkrankten sowie die Arten der zu meldenden Erreger wurden mit dem neuen Gesetz geändert. Ergebnisse zu den meldepflichtigen Krankheiten für die Zeit ab dem 1.1.2001 können dem »Epidemiologischen Bulletin« des Robert Koch-Instituts entnommen werden (Statistisches Bundesamt, 2004). **Tabelle 6.4** gibt die meldepflichtigen Infektionskrankheiten in Deutschland aus dem Jahr 2004 wieder.

Tab. 6.4: Meldepflichtige Infektionserkrankungen nach dem Infektionsschutzgesetz in Deutschland 2004

Krankheiten	Deutschland 2004		
	Gesamt	männl. Anzahl	weibl.
Akute infektiöse Darmerkr.	234991	109 537	125 335
• Cholera	3	2	1
• Typhus abdominalis	82	42	40
• Paratyphus	106	61	45
• Salmonellose	56 947	27 653	29 263
• Shigellose	1 149	584	564
• EHEC-Darminfekte	927	453	474
• E.-coli-Enteritis	5 586	2 840	2 741
• Campylobacter-Ent.	55 745	29 355	26 377
• Yersinien-Enteritis	6 182	3 352	2 829
• Botulismus	6	4	2
• Giardiasis	4621	2 495	2 122
• Kryptosporidiose	935	456	479
• Rotavirus-Enteritis	37 755	19 127	18 605
• Norovirus-Gastroent.	64893	23 093	41 759
• HUS/TTP	54	20	34
Tuberkulose	6 583	3 922	2 657
Brucellose	32	25	7
Leptospirose	58	44	14
Listeriose	295	150	145
Meningokokken-Erkr.	599	317	282
Haemophilus-Erkr.	68	40	27
Legionellose	475	314	161
Syphilis	3 345	3 013	320
Ornithose	15	10	5
Q-Fieber	11	74	40
Creutzfeldt-Jakob-Erkr.	78	38	40
FSME	27	182	92
Denguefieber	121	66	55
Hantavirus-Erkrankungen	242	167	75

Tab. 6.4: Meldepflichtige Infektionserkrankungen nach dem Infektionsschutzgesetz in Deutschland 2004 (Fortsetzung)

Krankheiten	Deutschland 2004		
	Gesamt	männl.	weibl.
		Anzahl	
Sonstige VHF	0	0	0
Masern	121	61	60
Akute Virushepatitis	12 251	7 350	4892
• Hepatitis A	1 932	1 039	893
• Hepatitis B	1 260	857	402
• Hepatitis C	8 998	5413	3 577
• sonst. akute Virushep.	61	41	20
Adenovirus (kerato)-konj.	652	482	168
Malaria	707	483	202
Influenza	3 484	1 842	1 641
Sonstige	127	58	64

Quelle: Robert Koch-Institut: Epidemiologisches Bulletin 2005

Auch wenn die Krankheit AIDS (Aquired Immuno Deficiency Syndrome = erworbene Immunschwäche) hinsichtlich ihrer Verbreitung in Deutschland nicht als Volkskrankheit bezeichnet werden kann (ihr Anteil an der Gesamtmortalität beträgt derzeit unter 0,1 %), so gibt es doch mehrere Gründe, sie in einem Lehrbuch der Sozialmedizin ausführlicher zu behandeln. Zum einen ist AIDS die Infektionskrankheit unserer Zeit und hat die Annahme, für entwickelte Länder sei die Ära der Infektionskrankheiten überwunden, auf dramatische Weise korrigiert. Zum anderen ist AIDS eine »soziale Krankheit«, d. h., sie ist in ihrer Entstehung und (zumindest solange es keine Heilung gibt) in ihrer Bewältigung in engster Weise mit sozialen Faktoren verknüpft. Und schließlich hat AIDS sich wie kaum eine andere Krankheit in so dramatischer Weise der Fantasien der Menschen bemächtigt, die Handlungsfähigkeit der Gesundheitspolitik herausgefordert und die Wirksamkeit unseres Gesundheitswesens insbesondere im Teilbereich Prävention auf die Probe gestellt (vgl. u. a. Matic et al., 2006).

6.3.1 Medizinische Grundlagen

AIDS ist das Endstadium einer Infektion mit dem HIV-Virus (HIV = Human Immunodeficiency Virus). 1983 war es Montagnier und seinen Mitarbeitern in Frankreich und Gallo und seinen Mitarbeitern in den USA gelungen, dieses Virus als den Erreger der AIDS-Krankheit zu identifizieren(zu den folgenden Ausführungen vgl. insbesondere die Veröffentlichung der Enquête Kommission des Deutschen Bundestages sowie des Robert Koch-Instituts, 2006 d). HIV ist ein Retrovirus. Sein Erbmaterial besteht aus Ribonukleinsäure (RNS) und wird mit Hilfe der sog. reversen Transkriptase in der Zelle in Desoxyribonukleinsäure (DNS) umgeschrieben. HIV gehört zu der Untergruppe von Retroviren, die als Lentiviren bezeichnet werden. Die Lentiviren zeichnen sich durch eine lange Latenzzeit, den chronischen Verlauf der durch sie verursachten Krankheit und durch den Zerfall des Zentralnervensystems aus.

HIV hat zwei Besonderheiten, die es besonders gefährlich machen: Es kann sich fest in das Erbgut menschlicher Zellen einbauen, sodass es vom Immunsystem nicht mehr zu erreichen ist und von einer Zelle auf deren Tochterzellen weitergegeben werden kann. Darüber hinaus infiziert HIV gerade jene Zellen, deren Aufgaben es ist, Krankheitserreger abzufangen und unschädlich zu machen. Dazu gehören insbesondere die sog. T 4-Lymphozyten (auch T-Helfer-Zellen genannt) und die Makrophagen. Makrophagen (Fresszellen) sind die »Wachposten« an der vordersten Front des Immunsystems und nehmen eingedrungene Viren und Bakterien auf, um sie unschädlich zu machen. Für die Entwicklung der typischen Immunschwäche ist die Wirkung des HIV auf die sogenannten T-Helfer-Zellen von entscheidender Bedeutung: Die T-Helfer-Zellen bilden im Wechselspiel mit den T-Suppressorzellen das Regelwerk des Immunsystems. HIV kann T-Helfer-Zellen zerstören oder die normale Funktion dieser Zellen beeinträchtigen. Hierbei kommt es zu zunehmenden Störungen im gesamten Immunsystem. Die nach der Infektion mit HIV in der Regel rasch einsetzende Bildung der Antikörper trägt somit – paradoxerweise – zur Verstärkung dieser Störungen bei.

Der scheinbar einfachsten Methode, HIV an einer weiteren Ausbreitung zu verhindern, nämlich einer Schutzimpfung gegen HIV, stehen die biologischen Eigenarten – insbesondere die häufig wechselnden Oberflächenstrukturen – entgegen.

Das amerikanische Center of Disease Control and Prevention (CDC) hat den Verlauf von der HIV-Infektion bis zum »AIDS-Vollbild« in vier verschiedene Stadien eingeteilt, die für medizinische Zwecke noch weiter differenziert wurden (www.netdoktor.de):

Stadium I – Akute HIV-Krankheit: Bei etwa 70 bis 90 % der Betroffenen treten sechs Tage bis sechs Wochen nach der Infektion grippeähnliche Beschwerden wie Fieber, Kopf- und Halsschmerzen, geschwollene Lymphknoten sowie Ausschlag auf. Auch wer keine Beschwerden hat, kann das HI-Virus an andere weitergeben. Zu diesem Zeitpunkt ist der HIV-Test aber noch negativ. Erst ein bis drei Monate nach der Infektion sind Antikörper im Blut nachweisbar.

Stadium II – Asymptomatische Infektion (Latenzphase): Häufig folgt jetzt eine symptomfreie Phase, die etwa acht bis neun Jahre dauert. Trotzdem vermehrt sich das Virus in dieser Zeit weiter und zerstört die Immunzellen. Tests zeigen eine deutliche Abnahme dieser Immunzellen im Blut.

Stadium III – Lymphknotensyndrom: Etwa 40 % der Infizierten leiden in dieser Zeit unter Lymphknotenschwellungen.

Stadium VI – HIV-assoziierte Erkrankungen: Dieses Stadium entwickelt sich etwa zehn Jahre nach der Infektion und wird in verschiedene Unterstadien eingeteilt. Hat ein Patient eines der folgende Symptome, spricht der Arzt vom Aids-Related-Complex:

- Nachtschweiß länger als einen Monat,
- Durchfall länger als einen Monat,

- Fieber länger als einen Monat,
- trockener Husten und Atemnot,
- Gewichtsverlust,
- chronische Müdigkeit.

Aids-Vollbild

Kommen weitere, schwere Erkrankungen hinzu, z. B. Lungenentzündung, neurologische Erkrankungen oder bestimmte Krebsarten wie das Kaposi Sarkom, spricht man vom Aids-Vollbild. Dabei ist auch die Zahl der CD 4-Lymphozyten bereits unter 200 gesunken (normal sind 600 bis 1 000). Diese Krankheiten sind ein Zeichen dafür, dass das Immunsystem durch das HI-Virus bereits schwer geschädigt ist.

Es kommt zum Auftreten sogenannter opportunistischer Krankheiten, dies korreliert mit einem Abfall der Anzahl der CD4-Lymphozyten. Aufgrund der ausgeprägten Immunschwäche können jetzt u. a. bakterielle, virale und parasitäre Erreger sowie Pilzkontaminationen zu Krankheiten führen, die bei einer intakten Körperabwehrfunktion nicht auftreten würden. **Tabelle 6.5** gibt diesbezüglich einen Überblick:

Tab. 6.5: Überblick opportunistischer Krankheiten

	Erreger/Ursache	Opportunistische Infektion bzw. Tumor
Protozoen	Toxoplasma gondii	zerebrale oder disseminierte Toxoplasmose
	Cryptosporidium parvum	chronische Kryptosporidiose
	Isospora belli	chronische Isosporidiose
Pilze	Pneumocystis carinii	Pneumocystis carinii-Pneumonie (Lungenentzündung)
	Candida spp.	Candida-Ösophagitis (Speiseröhre), -Bronchitis (Lunge), -Tracheitis (Luftröhre) oder -Pneumonie (Lungenentzündung)
	Cryptococcus neoformans	Kryptokokkose
	Histoplasma capsulatum	Histoplasmose
Viren	Herpes simplex	chronische Herpes-simplex-Ulzera
	Zytomegalievirus	CMV-Retinitis (Netzhautentzündung), generalisierte CMV-Infektion
	Jakob-Creutzfeld-Virus	progressive multifokale Leukenzephalopathie
	HI-Virus	HIV-Enzephalopathie, Wasting-Syndrom
Bakterien	Salmonella spp.	rez. Salmonellen-Septikämien
	Mycobacterium tuberculosis	Tuberkulose
Tumoren		Kaposi-Sarkom
		maligne Lymphome (z. B. Burkitt-Lymphom, primäres zerebrales Lymphom)
		invasives Zervix-Karzinom

Bis zum Auftreten von Symptomen kann die Infektion nur serologisch und virologisch nachgewiesen werden. Das Virus selbst ist im Blut der Infizierten nur in sehr geringen Konzentrationen vorhanden. Die heute routinemäßig verwendeten diagnostischen Tests basieren deshalb auf dem Nachweis von Antikörpern, die der infizierte Organismus als Antwort auf das Auftreten der fremden Antigene gebildet hat. Dabei haben sich der ELISA-Test als Suchtest und der Western-Blot-Test als Bestätigungstest bewährt.

Aufgrund einer Defektmutation in einem Korezeptor für HIV-1 (CCR-5) sind ca. 20 % der Menschen mitteleuropäischer Herkunft vermindert empfänglich für eine HIV-Infektion, und 1 % der Menschen sind offenbar vollkommen gegen AIDS geschützt (Schmidtke, 2003, S. 78).

Der derzeitige Stand der antiretroviralen Therapie wird von Willer (2005, S. 318) folgendermaßen zusammengefasst:

> »Während am Anfang der 1980er Jahre nur wenige Medikamente für die Therapie der HIV-Infektion zur Verfügung standen, so wurden bis Mitte der 1990er Jahre zunehmend mehr Medikamente entwickelt, die in den westlichen Industrieländern moderne Therapieformen wie eine hochaktive antiretrovirale Therapie ermöglichen. In den Leitlinien zur Therapie der HIV-Infektion wird ... das Ziel formuliert, HIV-bedingte Symptome zu vermeiden und daher eine antiretrovirale (Kombinations-)Therapie zu starten, bevor eine Kompromittierung des Immunsystems eingetreten ist. Derzeit können wir hierfür aus einem Spektrum von mehr als 20 Medikamenten unterschiedlicher Wirkstoffgruppen wählen: neben den nukleosidalen/tidalen Reverse-Transkriptase-Inhibitoren stehen nichtnukleosidale Reverse-Transkriptase-Inhibitoren, Proteaseinhibitoren, Fusionsinhibitoren und künftig auch Integraseinhibitoren und CCR5-Antagonisten zur Wahl«.

Die medikamentöse Therapie hat jedoch häufig erhebliche Nebenwirkungen zur Folge, wie z. B. Diarrhoe, Polyneuropathien, Nierenfunktionsstörungen, Bauchspeicheldrüsenentzündungen, Lipodystrophien.

Diese Palette an zahlreichen Nebenwirkungen schränkt die Lebensqualität der betroffenen Patienten oft sehr stark ein und ist ein weiterer Faktor, der eine psychosoziale Betreuung häufig erforderlich macht. Besonders die Lipodystrophie ist diesbezüglich von Bedeutung. Unter einer antiretroviralen Therapie ist fast die Hälfte der Patienten von diesem Stoffwechselsyndrom betroffen. Es kommt zu einer Umverteilung des Fettgewebes, was sich in hypertrophischen und atrophischen Körperfettarealen widerspiegelt. Besonders im Gesichtbereich (auch Beine, Arme, Gesäß) kommt es zu einer Lipoatrophie, zu einem Verlust von Unterhautfettgewebe, was die Patienten oft sehr belastet, da das äußerliche Erscheinungsbild sich sehr stark verändern kann. Andere Körperregionen zeigen eine Zunahme von Fettansammlungen, hier ist besonders der Bauch-, Brust- und Nackenbereich betroffen. Diese gravierenden ästhetischen Einschränkungen und Veränderungen stellen einen sehr starken psychosozialen Stressfaktor dar. Interdisziplinäre Begleitung (Medizin – Sozialarbeit – Psychologie) ist diesbezüglich von großer Relevanz.

6.3.2 Sozialmedizinische Grundlagen

Grundlegende sozialmedizinische Fragen im Zusammenhang mit HIV-Infektion und AIDS beziehen sich auf:

- epidemiologische Zusammenhänge,
- soziologische Aspekte der Hauptbetroffenengruppen,
- Reaktionen der Gesellschaft.

Seit dem 1. Oktober 1987 müssen entsprechend der Verordnung über die Berichts-
pflicht über positive HIV-Bestätigungsteste nachgewiesene HIV-Infektionen in
anonymisierter Form dem Robert Koch-Institut gemeldet werden. Alle Meldungen
sind völlig anonymisiert, sodass Doppelmeldungen nicht in jedem Falle erkannt
werden. Die Zahlen liefern jedoch einen guten Anhaltspunkt für die Obergrenze
der diagnostizierten HIV-Infektionen.

Die epidemiologische Situation in Deutschland Ende 2005 zeigt **Tabelle 6.6**.

Tab. 6.6: HIV/AIDS in Deutschland – Eckdaten (Stand 2005)

Menschen, die Ende 2005 mit HIV/AIDS leben	ca. 49 000
Männer	ca. 39 500
Frauen	ca. 9 500
Kinder	ca. 300
darunter Menschen, die mit AIDS leben	ca. 8 000
Verteilung nach Infektionsrisiko	
Männer, die Sex mit Männern haben	ca. 31 000
Personen, die sich über heterosexuelle Kontakte infiziert haben	ca. 5 500
Personen aus sog. Hochprävalenzregionen (Personen, die aus sog. Hochprävalenzregionen stammen, haben sich überwiegend in ihren Herkunftsländern und dort über heterosexuelle Kontakte mit HIV infiziert. Die Abschätzung der Größe dieser Personengruppe ist mit der höchsten Unsicherheit behaftet, da zu wenig Angaben darüber verfügbar sind, wie hoch der Anteil der Personen aus dieser Gruppe ist, die nach ihrer HIV-Diagnose dauerhaft in Deutschland bleiben)	ca. 5 500
i. V. Drogengebraucher	ca. 6 000
Hämophile und Bluttransfusionsempfänger (Infektion erfolgte über kontaminierte Blutkonserven und Gerinnungsfaktorenkonzentrate überwiegend in der Zeit vor 1986)	ca. 600
Mutter-Kind-Transmission (Kinder, die vor, während oder nach ihrer Geburt die HIV-Infektion über ihre Mutter erworben haben)	ca. 300
Zahl der HIV-Neuinfektionen in Deutschland* im Jahr 2005	ca. 2 600
Männer	ca. 2 250
Frauen	ca. 350
Kinder	ca. 20
Infektionswege (geschätzt)	
Männer, die Sex mit Männern haben	70 %
Heterosexuelle Kontakte	20 %
i. v.-Drogengebrauch	9 %
Mutter-Kind-Transmission	1 %

Tab. 6.6: HIV/AIDS in Deutschland – Eckdaten (Stand 2005) (Fortsetzung)

Neue AIDS-Erkrankungen im Jahr 2005	ca. 850
Männer	ca. 680
Frauen	ca. 170
Kinder	< 5
Todesfälle bei HIV-Infizierten* im Jahr 2005	ca. 750
Gesamtzahl der HIV-Infizierten seit Beginn der Epidemie	ca. 75 000
Gesamtzahl der AIDS-Erkrankungen* seit Beginn der Epidemie	ca. 31 500
Männer	ca. 27 000
Frauen	ca. 4 300
Kinder	ca. 200
Gesamtzahl der Todesfälle bei HIV-Infizierten* seit Beginn der Epidemie	ca. 26 000

*Die vom Robert-Koch-Institut zusammengestellten Eckdaten sind Schätzungen, die jährlich auf dem jeweilig aktuellen Stand der Erkenntnisse aktualisiert werden. Sie stellen keine automatische Fortschreibung früher publizierter Eckdaten dar. Die jeweils angegebenen Zahlenwerte können daher nicht direkt mit früher publizierten Schätzungen verglichen werden.

Quelle: Robert Koch-Institut, 2005

Im Gesundheitsbericht 2006 werden die o. g. Ergebnisse wie folgt kommentiert:

»Im Vergleich zu anderen europäischen Ländern stellt sich die Situation in Deutschland insgesamt relativ günstig dar. Vor allem für osteuropäische Länder werden deutlich höhere Zahlen bei den HIV-Neuinfektionen und AIDS-Erkrankungen berichtet. Zurückzuführen ist dies zum Teil auf die in Deutschland frühzeitig begonnenen, umfassenden und andauernden Präventionsmaßnahmen. Gleichwohl ist es in den letzten Jahren zu einem Wiederanstieg der HIV-Neuinfektionen gekommen. Zusammen mit der Zunahme anderer sexuell übertragbarer Erkrankungen deutet dies auf ein inzwischen wieder zunehmendes Risikoverhalten hin« (Robert Koch-Institut, 2006 d, S. 53 f.).

Weltweit hat sich dagegen die HIV/AIDS-Epidemie innerhalb von 20 Jahren zu einem der größten Gesundheitsprobleme der heutigen Zeit entwickelt. Die Weltgesundheitsorganisation rechnet mit insgesamt 40 Millionen HIV-Infizierten, wie **Tabelle 6.7** zeigt.

Die prozentuale Verteilung der AIDS-Erkrankungen nach Hauptbetroffenengruppen spiegelt die *Hauptübertragungswege* für HIV wider:

1. die Übertragung durch Blut, Sperma- und Vaginalflüssigkeit,
2. die gemeinsame Benutzung kontaminierter Spritzbestecke bei intravenösem Drogengebrauch,
3. die Übertragung von der infizierten Mutter auf ihr Kind vor, während und nach der Geburt.

Virusübertragung durch andere Körperflüssigkeiten (wie z. B. Speichel, Schweiß etc.), die Übertragung durch Insekten oder auch durch alltägliche soziale Kontakte gelten als ausgeschlossen. Sexuelle Übertragung durch ungeschützten Geschlechtsverkehr dürfte der zahlenmäßig bedeutendste Übertragungsweg sein. Homosexuelle Männer mit häufig wechselnden Partnern sind die bisher am stärksten betroffene Gruppe. Nach allgemeiner Ansicht stellt der ungeschützte Analverkehr den wichtigsten sexuellen Übertragungsweg dar. Zusätzlich ist die Frage zu berücksichtigen, in welchen Bevölkerungsgruppen das Virus zuerst aufgetaucht ist. Ein Blick in die Statistiken verschiedener Länder zeigt, dass dies die homosexuellen Männer sein können, aber auch die i. v.-Drogenabhängigen oder – wie in den Endemiegebieten – die Heterosexuellen. Die Infektion der Heterosexuellen in Deutschland erfolgt derzeit überwiegend über ungeschützte Sexualkontakte mit HIV-infizierten bisexuellen Männern und HIV-infizierten Drogenabhängigen.

Die ersten Jahre nach dem Auftreten der AIDS-Erkrankung waren in der Bevölkerung von Angst und Hysterie gekennzeichnet. Dies ist – angesichts der im Vergleich zu anderen Erkrankungen in Deutschland geringen Prävalenz – nur durch die Tatsache zu erklären, dass diese Krankheit weitgehend tabuisierte Themen wie Tod, Sexualität, Rausch und Sucht berührt. Durch die Tatsache, dass die AIDS-Erkrankung in erster Linie auf Bevölkerungsgruppen trifft, die in der Vorstellung der Bevölkerung als abweichend gelten, verstärkt sich die Gefahr, dass die Hauptbetroffenengruppen der Krankheit zusätzlich als Sündenböcke benutzt werden, um die eigene Angst und Panik loszuwerden. Damit verstärken sich die ohnehin schon vorhandenen Stigmata, Diskriminierungen und Ausgrenzungen gegenüber Randgruppen.

Tab. 6.7: Anzahl HIV-Infizierter und AIDS-Toter im globalen Vergleich (Stand 2004)

	Weltweit*	Subsahara*	Asien*	Osteuropa*	Deutschland[+]
Infizierte	40,0 Mio.	25,0 Mio.	8,2 Mio.	1,4 Mio.	44 000
davon Frauen	17,6 Mio.	13,3 Mio.	2,3 Mio.	490 000	9 500
Neuinfektionen jährlich	5,0 Mio.	3,0 Mio.	1,2 Mio.	210 000	2 000
davon Kinder unter 15 Jahren	650 000	560 000	180 000	1 800	15
Tote jährlich	3,0 Mio.	2,3 Mio.	540 000	60 000	700
AIDS-Waisen	15,0 Mio.	12,1 Mio.	keine Angaben	keine Angaben	keine Angaben

* Schätzungen der WHO; [+] Schätzung des Robert Koch-Instituts

Quelle: Bundesministerium für Gesundheit und Soziale Sicherheit, 2005, S. 4

6.3.3 Sozialmedizinische Praxis

Prävention und Gesundheitsförderung, Sozialtherapie und Beratung sowie Sterbebegleitung bilden die Schwerpunkte sozialmedizinischer Praxis.

Angesichts der besonderen Charakteristika der HIV-Infektion und der epidemiologischen und soziologischen Gegebenheiten sind die Ziele der *Prävention und Gesundheitsförderung* eindeutig:

1. Eindämmung der weiteren Ausbreitung der Infektion,
2. Schutz und Solidarität für Gefährdete, Infizierte und Erkrankte.

Aufgrund der Tatsache, dass kein geeigneter Impfstoff zur Verfügung steht, kann das erstgenannte Ziel nur mit verhaltenspräventiven Maßnahmen erreicht werden. Dabei spielt das Erreichen der Hauptbetroffenengruppen zwangsläufig eine besondere Rolle. Hierzu hatte bereits die Enquête-Kommission die folgenden wichtigen Ziele formuliert (vgl. auch Robert Koch-Institut, 2006 d):

- *Sozial so nah wie möglich:* Ansprechpartner, Ansprechsituation, Medien, Sprache müssen sozial vertraut sein und als vertrauenswürdig gelten, d. h. besonders Integration der Hauptbetroffenengruppen durch vertrauensbildende und -stabilisierende Maßnahmen und Gesten sowie die Möglichkeit einer absolut repressionsfreien und anonymen Beratung.
- *Zeitlich so nah wie möglich:* Es geht um die Organisierung von immer wiederkehrenden und immer erneut Aufmerksamkeit erregenden Lernimpulsen sowie darum, diese Lernimpulse möglichst im zeitlichen Umkreis potentieller Risikosituationen anzusiedeln, d. h. z. B. nicht nur in der Schule, sondern auch in der Diskothek oder in der Sauna.
- *Sachlich so nah wie möglich:* Es muss konkret gesagt werden, wie man sich schützen kann, nämlich durch Kondombenutzung und sterile Spritzbestecke, die an allen Orten, an denen es zu Risikosituationen kommt, verfügbar sein sollten.

Sozialmedizinische Beratungs- und Therapieangebote beziehen sich auf HIV-Positive und AIDS-Kranke einschließlich ihres sozialen Umfeldes.

In **Tabelle 6.8** sind einige Aufklärungs- und sozialtherapeutische Maßnahmen beispielhaft aufgeführt.

Während die Aufklärungsmaßnahmen für die Gesamtbevölkerung und für spezielle Bevölkerungsgruppen auf Bundesebene von der Bundeszentrale für gesundheitliche Aufklärung und auf Länderebene durch entsprechende staatliche Einrichtungen durchgeführt werden, wurden Aufklärung und Beratung für die Hauptbetroffenengruppen der nicht-staatlichen (aber mit staatlichen Mitteln geförderten) Deutschen AIDS-Hilfe übertragen. In der Deutschen AIDS-Hilfe sind ca. 120 regionale AIDS-Hilfen und andere Mitgliedsorganisationen zusammengeschlossen.

Durch die besondere Gefährdung der i. v.-Drogenabhängigen und – aufgrund der häufigen Beschaffungsprostitution – auch ihrer Umgebung haben *Methadonprogramme* eine erneute Aktualität gewonnen. Methadon ist ein synthetisches Produkt mit morphinähnlicher Wirkung. Seine Eignung als Heroinersatz beruht

vor allem darauf, dass eine ausreichende Dosis Methadon das Entstehen des He-
roinentzugssyndroms verhindert. Da die Wirkung des Methadons ca. 24 bis
36 Stunden andauert, genügt – anders als bei Heroin – eine Dosis pro Tag. Diese
kann oral eingenommen werden, sodass das gefährliche Spritzen entfällt. In exakt
durchgeführten Methadon-Programmen sind nach Ansicht der Befürworter die
Abhängigen sowohl von ihrer psychischen wie auch ihrer körperlichen Befindlich-
keit her in sozialer und beruflicher Hinsicht nicht eingeschränkt (vgl. Bettscheider
u. a., 2000, über die Ergebnisse des Methadonprogramms im Saarland). Die –
insbesondere in Kreisen der Drogenberater seit langem vorgebrachten – Bedenken
gegen eine Methadon-Behandlung sind in der Tatsache begründet, dass es sich
nicht um eine therapeutische Intervention, sondern um eine staatlich verordnete
Drogenabhängigkeit handelt, die auch mit einer Reihe von Nebenwirkungen verbunden ist. Ein wesentlicher Nachteil ist der im Vergleich zu Heroin schwierigere
Entzug von Methadon. Methadon-Programme werden heute in fast allen westeu-
ropäischen Ländern mit begrenzter Indikation (dazu gehört auch das Problemfeld
AIDS) eingesetzt.

Zur klinischen Versorgungssituation von Menschen mit HIV und AIDS führt
das Robert Koch-Institut aus:

»In den meisten deutschen Großstädten gibt es inzwischen spezialisierte Klinikambulan-
zen oder HIV-Schwerpunktpraxen niedergelassener Ärzte ... Auf Grund der von Kliniken
und Schwerpunktpraxen mitgeteilten Patientenzahlen kann angenommen werden, dass
sich derzeit ca. 35 000 von geschätzten insgesamt 46 500 HIV-Patienten in Deutschland
in regelmäßiger medizinischer Betreuung befinden. Davon werden zwischen 22 000 und
24 000 mit antiretroviralen Kombinationstherapien behandelt ... Das Konzept der Vernetzung von spezialisierten Schwerpunktpraxen, behandelnden Haus- und Fachärzten
sowie Pflegediensten und stationären Einrichtungen hat sich bei der Betreuung und Behandlung von HIV/AIDS-Patienten bewährt« (2006 d, S. 30 f.).

Tab. 6.8: Maßnahmen und Zielgruppen der AIDS-Prävention

Maßnahmen	Zielgruppen	Beispiele
Aufklärung	Gesamtbevölkerung	TV-Spots Broschüren etc. AIDS-Telefon Beratung durch Gesundheitsämter, Arztpraxen, AIDS-Hilfen etc. Personale Kommunikation
Aufklärung	Spezielle Bevölkerungsgrup- pen: z. B. Schüler, Jugendliche, Soldaten, Freier	zusätzlich: spezielle Medien, Schoolwork-Programm etc.
Aufklärung, Beratung und Intervention	Hauptbetroffenengruppen: homosexuelle und bisexuelle Männer i. v.-Drogenabhängige	zusätzlich: spezielle Medien, Street- work etc., Abgabe steriler Spritzen, Methadonprogramme
Beratung So- zialtherapie Pflege Sterbe- begleitung	HIV-Positive und AIDS-Kranke	Selbsthilfegruppen, Betreuungs- dienste in häuslicher Umgebung, in Wohngemeinschaften, in AIDS-Zen- tren (z. B.Hamburger Leuchtfeuer)

7 Behinderungen

Im Gegensatz zu den im **Kapitel 6** behandelten Krankheiten beschäftigen wir uns mit einem Problembereich, der sich weniger leicht definieren und von daher auch weniger verlässlich quantifizieren lässt. Auch die Relevanz medizinischer Klassifikation ist für diesen Bereich geringer, da die sozialmedizinische Bedeutung vieler Behinderungen weniger in ihren medizinischen Ursachen, sondern in ihren psychosozialen *Folgen* liegt. Diese in **Kapitel 1** ausführlicher diskutierten Definitionsprobleme sind bei den folgenden Ausführungen zu berücksichtigen.

Bei der folgenden ausführlichen Darstellung medizinischer und sozialmedizinischer Zusammenhänge wollen wir uns an einer Systematik orientieren, die in der Broschüre »Menschen wie wir« von der Bundeszentrale für gesundheitliche Aufklärung (BZgA, 1977) vorgenommen wurde. Dort wird unterschieden in:

Menschen mit körperlichen Behinderungen, Sinnesbehinderungen, Intelligenzbehinderungen und psychischen Behinderungen. Da wir uns in **Kapitel 8** ausführlich mit psychischen Störungen und Suchterkrankungen beschäftigen, beschränkt sich die folgende Darstellung medizinischer Grundlagen auf die genannten ersten drei Gruppen.

7.1 Medizinische Grundlagen

Unter den *Körperbehinderungen* lassen sich sinnvoll vier Gruppen unterscheiden:

1. Behinderungen der Muskeln und des Skelettsystems,
2. Behinderungen ausgehend vom Gehirn- und Nervensystem,
3. Behinderungen im Bereich der inneren Organe,
4. Stoffwechselstörungen als Ursache chronischer Erkrankungen.

Die **Tabellen 7.1** und **7.2** (S. 239 f.) geben einen skizzenhaften Überblick über Ursachen, wesentliche Symptome und Erscheinungsformen sowie Therapie und Rehabilitation der wichtigsten unter 1 und 2 genannten Behinderungen. Behinderungen der Gruppen 3 und 4 sind im Wesentlichen in **Kapitel 6** behandelt worden. Hinter den in den Tabellen genannten Stichwörtern verbergen sich natürlich eine Vielzahl medizinischer Erkenntnisse und Zusammenhänge, auf deren ausführliche

Darstellung in diesem Rahmen aber nur verwiesen werden kann. In der Gruppe der Sinnesgeschädigten lassen sich

- Behinderungen des Sehvermögens,
- Behinderungen des Hörvermögens und
- Sprachbehinderungen

unterscheiden.

Tab. 7.1: Behinderungen der Muskeln und des Skelettsystems

Schädigung	Ursachen	Wesentliche Symptome und Erscheinungsformen	Therapie und Rehabilitation
Missbildungen der Gliedmaßen	Erbanlagen, Störungen während der Schwangerschaft	völliges Fehlen oder Deformation von Gliedmaßen, z. B. Klumpfuß	operative Behandlung (z. B. Klumpfuß), Training zum Ausgleich von Funktionsverlusten, apparative Hilfe
Fehlstellung der Hüftgelenke	vererbte Missbildung	Fehlbildung der Hüftgelenkspfanne ggf. Schrägstellung der Hüfte, Unregelmäßigkeiten im Gang	Spreizhose oder operative Behandlung bei frühzeitiger Erkennung, völlig korrigierbar
Fehlstellung der Wirbelsäule	Haltungsschäden, Rachitis, angeborene Fehlbildung	Rückgratverkrümmung, Buckel, Schiefwuchs	Krankengymnastik (in leichten Fällen), operative Behandlung, bedingt korrigierbar, keine schwere körperliche Arbeit
Knochenmarkentzündungen	bakterielle Infektionen	hochfieberhafte, schmerzhafte Erkrankung	Ruhigstellung im Gipsbett, völlig heilbar, selten bleibende Behinderung, wenn Knochenwachstum nicht gestört wurde
Gelenkentzündungen an Wirbel-, Hüft- oder Kniegelenken	Infektionen, krankhafte Reaktion auf körpereigenes Gelenkkapselgewebe	schmerzhafter Krankheitsverlauf, oft mit Fieber	langwieriger Heilungsprozess, keine schwere körperliche Arbeit
chronische Arthritis	weitgehend ungeklärt	schmerzhafter Krankheitsverlauf, Gelenkversteifung	Krankengymnastik, keine schwere körperliche Arbeit, ggf. Umschulung auf einen anderen Beruf
Muskelschwund	ungeklärt	fortschreitender Abbau des Muskelgewebes bis zur völligen Lähmung	vorübergehender Stillstand zu erreichen, nicht heilbar

Tab. 7.2: Behinderungen ausgehend vom Gehirn und Nervensystem

Schädigung	Ursachen	Wesentliche Symptome und Erscheinungsformen	Therapie und Rehabilitation
Kinderlähmung	Virusinfektion	schlaffe Lähmung der betroffenen Muskeln	Training mit apparativen Hilfsmitteln
spastische Lähmung	frühkindliche Hirnschädigung	krankhafte Spannungszustände der Muskeln, unkontrollierte Bewegungen, Gleichgewichtsstörungen, Sprachstörungen	Krankengymnastik, sonderpädagogische Erziehung, Funktionsstörungen erheblich zu bessern
Querschnittslähmung	Unfälle, Tumore, angeborene Fehlbildung von Wirbel und Rückenmark (z. B. Spaltbildung)	Ausfall der Körperfunktionen je nach der Verletzungsstelle	nicht heilbar, Rollstuhltraining, Umschulung auf geeigneten Beruf
Multiple Sklerose	ungeklärt	Seh- und Blasenstörungen, Bewegungsstörungen beim Hantieren und Gehen, später schwere Lähmungserscheinungen	nicht heilbar, bedingt arbeitsfähig
Spaltbildung der Wirbel	angeborene Hemmungsmissbildung	Lähmungserscheinungen, mangelhafte Kontrolle der Blasenfunktion	Training mit apparativen Hilfsmitteln, sonderpädagogische Erziehung
Hydrocephalus	Missbildung, frühkindliche Hirnhautentzündung	vergrößertes Kopfwachstum durch vermehrte Hirnwasserproduktion und Hirnschwund, bei Nichtbehandlung später Sehstörungen, Krampfanfälle, Intelligenzdefekte	operative Behandlung, bedingt heilbar
Schädelverletzung mit Hirnschädigung	Unfälle	Bewegungs- und Sprachstörungen, Intelligenzschäden, Charakterstörungen	nicht heilbar, bedingt arbeitsfähig, ggf. Umschulung
Schlaganfall	Gehirnerkrankungen, Hirnembolien	Bewusstseinsstörungen, Lähmungserscheinungen	Krankengymnastik, bedingt zu bessern
Epilepsie	oft Störung der Hirnentwicklung, Hirnschädigung bei der Geburt, Infektionen, Hirnverletzungen, Durchblutungsstörungen	Bewusstseinsstörungen, Krampfanfälle	medikamentöse oder operative Behandlung, häufig völlig heilbar, immer erheblich zu bessern

Die **Tabelle 7.3** gibt, wiederum nur stichwortartig, einen Einblick in die Ursachen, wesentlichen Symptome und Erscheinungsformen sowie Therapie und Rehabilitation der genannten Behinderungsart.

Tab. 7.3: Behinderungen der Sinnesorgane

Schädigung	Ursachen	Wesentliche Sympto-me und Erscheinungs-formen	Therapie und Reha-bilitation
1. Behinderungen des Sehvermögens			
Schielen	angeborene oder erworbe-ne Fehlstellung der Augen, Hirnschädigung	Sehschwäche auf ei-nem Auge	Sehschule, operati-ve Behandlung, heilbar
Sehstörung	Krankheiten der Mutter während der Schwanger-schaft	Kurzsichtigkeit, Weit-sichtigkeit	Ausgleich durch Augengläser
schwere Sehstörun-gen	angeborene Stoffwechsel-störungen, Schädigung wäh-rend der Geburt (z. B. Früh-geborene mit Sauerstoff-mangel), Unfälle, Linsentrü-bung (Alterserscheinung)	starke Beeinträchti-gung des Sehvermö-gens, Wahrnehmung von starken Lichtkont-rasten und groben Umrissen	Sonderpädagogi-sche Erziehung, Schulung in Blin-denschrift
völlige Blindheit		kein visuelles Wahr-nehmungsvermögen	
2. Behinderung des Hörvermögens			
Schwer-hörigkeit	Infektionskrankheiten, Kopfverletzungen, Explosi-onsgeräusche, Lärm	unterschiedlich stark verminderte Wahrneh mung, Verständigungs schwierigkeiten	Training verbliebe-ner Funktionen, apparative Hilfsmit-tel
Gehörlosig-keit (Taub-heit)	Schädigungen vor und während der Geburt, Vi-ruserkrankungen der Mut-ter während der Schwan-gerschaft, Erbanlagen	keine akustische Wahrnehmung, Ver-ständigungsschwierig-keiten	Sonderpädagogi-sche Erziehung
3. Sprachbehinderungen			
Stammeln	Entwicklungsstörungen, Störungen des Zentralner-vensystems, Hirnverletzun-gen	Störungen der Artiku-lation, fehlerhafte Aussprache bestimm-ter Laute und Lautver-bindungen, Verständi-gungsschwierigkeiten	sonderpädagogi-sche Erziehung, heilbar
Stottern	Psychische Störungen, Um-welteinflüsse	Störung des Sprechab-laufs, Verständigungs-schwierigkeiten	sonderpädagogi-sche, psychothera-peutische Behand-lung, heilbar
Näseln	Veränderungen der oberen Luftwege	Verständigungs-schwierigkeiten	operative Behand-lung, logopädisches Training, Verständi-gungsschwierigkei-ten weitgehend zu beheben

Die **Tabelle 7.4** beinhaltet *Beeinträchtigungen der Intelligenz*. Dabei werden Lernstörungen, Lernbehinderungen und geistige Behinderungen unterschieden.

Tab. 7.4: Intelligenzschädigungen

Schädigung	Ursachen	Wesentliche Symptome und Erscheinungsformen	Therapie und Rehabilitation
1. Lernstörung	alle leichten Formen von Sinnesschädigungen, organische Krankheiten, Umwelteinflüsse (z. B. familiäre Schwierigkeiten)	verminderte Aufnahmefähigkeit, mangelhafte Konzentrationsfähigkeit, Hemmung der Sozialentwicklung	sonderpädagogische Förderung, psychotherapeutische Behandlung, völlig auszugleichen
2. Lernbehinderung	angeborene Stoffwechselstörung, Hirnschäden vor, während und nach der Geburt, schwere Ernährungsstörungen, Infektionskrankheiten, Chromosomenanomalie, z. B. Morbus Down	Intelligenzminderung, verminderte Aufnahmefähigkeit, mangelhafte Konzentrationsfähigkeit, Hemmung der Sozialentwicklung	sonderpädagogische Förderung, psychotherapeutische Behandlung, bedingt auszugleichen
3. Geistige Behinderung	angeborene oder erworbene Hirnschäden, Legasthenie, schwere Verhaltensstörungen	stark verminderte Aufnahmefähigkeit, verzögerte Gesamtentwicklung	sonderpädagogische bzw. lebenspraktische Förderung

Die Bundesarbeitsgemeinschaft für Rehabilitation hat eine andere Systematik der Lern- und geistigen Behinderungen vorgelegt:

- allgemeine Lernbehinderungen als Sammelbegriff für unterschiedliche Störungen der Lernfähigkeit,
- *partielle (isolierte) Lernstörungen* als Teilleistungsstörungen; z. B. Lese-Rechtschreib-Schwäche, Rechenstörungen, Störungen der Sprech- und Sprachentwicklung,
- *minimale zerebrale Dysfunktion und hyperkinetisches Syndrom* als wissenschaftliche Bezeichnung verschiedener Verhaltensauffälligkeiten wie Hyperaktivität, Impulsivität, Aufmerksamkeits-, Denk- und Gedächtnisstörungen etc.,
- *geistige Behinderungen* als Folge einer deutlichen Beeinträchtigung der intellektuellen Funktionen, der Persönlichkeitsentwicklung und des Sozialverhaltens, wobei der Intelligenzquotient gemessen mit den herkömmlichen Intelligenztests in der Regel weniger als 50 beträgt,
- *frühkindlicher Autismus* als zumeist vor dem 6. Lebensjahr einsetzendes im Hinblick auf die Ursache bislang ungeklärtes Krankheitsbild, das durch eine tiefgreifende Beeinträchtigung des zwischenmenschlichen Kontakts, eine Verzögerung der statomotorischen Entwicklung, eine Störung der zentralen Wahrnehmung etc. gekennzeichnet ist.

In der Internationalen Klassifikation psychischer Störungen ICD-10 (vgl. Dilling u. a., 2004) wird unter dem Abschnitt »Intelligenzminderungen« ausführlicher auf die früher als »geistige Behinderungen« bezeichneten Störungen eingegangen.

Eine *Intelligenzminderung* ist eine sich in der Entwicklung manifestierende, stehen gebliebene oder unvollständige Entwicklung der geistigen Fähigkeiten mit besonderer Beeinträchtigung von Fertigkeiten, die zum Intelligenzniveau beitragen, wie z. B. Kognition, Sprache, motorische und soziale Fähigkeiten. Eine Intelligenzminderung kann allein oder zusammen mit einer anderen psychischen oder körperlichen Störung auftreten ... Intelligenz ist kein einheitliches Phänomen, sondern setzt sich mehr oder weniger aus einer großen Anzahl verschiedener, spezifischer Fertigkeiten zusammen. Trotz der generellen Tendenz aller dieser Fertigkeiten, sich bei jedem Individuum zu einem vergleichbaren Niveau zu entwickeln, können vor allem bei Personen mit Intelligenzminderung große Unterschiede bestehen. So können auf dem Hintergrund schwerer Intelligenzminderung in einem bestimmten Bereich (beispielsweise der Sprache) schwere Beeinträchtigungen und in einem anderen (beispielsweise bei einfachen visuellen, räumlichen Aufgaben) eine besondere Geschicklichkeit feststellbar sein. Die Einschätzung der Intelligenz sollte auf allen verfügbaren Informationen beruhen. Dazu gehören klinischer Eindruck, Anpassungsverhalten, gemessen am kulturellen Hintergrund des Individuums und die psychometrische Leistungsfähigkeit.
Begleitende psychische oder körperliche Krankheiten haben einen großen Einfluß auf das klinische Bild und auf den Einsatz jedweder Fertigkeiten. Die gewählte diagnostische Kategorie soll sich deshalb auf eine umfassende Einschätzung der Fähigkeiten und nicht auf einen einzelnen Bereich spezifischer Beeinträchtigung oder Fertigkeit stützen. Die angegebenen IQ-Werte sind als Richtlinien gemeint und sollten im Hinblick auf die Problematik der transkulturellen Vergleichbarkeit nicht zu starr angewendet werden ... Der IQ sollte anhand von standardisierten, auf die jeweiligen kulturellen Gegebenheiten adaptierten, individuell angewandten Intelligenztests bestimmt werden. Der jeweilige Test ist unter Berücksichtigung des individuellen Leistungsniveaus und zusätzlicher spezifischer Behinderungen, wie Sprachproblemen, Hörverminderung und körperlichen Schwierigkeiten auszuwählen. Mit Skalen zur Beurteilung der sozialen Reife oder Anpassung, ebenfalls mit kulturspezifischen Normen, erhält man durch Interviews mit Eltern und Betreuern zusätzliche Informationen, die mit den Fertigkeiten des Betreffenden im alltäglichen Leben vertraut sind.

7.2 Sozialmedizinische Grundlagen

Zu den sozialmedizinischen Grundlagen gehören die Krankheits- bzw. Behindertenmodelle und die *Sozialepidemiologie*. Wir haben uns mit beiden Themen bereits in den **Kapiteln 1** und **2** beschäftigt. An dieser Stelle sollen einige ausgewählte epidemiologische Daten nachgetragen werden.

Die in Deutschland lebenden behinderten Menschen bilden keine in sich geschlossene Gruppe. Zu ihnen gehören

- 839 057 in Betrieben und Dienststellen beschäftigte Schwerbehinderte,
- 173 949 arbeitslose Schwerbehinderte,
- 226 703 in Werkstätten für behinderte Menschen geförderte oder beschäftigte Behinderte,

- etwa 5,6 Mio nicht im Arbeitsleben stehende Schwerbehinderte,
- eine statistisch nicht erfasste Zahl behinderter Menschen, bei denen ein Grad der Behinderung von weniger als 50 bei der Bewilligung von Renten der Unfallversicherung oder nach dem Recht der sozialen Entschädigung oder durch das Versorgungsamt festgestellt wurde,
- behinderte Menschen, die wegen ihrer Behinderung besondere, nach Art oder Schwere der Behinderung sehr unterschiedliche Hilfen in Anspruch nehmen, die sie zu ihrer Eingliederung ins Arbeitsleben und in die Gesellschaft insgesamt brauchen und die dazu dienen, Benachteiligungen aufgrund der Behinderung entgegenzuwirken, und
- behinderte Menschen, die auf derartige begriffliche Abgrenzungen nicht (oder: nicht mehr) angewiesen sind, weil sie zu ihrer Eingliederung in die Gesellschaft keine behindertenspezifischen, besonderen Hilfen (mehr) benötigen (Deutscher Bundestag 2004, S. 18 f.).

Zur *Epidemiolgie von Frauen mit Behinderung* liegen Ergebnisse aus einem vom Bundesministerium für Familie, Senioren, Frauen und Jugend (BMFSFJ) geförderten Forschungsprojekt vor. Die folgenden ausgewählten Ergebnisse sind aus Helfferich u. a. (2000, S. 17 ff.) entnommen:

Etwa ein Drittel der Befragten (36 %) war zwischen 55 und 60 Jahre, etwa ein Viertel (27 %) zwischen 45 und 54 Jahre und etwa ein Fünftel (21 %) zwischen 35 und 44 Jahre alt. Die jüngeren Altersgruppen waren weniger stark besetzt (25–34 Jahre: 12 %, 16 bis 24 Jahre: 4 %). Dies entspricht der Altersverteilung der schwerbehinderten Frauen nach den Daten des Statistischen Bundesamtes. Verglichen mit der Altersverteilung der (weiblichen) Bevölkerung sind Behinderte in höheren Altersgruppen häufiger zu finden. Das durchschnittliche Alter bei Eintritt der Behinderung betrug 30,4 Jahre. 12 % waren von Geburt an behindert; bei einem Viertel – diese 12 % eingeschlossen – war die Behinderung vor dem 15. Lebensjahr, bei 30 % nach dem 45. Lebensjahr eingetreten.

Knapp zwei Drittel (64 %) der Frauen waren verheiratet, 19 % ledig, 11 % geschieden und 6 % verwitwet. Verglichen mit der weiblichen Gesamtbevölkerung waren in allen Altersgruppen Frauen mit Behinderung häufiger ledig.

Waren allgemein von den 20- bis 29-jährigen 29 % verheiratet, waren es in unserer Stichprobe 21 %, zwischen 30 und 39 Jahren waren 68 % in der Gesamtbevölkerung und 54 % der Frauen mit Behinderung verheiratet. Auffallend ist auch die verglichen mit der Durchschnittsbevölkerung höhere Scheidungsrate der Frauen mit Behinderung im Alter von 30 bis 39 Jahren (14 % gegenüber 8 %). Von den zum Befragungszeitpunkt (noch) verheirateten Frauen hatten zwei Drittel vor und ein Drittel nach Eintritt der Behinderung geheiratet. Bei einem Drittel der Gesamtstichprobe trat die Behinderung nach der Eheschließung (und damit: nach der Familiengründung) ein. Ist eine Behinderung für Frauen immer noch ein Heiratshindernis? Nicht verheiratet zu sein bedeutet nicht, als Single zu leben. 71 % der Frauen mit Behinderung lebten in einer festen Partnerschaft (darunter 2 % mit einer Frau). Bei einem Viertel der festen Partnerschaften war der Partner ebenfalls behindert.

In den mündlichen Interviews zweifelten auch selbstbewusste junge Frauen mit Behinderung, ob sie einen Partner finden würden, und berichteten Vorurteile von Männern gegenüber einer möglichen Partnerschaft mit einer Frau mit Behinderung.

70 % der Frauen mit Behinderung haben eigene Kinder, davon haben knapp zwei Drittel mehr als ein Kind. Bezieht man nichtleibliche Kinder mit ein, so leben 75 % der Frauen mit Kindern zusammen in einem Haushalt. Dies wird aber in der Öffentlichkeit so nicht wahrgenommen: 73 % der Frauen bestätigten, dass in der Öffentlichkeit negative Vorurteile gegenüber behinderten Frauen als Mütter existieren. Für die Mütter in den Interviews waren Kinder sehr wichtig, und sie trugen zum Selbstwertgefühl bei; sie berichteten, dass sie z. T. unter gesundheitlichen Risiken – mitunter auch gegen ärztlichen Rat – Kinder zur Welt gebracht hatten. Junge Frauen, die mit ihrer Behinderung aufwuchsen, machten sich Gedanken über die Voraussetzungen und Unterstützungen, die sie zur Mutterschaft brauchen würden und beklagten die mangelnde gesellschaftliche Unterstützung. Insgesamt wird deutlich, dass der Unterstützungsbedarf der großen Gruppe von Frauen mit Behinderung, die Familie haben, vernachlässigt wird.

Mit dem sozialmedizinisch bedeutsamen Zusammenhang von Armut und Behinderung hat sich u. a. Weiß beschäftigt:

»Das Gewicht von Armut als Risikopotenzial für betroffene Kinder hängt ... von verschiedenen in Zusammenhang stehenden Bedingungen ab: Intensität und Komplexität ..., Dauer .. . sowie familiäre Belastung und Bewältigung der Armut. Ungünstige Belastungsreaktionen der Eltern wie steigende Reizbarkeit, depressive Verstimmungen, willkürliches Strafverhalten, Inkompetenzgefühle und Beeinträchtigungen der Familienkohäsion wirken risikoverstärkend. Verfügbare Ressourcen, z. B. das kulturelle Kapital der Eltern, die Stabilität ihrer Beziehungen und die Unterstützung durch soziale Netzwerke üben hingegen einen moderierenden Einfluss aus. Die Folgen von Armut können durch zusätzliche Risikofaktoren ... verstärkt werden. Zu denken ist hier an gravierende Störungen der Mutter-Kind-Interaktion, Vernachlässigungssituationen sowie biologische Risiken und Schädigungen, z. B. vorzeitige Geburt, niedriges Geburtsgewicht, prä-, peri- und postnatale Komplikationen und Fehlernährung. Dass nicht nur Lern- und Verhaltensprobleme bis hin zu Schulversagen und Lernbehinderungen im Kontext armutsbedingter Deprivation eindeutig überrepräsentiert auftreten, sondern offensichtlich auch ... körperliche, geistige und sinnesspezifische Behinderung, dürfte auf diesem sozialmedizinisch bedeutsamen Hintergrund zu erklären sein« (2001, S. 177).

Doch Armut ist nicht nur als Risikopotential für Behinderungen, sondern auch als Folge von Behinderung relevant. Nach der Untersuchung zum Hilfe- und Pflegebedarf in privaten Haushalten Deutschlands sind Hauptpflegepersonen, die Personen mit regelmäßigem Pflegebedarf betreuen, zu 77 % nicht erwerbstätig, während 5 % geringfügig beschäftigt, 7 % teilzeitbeschäftigt und 10 % vollzeiterwerbstätig sind. 68 % der Hauptpflegepersonen befinden sich im erwerbsfähigen Alter, 32 % sind 65 Jahre oder älter. Die Ergebnisse des Mikrozensus vom Mai 2003 belegen bei den 25 bis unter 60-Jährigen eine deutliche Schlechterstellung privater Haushalte behinderter Menschen gegenüber denen nicht-behinderter Menschen. So haben z. B. bei den 25 bis unter 45-jährigen behinderten Menschen in Zweipersonenhaushalten 36 % ein Haushaltsnettoeinkommen von unter 1 700 Euro, bei den nicht-behinderten Menschen sind es 24 % (Deutscher Bundestag 2004, S. 135). Das am 1.1.2003 in Kraft getretene Grundsicherungsgesetz hat zu einer spürbaren Verbesserung der Einkommenssituation behinderter Männer und Frauen und ihrer Familien geführt; die Eltern behinderter Kinder werden durch die Grundsicherung von ihrer lebenslangen Unterhaltspflicht entlastet.

7.3 Sozialmedizinische Praxis

Dieses Kapitel beschäftigt sich mit der sozialmedizinischen Praxis. Dazu gehören Maßnahmen und Einrichtungen der Prävention, Sozialtherapie und Rehabilitation. Es basiert im Wesentlichen auf dem Bericht der Bundesregierung über die Lage behinderter Menschen und die Entwicklung ihrer Teilhabe von 2004. Dem Thema Rehabilitation haben wir bereits ein eigenes Kapitel gewidmet (vgl. ▶ **Kap. 5.3**).

Abbildung 7.1 vermittelt einen Eindruck über das umfassende System der Behindertenarbeit, aufgeschlüsselt nach Altersstufen und Teilbereichen.

Die *Prävention* von Behinderungen hat die vielfältigen Ursachenfaktoren zu berücksichtigen. Da die der Behinderung zugrunde liegende Ursache bei über 80 % aller behinderten Menschen eine Krankheit ist, sind auf diese Erkrankung bezogene präventive Maßnahmen – soweit vorhanden – bedeutsam (vgl. ▶ **Kap. 5**). Bei 4,5 % der Behinderungen ist eine angeborene Behinderung die Ursache, 1,4 % der Behinderungen beruhen auf einem Arbeitsunfall oder auf einer Berufskrankheit, 1,4 % auf anderen Unfällen (Robert Koch-Institut 2006, S. 62).

Entsprechend der Zielsetzung in § 10 des Ersten Buches Sozialgesetzbuch wird zunächst angestrebt, durch gezielte *Vorsorge* dem Entstehen von gesundheitlichen Schädigungen, Funktionsbeeinträchtigungen und Behinderungen entgegenzuwirken und ihre Verschlimmerung so weit wie möglich zu verhüten; das gilt für alle Altersgruppen und Lebensbereiche. Wichtige Felder hierbei sind Arbeitsschutz und Unfallverhütung sowie Umweltschutz und Gesundheitsvorsorge, vor allem auch bei chronisch-degenerativen Erkrankungen.

Alle Bemühungen, ein Leben und damit eine Gesellschaft ohne Behinderungen zu ermöglichen, können allerdings nach derzeitigem Kenntnis- und Entwicklungsstand nur teilweise Erfolg haben. Einerseits wirkt eine Vielzahl von Gefährdungspotenzialen auf die Menschen und ihre Entwicklung ein, deren krankheits- und behinderungsbedingende Faktoren weder für sich allein noch in ihrem Zusammenwirken voll erkennbar sind. Zum anderen erschwert der ständige Wandel der Lebensbedingungen die Erkenntnis und die Beseitigung insbesondere der Einflussfaktoren, die erst längerfristig, im Zusammenspiel mit anderen Faktoren oder unter besonderen Bedingungen wirksam werden.

Auch ist nicht alles, was wissenschaftlich machbar ist, für eine Anwendung in der Praxis geeignet, wenn zum Beispiel gewichtige ethische Grundsätze entgegenstehen; dies betrifft insbesondere die Möglichkeiten der vorgeburtlichen Diagnostik und der Gentechnologie. Selbst wenn ein Leben mit Behinderung zu erwarten ist, sind die Prinzipien der Menschenwürde und der freien Entfaltung menschlichen Lebens zu wahren. Medizin, Biologie und Technik sind daher in einen gesellschaftlichen Konsens einzubeziehen; in diesem Konsens müssen zur Wahrung ethischer

Grundsätze bei Bedarf auch Rechtsnormen gesetzt oder präzisiert werden mit dem Ziel, Schutz vor Selektion und Diskriminierung zu gewährleisten.

Bereich / Altersstufen	Frühförderung Elementarerziehung	Schule	Berufsausbildung Umschulung	Arbeit	Wohnen	Medizin (keine Altersstufen)	Beratung (keine Altersstufen)
0–6 Jahre	Pädiatrische Klinik Intensivstation; Frühförderstelle Sonderkindergarten (integr. Kindergarten)	Sozialpäd. Zentrum; Schulvorbereitende Einrichtung				Praxis	Familien- und Erziehungsberatung
6–18 Jahre		Sonderschule • lernbehindert • geistigbehindert • erziehungsbehindert • sprachbehindert • Blinde und Sehbehinderte • hörgeschädigt • Krankenhaus; Sonder-/Berufsschule	Berufsbildungswerk		Wohnheim für behinderte Kinder und Jugendliche – Dauerheim (heilpäd. bzw. therap. Heim); Internat bei Berufsbildungsw.	Krankenhaus; Fachklinik • je nach Behinderung; Kur-/Spezialklinik	Schulberatung; Jugendamt Erziehungsbeistand; kommunale Behindertenberatung; Beratung durch Sondereinrichtung
über 18 Jahre			WFB (Trainings- und Arbeitsbereich); Berufsförderungswerk	Werkstatt für Behinderte (WFB)	Wohnheim bei WFB und/oder Berufsförderwerk; Wohnheim für Behinderte; Wohngemeinschaft für Behinderte	Rehabilitationsklinik; Reha-Zentrum	Beratung durch Behindertenverband; Leistungsträger; Sozialamt; Arbeitsamt

Abb. 7.1: Einrichtungen der Behindertenhilfe

Ist abzusehen, dass Kinder mit einer schweren Behinderung geboren werden, ist und bleibt es zunächst Aufgabe der Eltern, insbesondere der Schwangeren selbst, die daraus entstehenden Konfliktsituationen zu bedenken; Möglichkeiten eines Schwangerschaftsabbruchs dürfen nicht als Aufforderung missverstanden werden.

Nur der kleinere Teil von angeborenen Erkrankungen ist erblich bedingt. Dennoch besteht insbesondere bei Frauen und Männern, deren Belastung mit vererbbaren Risikofaktoren bekannt ist, die Möglichkeit zur genetischen Beratung, um die Risiken einer Schwangerschaft abwägen und gewichten zu können. Genetische Untersuchungs- und Beratungsstellen gewährleisten bundesweit, dass allen einschlägigen Anforderungen entsprochen werden kann. Das ständige Anwachsen der Kenntnisse über molekularbiologische Zusammenhänge sowie die weitere Entschlüsselung von Genen werden zur Verbesserung der diagnostischen Möglichkeiten in diesem Bereich beitragen.

In etwa 97 % aller Fälle, in denen ein Kind während der Schwangerschaft auf genetische Erkrankungen untersucht wird, kann die befürchtete Erkrankung ausgeschlossen werden. Dies bedeutet demnach für die ganz überwiegende Zahl der Untersuchungen eine psychologische Entlastung und Beruhigung der Eltern, indem sie die Gewissheit erhalten, dass ihr zukünftiges Kind nicht, wie befürchtet, an einer bestimmten Erbkrankheit leidet. In den vergleichsweise wenigen Fällen, in denen eine schwerwiegende genetische Erkrankung des Kindes diagnostiziert wird, entscheiden sich rund 90 % der Frauen für einen Schwangerschaftsabbruch.

Die *Beratung von Betroffenen* über das Zusammenleben mit behinderten Kindern gehört bei Schwangeren- und Schwangerschaftskonfliktberatungssowie integrierten Beratungsstellen und den Behinderteneinrichtungen zu den originären Aufgaben der ganzheitlichen Beratung und zum Selbstverständnis der zentralen Beratungsträger. Hinsichtlich einer möglichen Behinderung des erwarteten Kindes schließt das ein

- die Information über Möglichkeiten und Grenzen der pränatalen Diagnostik,
- die Beratung über die Bedeutung der Mitteilung eines schwerwiegenden Befundes beim Kind für die einzelne Schwangere und ihre Familie sowie
- die Hilfe bei der Verarbeitung und die Erörterung der Perspektiven für ein Zusammenleben mit dem Kind einschließlich der Hilfs- und Unterstützungsmöglichkeiten für die Familie und die Förderungsmöglichkeiten für das Kind.

Die regelmäßigen *Vorsorgeuntersuchungen während der Schwangerschaft* zum Erkennen und zum Ausschluss von Risikofaktoren werden nach bisherigen Erkenntnissen in hohem Maße – von etwa 90 % der Anspruchsberechtigten – genutzt. Die Zahl der Risikoschwangerschaften nimmt seit Jahren zu. Dies erfordert auch weiterhin eine hohe Inanspruchnahme der Mutterschaftsvorsorgeuntersuchungen. Seit 1996 liegt ein überarbeiteter und aktualisierter Mutterpass vor. Mit Einführung dieses Passes wurden die Möglichkeiten der Beratung der Schwangeren, zum Beispiel hinsichtlich der Ernährung, erweitert. Der Mutterpass enthält die während der Schwangerschaft erhobenen wichtigen Befunde. Die Angaben im Mutterpass dienen der Information von Arzt und Hebamme sowie der Sicherheit der Schwangeren und ihres Kindes; damit können – gegebenenfalls unter Hinzuziehung weiterer Befunde – frühzeitig therapeutische Maßnahmen ergriffen oder geburtshilfliche Konsequenzen gezogen werden.

Je früher in der kindlichen Entwicklung eine Auffälligkeit oder Beeinträchtigung erkannt wird, desto besser kann vorgebeugt oder erfolgreich behandelt werden; gerade frühkindliche Entwicklungsphasen können in vielen Fällen wirkungsvoll beeinflusst werden. *Vorsorgeuntersuchungen für Säuglinge und Kleinkinder* bis zum sechsten Lebensjahr sind bereits seit 1971 Pflichtleistungen der gesetzlichen Krankenversicherung. Seit Juli 1997 umfassen diese Untersuchungen eine weitere nach Vollendung des 10. Lebensjahres; bei Modellversuchen zur Einführung dieser Untersuchung wurde eine Vielzahl gesundheitlicher Auffälligkeiten bereits bei diesen Jugendlichen beobachtet.

Im Rahmen dieser Vorsorge werden damit insgesamt zehn ärztliche Untersuchungsreihen angeboten. Anlässlich dieser Vorsorgeuntersuchungen werden auch zahlreiche Impfungen durchgeführt, zum Beispiel gegen Hepatitis-B, Tuberkulose, Diphtherie, Keuchhusten, Tetanus, Masern, Mumps und Röteln.

Die Krankenkassen sind seit Jahren bemüht, die Inanspruchnahme der Früherkennungs- und Vorsorgeuntersuchungen durch gezielte Aufklärung und verschiedene Einladungsmodelle zu verbessern.

In der Praxis werden Entwicklungsauffälligkeiten oft durch Erzieherinnen und Erzieher in Kindergärten festgestellt. Diese wichtige Funktion sollte anerkannt werden und sich auch in der Aus- und Fortbildung niederschlagen.

Insbesondere bei *Schulkindern und Jugendlichen* übernimmt der schulärztliche Dienst die wichtigen Aufgaben der Früherkennung und Prophylaxe. Eine besondere Bedeutung hat dabei die Vervollständigung des Impfschutzes gegen Infektionskrankheiten durch Impfungen.

Bei gesundheitlichen Auffälligkeiten ermöglicht das eingespielte System der Vorsorge und Frühbehandlung die wichtige *Frühintervention*. Hierzu dient ein differenziertes Versorgungsangebot; in ihm leisten die erforderlichen Hilfen

- niedergelassene Kinder- und andere Ärzte zusammen mit anderen medizinischen Fachberufen, Psychologen und anderen,
- ambulante Frühförderstellen und
- überregionale sozialpädiatrische Zentren.

Hauptaufgaben der Frühförderung sind:
- Kontaktaufnahme zu Eltern und Kind sowie das sogenannte Erstgespräch,
- medizinische, pädagogische, psychologische und soziale Diagnostik sowie ihre interdisziplinär abgestimmte Zusammenarbeit,
- pädagogische Förderung des Kindes, psychologische und medizinische Therapien des Kindes, Entwicklung seiner Eigenkräfte,
- Information, Beratung und Begleitung der Eltern, Stärkung ihrer Autonomie,
- Zusammenarbeit mit allen Diensten und Einrichtungen, die mit dem Kind und dessen Eltern arbeiten, sowie Koordination der Hilfen,
- Begleitung bei der Integration behinderter Kinder in allgemeine Kindertagesstätten sowie
- Öffentlichkeitsarbeit.

Bei den Angeboten der Frühförderung haben sich unterschiedliche *Organisationsformen* herausgebildet:

- mobil und ambulant arbeitende Frühförderstellen im eigentlichen, klassischen Sinne,
- mobil und ambulant arbeitende Frühförderstellen an Kindergärten, Tagesstätten oder Schulen (vor allem in den neuen Bundesländern),
- (überregionale) Frühförderstellen für sinnesbeeinträchtigte und sprachbehinderte Kinder,
- Frühförderungsangebote für Kinder mit autistischen Verhaltensweisen,
- Frühförderungsangebote mit dem Schwerpunkt »nur für bewegungsgestörte Kinder« (CP-Ambulanzen, mobile Therapien, nur Krankengymnastik, Schulen für Körperbehinderte in Baden-Württemberg),
- sonstige (Sonderkindergärten, »CP«-Kindergärten; Frühförderung nur für Kinder mit Spina bifida/Hydrozephalus; nur für MCD-Kinder; Erziehungshilfe und ärztliche Frühförderungsangebote),
- psychiatrische Einrichtungen mit Frühförderungsangeboten,
- Sozialpädiatrische Zentren, teilweise mit mobilen und ambulanten Angeboten oder mit Unterzentren und Außenstellen.

Mit der Skizzierung der Frühförderung ist bereits ein auf die Gruppe behinderter Kinder bezogener Aspekt der *Sozialtherapie* dargestellt worden. Um die besondere Bedeutung der sozial- und pädagogischen Disziplinen zu betonen und den medizin- und patientenbezogenen Begriff »Therapie« zu vermeiden, wollen wir lieber von *Förderung* sprechen. Hinzu kommt, dass der Bereich der Sozialtherapie behinderter Menschen sich weitgehend mit dem ihrer Rehabilitation deckt (vgl. ► Kap. 5.3). Wenn wir den Begriff Förderung benutzen, dann meinen wir damit die Förderung der Normalisierung der Lebensbedingungen, die Förderung der Teilnahmechancen am »normalen Alltag«, die Förderung der Unabhängigkeit und der Integration behinderter Menschen. Thimm (1994, S. 19 f.) hat das *Normalisierungsprinzip* mit Bezug auf Nirje folgendermaßen skizziert:

1. *Normaler Tagesrhythmus*
   Schlafen, Aufstehen, Anziehen, Mahlzeiten, Wechsel von Arbeit und Freizeit – der gesamte Tagesrhythmus ist dem altersgleicher Nichtbehinderter anzupassen.
2. *Trennung von Arbeit – Freizeit – Wohnen*
   Klare Trennung dieser Bereiche, wie das bei den meisten Menschen der Fall ist. Das bedeutet auch: Ortswechsel und Wechsel der Kontaktpersonen. Es bedeutet ferner, täglich Phasen von Arbeit zu haben und nicht nur einmal wöchentlich eine Stunde Beschäftigungstherapie. Bei Heimaufenthalt: Verlagerung von Aktivitäten nach draußen.
3. *Normaler Jahresrhythmus*
   Ferien, Verreisen, Besuche, Familienfeiern; auch bei Behinderten haben solche im Jahresverlauf wiederkehrenden Ereignisse stattzufinden.
4. *Normaler Lebensablauf*
   Angebote und Behandlung sollten klar auf das jeweilige Lebensalter bezogen sein (auch der geistig Behinderte ist Kind, Jugendlicher, junger Erwachsener usw!).

5. *Respektierung von Bedürfnissen*
   Behinderte sollten so weit wie möglich in die Bedürfnisermittlung einbezogen werden. Wünsche, Entscheidungen und Willensäußerungen Behinderter sind nicht nur zur Kenntnis zu nehmen, sondern auch zu berücksichtigen.
6. *Angemessene Kontakte zwischen den Geschlechtern*
   Geistig Behinderte sind Jungen und Mädchen, Männer und Frauen mit Bedürfnissen nach (anders)geschlechtlichen Kontakten. Diese sind ihnen zu ermöglichen.
7. *Normaler wirtschaftlicher Standard*
   Dieser ist im Rahmen der sozialen Gesetzgebung sicherzustellen.
8. *Standards von Einrichtungen*
   Im Hinblick auf Größe, Lage, Ausstattung usw. sind in Einrichtungen für geistig Behinderte solche Maßstäbe anzuwenden, wie man sie für Nichtbehinderte für angemessen hält.

Im Konzept der Normalisierung haben gemeindenahe Strategien eine besondere Bedeutung, da sie die Ausgrenzung, »Verheimung« und »Medikalisierung« am erfolgreichsten zu verhindern versprechen, ganz ähnlich wie in der psychiatrischen Versorgung (vgl. ▶ **Kap. 8**).

Welche Einrichtungen und Maßnahmen die Normalisierung der Lebensbedingungen behinderter Menschen fördern können, wollen wir im Folgenden beschreiben. Wir haben einen Schwerpunkt auf die folgenden drei Bereiche gelegt:

- Wohnen,
- Bildung und Arbeit,
- soziale Integration.

Wohnen

Grundsätzlich lassen sich die Wohn- und Betreuungsformen für behinderte Menschen in ambulante und stationäre Angebote unterteilen. Bei den ambulanten Wohnformen handelt es sich um Einrichtungen, in denen Hilfe, Pflege und Beratung in Form von ambulanter Assistenz geleistet wird, wobei die behinderten Menschen üblicherweise in Privathaushalten leben. Soweit behinderte Menschen im Zusammenhang mit ihrer Wohnung Betreuung und Pflege benötigen, reicht das Angebot von stationären Wohnformen wie Komplexeinrichtungen mit integrierten Arbeits- und Beschäftigungsangeboten, Wohnheimen und Pflegeeinrichtungen über offene Wohnformen wie Wohngemeinschaften und betreutes Einzelwohnen bis zu individuellem Wohnen allein oder in Gemeinschaft in der eigenen Wohnung. Es wird zwischen folgenden Wohnformen unterschieden:

- Gruppengegliedertes Wohnen (u. a. Wohnheime, Wohnstätten, Wohnhäuser); dabei sind kleine Einrichtungen mit maximal drei Gruppen mit nicht mehr als je sechs bis acht Bewohnern anzustreben und Betreuung rund um die Uhr zu gewährleisten;

- Gruppenwohnungen mit nicht mehr als sechs Bewohnern; die Betreuung erfolgt nach den Bedürfnissen der Bewohner, bei Bedarf rund um die Uhr;
- Einzel- und Paarwohnungen, die organisatorisch dem gruppengegliederten Wohnen angegliedert sind und in denen regelmäßig Betreuung stattfindet sowie
- Eltern-Kind-Wohnungen als sozialpädagogisch betreutes Wohnen, in denen Eltern mit geistiger Behinderung gemeinsam mit ihren Kindern leben.

Wohnen in der Familie

In der Familie finden behinderte Familienangehörige in der Regel umfassende Hilfe, die je nach Art und Schwere der Behinderung von unterschiedlichen Bezugspersonen zur Verfügung gestellt werden kann. Insbesondere für behinderte Kinder gewährleistet die Familie den primären Lebensraum, der Zuwendung, Schutz und Förderung bietet. Sehr große Bedeutung hat die Familie darüber hinaus vor allem dann, wenn Behinderte pflegebedürftig sind; oft entscheiden Einsatzfähigkeit und Einsatzbereitschaft der Familien darüber, ob Behinderte in einer Einrichtung leben müssen oder nicht. Allerdings gilt es zu verhindern, dass sich die Anforderungen bei der Betreuung behinderter Familienangehöriger als gesellschaftliche Isolation der gesamten Familie auswirken, wenn diese gezwungen wird, ihre gesamte Lebensplanung auf Pflege und Betreuung behinderter Angehöriger auszurichten.

Behinderte Kinder wachsen heute in der Mehrzahl in ihren Herkunftsfamilien auf. Nach neueren Forschungsergebnissen liegt der Anteil der Eigenhilfe der Familien an der Versorgung von behinderten Kindern bei 95 % des gesamten Versorgungsaufwands, während nur etwa 5 % auf professionelle Hilfen entfallen.

Bei verschiedenen Untersuchungen der Hilfesysteme, auf die Eltern behinderter Kinder zurückgreifen, wurde deutlich, dass in den meisten Fällen private Arrangements getroffen wurden, indem Geschwister und Verwandte die Betreuung übernehmen. Ein großer Teil der Eltern sieht diese Lösung als unzureichend an und wünscht sich zusätzlich die Hilfe ambulanter Dienste, die ins Haus kommen und zeitweilig die Betreuung übernehmen.

Die von *Familienangehörigen erbrachten Hilfen* umfassen neben rein körperbezogener Pflege auch die hauswirtschaftliche Versorgung und die sozial-kommunikativen, psychischen und emotionalen Bedürfnisse der Pflegebedürftigen. Drei von vier Hauptpflegepersonen sind Frauen. Rund 78 % der geistig behinderten Menschen bzw. unter geistigem Abbau leidenden Personen haben eine Hauptpflegeperson. Bei den Personen mit Behinderungen der Sinnesorgane trifft dies nur auf 50 % zu. Hilfe und Pflege von Behinderten ist mit erheblichen Belastungen verbunden. 72 % der Hauptpflegepersonen fühlen sich sehr stark oder eher stark belastet. Eher wenig belastet fühlen sich nur 24 % und gar nicht belastet nur 4 %.

Seit Mitte der 80er-Jahre entwickelten sich – insbesondere in Orts- und Kreisvereinigungen der Lebenshilfe – *Familienentlastende Dienste* als eine neue Form ambulanter, mobiler Hilfen. Diese Dienste – in Nordrhein-Westfalen treffend »Familienunterstützungsdienste« genannt – tragen der Erwartung behinderter Menschen und ihrer Angehörigen Rechnung, die an Stelle einer »totalen Hilfe« in Einrichtungen zunehmend Formen ambulanter Unterstützung, Assistenz und Entlastung nachfragen und einen Verbleib im familiären Umfeld, im örtlichen Gemeinwesen und in der eigenen Häuslichkeit anstreben. Sie sind eine Antwort auf die Belastungen von Familien mit behinderten Angehörigen, wollen den pflegenden und betreuenden Angehörigen »Freiräume« schaffen und umfassen entsprechend dem Bedarf der Nutzer unterschiedliche Dienstleistungen; zu den Angeboten gehören stundenweise, tageweise und mehrtägige Betreuungs- und Pflegehilfen innerhalb und außerhalb der Familie, sozialpädagogische Beratung und Begleitung der Familien sowie Vermittlung weiterer Hilfen.

Nutzer Familienentlastender Dienste sind hauptsächlich Familien mit geistig behinderten (57 %), mehrfach behinderten (24 %) und körperbehinderten Angehörigen (16 %). Die meisten betreuten Kinder und Jugendlichen befinden sich im Schulalter zwischen 7 und 18 Jahren. Zwei weitere große Gruppen bilden Erwachsene im Alter von 26 bis 40 und 19 bis 25 Jahren in der genannten Reihenfolge. Zunehmend erbringen die Dienste auch Leistungen für behinderte Menschen, die in der eigenen Wohnung oder einer Form betreuten Wohnens leben, und ermöglichen ihnen damit ein selbstbestimmtes Leben außerhalb von Einrichtungen; derzeit trifft das bei etwa 10 % der von Familienentlastenden Diensten betreuten Personen zu.

Wohnen im Heim

Das Angebot wird im Wesentlichen geprägt durch *Wohnheime für Erwachsene,* die in Werkstätten für Behinderte, auf Regiearbeitsplätzen oder in Betrieben oder Verwaltungen des allgemeinen Arbeitsmarkts tätig sind oder die bei schwerwiegenden Beeinträchtigungen in Fördergruppen oder anderen Maßnahmen außerhalb der Wohngruppe betreut werden. Im Jahr 2000 gab es bundesweit insgesamt 4 107 Heime für erwachsene behinderte Menschen mit 160 346 Plätzen. Über die Hälfte aller Wohnplätze bundesweit lassen sich diesen Wohnräumen zuordnen. Eine *selbstständigere Lebensführung* ermöglichen demgegenüber bundesweit nur etwa 15 % aller Wohnplätze; hierzu zählen betreutes Einzel- oder Paarwohnen, Außenwohngruppen, Wohngemeinschaften, Trainingswohngruppen und -plätze sowie sogenannte Servicehäuser. Im Bundesdurchschnitt bieten fast 60 % aller Träger Plätze in offenen Wohnformen an. Solche differenzierten Angebote werden in den letzten Jahren sowohl von Trägern der traditionellen stationären Behindertenhilfe als auch von kleineren Vereinen und Initiativen zunehmend ausgebaut; die vorhandenen Angebote reichen aber bei weitem nicht aus, um den bestehenden Bedarf zu decken. Eine dritte große Gruppe von Angeboten umfasst *Wohnen mit integrierter Beschäftigung oder Förderung und Wohnen mit ganztägigem Pflegeangebot;* fast ein Viertel (23,6 %) aller Wohnplätze im Bundesgebiet entfällt darauf. Außer behinderten Menschen mit erheblichem Pflegebedarf werden in diesen Wohnformen insbesondere auch behinderte Senioren betreut, für die tagesstrukturierende Angebote außerhalb des Wohnbereichs nicht zur Verfügung stehen.

Obwohl die kleinen Einrichtungen im Bereich der Behindertenhilfe ihrer Zahl nach dominieren, lebt dort lediglich ein Viertel aller Bewohnerinnen und Bewohner; die Mehrzahl lebt in den wenigen sehr großen Heimen, vor allem geistig und mehrfach behinderte Menschen, darunter fast ein Viertel aller geistig behinderten Menschen in Einrichtungen mit über 300 und mehr Plätzen. Demgegenüber finden Menschen mit einer Körper- und Sinnesbehinderung oder einer seelischen Behinderung überwiegend in kleinen bis mittelgroßen Einrichtungen einen Wohnplatz.

Diese durchschnittlich *schlechteren Bedingungen für Menschen mit geistigen oder Mehrfachbehinderungen* hinsichtlich der Wohn- und Lebensqualität in stationären Einrichtungen sind nicht nur in Bezug auf die Einrichtungsgröße zu beobachten, sondern auch in Bezug auf die Verteilung von Ein- und Mehrbettzimmern oder die Gruppengröße.

Veränderungen müssen sich vor allem auf eine weitere Differenzierung der Angebote und eine Erweiterung von Mitsprache- und Handlungsspielräumen der Bewohnerinnen und Bewohner richten. Es besteht Konsens bei der überwiegenden Mehrzahl der Einrichtungen, dass die Organisation und die Lebensweise in Einrichtungen heute an Kriterien wie Individualisierung der Hilfen, Förderung von Selbstbestimmung und Eigenständigkeit der Bewohnerinnen und Bewohner gemessen werden müssen.

Bildung und Arbeit

Bildung ist für eine gleichberechtigte Teilhabe behinderter Menschen am Leben in unserer Gesellschaft von besonderer Bedeutung. Aufgabe des Bildungswesens ist, die Bildungsfähigkeit und die Bildungsbereitschaft behinderter Menschen von klein auf unter Berücksichtigung behinderungsspezifischer Belange und Bedürfnisse zu fördern und zu unterstützen. Dabei ist eine Förderung und Betreuung zusammen mit nicht behinderten Gleichaltrigen wo immer möglich integrationsfördernd und ganz im Sinne der behinderten Menschen und ihrer Angehörigen. Den Besuch von Sonderkindergärten und Sonderschulen empfinden behinderte Menschen und ihre Angehörigen oft als Ausgrenzung. Sie kritisieren, dass nach wie vor kein Rechtsanspruch auf eine integrative schulische Förderung besteht.

Kindergärten

Die Chancen für eine erfolgreiche Integration sind im Kindergartenalter besonders groß, weil hier Vorurteile und Scheu noch wenig entwickelt sind und die Kinder unbefangener aufeinander zugehen.

Bundesweit haben sich zur gemeinsamen Erziehung von Kindern mit und ohne Behinderung im Kindergartenalter unterschiedliche Organisationsformen entwickelt:

- Einzelintegration behinderter Kinder im wohnortbezogenen Nachbarschaftskindergarten,
- Bildung von integrativen Gruppen in Regelkindergärten,
- Bildung von integrativen Gruppen in Sonderkindergärten,
- Einrichtung integrativer Kindergärten mit durchgängigem Prinzip gemeinsamer Erziehung in allen Gruppen,

• Sonder- und Regelkindergärten als getrennte Organisationsformen, auch mit getrennter Trägerschaft »unter einem Dach«.

Länder und Gemeinden haben in den letzten Jahren den Auf- und Ausbau integrativer Angebotsstrukturen für behinderte Menschen verstärkt vorangetrieben. Gleichwohl reichen diese Angebote noch nicht aus, um allen Anträgen von Eltern behinderter Kinder Rechnung tragen zu können.

Ende 2002 gab es insgesamt 9 801 integrative Tageseinrichtungen (das waren knapp 21 % aller Tageseinrichtungen) mit ca. 600 000 Plätzen für nicht behinderte und ca. 39 000 Plätze für behinderte Kinder sowie 299 Tageseinrichtungen für behinderte Kinder mit ca. 10 000 Plätzen.

Schulen

Für die schulische Bildung bedeutet der Grundsatz der Integration zunächst, dass auch den leistungsschwächsten behinderten Kindern und Jugendlichen ein angemessenes Bildungsangebot gemacht werden muss. Nach den Schul- und Sonderschulgesetzen der Bundesländer sollen auch behinderte Kinder und Jugendliche möglichst so gefördert werden, dass sie die Bildungsziele der allgemeinen Schulen erreichen können. Darüber hinaus wird angestrebt, möglichst viele behinderte Kinder und Jugendliche in Regelschulen zu fördern und dort, falls erforderlich, zusätzliche sonderpädagogische Hilfen und sonstige angemessene Betreuung zur Verfügung zu stellen. Soweit behinderte Kinder und Jugendliche in anderen Schulformen nicht oder nicht hinreichend gefördert werden können, sind sie in Sonderschulen zu den schulischen Zielen zu führen, die für sie erreichbar sind; auch dort wird, soweit die Fähigkeiten des behinderten Kindes ausreichen, die Vermittlung von allgemeinen Abschlüssen angestrebt.

Die Sonderschulen (die in einigen Ländern als Förderschulen bezeichnet werden) sind gesetzlich verpflichtet, bis zum Ende eines jeden Schuljahres zu überprüfen, ob der Besuch der Sonderschule weiterhin erforderlich ist. Sie sollen in enger Zusammenarbeit mit anderen Schulen nach Möglichkeit auf eine Eingliederung ihrer Schüler in den Unterricht mit nicht behinderten Kindern hinwirken oder nach anderen Formen der Kooperation mit Regeleinrichtungen suchen. Zur Zeit gibt es folgende Förderschwerpunkte (früher Sonderschulen):

• Lernen (früher: Lernbehinderte),
• Sehen (früher: Blinde und Sehbehinderte),
• Hören (früher Gehörlose und Schwerhörige),
• Sprache (früher: Sprachbehinderte),
• Körperliche und motorische Entwicklung (früher: Körperbehinderte),
• Geistige Entwicklung (früher: Geistigbehinderte),
• Emotionale und soziale Entwicklung (früher: Verhaltensgestörte),
• Kranke.

Von den Schülern mit sonderpädagogischem Förderbedarf sind 65 800 in allgemeinen Schulen und 429 440 Schüler in Sonderschulen. Trotz der Tendenz, Schüler mit sonderpädagogischem Förderbedarf in allgemeinen Schulen zu unterrichten, ist die Zahl der Schüler in Sonderschulen von 1994 bis 2002 um rund 12 % gestiegen, bei gleichzeitigem Anstieg der Schülerzahlen in allen Schulen. Insgesamt hat die Zahl der Schüler, die einer sonderpädagogischen Förderung bedürfen, in den letzten Jahren deutlich zugenommen. Dies gilt insbesondere für den Schwerpunkt »Emotionale und soziale Entwicklung«. Die Zahl der Kinder und Jugendlichen mit Verhaltensauffälligkeiten oder -störungen hat sich von 1994 bis 2002 verdoppelt. Seit einiger Zeit ist auch zu beobachten, dass immer mehr Schülern mit Migrationshintergrund ein besonderer Förderbedarf im Bereich »Lernen« attestiert wird und sie dann an Sonderschulen verwiesen werden.

Einen wichtigen Schritt zur Weiterentwicklung der integrativen Förderung stellen die *Sonderpädagogischen Förderzentren* dar. Es handelt sich um zentrale Einrichtungen, von denen aus Sonderpädagogen verschiedener Fachrichtungen behinderte Kinder an allgemeinen Schulen in einer Region betreuen. Diese Sonderpädagogen unterrichten zusammen mit Lehrern der allgemeinen Schule während mehrerer Wochenstunden und widmen sich dabei den behinderten Schülerinnen und Schülern. In einigen Ländern sind mobile Dienste zur sonderpädagogischen Betreuung Behinderter an allgemeinen Schulen eingerichtet worden.

Hochschulen

Aufgrund einer Behinderung darf kein Studienbewerber oder Student von der Integration in die Hochschule seiner Wahl ausgeschlossen sein; dieses Ziel erfordert besondere Förderungsmaßnahmen. § 2 Abs. 5 des Hochschulrahmengesetzes und entsprechende Vorschriften in den Hochschulgesetzen der Länder machen es den Hochschulen zur Pflicht, die besonderen Bedürfnisse von Studierenden mit Behinderungen zu berücksichtigen. Aufgrund der äußeren Bedingungen an den Hochschulen benötigen sie oftmals mehr Zeit zur Organisation und Durchführung des Studiums; ihr Studienverlauf ist häufig weniger geradlinig als der ihrer nicht behinderten Kommilitoninnen und Kommilitonen, und der Anteil der Studiengangwechsler und der Studienabbrecher ist deutlich größer als bei den gesundheitlich nicht Beeinträchtigten. Die behinderten Studierenden sollen Angebote der Hochschule möglichst ohne fremde Hilfe in Anspruch nehmen können. Die Prüfungsordnungen müssen die besonderen Belange behinderter Studierender zur Wahrung der Chancengleichheit berücksichtigen, d. h., den verschiedenen Formen der Behinderung ist durch adäquate Berücksichtigung bei Leistungsnachweisen und Prüfungen Rechnung zu tragen.

Nach der 16. Sozialerhebung des Deutschen Studentenwerks sind rund 2 % der Studierenden behindert (ca. 32 000) und 13 % (ca. 208 000) chronisch krank.

Berufsausbildung

An die schulische Ausbildung schließt sich die Berufsausbildung an. Hierbei gilt ebenfalls das Konzept der Normalisierung, indem für die behinderten Menschen eine Ausbildung in einem anerkannten Ausbildungsberuf angestrebt wird.

Besondere Regelungen im Berufsbildungsgesetz und in der Handwerksordnung sollen die Erreichung des Ausbildungszieles fördern (z. B. Erleichterung der Prüfungserfordernisse, Umgehen von weniger bedeutsamen Ausbildungsschritten etc.).

Der speziellen Förderung der beruflichen Ausbildung behinderter Menschen dienen folgende Einrichtungen:

- *46 Berufsbildungswerke* zur beruflichen Erstausbildung behinderter Jugendlicher, die aufgrund der Art und Schwere ihrer Behinderung auf den freien Ausbildungsstätten nicht ausgebildet werden können. Die Einrichtungen verfügen über psychologische, soziale und medizinische Dienste sowie Freizeit- und Sportmöglichkeiten.
- *28 Berufsförderungswerke* vornehmlich zur beruflichen Umschulung von behinderten Menschen, die wegen ihrer Behinderung nicht mehr ihre bisherige Tätigkeit ausüben und nicht betrieblich umgeschult werden können. Berufsförderungswerke verfügen auch über begleitende psychologische, medizinische und soziale Dienste sowie über Freizeit- und Sportmöglichkeiten. Es gibt Spezialeinrichtungen für Querschnittgelähmte und für Blinde.

Arbeit

Das Schwerbehindertenrecht in Teil 2 des SGB IX ergänzt mit den besonderen Regelungen zur Teilhabe schwerbehinderter Menschen die Leistungen zur Teilhabe am Arbeitsleben nach diesem Buch sowie das arbeitsmarktpolitische Instrumentarium des Arbeitsförderungsrechts nach dem SGB III. Es soll dazu beitragen, schwerbehinderten und diesen gleichgestellten behinderten Menschen einen geeigneten behinderungsgerechten Arbeits- und Ausbildungsplatz zu verschaffen und zu erhalten sowie behinderungsbedingte Nachteile oder Mehraufwendungen im Arbeits- und Berufsleben auszugleichen oder abzugelten. Hierzu hält es ein umfangreiches Instrumentarium bereit, insbesondere

- Leistungen zur Förderung der Teilhabe schwerbehinderter Menschen am Arbeitsleben einschließlich der begleitenden Hilfe im Arbeitsleben,
- die Integrationsfachdienste für die Beratung und Unterstützung schwerbehinderter Menschen sowie als Ansprechpartner für die Arbeitgeber,
- das System von Beschäftigungspflicht und Ausgleichsabgabe,
- die besonderen Interessenvertretungen der schwerbehinderten Menschen in den Betrieben und Dienststellen,
- den besonderen Kündigungsschutz,
- Integrationsprojekte als Bindeglied auf dem allgemeinen Arbeitsmarkt und
- Werkstätten für behinderte Menschen.

Von den 6,7 Millionen anerkannten schwerbehinderten Menschen waren rund 840 000 schwerbehinderte Menschen in Betrieben und Dienststellen auf dem allgemeinen Arbeitsmarkt beschäftigt, etwa 227 000 in anerkannten Werkstätten für

behinderte Menschen. 172 516 schwerbehinderte Menschen waren 2004 arbeitslos. Der Anteil schwerbehinderter Menschen an allen Arbeitslosen betrug 4,1 %.

Zum wichtigsten Instrumentarium der Eingliederung Schwerbehinderter in das
Arbeits- und Berufsleben gehört das System von Beschäftigungspflicht und Ausgleichsabgabe. Das Schwerbehindertengesetz hatte seit 1974 jeden Arbeitgeber
mit 16 und mehr Arbeitsplätzen verpflichtet, auf wenigstens 6 % seiner Arbeitsplätze schwerbehinderte Menschen zu beschäftigen. Kam er dieser Verpflichtung
nicht oder nur unzureichend nach, hatte er zuletzt für jeden der nicht besetzten
Pflichtarbeitsplätze eine Ausgleichsabgabe in Höhe von monatlich 200 DM zu
zahlen, unabhängig von dem Grad der Nichterfüllung der Beschäftigungspflicht.
Mit dem Gesetz zur Bekämpfung der Arbeitslosigkeit Schwerbehinderter von
2000 ist dieses System neu gestaltet worden. Insbesondere sieht das neue Gesetz
eine Staffelung vor:

Die Höhe der Ausgleichsabgabe beträgt je Monat und unbesetztem Pflichtplatz:

- 105 Euro bei einer Beschäftigungsquote ab 3 % bis unter 5 %,
- 180 Euro bei einer Beschäftigungsquote ab 2 % bis unter 3 %,
- 260 Euro bei einer Beschäftigungsquote unter 2 %.

Erleichterungen für kleinere Betriebe und Dienststellen: Arbeitgeber mit

- weniger als 40 Arbeitsplätzen müssen einen schwerbehinderten Menschen beschäftigen; sie zahlen je Monat weiterhin 105 Euro, wenn sie diesen Pflichtplatz
  nicht besetzen;
- weniger als 60 Arbeitsplätzen müssen 2 Pflichtplätze besetzen; sie zahlen
  105 Euro, wenn sie nur 1 Pflichtplatz besetzen, und 180 Euro, wenn sie keinen
  schwerbehinderten Menschen beschäftigen.

Gleichzeitig wurde die Beschäftigungspflichtquote von 6 auf 5 % gesenkt und die
Schwelle für den Beginn der Beschäftigungspflicht von 16 auf 20 Arbeitsplätze an-
gehoben. 2002 lag die Beschäftigungsquote bundesdurchschnittlich bei 3,8 %. Die
Einnahmen aus der Ausgleichsabgabe lagen im Jahr 2003 bei ca. 571 700 000 Euro.

Die Bemühungen um die Eingliederung behinderter Menschen in das Arbeits-
und Berufsleben sind vorrangig darauf gerichtet, behinderten Menschen den Zugang zum allgemeinen Arbeitsmarkt zu eröffnen. Für die behinderten Menschen,
die dort wegen Art oder Schwere ihrer Behinderung trotz aller personellen, finanziellen und sonstigen Hilfen nicht beschäftigt werden können, stehen *Werkstätten
für behinderte Menschen* zur Verfügung. Sie stehen behinderten Menschen offen,
die die Mindestvoraussetzungen für eine Förderung und eine Beschäftigung in
einer Werkstatt für Behinderte erfüllen; hierzu gehören auch diejenigen, für deren
Betreuung und individuelle Förderung in der Werkstatt für behinderte Menschen
aufgrund der Behinderung eine besondere personelle Ausstattung erforderlich ist
und deren Betreuung und Förderung daher in besonderen Gruppen erfolgt. Soweit
behinderte Menschen die Mindestvoraussetzungen für eine Förderung und Beschäftigung in einer Werkstatt nicht oder noch nicht erfüllen, können sie in Ein-

richtungen, die der Werkstatt angegliedert sind, unter deren »verlängertem Dach« aufgenommen werden. 2002 gab es in Deutschland insgesamt 671 Werkstätten, in denen rund 227 000 behinderte Menschen eine berufliche Bildung und eine Beschäftigung erhalten. Bis 2010 werden zusätzlich 20 000 Werkstattplätze benötigt. Danach wird der Bedarf demographisch bedingt sinken.

Aufgabe der Werkstätten ist es, Behinderte so zu fördern, dass sie spätestens nach Teilnahme an Maßnahmen des Arbeitstrainingsbereichs in der Lage sind, wenigstens ein Mindestmaß wirtschaftlich verwertbarer Arbeitsleistung zu erbringen. Darüber hinaus hat die Werkstatt behinderte Menschen so weit zu fördern, dass sie das Optimum ihrer Leistungsfähigkeit erreichen, möglichst soweit, dass eine Beschäftigung auf dem allgemeinen Arbeitsmarkt in Betracht kommt. Zur Erfüllung dieser Aufgaben muss die Werkstatt für behinderte Menschen ein möglichst breites Angebot an Arbeitsplätzen und Plätzen für Arbeitstraining zur Verfügung stellen und über eine Ausstattung mit begleitenden Diensten verfügen.

Soweit psychisch und andere behinderte Menschen für eine Beschäftigung auf dem allgemeinen Arbeitsmarkt in Betracht kommen, aber aus Konjunktur-, Arbeitsmarkt- oder sonstigen, nicht auf der Behinderung beruhenden Gründen keinen Arbeitsplatz in Betrieben oder Verwaltungen finden, ist die Beschäftigung in sogenannten *Selbsthilfefirmen* möglich. Dabei handelt es sich um ein Konzept, das vornehmlich für psychisch behinderte Menschen entwickelt worden ist, das aber auch für körperlich und andere behinderte Menschen in Betracht kommt. Diese Unternehmen definieren sich inzwischen als Teil des allgemeinen Arbeitsmarktes, der sich – professionell geführt – in wirtschaftlicher, technischer und organisatorischer Hinsicht an den normalen Strukturen der Arbeitswelt orientiert. Sie sind allerdings in Anbetracht der besonderen Personalkosten und der Minderleistungsfähigkeit eines Teils ihrer Mitarbeiter auf öffentliche Förderung angewiesen. In Selbsthilfefirmen kann die gleiche finanzielle Förderung in Anspruch genommen werden wie in anderen Unternehmen auch. Sie können das arbeitsmarktpolitische Regelinstrumentarium nutzen, das für die Eingliederung behinderter Menschen zur Verfügung steht. Sie können darüber hinaus die besonderen Leistungen und Hilfen in Anspruch nehmen, die in den rehabilitationsrechtlichen Vorschriften der Sozialleistungsgesetze und in den Vorschriften des Schwerbehindertengesetzes vorgesehen sind.

Soziale Integration

Die volle Teilhabe behinderter Menschen am Leben der Gemeinschaft ist nach wie vor das eigentliche Ziel aller – auch bereichs- und fachgebundener – Rehabilitationsmaßnahmen und -hilfen. Integration und Normalisierung sind Konzepte, die sich in allen Lebensbereichen verwirklichen lassen, wenn Bereitschaft besteht, Menschen mit Behinderungen als selbstständige, aktive Partner bei der Rehabilitation und in der Gesellschaft zu sehen und Voraussetzungen für ein Höchstmaß an Unabhängigkeit in der eigenen Lebensplanung und -gestaltung zu schaffen.

Die Verankerung des Benachteiligungsverbots zugunsten Behinderter in Artikel 3 Abs. 3 Satz 2 des Grundgesetzes hat auch insoweit einen gesellschafts- und sozialpolitischen Perspektivenwechsel fortgesetzt und bekräftigt, als diese Teilhabe behinderter Menschen vorrangig nicht als Ergebnis wohlfahrtsstaatlicher Fürsorge, sondern als Ausdruck von Gleichberechtigung und Selbstbestimmung zu verstehen ist. Behinderte Menschen können und wollen ihr Leben selbst planen und aktiv gestalten sowie sich als gleichberechtigte Bürger am gesellschaftlichen Leben beteiligen. Das ist nur in einer Umwelt möglich, die sich einer solchen Teilhabe öffnet; das Verbot der Benachteiligung behinderter Menschen ist daher nicht nur als Umgang mit individuellen Problemen Betroffener, sondern als Frage an das Selbstverständnis der gesamten Gesellschaft zu begreifen.

Andererseits wirft der angesprochene Perspektivenwechsel ein neues Licht auf die Frage, inwieweit die Gesellschaft sich einer Teilhabe behinderter Menschen an der »normalen« Lebenswirklichkeit nicht nur »öffnet«, sondern in welchem Umfang sie sich darüber hinaus in der Pflicht sieht, mit ihren Ressourcen behinderten Menschen die für eine vollwertige Teilhabe erforderlichen Hilfen zur Verfügung zu stellen. Auf jeden Fall dürfen Hilfen zur Eingliederung und die Forderung nach einem »Leben so normal wie möglich« nicht als einseitige, an behinderte Menschen gerichtete Anpassungsforderung missverstanden werden. Integration ist immer ein wechselseitiger Prozess, an dem sich Menschen mit und ohne Behinderungen in gleicher Weise beteiligen müssen; es gilt anzuerkennen, dass Menschsein auch das Recht auf Anderssein umfasst und dass Anderssein nicht zur Ausgrenzung aus dem Leben der Gesellschaft führen darf.

Eine wesentliche Voraussetzung für die Eingliederung behinderter Menschen in die Gesellschaft ist eine *behindertenfreundliche Gestaltung ihrer Umwelt*. Die Wohn- und Lebensbedingungen sollen behinderten Menschen ermöglichen, ein selbstständiges Leben zu führen und entsprechend ihren individuellen Bedürfnissen am gesellschaftlichen Leben teilzunehmen. Dies erfordert entsprechende Gestaltung nicht nur an den Arbeitsplätzen behinderter Menschen und in ihren Wohnungen, sondern in ihrer gesamten Umwelt, das heißt auch auf Straßen, Wegen und Plätzen, in öffentlich zugänglichen Gebäuden und Freizeitstätten.

Ziel dabei ist, für alle Menschen eine weitgehende Unabhängigkeit von fremder Hilfe zu erreichen. Daher

- ist grundsätzlich barrierefrei zu bauen,
- müssen öffentliche Verkehrsmittel von allen, die es wollen, selbstständig genutzt werden können,
- müssen behinderte Menschen die gleichen Möglichkeiten wie alle anderen haben, zu reisen und Urlaub anzutreten, und
- müssen sie selbst entscheiden können, wo und wie sie wohnen und wie sie ihr privates Leben gestalten.

Freie Zeit am Feierabend oder am Wochenende bietet auch für behinderte Menschen gute Möglichkeiten der Kompensation von einseitigen Belastungen und des sozialen Miteinanders, auch mit nicht behinderten Menschen. Jugendzentren, Institutionen der Erwachsenenbildung, Kommunikationszentren sollten sich stärker als bisher öffnen und dafür Sorge tragen, dass Chancen der Begegnung in der Freizeit genutzt und Vorurteile abgebaut werden können.

Sport ist bei der Gestaltung der Freizeit Behinderter auch unter integrativen Gesichtspunkten besonders wichtig. Im Behindertensport ist zwischen dem Leistungssport, dem Rehabilitationssport, zu dem auch die Versehrtenleibesübungen gehören, und dem Breitensport, zu unterscheiden. Der Behindertensport wird von behinderten Menschen in ihrer Freizeit ausgeübt; er wird von Ärzten überwacht und von besonders ausgebildeten Übungsleitern betreut und begleitet. Der Breitensport behinderter Menschen wird aus Freude an der Bewegung ausgeübt, er erhält und stärkt die Gesundheit, fördert persönliche Beziehungen und gewährleistet bleibende gesellschaftliche Integration. Die Angebote an Sportarten und -disziplinen im Breitensport müssen auf die Funktionsstörungen abgestellt sein.

Reisen und Urlaub sind für behinderte Menschen ebenso wie für Nichtbehinderte wichtige Faktoren der Integration und der Teilnahme am Leben in der Gemeinschaft. Behinderte Menschen wollen wie alle anderen auch im Rahmen ihrer Möglichkeiten über Ort, Zeit und individuelle Gestaltung ihres Urlaubs selbst entscheiden. Sie treffen in der Realität jedoch auf vielfältige Hindernisse, die ihnen den Zugang zu selbstgewählten Urlaubszielen und -abläufen verwehren. Dies beginnt bei der Reiseplanung, beim fehlenden Zugang zu umfassenden Informationen über »behindertengerechte« Angebote vor Ort unter baulich-technischen Aspekten und betrifft ebenso die nicht durchgehend barrierefreien Transportwege und -mittel wie auch die Freizeitangebote und -aktivitäten am Urlaubsort.

Über Fragen von *Partnerschaft und Sexualität* behinderter Menschen wird in den letzten Jahren zunehmend auch eine öffentliche Diskussion geführt. Die frühere Tabuisierung ist zwar noch nicht vollständig überwunden, aber allmählich setzt sich die Einsicht durch, dass diese Themen nicht ausgeklammert werden dürfen, weil es sich dabei um menschliche Erfahrungen handelt, die wesentlich zur Persönlichkeitsentwicklung, zur Verselbstständigung und zur Identitätsfindung beitragen können. Auch Menschen mit geistiger Behinderung, die voraussichtlich lebenslang auf Hilfe und Unterstützung angewiesen sein werden, dürfen von diesen Erfahrungen nicht ausgeschlossen werden.

Die Bundeszentrale für gesundheitliche Aufklärung verfolgt aufgrund des Schwangerschaftskonfliktgesetzes derzeit insbesondere den Ansatz, sexualpädagogische Themen in die Ausbildung der Multiplikatoren einzubringen, um so die Grundlage für einen professionellen Umgang mit Themen der Sexualaufklärung in den einzelnen pädagogischen Berufen sicherzustellen.

Betreuungsgesetz

Die Rechtsstellung von volljährigen Behinderten ist insbesondere durch das am 1. Januar 1992 in Kraft getretene Betreuungsgesetz verbessert worden. Dieses Gesetz hat die vielfach als diskriminierend empfundene Entmündigung beseitigt und die veralteten Rechtsinstitute der Vormundschaft über Volljährige und Gebrechlichkeitspflegschaft durch ein flexibel ausgestaltetes Instrument der persönlichen Betreuung in rechtlichen Angelegenheiten ersetzt, das es ermöglicht, für die verschiedenen Arten und Schweregrade der Krankheiten oder Behinderungen zu jeweils angemessenen Ergebnissen zu führen. Eine Betreuung darf nur dann ange-

ordnet werden, wenn dies aufgrund einer psychischen Krankheit oder einer körperlichen, geistigen oder seelischen Behinderung tatsächlich erforderlich ist, um
die Angelegenheiten des Behinderten zu besorgen; sie ist daher bei Bestehen anderer Hilfsmöglichkeiten unzulässig.

Im Mittelpunkt des Betreuungsgesetzes steht die Stärkung der Personensorge.
Das Gesetz verfolgt das Ziel, die persönlichen Rechte zu stärken, das Wohl der
Betreuten und ihre Wünsche und Bedürfnisse so weit wie möglich zu berücksichtigen, durch rehabilitative Leistungen und Hilfen Selbstständigkeit und Hand-
lungsspielräume wiederzuerlangen und eine ausnahmslos persönliche Betreuung
vor allem durch ehrenamtliches Engagement sicherzustellen. Diese Neuregelung
verbessert die Rechtsstellung psychisch Kranker und geistig oder seelisch Behinderter in entscheidender Weise und verbessert deren Möglichkeit, eigenständig
und selbstbestimmt am Leben in der Gemeinschaft teilzunehmen. Von besonderer
Bedeutung sind hierbei die im Gesetz vorgesehenen Betreuungsvereine, die teilweise aus bereits bestehenden Vormundschaftsvereinen hervorgegangen sind. Diese Vereine übernehmen Betreuungen, bemühen sich um die Gewinnung von ehrenamtlichen Betreuern, beraten sie und bilden sie fort. Das Erreichen der mit dem
Betreuungsgesetz verfolgten Ziele erfordert zudem die Existenz einer ausreichenden Zahl von qualifizierten Berufsbetreuern. Die zwischenzeitliche Novellierung
des Betreuungsrechts war durch den unerwartet hohen Anstieg der Betreuungs-
zahlen und den überproportionalen Kostenanstieg begründet und hatte zum Ziel,
die Betreuung durch Stärkung des Erforderlichkeitsgrundsatzes auf das für die
rechtliche Betreuung Wesentliche zu konzentrieren und von überhöhtem Bürokra-
tieaufwand zu befreien.

8 Psychische, psychosomatische und Suchterkrankungen

Ähnlich wie im vorangegangenen Kapitel besteht bei der Darstellung dieser Erkrankungen das Problem der angemessenen Bezeichnung dessen, worüber wir sprechen bzw. schreiben: Reden wir angemessener von Krankheiten oder Störungen, Leiden oder Abweichungen? Ab wann hat ein psychisches Symptom, ein bestimmtes »abweichendes Verhalten« Krankheitswert? Ab wann ist es behandlungsbedürftig? Ab wann sind die Betroffenen stationär zu behandeln? Das sind Fragen, auf die es keine exakten und allgemeingültigen Antworten gibt. An die Stelle der relativ verlässlichen apparativen diagnostischen Möglichkeiten in der Körpermedizin – wie z. B. durch Röntgen, Labor etc. – treten in der Diagnostik dieser Erkrankungen die weniger verlässlichen Methoden der psychiatrischen Exploration und der psychologischen Tests, wenn wir einmal von den körperlich begründbaren psychischen Störungen absehen. Darüber hinaus beeinflussen kulturelle Unterschiede die Definition und damit auch die Häufigkeit psychischer Störungen: Was in einer Kultur als psychisch auffällig oder abweichend gilt, kann in einer anderen Kultur als normal angesehen oder zumindest toleriert werden. Diese Bemerkungen gelten in gleichem Maße für Suchtkrankheiten: Wo endet beispielsweise »normales Trinken«, wo beginnt eine Alkoholsucht, also abhängiges krankhaftes Trinken?

Diese Diskussion führt auch die Autorengruppe des ICD-10, wenn sie in der Einleitung schreibt:

> »Der Begriff ›Störung‹ (disorder) wird in der gesamten Klassifikation verwendet, um den problematischen Gebrauch von Begriffen wie ›Krankheit‹ oder ›Erkrankung‹ weitgehend zu vermeiden. ›Störung‹ ist kein exakter Begriff. Seine Verwendung in dieser Klassifikation soll einen klinisch erkennbaren Komplex von Symptomen oder Verhaltensauffälligkeiten anzeigen, die immer auf der individuellen und oft auch auf der Gruppen- oder sozialen Ebene mit Belastung und mit Beeinträchtigung von Funktionen verbunden sind. Soziale Abweichungen oder soziale Konflikte allein, ohne persönliche Beeinträchtigungen sollten nicht als psychische Störung im hier definierten Sinne angesehen werden« (Dilling u. a., 2004, S. 22 f.).

Es ist – wie gesagt – schwierig, eine allgemeine Definition psychischer Störungen vorzunehmen. Während die Psychiatrie-Enquête eine solche Definition nicht vornimmt, findet sich in den Empfehlungen der Expertenkommission (1988, S. 112) folgender Definitionsversuch:

> »Anders als körperlich Kranke und Behinderte … sind psychisch Kranke und Behinderte … aufgrund von Störungen des Wahrnehmens, Fühlens, des Denkens, Wollens und der

> Erlebnisverarbeitung nicht nur in ihren Fertigkeiten eingeschränkt, ihre unmittelbaren Lebensbedürfnisse aus eigener Kraft zu befriedigen, sondern vor allem auch in ihrem Vermögen, soziale Beziehungen aufzubauen, zu unterhalten und soziale Rollen zu erfüllen«.

Psychische Störungen lassen sich also – ganz allgemein gesagt – als Störungen des Denkens, des Fühlens, des Wahrnehmens, des Erinnern, des Wollens oder anderer psychischer Fähigkeiten verbunden mit ihren Auswirkungen auf das Verhalten und die Beziehungen zu sich selber sowie zu anderen verstehen. Die in der Psychiatrie übliche und im folgenden skizzierte Einteilung psychischer Störungen geht von diesen »Grundstörungen« aus: So stehen z. B. bei den affektiven Störungen die Veränderungen des Fühlens im Zentrum, bei den Demenzerkrankungen sind es die Veränderungen des Erinnerns. Je mehr psychische Fähigkeiten bei einer Person gestört sind – wie z. B. bei den schizophrenen Erkrankungen das Denken, das Wahrnehmen, das Fühlen, das Wollen etc. –, desto schwerer ist die Erkrankung und desto schwieriger die Behandlung.

8.1 Psychiatrische Grundlagen

In der *10. Version der International Classification of Disease (ICD)* wird das große Spektrum psychischer Störungen in Kapitel V(F) folgendermaßen eingeteilt (vgl. Dilling u. a., 2004):

- Organische, einschließlich symptomatischer psychischer Störungen,
- Psychische und Verhaltensstörungen durch psychotrope Substanzen,
- Schizophrenie, schizotype und wahnhafte Störungen,
- Affektive Störungen,
- Neurotische Belastungs- und somatoforme Störungen,
- Verhaltensauffälligkeiten mit körperlichen Störungen oder Faktoren,
- Persönlichkeits- und Verhaltensstörungen,
- Intelligenzminderung,
- Entwicklungsstörungen,
- Verhaltens- und emotionale Störungen mit Beginn in der Kindheit und Jugend,
- nicht näher bezeichnete psychische Störungen.

Wir wollen – anhand der o. g. Einteilung – einen kurzen Überblick über die verschiedenen Störungen geben. Dabei haben wir uns auf die Zusammenfassung des ICD-10/V(F) durch Hardtmann (1996, S. 450–452) bezogen. Diese ist – aufgrund der spezifischen psychiatrischen Begrifflichkeit sowie ihrer komprimierten Form – z. T. nicht einfach zu verstehen, sodass evtl. psychiatrische Lehrbücher zu Rate gezogen werden müssen, wobei die Lehrbücher von Dörner und Plog (1996), Clausen u. a. (1997) und Bosshard u. a. (1999) besonders zu empfehlen sind.
Organische einschließlich symptomatische psychische Störungen: Dazu gehören: Demenz, hirnorganischer Abbau durch beschriebene bekannte und unbekann-

te Ursachen wie z. B. Gefäßleiden, Stoffwechselkrankheiten, Alkohol und Drogen und Funktionsstörungen des Gehirns. Es handelt sich um psychische Krankheiten, die durch Gehirnkrankheiten, Verletzungen oder andere Schädigungen zu einer Hirnfunktionsstörung führen. Sie können in jedem Lebensalter beginnen. Einige sind irreversibel und progredient, andere vorübergehend und behandelbar. Wesentliche Merkmale: Störungen kognitiver Funktionen wie des Gedächtnisses, des Lernens, des Denkens, Störungen des Sensoriums wie Bewusstseins- und Aufmerksamkeitsstörungen, Störungen der Wahrnehmung (Halluzinationen), der Denkinhalte (Wahn), der Stimmung und der Gefühle (Depression, Manie, Angst) (s. ▶ **Tab. 8.1** über Demenz, S. 266).

Psychische und Verhaltensstörungen durch psychotrope Substanzen: Dazu gehören: Alkohol, Opiate, Beruhigungsmittel, Kokain, Lösungsmittel und die durch sie bedingten akuten und chronischen Veränderungen, Entzugserscheinungen und psychotische Episoden. Das Spektrum dieser Störungen ist sehr weit; es reicht von unkomplizierten Intoxikationen bis zu schädlichem Dauergebrauch, psychotischen Störungen und Demenz (s. ▶ **Tab. 8.2**, S. 269). Die Substanzen selbst können durch Blut- und Urinproben nachgewiesen werden. Wesentliche Merkmale: bei der akuten Intoxikation v. a. Störungen des Bewusstseins, der Wahrnehmung, des Affekts und des Verhaltens; ohne Substanzzufuhr verschwinden diese Symptome nach einiger Zeit. Unterschiedliche Wirkungen hängen oft von unterschiedlichen Mengen oder vom Zusammenwirken unterschiedlicher Substanzen ab. Von einem schädlichen Gebrauch wird dann gesprochen, wenn das Konsumverhalten negative körperliche, psychische und soziale Folgen hat. Beim Abhängigkeitssyndrom besteht ein übermächtiger Wunsch oder Zwang, eine verminderte Kontrollfähigkeit, eine erhöhte Toleranzschwelle, eine fortlaufende Einengung der Interessen und ein Entzugssyndrom bis hin zum Delir, das durch Bewusstseinstrübung, Verwirrtheit, Angst, Halluzinationen, Wahnvorstellungen, Zittern, vegetative Übererregbarkeit und Schlaflosigkeit gekennzeichnet ist.

Es wird zwischen psychischer und physischer Abhängigkeit unterschieden: Von physischer Abhängigkeit spricht man, wenn es bei Drogenkarenz zu körperlichen Entzugssymptomen kommt und eine Toleranzentwicklung feststellbar ist. Das heißt, dass für das Erreichen einer bestimmten Substanzwirkung die Dosis stetig erhöht werden muss. Psychische Abhängigkeit liegt dann vor, wenn ein Kontrollverlust bezüglich des Gestaltens des täglichen Lebens zu beobachten ist sowie eine Zentrierung des Denkens auf die Drogenbeschaffung.

Immer häufiger ist eine Polytoxikomanie bei stoffbezogenen Süchten feststellbar, d. h., dass mindestens zwei suchterzeugende Mittel in abhängiger Weise missbraucht werden.

Der sogenannte »Shake« ist eine allergische Reaktion auf Beimengungen in den Drogen oder Verunreinigungen in den Spritz-Utensilien. Ca. 10–30 Minuten nach dem letzten »Druck« (intravenöse Applikation der Droge) kommt es zu Zitteranfällen, starker Unruhe, evtl. hektische Atmung (Hyperventilation), Rötung oder Bläschenbildung auf der Haut (Urtikaria).

Wenn während der Schwangerschaft weiterhin Heroin intravenös konsumiert wird, stellt dies eine besondere Gefahrensituation für das ungeborene sowie neugeborene Leben dar. Einerseits kommt es häufiger zu Komplikationen während

der Schwangerschaft. Die Fehlgeburtrate, die Abruptio placentae (Mutterkuchen-
ablösung) sowie eine Placenta praevia (Vorfall/Fehllage des Mutterkuchens) ist
deutlich erhöht. Unbehandelt sterben ca. 50 % der Neugeborenen aufgrund der
körperlichen Entzugsproblematik. Weitere Komplikationen: Wachstumsretardie-
rung, Aspirationspneumonie (Lungenentzündung durch »Verschlucken« von
Fruchtwasser), Atemschwäche, erhöhte Infektionsneigung. Die Symptomatik des
Neugeborenen ist mannigfaltig und entspricht einer körperlichen Entzugssymp-
tomatik: Übererregbarkeit, schrilles Schreien, Krampfanfälle, unruhiger Schlaf,
verstärkte Reflexe, Tremor (Zittern), Spucken, Erbrechen, Durchfall, Pulsfrequenz-
erhöhung, Flush, plötzliche periorale Blässe usw.

Die Entzugserscheinungen erreichen am dritten Tag nach der Geburt ihren
Höhepunkt, sie können wochenlang anhalten, auch nach einer dringend notwendig durchzuführenden Substitutionsbehandlung. Die primäre Therapie beinhaltet
die Substitution Morphin und deren langsame Reduktion. Opiat-Antagonisten
dürfen nicht verabreicht werden, eine reizarme Umgebung, körperliche Zuwendung (»Herumtragen«) sind zusätzliche sinnvolle Maßnahmen. Die Mutter darf
ihr Kind aufgrund der kontaminierten Muttermilch nicht Stillen.

Tab. 8.1: Beeinträchtigungen des Verhaltens und der Persönlichkeit durch die Demenz,
häufige Reaktionen der Umwelt darauf und hilfreiches (therapeutisches) Verhalten

Symptom	Problematische Verhaltensweisen	Reaktionen der Umwelt	Hilfreiches Verhalten
1. zunehmende Störung der Merkfähigkeit, Vergesslichkeit	dauernde Fragen, Suchen nach Gegenständen, Beschuldigung von anderen, Fehlhandlungen (Selbst- und Fremdgefährdung)	Ungeduld, Ärger, Fehlattribution als Schikane	1. Gedächtnisstützen, Vereinfachung der Kommunikation und »Überdetermination« von Botschaften (mehrere Sinne zugleich ansprechen), Ausschalten von Störreizen, Aktivierung des Altgedächtnisses
2. Orientierungsstörungen	Sich-Verlaufen, Nichterkennen enger Bezugspersonen	Einweisung in die Institution, Angst, Besorgnis, Ratlosigkeit, Trauer	2. Strukturierung der Umwelt, Strukturierung des Tagesablaufes, Beruhigung und Vermittlung von Sicherheit, Sicherung der Umgebung und des Ausgangs, Markierung von Räumen
3. Störungen der Einsicht und Kritikfähigkeit	Überschätzung der eigenen Kompetenz, Leugnen des Abbaus, Vertuschen von Fehlern, Beschuldigen von anderen	Ärger, Wut, Besorgnis, Angst	3. Übernahme »fürsorglicher Autorität«: Entscheidungen und Maßnahmen zur notwendigen Sicherung treffen und dabei Würde und Individualität des Kranken soweit wie möglich wahren
4. Affektstörung	Angst, Anklammern, Ungeduld, Depression, Suizidhandlungen	Ratlosigkeit, Ungeduld, Klinikeinweisung	4. Sicherheit und Geborgenheit vermitteln; nicht über die Fehlhandlungen streiten, Kompetenzen hervorheben und dazu ermutigen

Tab. 8.1: Beeinträchtigungen des Verhaltens und der Persönlichkeit durch die Demenz, häufige Reaktionen der Umwelt darauf und hilfreiches (therapeutisches) Verhalten (Fortsetzung)

Symptom	Problematische Verhaltensweisen	Reaktionen der Umwelt	Hilfreiches Verhalten
5. Störung (bis zur Umkehr) des Schlaf-Wach-Rhythmus	Dösen am Tage, Schlaflosigkeit, ruheloses Wandern nachts	Schlafstörungen der Angehörigen, Erschöpfung, Affekthandlungen, Heimunterbringung	5. Integration in den natürlichen Tagesablauf: durch einfache Aufgaben an vertraute Gewohnheiten anknüpfen, Bewegung an frischer Luft, Hausmittel, Nachtbeleuchtung zur Orientierung
6. Inkontinenz	Blasen- und Darmentleerung an unpassenden Orten, Entfernen der Windeln	Ärger, Scham, Heimunterbringung	6. Anfangs systematisches Kontinenztraining; Markieren des WC durch starke Hinweisreize; durch Einbinden in die Tagesstruktur lange Phasen der Untätigkeit vermeiden
7. Aphasie	Wortfindungsstörungen; Zerfall der Satzstruktur, Verlust der Wortbedeutung bis zum Verstummen	Reduzierung der Kommunikation	7. »Prompting« (Helfen durch Vorsagen); Vereinfachen der Kommunikation (einfache Sätze; Reduktion auf das Wesentliche) Überdetermination von Botschaften (mehrere Sinneskanäle ansprechen; ggf. vormachen), langsam wiederholen. Wenn Unterhaltung scheinbar keinen Sinn mehr macht, ohne Worte kommunizieren sowie singen.
8. Apraxie	Unfähigkeit, Handlungen auszuführen	Ungeduld, Überpflege durch Abnahme aller Alltagsaufgaben	8. Geduldiges Wiederholen, Vormachen, ggf. Hand führen

Quelle: Götte u. Lackmann, 1991 (vgl. auch Robert Koch-Institut, 2005b)

Exkurs: Alzheimer-Krankheit

Von den über einer Million Demenzkranken, die in Deutschland leben, sind ca. zwei Drittel von der Alzheimer-Krankheit betroffen. Eine Zunahme der Prävalenzquote wird befürchtet. Die Alzheimer-Krankheit ist eine chronische, nicht ansteckende Erkrankung des Gehirns, bei der langsam, aber stetig fortschreitend Nervenzellen untergehen. Sie wurde nach dem deutschen Neurologen Alois Alzheimer (1864–1915) benannt, der 1907 als Erster die Krankheitssymptome und die typischen krankhaften Veränderungen im Gehirn beschrieben hat. Diese Veränderungen entstehen durch Ablagerung von fehlerhaft gebildeten Eiweißstrukturen innerhalb und außerhalb der Nervenzellen. Vor allem die Gehirnanteile im Schläfen- und Scheitelbereich sind betroffen. Die Ätiologie der Krankheit ist noch immer nicht eindeutig entschlüsselt. Als mögliche Ursachen werden folgende Faktoren diskutiert: Erbanlagen (genetische Faktoren), Erreger (viral, bakteriell), Umwelteinflüsse, Auto-Immunprozesse und der Alterungsprozess. Die Alzheimer-Krankheit führt zu Störung

- des Gedächtnisses,
- der Sprache,
- des Denkvermögens,
- des Erkennens,
- der Handhabung von Gegenständen,
- der örtlichen und zeitlichen Orientierung.

Die Diagnostik der Erkrankung ist hauptsächlich eine Form der Ausschlussdiagnostik. Andere in Frage kommende Demenzerkrankungen werden ausgeschlossen. Die Symptomverifizierung, bestimmte Leistungs- und Gedächtnistests, bildgebende Verfahren (Computer- oder Kernspintomographie) usw. sind für die Festlegung der Alzheimer-Krankheit ausschlaggebend.

Als Folge der Erkrankung kann es zu mannigfaltigen »Komplikationen« kommen, wie z. B. langsames Nachlassen der geistigen Leistungsfähigkeit, Störungen von Gedächtnis, Orientierung, Erkennen und Denken, erhebliche Beeinträchtigung der Aktivitäten des täglichen Lebens bis hin zu schwerster Invalidität und Pflegebedürftigkeit. Auch für die Angehörigen ist die Erkrankung eine große Belastung, da sich die Persönlichkeit des Betroffenen sukzessive verändert.

Die therapeutischen Interventionsmöglichkeiten unterscheiden zwischen einer nichtmedikamentösen und medikamentösen Behandlung. Zu den nichtmedikamentösen Behandlungsoptionen zählen die Bewegungstherapie (Aktivierung und Anregung), die Validation nach Feil (empathische Betreuung und Verständnis für den Betroffenen; siehe S. 295 ff.), soziotherapeutische Maßnahmen usw. Bezüglich der Kommunikation mit Alzheimer-Kranken haben sich nach Füsgen (2001) u. a. folgende Verhaltensoptionen bewährt: Empathische Grundeinstellung, positive Verstärkungen verbaler und nonverbaler Art, Geduld, klare Sprache und konkrete Angaben, falls notwendig geduldiges Wiederholen von Informationen und keine patronisierende Kommunikation, die einer Entmündigung und Altersdiskriminierung entspricht (s. a. Ageismus).

Bei rechtzeitig einsetzender Behandlung im frühen Stadium der Erkrankung kann mit bestimmten Demenzmedikamenten eine Verlangsamung des Abbauprozesses der Nervenzellen und damit des Fortschreitens dieses bisher unheilbaren Leidens erreicht werden. Zur medikamentösen Behandlung der Alzheimer-Demenz stehen zwei Arzneimittelgruppen zur Verfügung, die die bei Demenzen gestörten Botenstoffe Glutamat und Acetylcholin positiv beeinflussen. Es handelt sich hierbei um Memantine (Medikamente zur Steigerung des Hirnstoffwechsels und der Hirndurchblutung) und Acetylcholinesterase-Hemmer.

Durch eine gesunde Lebensweise lassen sich manche Demenzformen, wie zum Beispiel die Alzheimer-Krankheit, vorbeugen. So soll regelmäßige körperliche Bewegung das Erkrankungsrisiko um 30 % reduzieren. Die Entstehung der Alzheimer-Demenz kann man derzeit nicht verhindern. Es wird allerdings versucht,

Medikamente zur Impfung gegen die krankmachenden Eiweiße der Alzheimer-Krankheit zu entwickeln: Diese Medikamente sollen die Reaktion des Immunsystems gegenüber den Eiweißen verändern und sie auf diese Art für den Körper unschädlich machen.

Tab. 8.2: Rauschmittel und ihre Wirkungen

Rauschmittel	Wirkungen	
	kurzfristig	langfristig
Haschisch	Denken und Sinneswahrnehmungen verändern sich	Konzentrationsschwäche, Antriebslosigkeit, Angstzustände, Depressionen, Persönlichkeitsabbau
LSD	Starke Halluzinationen	Angstzustände, Verfolgungswahn, Persönlichkeitsabbau, Geisteskrankheiten können ausgelöst werden
Kokain	stark aufputschend, Selbstüberschätzung, Sinnestäuschungen	schwere Depressionen, Verfolgungswahn, Aggressionen, Schlaflosigkeit, körperlicher Verfall
Heroin	Schmerz- und Angstgefühle werden blockiert, sehr starke seelische und körperliche Abhängigkeit	Persönlichkeitsverlust, völliger körperlicher Verfall, Gelbsucht durch unsaubere Spritzen, Zwang zu Beschaffungskriminalität
Beruhigungsmittel (Barbiturate, Tranquilizer)	dämpfend, teilweise angstlösend, schlaffördernd	Nachlassen des Reaktions- und Konzentrationsvermögens. Je nach Zusammensetzung des Mittels Leberschäden, Schädigungen im Blutbild, Kreislaufstörungen, Beeinträchtigung der gesamten Persönlichkeit. Depressionen und Wahnvorstellungen sind möglich.
Schmerzmittel	Schmerzstillung, angenehmes Körpergefühl	seelische Abstumpfung, Leber- und Nierenschäden
Weckmittel (Aufputschmittel)	überwach, aufgedreht, vermeintlich gesteigerte Leistungsfähigkeit, gesteigertes Selbstwertgefühl	Gereiztheit bis Aggressivität, Schlaflosigkeit, Depressionen, Herabsetzung der Kritikfähigkeit, Verfolgungswahn
Schnüffelstoffe	Rausch mit vermeintlich gesteigerten Sinneswahrnehmungen, Bewusstseinseintrübung	Schwindel, Schlaflosigkeit, Kopfschmerzen, schwere Leber-, Gehirn-, Nervenschäden
Alkohol	Abnahme der Kritikfähigkeit, Einschränkung des Reaktionsvermögens, Verlust der Kontrolle über Sprache und Bewegung	schwere Schädigungen der Leber, des Herzens und der Bauchspeicheldrüse, Gehirnschäden (z. B. Nachlassen des Gedächtnisses), verminderte Leistungsfähigkeit, Depressionen

Quelle: BZgA, 1981, S. 40 f.

Tab. 8.3: Entzugs- und Intoxikationssymptome

Rausch-mittel	Entzugssymptome	Intoxikationssymptome
Cannabis	gegebenenfalls vegetative Symptome	Herzrasen (Pulsfrequenzerhöhung) Atemnot Husten Schocksymptome (Herz-Kreislauf-Versagen) Körpertemperaturerniedrigung Schmerzunempfindlichkeit, aber Kopfschmerzen Konjunktivitis (Bindehautentzündung) Tränenfluss Übelkeit, Erbrechen
Kokain	Herzklopfen (Herzfrequenzsteigerung) Erschöpfung, Lethargie Schlaflosigkeit, Gereiztheit Angstzustände, Depressionen Erbrechen, Durchfall Atemnot	Zusammenbruch des Herz-Kreislauf-Systems (cardiogener Schock) Blutdruckerhöhung (krisenhaft; rotes Gesicht) Herzrhythmusstörung Herzinfarkt (durch eine Gefäßkonstriktion) Atemstillstand Zittern, Krämpfe Halluzinationen, Angstzustände, Verfolgungswahn Übelkeit, Erbrechen Bewusstlosigkeit weite Pupillen (Mydriasis)
Heroin	Pupillenerweiterung (»Tellerminen«) Gänsehaut mit kaltem Schweiß (»cold turkey«); generell Schwitzen, Zittern, Hitzewallungen, Ruhelosigkeit Opiathunger (»Schussgeilheit«) Bauch-, Rumpf-, Gelenkschmerzen Durchfall, Brechreiz, häufiges Wasserlassen, Naselaufen, Augentränen Blutdruckerhöhung Pulserhöhung Temperaturerhöhung Atemfrequenzsteigerung	Blutdruckerniedrigung Pulsfrequenzerniedrigung Miosis (»Stecknadelkopf-große Pupillen«) Atemfrequenzerniedrigung bis Atemlähmung Körpertemperaturerniedrigung Bewusstlosigkeit/Koma/Schock Erregungszustände Schwindel Erbrechen Krämpfe (»Bauchkrämpfe«)
Crack (von Salz/ Salzsäure befreites Kokain)	Übelkeit, Appetitlosigkeit Hustenanfälle, Heiserkeit Schwindel, Zittern Schlaflosigkeit Depressionen Angstzustände	Kreislaufzusammenbruch Herzstillstand, Brustschmerzen Bluthochdruckkrisen (mit Hirnblutung) schwarzes Sputum (Auswurf) Atemstillstand Temperaturerhöhung Koordinationsstörungen Zittern Krämpfe Bewusstlosigkeit (neurologische Symptomatik)

Tab. 8.3: Entzugs- und Intoxikationssymptome (Fortsetzung)

Rausch-mittel	Entzugssymptome	Intoxikationssymptome
Ecstasy		Konvulsion (cerebrale Krämpfe) Zerebrovaskulärer Infarkt (Schlaganfall) Intrakranielle Blutung (Hirnblutung) Subarachnoidalblutung (spezielle Form der Hirnblutung) Zerebrale Sinusvenenthrombose (Hirnvenen-verschluss) Lagophthalmus (unvollständiger Lidschluss Panikstörung Intoxikationspsychosen: paranoide Psychose (Beziehungswahn, Verfolgungswahn, auditorische oder visuelle Halluzinationen) Herz-Kreislauf-Probleme (Hypertoniker sind besonders betroffen) Herzrasen Kreislaufzusammenbruch (Tod) Hyperventilation Übelkeit/Erbrechen Krämpfe (Extremitäten, Kiefer)
Alkohol	Bewusstseinstrübung, Desorientiertheit optische Halluzinationen Hypermotorik (Nesteln, Herumsuchen) Krampfanfall (Epilepsie) vegetative Symptome (Schwitzen, Gesichtsrötung, Tremor, Hyperthermie) Situations- und Personen-verkennung ängstlich, schreckhaft	Verhaltenstörung (Enthemmung) mangelnde Kritikfähigkeit (Selbstüberschät-zung) neurologische Störungen (Koordinations-/ Artikulationsprobleme) Vigilanzstörungen (bis Koma) Atemdepression, Aspiration, Koma Unterkühlung (Herzrhythmusstörung) Erregungszustand, Krampfanfall Hypoglykämie (»Unterzuckerung«)

Die Diagnose »Abhängigkeit« sollte nur gestellt werden, wenn irgendwann während des letzten Jahres drei oder mehr der folgenden Kriterien gleichzeitig vorhanden waren:

1. Ein starker Wunsch oder eine Art Zwang, psychotrope Substanzen zu konsumieren.
2. Verminderte Kontrollfähigkeit bezüglich des Beginns, der Beendigung und der Menge des Konsums.
3. Ein körperliches Entzugssyndrom bei Beendigung oder Reduktion des Konsums, nachgewiesen durch die substanzspezifischen Entzugssymptome oder durch die Aufnahme der gleichen oder einer nahe verwandten Substanz, um Entzugssymptome zu mildern oder zu vermeiden.
4. Nachweis einer Toleranz. Um die ursprünglich durch niedrigere Dosen erreichten Wirkungen der psychotropen Substanz hervorzurufen, sind zunehmend

höhere Dosen erforderlich (eindeutige Beispiele hierfür sind die Tagesdosen von Alkoholikern und Opiatabhängigen, die bei Konsumenten ohne Toleranzentwicklung zu einer schweren Beeinträchtigung oder sogar zum Tode führen würden).

5. Fortschreitende Vernachlässigung anderer Vergnügen oder Interessen zugunsten des Substanzkonsums, erhöhter Zeitaufwand, um die Substanz zu beschaffen, zu konsumieren oder sich von den Folgen zu erholen.

6. Anhaltender Substanzkonsum trotz Nachweises eindeutiger schädlicher Folgen, wie z. B. Leberschädigung durch exzessives Trinken, depressive Verstimmungen infolge starken Substanzkonsums oder drogenbedingte Verschlechterung kognitiver Funktionen.

Schizophrene, schizotype und wahnhafte Störungen: Dazu gehören u. a.: akute und vorübergehende und anhaltende schizoaffektive Mischzustände auch mit vorübergehender manischer und depressiver Symptomatik, weiter die paranoide, katatone, undifferenzierte und hebephrene Schizophrenie und die schizophrenen residualen Zustände. Wesentliche Merkmale: Störungen des Denkens und der Wahrnehmung und eine verflachte Affektivität. Ein Erklärungswahn kann entstehen, bei dem sich das Individuum von übernatürlichen Kräften beeinträchtigt und gesteuert fühlt. Bei akustischen Halluzinationen werden Kommentare zu Verhalten und Gedanken gehört, Wahrnehmungsqualitäten werden verändert – d. h. intensiviert oder abgeschwächt – registriert. Die Entwicklung kann schleichend oder akut sein und wird v. a. zu Beginn oft bedrohlich erlebt. Hauptsymptome sind 1. das Gedankenlautwerden oder der Gedankenentzug, 2. der Kontroll- und Beeinflussungswahn, 3. kommentierende und dialogische Stimmen, 4. Größen- und Kleinheitswahn, 5. Halluzinationen und überwertige Ideen, 6. Gedankenabreißen, Zerfahrenheit und Neologismen, 7. katatone Erregung und Haltungsstereotypien, 8. Apathie, Verflachung, sozialer Rückzug, 9. durchgängige Persönlichkeitsveränderungen. Für die Diagnose ist mindestens ein eindeutiges Symptom (i. d. R. mehrere) über einen Zeitraum von mindestens einem Monat erforderlich.

Affektive Störungen: Dazu gehören: manische, depressive, bipolare, rezidivierende und anhaltende Störungen. Die Beziehungen zwischen Ursachen, Symptomatik, psychischen und möglichen biochemischen Prozessen sind noch ungeklärt. Das Hauptsymptom ist die Veränderung der Affektivität i. S. einer gedrückten oder gehobenen, mitunter von Angst begleiteten Stimmungslage. Bei der Hypomanie oder Manie geht sie mit gesteigerter Aktivität und gehobenem psychischen und körperlichen Wohlbefinden einher. Soziale Konflikte können durch Reizbarkeit, Selbstüberschätzung und Hemmungslosigkeit entstehen. Bei der Depression sind v. a. eine verminderte Konzentration und Aufmerksamkeit, ein vermindertes Selbstwertgefühl, Schuld- und Unwertgefühle, negative und pessimistische Zukunftsperspektiven, Suizidgedanken, Selbstverletzungen, Schlaf- und Appetitstörungen zu beobachten. Alle diese Störungen können abwechselnd mit gesunden Intervallen, gemischt und anhaltend auftreten und werden je nach Schweregrad in leichte, mittelgradige und schwere – u. U. mit psychotischen Episoden – eingeteilt.

Neurotische, Belastungs- und somatoforme Störungen: Dazu gehören: Phobien, Zwänge, Reaktionen auf schwere Belastungen, dissoziale Störungen und somatoforme Störungen. Sie sind größtenteils psychisch verursacht. Phobische Patienten entwickeln Ängste vor objektiv ungefährlichen Objekten, die sie meinen meiden zu müssen und deren Vorstellung allein mitunter schon angstauslösend wirkt. Phobien leiten nicht selten Depressionen ein und sind bei Frauen häufiger als bei Männern zu beobachten. Die häufigsten sind die Agoraphobie (Angst vor einer Ansammlung von Menschen), soziale Phobien und umschriebene Phobien wie die Klaustrophobie (Angst vor geschlossenen Räumen), die Höhenangst und Tierphobien. Eine Sonderform ist das Panikgefühl. Zwangskranke leiden unter Zwangsgedanken, -ideen, -vorstellungen und -impulsen, die aber als eigene Gedanken und Impulse erkannt werden. Ihre Ausführung führt zu keiner Erleichterung der Spannung (Wiederholungszwang). Sie zeigen meist insgesamt zwanghafte Persönlichkeitszüge. Viele Zwangsgedanken und -handlungen beziehen sich auf die Reinlichkeit und stellen ritualisierte Handlungen dar, die auf magische Weise Gefahren abwenden sollen. Sie führen oft – als Zwangsgrübeleien – zu Entschlusslosigkeit und Langsamkeit. Außergewöhnlich belastende Lebensumstände können das Anpassungsvermögen eines Menschen übersteigen und zu Betäubung, Depression, Angst, Ärger, Verzweiflung, Überaktivität und Rückzug führen. Diese Symptome sind im Allgemeinen rückläufig, können aber auch chronisch werden und sind dann oft damit verbunden, dass das traumatisierende Erlebnis sich im Traum wieder aufdrängt und zu schweren Anpassungsstörungen führt. Neben depressiven Symptomen finden sich häufig Beeinträchtigungsgefühle und Störungen des Sozialverhaltens. Bei den speziellen dissoziativen Störungen liegt meist ein Erinnerungsverlust für das auslösende Ereignis vor, auch wenn es objektiv nicht so schwerwiegend war. Ortsveränderungen bringen keine Abhilfe. Trancezustände treten bei Verlust der Identität auf, gleichzeitig können Bewegungs- und Sinnesempfindungen gestört sein. Somatoforme – früher psychosomatische – Störungen führen zu körperlichen Missempfindungen, die physiologisch nicht begründet sind. In der Körpersprache drücken die Patienten mitunter seelische Konflikte aus, die sie bewusst nicht als solche wahrnehmen. Nach längerer seelischer Belastung kann es auch zu z. T. erheblichen Funktionsstörungen kommen (z. B. Magengeschwür). Zu trennen sind davon die Hypochondrien, bei denen sich die Patienten beharrlich und uneinsichtig mit ihren »eingebildeten« Krankheiten befassen.

Verhaltensauffälligkeiten mit körperlichen Störungen: Dazu gehören: Essstörungen, Schlafstörungen, sexuelle Störungen, Wochenbettstörungen, Missbrauch von Substanzen, die keine Abhängigkeit erzeugen. Unter die Essstörungen fällt v. a. die Anorexia nervosa, ein absichtlich v. a. von heranwachsenden Mädchen und jungen Frauen herbeigeführter Gewichtsverlust. Oft besteht ein falsches Körperschema. Eine Bulimie hingegen besteht aus anfallsweisem Heißhunger und oft gleichzeitig künstlich herbeigeführtem Erbrechen. Anorexie und Bulimie können bei demselben Patienten auftreten. Dyssomnien sind Schlafstörungen, die die Dauer und Intensität des Schlafes betreffen. Parasomnien werden umgangssprachlich als »Schlafwandeln« bezeichnet und sind nicht ungefährlich wegen des hohen Verletzungsrisikos durch die Bewusstseinseinschränkung. Sie sind häufig psychisch bedingt, können aber auch in Zusammenhang mit organischen Krankheiten auftreten. Das Gegenteil von Schlafstörung ist eine extreme Schläfrigkeit – Hypersomnie –, bei der sorgfältig organische Ursachen ausgeschlossen werden müssen.

Alpträume (Angstträume) sind bei Kindern häufig und deuten auf ein äußerst lebhaftes Traumerleben hin. Nichtorganische sexuelle Funktionsstörungen (Mangel an Verlangen, Orgasmusstörung, Ejaculatio praecox [vorzeitiger Samenerguss], Vaginismus [Krampf der Vagina], Dyspareunie [Schmerzen beim Verkehr]) haben vielfältige seelische Ursachen. Psychische Störungen im Wochenbett sind nicht selten; führend ist i. d. R. eine depressive Symptomatik. Des Weiteren können psychische Störungen durch chronische Einnahme von Medikamenten (Beruhigungs-, Schmerz-, Schlaf- und Abführmittel) ausgelöst werden.

Persönlichkeits- und Verhaltensstörungen: Dazu gehören: eine Persönlichkeitsstörung (paranoid, schizoid, dissozial, emotional instabil wie Borderline z. B.), andauernd (aber ohne hirnorganische Grundlage), abnorme Gewohnheiten und Störungen der Geschlechtsidentität. Von Persönlichkeitsstörungen spricht man erst, wenn es sich um lang anhaltende, tief verwurzelte Verhaltensmuster handelt. Sie werden nach Merkmalsgruppen eingeteilt, wobei Überschneidungen unvermeidbar sind: paranoid (empfindlich, misstrauisch, streitsüchtig, selbstbezogen), schizoid (kühl, distanziert, gleichgültig, einzelgängerisch, kontaktscheu), dissozial (gefühl- und verantwortungslos, beziehungsgestört, intolerant gegenüber Frustrationen, geringe Scham- und Schuldgefühle), emotional instabil, impulsiv, Borderline-Typus, histrionisch (Tendenz zur Dramatisierung i. S. von »hysterisch«), anankastisch (zwanghaft, perfektionistisch, pedantisch, eigensinnig), ängstlich (unbeholfen, zersorgt, eingeschränkter Lebensstil), abhängig (unselbstständig, Angst vor dem Alleinsein, entschlusslos). Persönlichkeitsveränderungen können auch durch Extrem- oder Dauerbelastungen ausgelöst werden (Misstrauen, sozialer Rückzug, Leere und Hilflosigkeit, Nervosität und Angst vor Bedrohung, Entfremdung). Zu den Persönlichkeitsstörungen gehören auch abnorme Gewohnheiten wie das pathologische Glücksspiel, die Pyromanie (Brandstiftung), die Kleptomanie (Stehlen) und die Trichitillomanie (Haarausreißen). Störungen der Geschlechtsidentität finden sich bei Transsexuellen und Transvestiten. Andere Störungen des Sexualverhaltens sind der Fetischismus, der Exhibitionismus, der Voyeurismus, die Pädophilie und der Sadomasochismus.

Intelligenzminderung: (vergleiche hierzu unsere Ausführungen in ▶ Kap. 6).

Entwicklungsstörungen: Dazu gehören: Störungen des Sprechens und der Sprache, der schulischen Fertigkeiten, der motorischen Funktion und tiefgreifende Persönlichkeitsstörungen, z. B. der Autismus. Es handelt sich um Störungen, die meist im Kleinkind- oder Kindesalter beginnen, stetig sind und keine Remissionen zeigen. Bei Störungen des Sprechens und der Sprache ist z. B. der Spracherwerb von Anfang an beeinträchtigt; davon abgeleitete Fähigkeiten wie die des Lesens und Schreibens sind in der Folge ebenfalls betroffen, wobei mitunter schwer zu diagnostizieren ist, ob und in welchem Grad zusätzlich eine Intelligenzminderung vorliegt. Artikulationsstörungen sind mit 4 Jahren üblich und werden meist bis zum Alter von 6–7 Jahren abgebaut. Eine Besonderheit ist die expressive Sprachstörung, die es Kindern mit normalem Sprachverständnis schwierig macht, ihre Gedanken auszudrücken. Bei der rezeptiven Sprachstörung ist das Sprachverständnis erschwert. Umschriebene Störungen sind die Lese- und Rechtschreibstörung, die isolierte Rechtschreibstörung, die Rechenstörung und verschiedene Kombinationen dieser Störungen. Darüber hinaus gibt es spezielle Störungen der Entwick-

lung motorischer Fähigkeiten. Mit Autismus wird eine tiefgreifende Entwicklungs-
störung v. a. im sozialen und kommunikativen Bereich bezeichnet und auffällige
Stereotypen im Gesamtverhalten (vgl. ▶ **Kap. 7**).

Verhaltens- und emotionale Störungen mit Beginn in der Kindheit und Jugend:
Dazu gehören: hyperkinetische Störungen, Störungen des Sozialverhaltens, emotionale Störungen, Tics und – unter den »übrigen Störungen« – das Einnässen,
Einkoten und das Stottern u. a. Hyperaktive Störungen äußern sich in einem
unruhigen und wenig modulierten Verhalten, Mangel an Ausdauer und Unauf-
merksamkeit; sie sind bei Jungen häufiger als bei Mädchen und sind zu trennen
von einfacheren Aktivitäts- und Aufmerksamkeitsschwankungen.

Störungen des Sozialverhaltens zeigen sich in aggressiven, dissozialen und unkontrollierten Verhaltensmustern; sie sind oft kombiniert mit anderen Störungen
und können auf den familiären Rahmen beschränkt bleiben, mit und ohne soziale Bindungen einhergehen und häufig auch zusammen mit schweren emotionalen
Störungen (Depression, Trennungsangst, Phobie, Angstneurose) auftreten. Weitere Störungen sind der elektive Mutismus, bei dem eine Sprachkompetenz nur in
bestimmten Situationen gezeigt wird, reaktive Bindungsstörungen durch Traumatisierung und Tics, die vorübergehend oder dauerhaft auftreten können.

8.2 Sozialpsychiatrische Grundlagen

Wie auch bei den vorhergehenden Kapiteln beziehen sich die Ausführungen zu
den sozialmedizinischen – in diesem Fall sozialpsychiatrischen – Grundlagen primär auf die epidemiologischen Aspekte sowie auf die verschiedenen Krankheitsmodelle der hier besprochenen Störungen.

Krankheitsmodelle

Mehr noch als für die anderen Krankheiten gilt für psychische Störungen, dass sie
(wenn überhaupt) nur im Rahmen verschiedener Krankheitsmodelle verstehbar
(und somit erfolgreich behandelbar) sind. Das *medizinische Krankheitsmodell* hat
seit Beginn der Psychiatrie als Wissenschaft (also etwa seit Mitte des 19. Jahrhunderts) die Theorie und Therapie psychischer Störungen dominiert (und im Nati-
onalsozialismus pervertiert). Die Dominanz des medizinischen Modells hat auch
dazu geführt, dass andere Krankheitsmodelle (wie insbesondere psychologische
und soziologische Modelle und die damit verbundenen Methoden der Psychotherapie und Soziotherapie) erst spät Eingang in die Psychiatrie gefunden haben. Das
medizinische Modell hat aber auch wichtige Erkenntnisse über die organischen
Ursachen einiger psychischer Störungen gebracht (zuerst unter dem Blickwinkel
der Infektion, dann der Degeneration, später der Neurotransmitter-Störungen des
Gehirns – worauf ja insbesondere die Behandlung mit Psychopharmaka basiert).

In den 60er-Jahren gewannen *soziologische Theorien* Einfluss auf das Verständnis psychischer Störungen. Insbesondere der in **Kapitel 1** erwähnte labeling-Ansatz

brachte es zu weitreichender Anerkennung. Im Kontext dieser Theorie wurden psychische Störungen als Verhaltensergebnisse einer Abweichungskarriere verstanden, die bei geringfügigen Normverletzungen ihren Ausgang nimmt und sich aufgrund der Reaktionen der Umgebung, insbesondere der offiziellen Agenten und Institutionen sozialer Kontrolle (wozu auch das System der Psychiatrie gehört), schließlich zu manifesten psychisch abweichenden Verhaltensweisen stabilisiert. Auch wenn es dieser Theorie nicht gelang, das medizinische Modell psychischer Störungen grundlegend in Frage zu stellen, trugen der labeling-Ansatz und die ihm verpflichteten Untersuchungen doch dazu bei, bestimmte besonders stigmatisierende Umgangsweisen mit psychisch Kranken (wie z. B. Zwangseinweisungen, Gerichtsprozesse, psychiatrische Diagnosen, Krankenhausmilieu) und deren die Störungen des Patienten weiter verfestigenden Wirkungen zu analysieren.

Heute scheint die *Stress-Theorie* insbesondere in ihrer medizinsoziologischen Ausformulierung als Life-event-Theorie das sozialpsychiatrische Verständnis psychischer Störungen zu dominieren. Wie in **Kapitel 1** ausgeführt, wird Stress als intervenierende (vermittelnde) Variable zwischen belastenden Lebenssituationen und der Entstehung psychischer Störungen verstanden. Weiterhin werden die individuellen und kollektiven Bewältigungsmöglichkeiten von Personen, mit Stress fertig zu werden, als modifizierende Merkmale mit in die Analyse einbezogen. Als Beispiel für diesen Untersuchungsansatz sollen die Arbeiten von Brown und Mitarbeitern angeführt werden. Es gelang dieser Forschergruppe schon früh, sowohl für schizophrene als auch für depressive Erkrankungen einen signifikanten Zusammenhang zwischen der Häufung belastender Lebensereignisse und dem Ausbruch der genannten Erkrankungen nachzuweisen (Brown, 1974). Anhand einer Untersuchung über die sozialen Ursachen von *Depressionen* bei Frauen (Frauen leiden signifikant häufiger an Depressionen als Männer) soll das komplexe Theoriegebäude näher erläutert werden (▶ **Abb. 8.1**). Brown und Harris (1978) unterscheiden Hintergrundfaktoren (Soziale Schicht und Lebensstadium), primäre ätiologische Faktoren (d. h. die eigentlichen life-events = Lebensereignisse) und Vulnerabilitätsfaktoren, d. h. Faktoren, die einer Betroffenen die Bewältigung von Belastungen erschweren (»Verletzlichkeit«).

In die Untersuchung waren 500 Frauen aus dem Londoner Stadtteil Camberwell und 100 wegen einer Depression behandelte Frauen einbezogen. Sowohl die wegen einer Depression behandelten als auch die depressiven noch nicht behandelten Frauen aus der Gemeinde hatten deutlich häufiger stark belastende Lebensereignisse oder aber langwierige Schwierigkeiten zu erleiden. Dies traf besonders für Frauen aus der Unterschicht zu. Dabei war jedoch weniger diese schichtenabhängige Häufigkeit der Lebensereignisse für den Ausbruch der Depression verantwortlich, sondern die Tatsache der erhöhten »Verletzlichkeit« dieser Frauen, wie z. B. keine Berufstätigkeit, Fehlen einer nahestehenden Bezugsperson, drei oder mehr Kinder unter 14 Jahren im Haushalt, Verlust der eigenen Mutter vor dem 11. Lebensjahr.

Wie wir sehen, bezieht das Modell der sozialen Entstehung von Depressionen Merkmale unterschiedlicher Theorien mit ein: Sozialschicht (sozialökonomische Theorie), Lebensereignisse (Stress-Theorie), Vulnerabilitätsfaktoren (Coping-Theorie), Verlust der Mutter in der Kindheit (Sozialisations-Theorie), geringe Selbstachtung (Psychologische Theorie).

Ein ähnlich komplexes Theoriegebäude hat Ciompi (1984) für die *Schizophrenie* vorgelegt (vgl. ▶ **Abb. 8.2,** S. 278). Auch hier werden unterschiedliche Hypothesen über die Ursache der Schizophrenie – aus der biomedizinischen, familiensoziologischen und sozialpsychologischen Forschung – zu einem komplexen Modell verknüpft (vgl. über die verschiedenen Schizophrenie-Theorien insbesondere Finzen, 2004):

> »Einerseits genetisch-organisch-biochemische und andererseits psycho- und soziogene Faktorenbündel führen in wechselnder Kombination zu verletzlichen, praemorbiden Persönlichkeiten, welche dazu neigen, auf Belastungen überdurchschnittlich stark mit Spannung, Angst, Verwirrung, Denkstörungen, Derealisations- und Depersonalisationserlebnissen bis zu Wahn und Halluzinationen zu reagieren. Nach (einer oder mehreren) akut-psychotischen Phasen ist die weitere Entwicklung in Wechselwirkung mit der Ausgangspersönlichkeit wahrscheinlich vorwiegend durch psycho-soziale Faktoren bestimmt, woraus die enorme Vielfalt der Verläufe zwischen völliger Heilung, Residualzuständen verschiedenen Ausmaßes und schwerster Chronifizierung resultiert« (Ciompi, 1984).

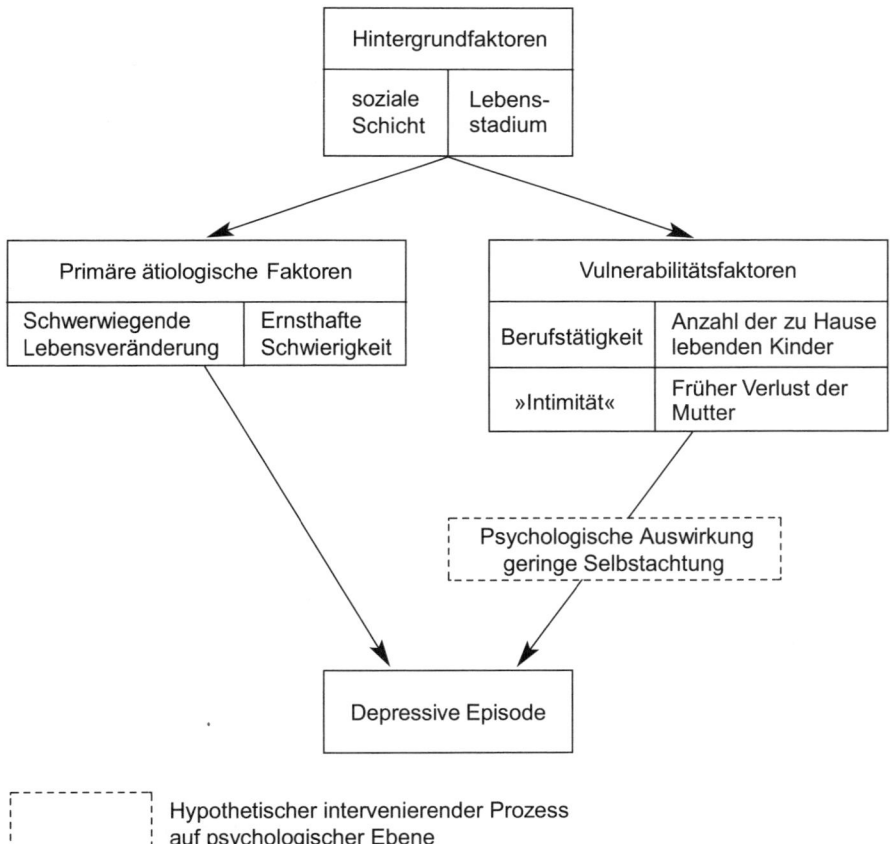

Abb. 8.1: Vereinfachtes Entstehungsmodell von Depressionen (*Quelle:* Katschnig, 1980, S. 299)

Bei *psychosomatischen Erkrankungen* gibt es ebenfalls vielfältige sozialmedizinische Aspekte. Wir sind auf einige bereits bei der Darstellung des psychosomatischen Krankheitsmodells (▶ **Kap. 1**) eingegangen. Speziell bei den Essstörungen sind folgende epidemiologische und psychosoziale Zusammenhänge von Interesse (aus Corazza u. a., 2001):

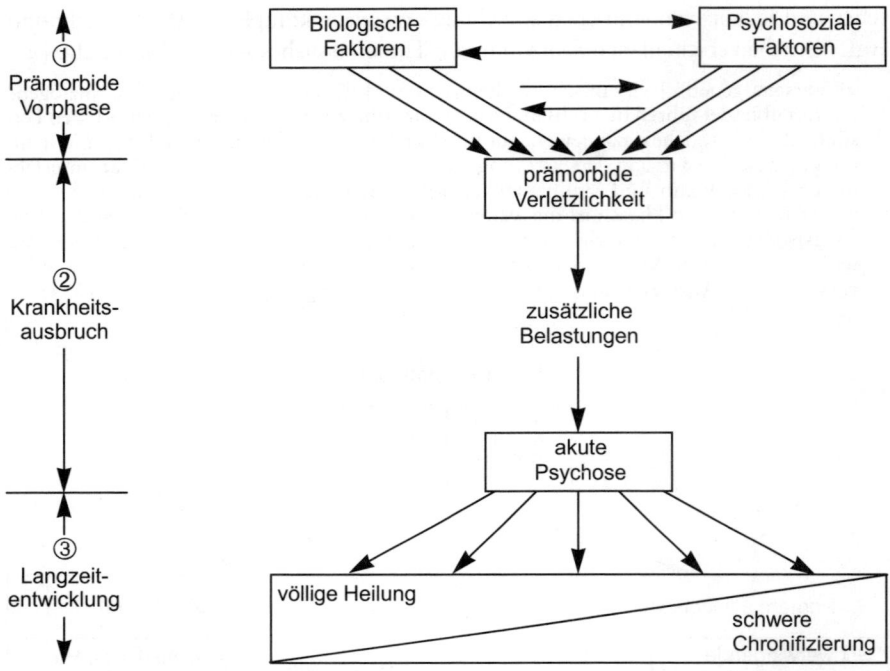

Abb. 8.2: Langzeitverlauf der Schizophrenie in drei Phasen (*Quelle:* Finzen, 2004, S. 108; nach Ciompi, 1984)

Bei der Magersucht schätzt man, dass etwa zwei von 100 Mädchen im Alter zwischen 15 und 18 Jahren davon betroffen sind. Bei der Bulimie gibt es eine riesige Dunkelziffer, wobei die Zahl etwa zwei- bis dreimal höher angesetzt wird als bei der Anorexie. Das entspräche vier bis sechs von 100 erkrankten Mädchen im jugendlichen Alter. Jungen sind erheblich seltener magersüchtig als Mädchen.

Essstörungen sind eine gesellschaftliche Krankheit:

- Sie kommen als Massenphänomen nur im Überfluss vor. Das heißt, diese Krankheiten gibt es nicht in armen Ländern.
- Sie sind eng verbunden mit dem in den Industrienationen vorherrschenden »weiblichen« Schlankheits- und Frauenideal.
- Sie treten vor allem bei Mittelschichts-Mädchen auf, die aus stark leistungs- und erfolgsorientierten Familien kommen.

Das Erkrankungsrisiko steigt vor allem dann, wenn in der Pubertät mit Diäten oder Fastenkuren experimentiert wird. Dazu zählt auch die Erfahrung, dass die Hungergefühle nach einigen Tagen einer Hungereuphorie weichen. Essstörungen wurzeln in frühen familiären Erfahrungen und beginnen fast immer in der Pubertät. Besonders schwierig ist diese Phase für Mädchen, denen in der Erziehung zuwenig Selbständigkeit gewährt wird. Sie müssen sich von der Familie ablösen und gleichzeitig eine weibliche Identität finden. Häufig orientiert sich dann das Bild am idealisierten, krankmachenden Schlankheitsideal unserer Zeit. Magersüchtige Frauen versuchen, sich unbewusst über die eigene körperliche »Dürre« von der Mutter und damit vom Frau-Sein abzugrenzen. Weibliche Körperformen fallen der Magersucht zum Opfer. Die dann oft ausbleibende Regel ist ein zusätzlicher »Sieg« über das Frau-Werden. Aus dem Triumph über den Hunger wird zusätzlich eigene Autonomie gewonnen. Bei magersüchtigen Jungen steht weniger die Frage der Geschlechtsidentität im Vordergrund, sondern mehr das Streben nach Autonomie und Abgrenzung.

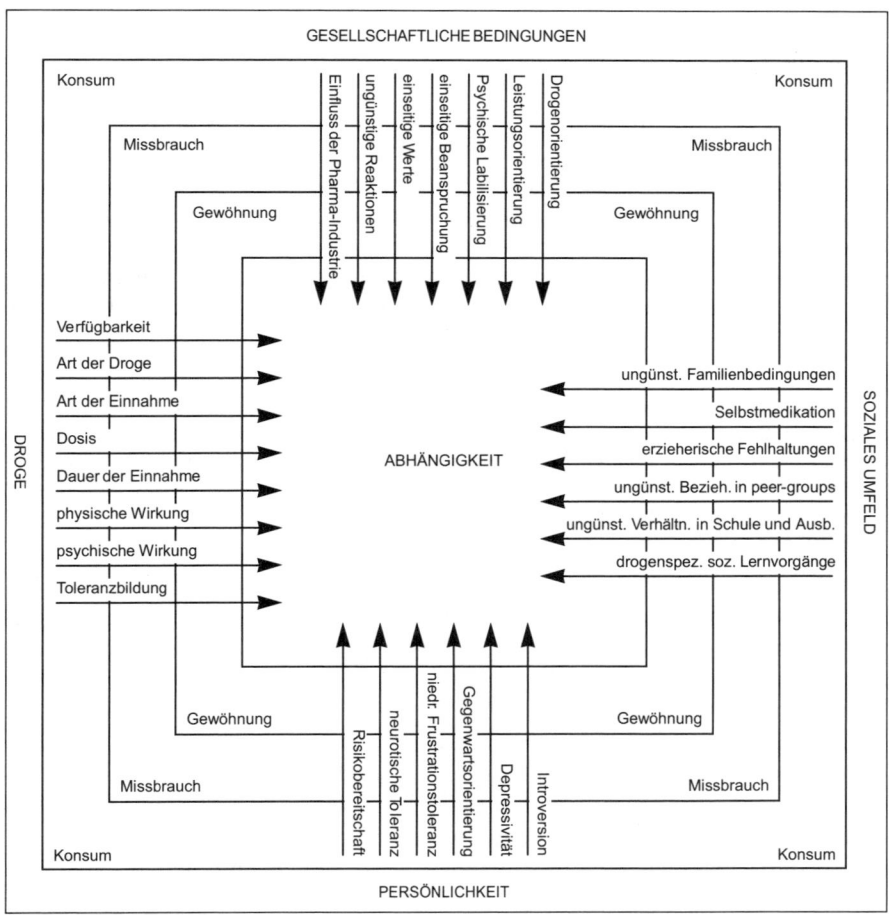

Abb. 8.3: Ursachen der Drogenabhängigkeit (*Quelle:* Bartsch u. Knigge-Illner, 1987)

Ess-brech-süchtige Frauen kämpfen ebenfalls um ihre weibliche Identität und ihr Selbstbewusstsein. Sie leiden jedoch an ihren süchtigen Heißhunger- und Brech-

279

anfällen und können keinen »Gewinn« aus ihrer Krankheit ziehen. Im Gegenteil: Sie erleben sich selbst in einer permanenten Niederlage (vgl. auch die multifaktoriellen Theorie-Modelle der Anorexia nervosa und der Bulimia nervosa in Jacobi u. a., 2004, S. 32 f.).

Schließlich wollen wir noch auf die multifaktorielle Verursachung der Drogenabhängigkeit hinweisen. Bartsch und Knigge-Illner (1987; vgl. auch Loviscach 1996; Köhler 2000) haben die vielfältigen Einflussfaktoren auf die Entwicklung einer Abhängigkeit folgenden vier großen Bereichen zugeordnet: Droge, Persönlichkeit, Soziales Umfeld und gesellschaftliche Bedingungen (häufig werden die beiden zuletzt genannten Bereiche auch zusammengefasst). Aus der **Abbildung 8.3** ist deutlich abzulesen, welch zahlreiche Möglichkeiten es in unserer Gesellschaft gibt, abhängig zu werden.

Epidemiologie

Da es – wie eingangs ausgeführt – schwierig ist, psychiatrische Störungen immer eindeutig zu definieren, können auch die Zahlen über die *Häufigkeiten psychischer Störungen und Suchtkrankheiten* nur Annäherungswerte sein. In der Psychiatrie-Enquête wurde darauf hingewiesen, dass genauere Angaben über die Zahl psychisch Kranker infolge des Mangels an ausreichenden epidemiologischen Untersuchungen nicht möglich sind. Aufgrund von Untersuchungen in anderen Ländern wurde die Größenordnung von psychischen Störungen und Suchtkrankheiten wie folgt umrissen:

> »Psychische Krankheiten und Behinderungen sind nicht – wie vielfach noch angenommen – ein quantitativ unbedeutendes Problem. Betroffen ist vielmehr ein sehr erheblicher Teil der Bevölkerung. Etwa jeder dritte Bundesbürger hat bereits einmal in seinem Leben irgendeine psychische Krankheit durchgemacht oder leidet noch daran. In der Bundesrepublik Deutschland sind oder waren demnach rd. 20 Mio. Menschen andauernd, wiederholt oder wenigstens einmal während ihres Lebens in irgendeiner Form unmittelbar betroffen« (1975, S. 7).

Dohrenwend u. a. (1980) machten anhand der Analyse einer Reihe von amerikanischen Arbeiten folgende Angaben zur Häufigkeit psychischer Störungen: Gesamthäufigkeit psychischer Störungen 16–25 %; davon 0,6–3% schizophrene Störungen, ca. 0,3 % affektive Störungen, 8–15 % neurotische Störungen, ca. 7 % Persönlichkeitsstörungen.

Diese für Amerika erhobenen Häufigkeitswerte sind mit den Ergebnissen der in der Bundesrepublik durchgeführten epidemiologischen Studien durchaus vergleichbar: Dilling u. a. (1984) stuften 18,5 % der Befragten aus ihrer Gemeindestudie in Oberbayern (N = 1 536 Untersuchte) wegen psychischer Störungen als behandlungsbedürftig ein. Die größte Gruppe waren neurotische und psychosomatische Erkrankungen mit 11,3 %, gefolgt von Suchterkrankungen mit 1,8 %, Demenzerkrankungen mit 1,4 %, affektive und andere Psychosen mit 1,3 %, geistige Behinderungen mit 1,0 %, Persönlichkeitsstörungen mit 0,7 %, organische psychiatrische Erkrankungen (außer Demenz) mit 0,6 % und Schizophrenien mit 0,4 %.

Schepank et al. (1987) haben eine Untersuchung über die Häufigkeit *neurotischer und psychosomatischer Erkrankungen* vorgelegt. In ihrer Stichprobe (n =

600) der Mannheimer Bevölkerung wurde die Prävalenz neurotischer und psychosomatischer Störungen mit 26 % angegeben: 7,2 % Psychoneurosen, 5,7 % Persönlichkeitsstörungen, 1,5 % Alkoholismus und Medikamentenabhängigkeit.

Die Häufigkeit *gerontopsychiatrischer Erkrankungen* in einer ebenfalls in Mannheim durchgeführten älteren Studie wurde mit 24 % der über 65-Jährigen angegeben (Cooper u. Sosna, 1983). Eine neuere Untersuchung aus Berlin (Helmchen u. a., 1996, S. 186) kommt zu ähnlichen Ergebnissen: Knapp die Hälfte (44 %) der 70-jährigen und älteren Westberliner zeigte keinerlei psychische Störungen, während knapp ein Viertel (24 %) eindeutig psychisch krank war. Das restliche knappe Drittel setzte sich aus Trägern psychopathologischer Symptome ohne Krankheitswert (16 %) und psychischer Störungen mit Krankheitswert (17 %) zusammen. Die häufigsten psychischen Krankheiten im Alter sind Demenzen mit 14 % der 70-Jährigen und Älteren, was umgerechnet auf die Bevölkerung der über 65-Jährigen einer Prävalenz von 6 % (ohne leichte Formen) entspricht. Demenzerkrankungen werden mit dem Alter eindeutig häufiger. Während bei den 60-Jährigen nur wenige Demenzerkrankungen gefunden wurden, betrug ihr Anteil bei den 90-Jährigen über 40 % (vgl. auch Robert Koch-Institut, 2006, S. 32 f.). Die zweithäufigste Gruppe psychischer Erkrankungen in der Altenpopulation sind Depressionen mit 9 %. Sie zeigen keine eindeutige Altersabhängigkeit.

Die neueste Untersuchung über die Häufigkeit psychischer und psychosomatischer Störungen sowie Suchterkrankungen in Deutschland wurde 1998 im Rahmen des Bundes-Gesundheitssurveys des Robert Koch-Instituts (vgl. **Kapitel 2** zur Gesundheitsberichterstattung) durchgeführt. Sie kommt zu einer recht fragwürdig hohen Prävalenz von 32,1 % und dies, obwohl sie sich nur auf Personen zwischen 18 und 65 Jahren bezieht, eine methodische Begrenzung, die angesichts der vielen psychischen Störungen insbesondere bei älteren Leuten unverständlich ist. Ein weiterer Mangel der Studie ist, dass die Autoren sich bei der Darstellung der Ergebnisse nicht an die ICD-Klassifikation psychischer Störungen halten. Die Ergebnisse sind in **Abbildung 8.4** dargestellt.

Schließlich sei noch auf die steigende Bedeutung psychischer Störungen bei den Arbeitsunfähigkeitstagen und den Frühberentungen hingewiesen: 40 % der Krankschreibungen und 28 % der Frühberentungen erfolgen aufgrund psychischer Erkrankungen und stellen damit die häufigste Ursache von Frühberentungen dar (Berger u. a., 2004, S. 279 f.).

Während die Zahlen über psychische und psychosomatische Störungen in den genannten Untersuchungen (mit Ausnahme des Bundesgesundheitssurveys) weitgehend übereinstimmen, weichen die *Zahlen über Suchterkrankungen* erheblich von einander ab. Ein Grund dafür ist, dass die Nikotinsucht häufig nicht in die Suchtstatistik einbezogen wird. Unter Berücksichtigung der Nikotinsucht kommt das Bundesministerium für Bildung und Forschung (2004, S. 27 ff.) zu folgenden (z. T. geschätzten) Angaben (vgl. auch Robert Koch-Institut, 2006, S. 107 f.):

- Tabak: 5 % Abhängige,
- Alkohol: 2,4 % Abhängige,
- Medikamente: 2 % Abhängige,
- illegale Drogen: 1 % Abhängige.

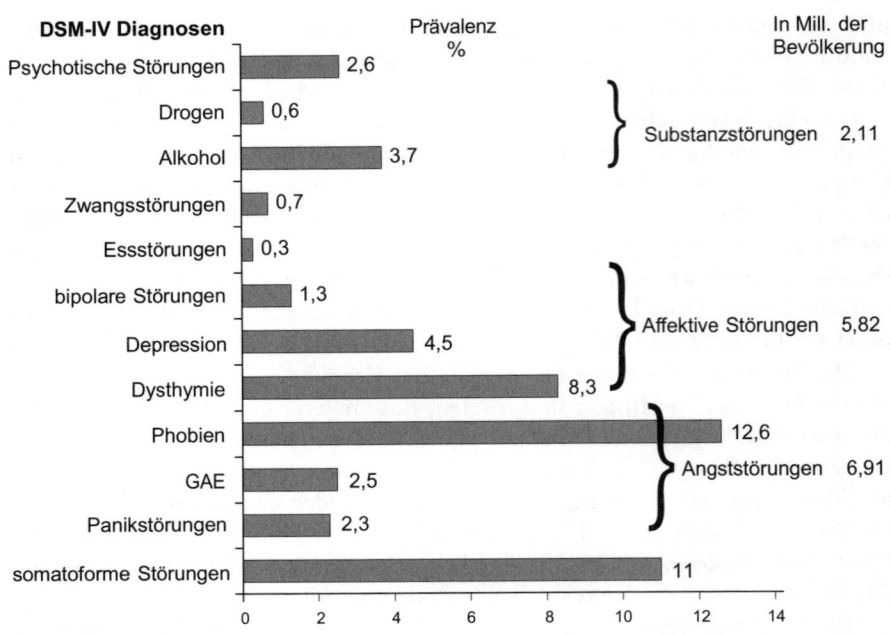

Abb. 8.4: Häufigkeit psychischer Störungen in Deutschland (*Quelle:* Wittchen u. Jacobi, 2005, S. 10)

Sozialepidemiologische Untersuchungen begannen – zuerst in den USA – mit einem sozialökologischen Konzept, Beziehungen zwischen psychischen Störungen und städtischen Wohngebieten herzustellen. So fanden zum Beispiel Faris und Dunham (1939) eine positive Korrelation zwischen der Krankenhausaufnahme aufgrund einer Schizophrenie oder Alkoholpsychose und der Herkunft aus desorganisierten und verslumten Stadtteilen der City von Chicago.

In der ebenfalls »klassischen« Arbeit von Hollingshead und Redlich (1958) standen nicht Wohngebiete, sondern *soziale Schichten* in ihrem Zusammenhang zu Art und Häufigkeit psychischer Störungen und psychiatrischer Behandlung im Vordergrund des Interesses. In dieser wie auch in anderen späteren Arbeiten bestätigte sich die Häufung schwerer psychischer Störungen bei Angehörigen der Unterschicht und die Benachteiligung ihrer psychiatrischen Versorgung.

In den 60er-Jahren konzentrierte sich die sozialepidemiologische Forschung auf Repräsentativuntersuchungen ganzer Gemeinden, um die Selektionsmechanismen auszuschalten, die sich ergeben, wenn nur von behandelten Patienten ausgegangen wird. Auch diese Untersuchungen (vgl. z. B. die Midtown Studie von Srole u. a., 1962) bestätigten die Befunde über die Häufung schwerer psychischer Erkrankungen in der Unterschicht. Darüber hinaus wurde deutlich, dass – insbesondere wiederum in unteren Sozialschichten – nur ein geringer Teil der Betroffenen ausreichend psychiatrisch behandelt wurde.

Die Ergebnisse dieser Studien wurden unterschiedlich interpretiert: Während die Anhänger der »Verursachungstheorie« die hohe Rate psychischer Störungen in der Unterschicht als Konsequenz der dort besonders belastenden Lebensbedingungen verstanden, wurden diese Ergebnisse im Rahmen der »Selektionshypothe-se« oder »Drifthypothese« als Folge des »drifts« nach unten der durch psychische Störungen behinderten Menschen zu erklären versucht. Es ist realistisch davon auszugehen, dass beide Prozesse stattfinden.

In der Folge dieser Studien konzentrieren sich empirische Untersuchungen auf die Bedeutung von einzelnen soziologischen Faktoren für die Entstehung und den Verlauf psychischer Störungen wie z. B. Arbeitssituation, Familiensituation, Mobilität.

Wir wollen abschließend noch auf einige empirische Arbeiten eingehen, die die Situation psychisch Kranker in Einrichtungen der *psychiatrischen Versorgung* und den Einfluss sozialer Faktoren auf den *Verlauf* von psychischen Erkrankungen untersucht haben. Wir haben bereits auf die Untersuchung von Hollingshead und Redlich hingewiesen, aus der die Benachteiligung von Patienten aus den unteren Sozialschichten in der psychiatrischen Versorgung besonders deutlich wurde. Die wenigen dazu in der Bundesrepublik vorliegenden Arbeiten stützen dieses Ergebnis (vgl. Mielck, 2000).

Von besonderem Einfluss war auch die Arbeit von Wing und Brown (1970) über den Vergleich von drei psychiatrischen Krankenhäusern mit unterschiedlicher therapeutischer Ausrichtung. Die Autoren konnten zeigen, dass das Milieu und das Behandlungskonzept des Krankenhauses das Ausmaß der psychischen Gestörtheit der dort Behandelten stark beeinflusst: War das Behandlungskonzept eher verwahrend, war die Gestörtheit der Patienten ausgeprägter (soziale Zurückgezogenheit, affektive Verflachung, sprachliche Verarmung etc.). War das Behandlungskonzept eher therapeutisch und rehabilitativ orientiert, besserte sich das klinische Bild der schizophrenen Patienten merkbar. Diese Untersuchung stellt zugleich eine empirisch-wissenschaftliche Beweisführung der schon lange diskutierten These dar, dass die von der traditionellen Psychiatrie postulierten »typischen Verläufe« schizophrener Erkrankungen zumindest teilweise als das Produkt der Lebenssituation der in Großkrankenhäusern asylierten Patienten verstanden werden müssen.

8.3 Sozialpsychiatrische Praxis

Wir müssten dieses Kapitel eigentlich mit einem Exkurs über die Sozialgeschichte der Psychiatrie beginnen. Wir würden dann die heute in der psychiatrischen Versorgung vorherrschenden therapeutischen Methoden, Institutionen und Berufe, die sich im Laufe der Geschichte herausgebildet haben, besser verstehen können.

Ausgrenzen, Zwangsbehandeln, Vernichten, Asylieren, medizinisch begründete Trakturen etc. waren über lange Zeit gesellschaftliche Reaktionen, mit denen man (je nach vorherrschendem Paradigma) den »verirrten«, »unsozialen«, »unvernünftigen«, »arbeitsunfähigen«, »gehirnkranken« und schließlich »erblich geisteskranken« Menschen begegnete.

Doch nicht nur der leidvolle Umgang mit psychisch Kranken hat seine Geschichte, auch sozialtherapeutische Maßnahmen sind nicht erst nach der »sozialpsychiatrischen Wende« in den 60er-Jahren entstanden. So entwickelten z. B. W. Battie um 1759 in England und Ph. Pinel um 1790 in Frankreich eine Art »Milieutherapie«. In der Mitte des 19. Jahrhunderts entwarf W. Griesinger in Deutschland eine gemeindenahe Versorgungskonzeption mit kleinen »Stadtasylen«, Hausbesuchen und ambulanter Nachsorge.

Mit diesen wenigen Hinweisen können wir nur hoffen, beim Leser Interesse für eine weitergehende in diesem Rahmen nicht zu leistende Beschäftigung mit der Sozialgeschichte der Psychiatrie zu wecken (vgl. Dörner, 1969; Foucault, 1969; Dörner u. Plog, 1996, ► Kap. 14).

Nach diesen einleitenden Bemerkungen wollen wir die Teilbereiche sozialpsychiatrischer Praxis (Prävention, Sozialtherapie, Rehabilitation) nacheinander skizzieren:

Prävention

Gibt es – angesichts der vielfältigen Ursachen psychischer Störungen und Suchterkrankungen – überhaupt realistische Ansätze zu ihrer Prävention? Und wenn ja, wo sind diese Ansätze in der Primärprävention sinnvoll durchzuführen? In der Prävention »kränkender« Sozialisationserfahrungen? In der Prävention zerrütteter, zerbrochener, unglücklicher Familien? In der Prävention von belastenden Lebensereignissen wie Verlusten, Trennungen, Arbeitslosigkeit? In der Prävention von Desorganisation und Isolation in der Gemeinde? In der Prävention von Benachteiligungen in unteren Sozialschichten? In der Prävention von Stress, Hetze und Konkurrenz am Arbeitsplatz? – um nur die wichtigsten sozialmedizinischen Hypothesen über die Ursachen von psychischen Störungen und Suchten anzusprechen.

Das Konzept der Risikofaktoren, das wir beispielsweise bei der Prävention von Herz-Kreislauf-Krankheiten kennen gelernt haben, lässt sich auf die Prävention psychischer Störungen nicht sinnvoll anwenden: Es gibt zu viele und insbesondere zu viele unbekannte Risiken für psychische Gesundheit. Außerdem verändern sich die gesellschaftlichen Bedingungen, unter denen psychisches Leid entstehen kann, schnell, manchmal schneller als der Prozess ihrer epidemiologischen Entdeckung und der Formulierung und Umsetzung präventiver Maßnahmen.

In der Psychiatrie-Enquête werden vier Bereiche der Primärprävention psychischer Störungen unterschieden:

> *Medizinischer Bereich:* Während der Schwangerschaft, der Geburt und in den ersten Lebensmonaten, aber auch während der weiteren Entwicklung, im Erwachsenenalter und vor allem im hohen Lebensalter ist die Sicherung der körperlichen Integrität Voraussetzung für die psychische Gesundheit ...
> *Psychosozialer Bereich:* Ebenso wichtig, vor allem in der Entwicklungs- und Wachstumszeit, aber auch im späteren Leben, ist die Sicherung von Grundbedürfnissen im psychosozialen Bereich. Dazu gehört das Bedürfnis nach Geborgenheit, nach beständigen und strukturierten Kontakten zu festen Bezugspersonen, nach ausreichender affektiver Bindung und intellektueller Anregung ...
> *Soziokultureller Bereich:* Zu den soziokulturellen Voraussetzungen, die für eine gesunde psychische Entwicklung entscheidend sind, gehören vor allem Zugang zu Bildungs- und Ausbildungsmöglichkeiten, der dem Individuum die Chance zur Entwicklung seiner Fähigkeiten gibt und ihm die Möglichkeit zur Entfaltung seiner Persönlichkeit bietet ...
> *Sozioökonomischer Bereich:* Die Verwirklichung beruflicher Möglichkeiten, die Sicherung des Arbeitsplatzes und die Freiheit von ökonomischer Not fallen in diesen Bereich, in dem besonderes Augenmerk auf Risikogruppen wie Emigranten, Flüchtlinge, Gastarbeiter, Angehörige der untersten Sozialschicht und andere Randgruppen gerichtet werden sollte« (1975, S. 386).

Wir würden diese Maßnahmen heute der Strategie der Gesundheitsförderung zurechnen (s. ▶ **Kap. 5.1**). Ähnlich wie die psychiatrische Versorgung insgesamt waren auch die Themen psychische Gesundheitsförderung und Prävention psychischer Krankheiten lange Zeit ganz unten auf der politischen Agenda. Erst seit wenigen Jahren werden gesundheitspolitische Aktivitäten zur Förderung psychischer Gesundheit sichtbar, in Deutschland z. B. durch die »Aktion Psychisch Kranke« (2004), international z. B. durch entsprechende Programme der WHO (www. euro.who.int/mentalhealth) und der Europäischen Union (www.imhpa.net).

Die Aktivitäten der Förderung psychischer Gesundheit werden ergänzt durch Maßnahmen zur »Normalisierung« des gesellschaftlichen Umgangs mit psychisch Kranken mit dem Ziel, dass eine größere Toleranz gegenüber psychisch Auffälligen, ein Akzeptieren abweichenden Verhaltens für die Betroffenen weniger leidvoll wäre. In diese Richtung zielt das *Antistigma-Programm* »open the doors«, das vom Weltverband für Psychiatrie initiiert und auch in mehreren deutschen Städten durchgeführt wird. Ziel des Programms ist es, bestehende Vorurteile abzubauen und das Verhalten der Öffentlichkeit gegenüber schizophren Erkrankten sowie das Verhalten von Personengruppen, die durch ihren Beruf in Kontakt mit Erkrankten kommen, durch gezielte Interventionen positiv zu beeinflussen. Um die Schwerpunkte der Stigmatisierung und Diskriminierung aus der Sicht unterschiedlich Betroffener (Patienten, Angehörige, Pflegepersonal, Ärzte und Bevölkerung) zu erfassen, wurden bundesweite und lokale Bevölkerungsumfragen, Patientenbefragungen und Focus-Interviews in den Projektzentren durchgeführt und ausgewertet. Auf der Basis dieser Ergebnisse und der Ergebnisse der jüngsten Einstellungsforschung wurden Strategien zur Intervention entwickelt. Dazu gehören:

- die Aufklärung der Öffentlichkeit durch lokale Veranstaltungen sowie regionale und überregionale Medienarbeit,
- die Information von Sozialleistungsträgern, Arbeitgebern und anderen Einrichtungen, die für die Rehabilitation der Erkrankten bedeutsam sind,
- die aktive Einflussnahme auf Einstellungen und Verhalten definierter Zielgruppen in Form von Begegnungen, Vorträgen und workshops, etwa mit Journalisten, Polizisten, Schülern, Lehrern und in der Psychiatrie tätigen Berufsgruppen (www.openthedoors.de).

Transkulturelle Psychiatrie

In der Spiegel-Ausgabe vom 5. Januar 2004 wird unter der Überschrift »Wie sich das Seelenleiden von Deutschen und Türken unterscheidet« festgestellt: »je mehr sich die Forscher mit dem Problem beschäftigen, desto mehr wird ihnen bewusst, dass sie einer faszinierenden kulturwissenschaftlichen Frage auf der Spur sind: Wie kulturgebunden ist das Erscheinungsbild einer Krankheit?« (Spiegel, 2004).

Transkulturelle Psychiatrie versucht ein kultursensibles Agieren im Kontext der Diagnostik und Behandlung von psychiatrischen Erkrankungen (Machleidt und Heinz, 2010). Um Krankheitssymptome und anamnestische Angaben richtig interpretieren und bewerten zu können, ist ein Wissen um kulturelle Hintergründe der

Patienten, z. B. bei denjenigen, die in Deutschland mit einem Migrationshintergrund leben, essentiell. Das psychische Erleben von Menschen ist geprägt von kulturellen Sozialisationsprozessen, dies bedingt eventuell unterschiedliche Realitätsvorstellungen und muss bei der Diagnose von »abweichendem, verrücktem« Verhalten berücksichtigt werden. Dies fordert z. B. Wohlfart, wissenschaftliche Leiterin des Zentrums für Transkulturelle Psychiatrie der Charité in Berlin. Zusätzlich ist ein kritischer Reflektionsprozess über die Beeinflussung von Diagnostik und Therapie durch die eigenen, die Medizin prägenden, kulturellen Vorhaben und Werteorientierungen notwendig. Wohlfahrt bezeichnet die Psychiatrie als ein im westlichen Kulturkreis etabliertes kulturelles Repertoire, in dem kulturwissenschaftliche Ansätze verstärkt berücksichtigt werden müssten (Wohlfart und Zaumseil, 2006).

Ebenfalls sind die »Gefahren« zu bedenken, die Fehlinterpretationen von Aussagen aufgrund einer nicht korrekt möglichen Übersetzung von persönlichen Anschauungen in eine andere Sprache oder auch in einen anderen kulturellen Raum. Das Benutzen von Metaphern ist ohne kulturelles Hintergrundwissen nicht verstehbar. Wie sollte die Aussage eines deutschen Patienten übersetzt werden, wenn er sagt: »Dem ist wohl eine Laus über die Leber gelaufen«? Oder wenn ein aus dem Iran stammender Patient, ins Deutsche übersetzt, aussagt: »Meine Leber ist zerstückelt« und dies im iranischen Kulturkreis ein Ausdruck tief empfundener Traurigkeit darstellt, die dann wiederum ein Hinweis für eine Depression sein könnte. Es geht demnach um konkrete Sprachbarrieren, aber auch um Verständigungsbarrieren jenseits der konkreten Sprache. Heinz, Leiter der Klinik für Psychiatrie der Charité in Berlin, fordert eine »kultursensiblere Medizin«. Darüber hinaus sollte generell innerhalb der psychiatrischen Regelversorgung eine Kontextualisierung in dem Sinne stattfinden, dass die Lebensbezüge und Hintergründe eine größere Berücksichtigung erfahren müssten. Dies betrifft dann auch unterschiedliche soziale Schichtzugehörigkeiten im gleichen Kulturkreis zwischen Arzt und Patient, die eine Verständigung erschweren, da z. B. der Akademiker (Arzt) die sozialisations- und schichtgeprägten Erklärungsmodelle des Patienten nicht nachvollziehen, nicht verstehen kann. Es geht u. a. um ein transparentes, wertschätzendes gegenseitiges Verstehen und das Hinterfragen von Interpretationen und Vermutungen auf Seiten des Arztes wie auf Seiten des Patienten.

Sozialtherapie

Im Zentrum der sozialtherapeutischen Praxis steht die Gemeindepsychiatrie. Dörner nennt folgende Grundsätze der Gemeindepsychiatrie:

- »Von der Bettenbehandlung zur ambulanten und halbambulanten Behandlung;
- Von der Asylierung zur Rehabilitierung;
- Vom Sedieren und Isolieren zu möglichst frühem Aktivieren und Kommunizieren;
- Vom Abbruch der sozialen Beziehungen zu deren Erhalt bzw. zu deren Revision durch Veränderung;
- Von der administrativen Zerschneidung der Behandlungskompetenz (Krankenhaus, Behörden, niedergelassener Arzt) zur personalen Kontinuität und zum gleitenden System der Behandlung;
- Von der Hierarchisierung des Behandlungsmilieus zum therapeutischen Team, zu Selbstverwaltung, zur therapeutic community; von der Priorität der gesellschaftlichen Sicherheit und des individuell unnötigen Zwangs zum therapeutisch begründeten Risiko und dazu, der Gesellschaft mehr unvernünftiges Verhalten zuzumuten als bisher;

- Von der Selektion der Patienten nach Gemeingefährlichkeit bzw. sozialer Schichtung zur Rekommunalisierung, d. h. zur regionalen Versorgung nach den Bedürfnissen der Bevölkerung und der Einrichtung gemeindenaher Zentren« (Dörner, 1972, S. 132).

Tabelle 8.4 zeigt die von der Enquête vorgeschlagene *Struktur der psychiatrischen Versorgung* in einem sogenannten Standardversorgungsgebiet. Anhand der Planungsmaterialien zur Psychiatrie-Enquête lassen sich für die genannten Einrichtungen genaue Bedarfzahlen errechnen (vgl. BMJFG, 1978).

Tab. 8.4: Angebote in einem Standardversorgungsgebiet

Das Vorfeld psychiatrischer und psychotherapeutisch/psychosomatischer sowie rehabilitativer Dienste		
Allgemeine professionelle Beratung in den Bereichen: Erziehung, Seelsorge, Rechtspflege, Gesundheitsämter, Arbeitsverwaltung und Sozialverwaltung, Sozialarbeit	Beratungsstellen praktische Ärzte und Ärzte für Allgemeinmedizin	psychosoziale Kontaktstellen Fachärzte anderer Disziplinen

Ambulante Dienste	
niedergelassene Nervenärzte niedergelassene ärztliche und nicht-ärztliche Fachpsychotherapeuten Beratungsstellen für Kinder, Jugendliche und Eltern	niedergelassene Psychagogen (Kinder- und Jugendlichenpsychotherapeuten) psychosoziale Versorgungseinrichtungen (in unterversorgten Gebieten)

Ambulante Dienste an Krankenhauseinrichtungen	Halbstationäre Dienste	Stationäre Dienste	Komplementäre Dienste	Spezielle rehabilitative Dienste	Dienste für Behinderte
ambulante Dienste an psychiatrischen Behandlungszentren psychotherapeutisch/psychosomatische Polikliniken Fachambulanzen	Tageskliniken und Nachtkliniken Tageskliniken und Nachtkliniken für besondere Patientengruppen	psychiatrische Abteilungen an Allgemeinkrankenhäusern psychotherapeutisch/psychosomatische Abteilungen an psychiatrischen Krankenhäusern und Allgemeinkrankenhäusern, gerontopsychiatrische Abteilung Assessment-Unit für psychisch kranke alte Menschen	Übergangsheime Wohnheime und Wohnheime für besondere Patientengruppen Beschützende Wohngruppen und Wohnungen Familienpflege Tagesstätten Patientenclubs Einrichtungen für Schwerst- und Mehrfachbehinderte	Werkstätten für Behinderte Beschützende Arbeitsplätze	Einrichtung zur Früherkennung, Frühdiagnose und Frühbehandlung Sonderkindergärten Sonderschulen Sonderklassen Wohnangebote Bildungs-, Freizeit- und Erholungsstätten

Psychosozialer Ausschuss		
– – – – Koordination – – – –	Kooperation der Träger Psychosoziale Arbeitsgemeinschaft	– – – – Planung – – – –

Quelle: Psychiatrie-Enquête, 1975, S. 310

Die Verbesserung der psychiatrischen Versorgung seit der Psychiatrie-Enquête lässt sich in folgenden Stationen nachzeichnen:

- 1978: Verabschiedung der Ländergesetze über Schutz- und Hilfsmaßnahmen für psychisch Kranke (sog. Psych-KGs) mit der Neuregelung der Zwangseinweisungen und der Einrichtung von Sozialpsychiatrischen Diensten.
- 1979–1987: Durchführung des Modellprogramms Psychiatrie zur Erprobung von in der Psychiatrie-Enquête empfohlenen Maßnahmen und Einrichtungen
- 1988: Abgabe der Empfehlungen der Expertenkommission der Bundesregierung zum Modellprogramm Psychiatrie.
- 1990: Verabschiedung der Personalbemessungsverordnung Psychiatrie (Psych-PV), die wesentlich dazu beigetragen hat, das Personaldefizit im stationären Bereich zu kompensieren (vgl. Kunze 1997).
- 1995: Weltkongress Psychiatrie in Hamburg, auf dem das Prinzip des Trialogs zwischen Patienten, Angehörigen und Therapeuten als Grundlage jeder Behandlung propagiert wurde.
- 1997: Entwicklung des Konzepts der Personenbezogenen Hilfen, das zur Grundlage einer qualitativ und stellenmäßig verbesserten Versorgung in der Gemeindepsychiatrie wurde (vgl. Kauder 1999).
- 1998: Einführung sozialpsychiatrischer Verbünde im Rahmen der Novellierung der Psych-KGs zur besseren Koordination der Versorgungsangebote in einer Region.
- 1999: Verabschiedung des Psychotherapeutengesetzes mit der Einbeziehung auch nichtärztlicher Psychotherapeuten in die ambulante und kassenfinanzierte Versorgung.
- 2000: Einbeziehung der Soziotherapie als Leistung der GKV (§ 37a SGB V) im Rahmen der ambulanten Versorgung chronisch psychisch Kranker durch niedergelassene Psychiater.

Tabelle 8.5 von Bosshard u. a. (1999, S. 50) gibt einen Überblick über die Einrichtungen und die Rechtsgrundlagen für die Finanzierung der Gemeindepsychiatrie.

So erfreulich die Veränderungen der psychiatrischen Versorgung seit der Psychiatrie-Enquête sind, so ist doch nicht zu übersehen, wie langsam und gegen wieviele Widerstände sich dieser Prozess vollzogen hat und wie unterschiedlich er in den einzelnen Bundesländern realisiert worden ist. Von einer flächendeckenden Versorgung nach den Vorgaben der Psychiatrie-Enquête kann auch heute noch nicht gesprochen werden (vgl. z. B. Wittchen und Jacobi, 2001; Berger, 2004).

Ein Spezialproblem der psychiatrischen Versorgung stellen die sog. *Zwangseinweisungen* dar. Die gesetzlichen Voraussetzungen unfreiwilliger Einweisung sind:

- (psychische) Erkrankung oder Behinderung;
- dadurch bedingte »gegenwärtige erhebliche Gefahr für sich oder andere« (PsychKG) oder die Gefahr (nicht unbedingt akut) erheblichen gesundheitlichen Schadens des Betroffenen (Betreuungsrecht);
- die Gefahr ist nicht anders abwendbar, etwa durch ambulante Behandlung oder Aufsicht (PsychKG);

- Antrag des Ordnungsamtes (Psych KG) oder des Betreuers an das Gericht mit Attest eines Arztes; bei Eilbedürftigkeit können Amt oder Betreuer sofort einweisen und müssen die nachträgliche richterliche Genehmigung einholen.

Tab. 8.5: Zuständigkeiten und Rechtsgrundlagen für die Finanzierung der Gemeindepsychiatrie

Aufgaben	Zuständigkeit	Träger	Einrichtungen	Rechtsgrundlagen
Ambulante Hilfen zur Alltags- und Krankheitsbewältigung	Kommune (Sozialamt)	Freie Träger der Wohlfahrtspflege	Sozialpsychiatrisches Zentrum	SGB XII: Eingliederungshilfe
	Krankenkasse und andere	Kommune	Betreutes Wohnen	SGB V §§ 40, 43: medizinische und ergänzende Leistungen zur Rehabilitation
	Kommune (Gesundheitsamt)		Tagesstätte	SGB V § 42: Belastungserprobung und Arbeitstherapie
			Ambulante psychiatrische Pflege	SGB V §§ 37, 38: Anspruch auf Krankenbehandlung, Leistung zur Verkürzung von Krankenhausbehandlung
			Sozialpsychiatrischer Dienst	
				PsychKGs der Länder: versorgende und nachgehende Hilfe, Zwangseinweisung
Wohnen	Überörtliche Sozialhilfe	Träger der freien Wohlfahrtspflege	Wohnheime	Eingliederungshilfe nach SGB XII; bei Pflegebedürftigkeit Pflegekasse SGB XI
	Pflegeversicherung		Übergangsheime	
Arbeit	Rentenversicherung	Träger der freien Wohlfahrtspflege	Berufstrainingszentren	SGB VI §§ 16–19: Berufsfördernde Leistungen
	Arbeitsamt	Private Träger	Werkstätten	SGB III § 56: Arbeitsförderungsgesetz: Eingliederung ins Erwerbsleben
Stationäre Behandlung	Krankenkassen	Öffentliche Träger	Psychiatrische Kliniken	SGB V §§ 27, 39, 40: Anspruch auf Krankenbehandlung in Form einer Komplexleistung
		Private Träger	Psychiatrische Stationen an allgemeinen Krankenhäusern	Psychiatrie-Personalverordnung
			Tageskliniken	PsychKG
			Institutsambulanzen	SGB V § 118: Ermächtigung zur Teilnahme an der kassenärztlichen Verordnung

Quelle: Bosshard u. a., 1999, S. 50

Während zu Beginn der Psychiatriereform die Zwangseinweisungsrate in erster Linie abhängig war von der Qualität der psychiatrischen Versorgung (schlechte Versorgung = hohe Zwangseinweisungsrate, vgl. Waller, 1982), sind die Gründe heute – wie Müller in dem nachfolgenden Zitat verdeutlicht – komplexer:

>»Klärungsbedarf besteht bei der Frage, wie es zum erheblichen Anstieg unfreiwilliger Einweisungen sowohl nach Betreuungsrecht als auch nach dem PsychKG kommt. Die Bevölkerungszahl nahm nicht zu. Eine geringfügige Zunahme der Lebenserwartung und damit der Zahl älterer und teilweise dementer Patienten erklärt den rasanten Anstieg auch nicht ... Schwerwiegende psychische Erkrankungen sind nach mehreren epidemiologischen Studien über den Zeitraum hinweg in etwa gleich häufig geblieben. Als mögliche Einflussfaktoren sind insbesondere zu beachten:
>
> • Versorgungsstruktur,
> • Versorgungsrealität,
> • Risikobereitschaft bei Ärzten und Angehörigen,
> • gesetzliche Anforderungen (Erschwerung oder Erleichterung),
> • Zeitgeist und Rechtsverständnis« (Müller, 2004, S. 2796).

Die Zahl der Zwangseinweisungen in Deutschland hat sich in den vergangenen acht Jahren fast verdoppelt und ist im europäischen Vergleich auffallend hoch: pro Jahr entfallen auf 100 000 Einwohner 175 Zwangseinweisungen (ähnlich hoch wie in Österreich, übertroffen nur von Finnland mit 218 Einweisungen), in den Niederlanden sind es nur 44 und in Frankreich nur 11 (Paulus, 2005, S. 17).

Doch auch in anderen europäischen Ländern ging der *Wechsel von der Krankenhauszur Gemeindeversorgung* nur langsam und nicht ohne Probleme voran. So wurde in der sogenannten »Psychiatrie-Revolution« in Italien deutlich, dass die gesetzlich geregelte Abschaffung der Landeskrankenhäuser ohne gleichzeitigen Aufbau ausreichender Gemeindeeinrichtungen nicht ohne Nachteile für die betroffenen Patienten und ihre Angehörigen durchgeführt werden kann. Ähnlich war die Situation in England, wo der Aufbau der Gemeindepsychiatrie schon früher und weniger spektakulär begann, wo aber – insbesondere aufgrund ökonomischer Probleme des Landes – immer wieder Rückschläge zu verzeichnen sind.

Wenn wir die Entwicklung der gemeindenahen Versorgung von psychisch Kranken mit der Versorgung anderer chronisch kranker Menschen vergleichen, so lässt sich – bei aller Zurückhaltung angesichts der vielen noch ungelösten Probleme – heute sagen, dass die Psychiatrie – theoretisch wie praktisch – in der Gesundheitsversorgung eine Vorreiterstellung eingenommen hat, von der andere medizinische Disziplinen lernen können. Dies gilt auch für die Kooperation unterschiedlicher Gesundheitsberufe im Rahmen der »*therapeutischen Gemeinschaft*« (Jones 1976). Mit dieser sozialtherapeutischen Methode ist eine partnerschaftliche Beziehung von Patienten und Therapeuten, eine gleichberechtigte Arbeitsteilung zwischen den Therapeuten untereinander, ein Minimum an Hierarchie, ein Maximum an Information und Kontakten zwischen allen Beteiligten gemeint.

Rehabilitation

Die *Rehabilitation psychisch Kranker* sollte ebenfalls im Gemeinderahmen stattfinden. Sie hat die Wiedergewinnung wichtiger Lebensbezüge in den Bereichen Wohnen,

Arbeiten und soziale Beziehungen zum Ziel. Welche Einrichtungen dabei eine Rolle spielen können, zeigt die folgende **Abbildung 8.5**. Sie stammt aus der Berner Sozialpsychiatrie (Hoffmann u. a., 1994) und dient dem Betreuungsteam zur Verortung des jeweiligen Rehabilitationsstandes. Bei der Planung der psychiatrischen Rehabilitation ist in Deutschland inzwischen der Integrierte Behandlungs- und Rehabilitationsplan (IBRP)zur verpflichtenden Grundlage geworden (vgl. Kauder, 2001).

Viele der in **Abbildung 8.5** genannten Einrichtungen sind bereits im **Kapitel 7** über »Behinderungen« erwähnt worden. Auch wenn die Grundzüge der Rehabilitation auch für psychisch behinderte Menschen gelten, so gibt es doch einige Besonderheiten, die in den Grundsätzen der Bundesarbeitsgemeinschaft für Rehabilitation psychisch Kranker (BAG RPK) folgendermaßen zum Ausdruck gebracht wurden:»RPKs bieten medizinische, berufliche und psychosoziale Angebote unter dem Dach einer Einrichtung in Händen eines multiprofessionellen Reha-Teams. Die Angebote sind prozessorientiert und zeitnah miteinander verzahnt. Hinsichtlich der Ausgestaltung und Durchführung der beruflichen Rehabilitation gibt es regionale Unterschiede.

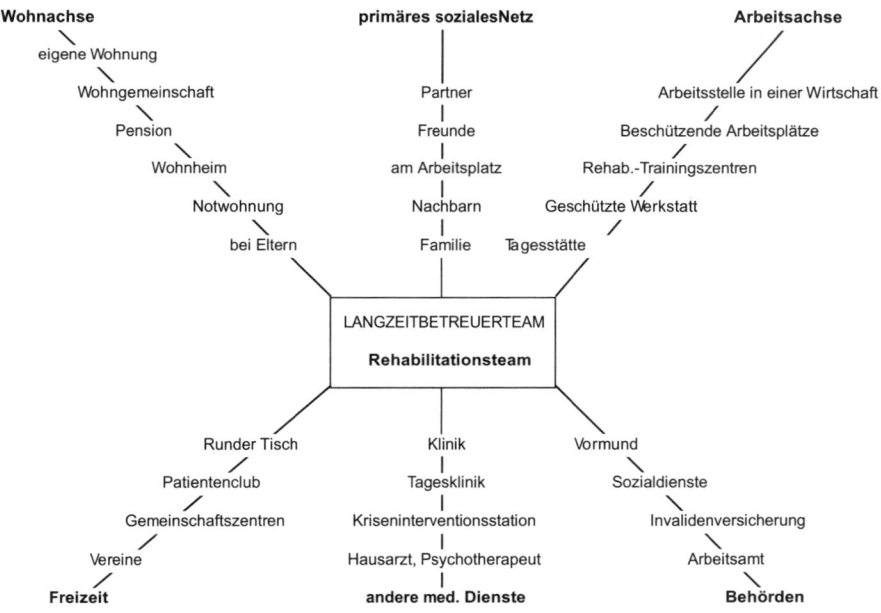

Abb. 8.5: Das Netz psychiatrischer Rehabilitation (*Quelle:* Hoffmann u. a., 1994, S. 58)

Es handelt sich dabei um ein Komplexleistungsangebot, wobei in der Umsetzung der persönliche Hilfebedarf auf der Grundlage eines individuell zu erstellenden Reha-Planes leitend ist und ein differenziertes Spektrum an Rehaelementen (z. B. stationär/teilstationär/ambulant) zur Verfügung steht.

Kooperationsbeziehungen und regionale Bezüge bieten größtmögliche Realitäts- und Wohnortnähe sowie Flexibilität in der Ausgestaltung des individuellen Reha-

Planes. RPK-Einrichtungen sind kleine Einrichtungen (10 bis 50 Plätze), in ihrer Struktur überschaubar und zeichnen sich durch ein besonderes psychiatrisch-rehabilitatives Milieu aus. Bei RPK-Einrichtungen sitzen alle relevanten Rehabilitations-Leistungsträger auf der Grundlage einer Empfehlungsvereinbarung an einem Tisch und sind zur praktischen Zusammenarbeit insbesondere bei der Formulierung, Überprüfung, ständiger Fortschreibung und Sicherung des individuellen Rehabilitations-Planes aufgefordert« (www.bagrpk.de). Im Jahr 2000 gab es insgesamt 42 RPK-Einrichtungen mit insgesamt 803 Plätzen, davon 637 stationär und 166 teilstationär. Zum 1.7.2006 ist die neue RPK-Empfehlungsvereinbarung in Kraft getreten, in der die Zusammenarbeit der Krankenversicherungsträger und der Rentenversicherungsträger sowie der Bundesagentur für Arbeit bei der Gewährung von Leistungen zur Teilhabe in Rehabilitationseinrichtungen für psychisch kranke und behinderte Menschen geregelt wird (ebenda). Anlässlich der Diskussion um die RPK-Empfehlungsvereinbarung haben Berger u. a. (2004, S. 288 ff.) folgende Forderung für eine »rehabilitative Medizin psychischer Störungen« aufgestellt:

- »Längerfristige sowohl stationäre als auch ambulante Rehabilitation für Menschen mit psychischen Störungen, die infolge ihrer erheblichen Beeinträchtigungen, ihrer Funktionsfähigkeiten und Teilhabe an Lebensbereichen komplexe Rehabilitationsleistungen unter Einbeziehung der Bundesagentur für Arbeit benötigen ...
- Eine kürzerfristige medizinische Komplex-Rehabilitation etwa von Patienten mit Depressionen, Zwangserkrankungen, Persönlichkeitsstörungen, bipolaren Erkrankungen, bei denen dem RPK-Konzept entsprechend Pharmako-, Psycho- und Soziotherapie gleichwertig und aufeinander abgestimmt zur Anwendung kommen ...
- Psychotherapeutische Rehabilitation: Für die Abgrenzung von anderen Segmenten der Rehabilitation psychischer Störungen ist es wichtig, dieses Angebot auf die Zielgruppe von Menschen auszurichten und zu begrenzen, bei denen psychische und somatische Störungsbilder bestehen, die miteinander verwoben sind und dazu führen, dass die Erwerbsfähigkeit gefährdet ist und die Rehabilitationsprognose im Hinblick auf die Erhaltung und Wiederherstellung der Erwerbsfähigkeit hinreichend günstig ist ...
- Rehabilitation bei substanzabhängigen Störungen (Suchtrehabilitation): Die Rehabilitation bei substanzabhängigen Störungen (Abhängigkeitserkrankungen) ist leistungsrechtlich durch die Vereinbarung Abhängigkeitserkrankungen geregelt. Es hat sich gezeigt, dass die Aufteilung in die Entzugsbehandlung zu Lasten der GKV und die Entwöhnungsbehandlung als Maßnahme der medizinischen Rehabilitation zu einer fachlich nicht zu begründeten Fragmentierung der Behandlung führt ... Eine entsprechende Weiterentwicklung ist daher erforderlich ...
- Gerontopsychiatrische Rehabilitation: Ein qualifiziertes und spezialisiertes Angebot gerontopsychiatrischer Rehabilitation existiert bisher in Deutschland (fast) nicht, obwohl die sozialrechtlichen Voraussetzungen vorhanden sind ... Der Bedarf an spezifischen gerontopsychiatrischen Rehabilitationsleistungen ist jetzt schon erkennbar und wird voraussichtlich dramatisch wachsen ... Rehabilitation wird hier insbesondere zur Vermeidung oder Verminderung von Pflegeabhängigkeit dienen und die teilweise oder vollständige Wiederherstellung der Selbstständigkeit in der alltäglichen Lebensführung sein ... Hier besteht erheblicher Entwicklungsbedarf.
- Rehabilitation in der Kinder- und Jugendpsychiatrie und -psychotherapie: Auch notwendige Rehabilitationsangebote für psychisch erkrankte Kinder und Jugendliche (z. B. schulische Rehabilitation) gehören in den Gesamtrahmen einer rehabilitativen Medizin psychischer Störungen ...«

Die bisherigen Ausführungen über Prävention, Sozialtherapie und Rehabilitation im Bereich der Versorgung psychisch und psychosomatisch Kranker gelten im Besonderen auch für die *Versorgung von Suchtkranken,* wenngleich hier einige hervorzuhebende Besonderheiten bestehen. In erster Linie ist die – banal erscheinende – Tatsache zu nennen, dass eine Sucht ja immer einen Suchtstoff voraussetzt, also Alkohol, Heroin, Medikamente etc., der zur Verfügung stehen muss (zur Suchtprävention vgl. z. B. BzgA, 2004). Damit ergeben sich zusätzliche Möglichkeiten der Prävention durch Einschränkung der Verfügbarkeit der Suchtmittel über Steuern und Verkaufs- und Werbebeschränkungen bei Alkohol und Kontrolle des Anbaus, des Exports und des Verkaufs in der Dealerszene beispielsweise von Heroin oder anderen illegalen Drogen. Natürlich wäre es ein Trugschluss anzunehmen, dass sich mit dem Verschwinden der Droge auch die der Sucht zugrunde liegende psychosoziale Problematik auflöst. Auf der anderen Seite ist aber davon auszugehen, dass solche Faktoren wie Verkaufsinteressen von Herstellern und Vertreibern legaler und illegaler Suchtstoffe, Verführung durch Werbung oder Ausnutzung von Probierverhalten ebenfalls den Kreis suchtabhängiger Personen vergrößern (vgl. z. B. die Antitabakkampagne der WHO von 2005, www.who. int/tobacco).

Im Idealfall sind Therapie und Rehabilitation Suchtkranker zu einer therapeutischen Kette verknüpft. Dieses Behandlungsprinzip erfüllt die zentralen Forderungen der Sozialtherapie nach Koordination und Kooperation und gilt für Drogenabhängige und Alkoholkranke gleichermaßen. In den vergangenen Jahren hat sich ein Wandel von der abstinenzorientierten zur akzeptierenden Drogenhilfe abgezeichnet, der von Loviscach (1996, S. 184) folgendermaßen charakterisiert wird:

>»Stand im Mittelpunkt des Abstinenzmodells ein vorgegebenes Ziel, dem sich der Hilfeprozeß wie auch der Klient unterzuordnen hatten, ist es beim Akzeptanzmodell umgekehrt: Im Mittelpunkt steht der Klient, der selber entscheidet, ob, und wenn, welche Hilfe er braucht und wahrnehmen will. Der Objektstatus der Drogenabhängigen wird überwunden. Die Drogenhilfe entwickelt ein bedürfnisgerechtes Angebot, in dem neben der traditionellen Therapievermittlung weitere nun ›entdeckte‹ Ziele wie z. B. Überlebenshilfen, Hilfen im Gesundheitsbereich, soziale Hilfen usw. gleichberechtigt angestrebt werden.«

Damit ist auch eine Veränderung in der Suchtversorgung verbunden, die sich weg von dem Prinzip der Therapiekette und hin zum Prinzip der Vernetzung bewegt (vgl. Loviscach, 1996; vgl. auch den Drogen- und Suchtbericht der Drogenbeauftragten der Bundesregierung, 2006). Über Institutionen und die rechtlichen Grundlagen ihrer Finanzierung informiert **Tabelle 8.6.**

Tab. 8.6: Zuständigkeiten und Rechtsgrundlagen für die Finanzierung der Drogenhilfe

Aufgaben	Zuständigkeiten	Einrichtungen	Träger	Rechtsgrundlagen
Ambulante Hilfen	Kommune	Drogenberatungsstelle	Gemeinnützige Vereine	Mischfinanzierung durch Kommune, Land, Träger, Modellförderungen, Krankenkasse, Rentenversicherung, private, halböffentliche Stiftungen
		Niederschwellige Hilfen: Kontaktcafés, Notschlafstellen, Selbsthilfegruppen	Freie Träger	
			Kommune	SGB I §§ 10, 27, 29 (Jugendhilfe, Eingliederung Behinderter) SGB V (Krankenversicherung)
				SGB IV (Rentenversicherung)
				SGB VIII (Kinder- und Jugendhilfe)
				SGB XII (Lebensunterhalt, Eingliederung)
Substitution	Kommune	Drogenhilfezentren	Gemeinnützige Vereine	SGB V § 27 (Krankenbehandlung)
		Arztpraxen	Freie Träger	SGB VI (Medizinische Rehabilitation)
		Drogenberatungstellen	Kommune	SGB XII (Eingliederungshilfe)
		Gesundheitsamt		
Stationäre Behandlung: Entgiftung und Entwöhnung	Kommune	Psychiatrische Kliniken	Öffentliche Träger	Rentenversicherung (SGB VI), wenn durch Beitragszahlung ein Anspruch besteht; wenn nicht: Krankenkasse (SGB V); wenn nicht: überörtlicher Sozialhilfeträger (SGB XII)
	Land			
	Rentenversicherungsträger	Stationäre Einrichtungen an allgemeinen Krankenhäusern	Private Träger	
		Fachkliniken		
Nachsorge	Land	Clean-WGs	Gemeinnützige Vereine	SGB V, VI (ergänzende Behandlungsmaßnahmen der medizinischen Rehabilitation) SGB XII (Wiedereingliederungshilfe)
	Überörtliche Träger der Sozialhilfe	Betreutes Wohnen	Freie Träger	
	Rentenversicherungsträger			

Quelle: Bosshard u. a., 1999, S. 263

Unter den sozialtherapeutischen und rehabilitativen Maßnahmen sowohl von psychisch Kranken als auch von Suchtkranken haben Selbsthilfegruppen eine hervorragende Bedeutung. Die bekannteste aller Selbsthilfegruppen überhaupt – die Anonymen Alkoholiker – haben inzwischen weltweite Verbreitung erlangt.

Doch auch in der Psychiatrie gibt es eine zunehmende Zahl von Selbsthilfezusammenschlüssen, deren Spektrum von binnenorientierten »Patientenclubs« bis hin zu politisch aktiven Verbänden (wie z. B. der Bundesverband der Psychiatrie-Erfahrenen) reicht (vgl. Hellerich, 2003).

Im Kontext der Betreuung Demenz-Erkrankter gewinnt das Konzept der *Validation* immer mehr an Bedeutung (s. a. ▶ Tab. 8.1, Spalte: Hilfreiches Verhalten). Naomi Feil, Sozialarbeiterin und Gerontologin im Montefiore-Altenheim in Cleveland (Ohio, USA), gilt als Begründerin der Validation-Methode.

Unter Validation (»validieren«: annehmen und wertschätzen) versteht man eine Kommunikationsform für den Umgang mit verwirrten alten Menschen. Wichtige Grundprinzipien sind das Erleben des Verwirrten respektieren, sich in dessen Realität einfühlen und die Gefühle des Verwirrten achten. Durch das Akzeptieren und Ernstnehmen der Aussagen und Mitteilungen des Verwirrten, Demenz-Erkrankten wird versucht, einen Zugang zur inneren Erlebniswelt der Betroffenen herzustellen. »Gefühle, die ignoriert werden, gewinnen an Intensität und können giftig werden! Gefühle verlieren ihre Intensität, wenn sie validiert werden!« (Feil, 1993, S. 42).

Validation ist ein Ansatz, der sich nicht an der Eigenverantwortlichkeit des Menschen orientiert, sondern diesen bedingungslos akzeptiert und annimmt. Die wichtigsten Validationsziele nach Feil sind:

- Wiederherstellen des Selbstwertgefühls,
- Reduktion von Stress,
- Rechtfertigung des gelebten Lebens,
- Lösen der unausgetragenen Konflikte aus der Vergangenheit,
- Verbesserung der verbalen und nonverbalen Kommunikation,
- Verhindern eines Rückzugs in das Vegetieren,
- Verbesserung des Gehvermögens und des körperlichen Wohlbefindens.

Neil beschreibt zehn Grundsätze und Werte der Validation:

1. Alle Menschen sind einzigartig und müssen als Individuen behandelt werden.
2. Alle Menschen sind wertvoll, ganz gleichgültig, in welchem Ausmaß sie verwirrt sind.
3. Es gibt keinen Grund für das Verhalten von verwirrten, sehr alten Menschen.
4. Verhalten im sehr hohen Alter ist nicht nur eine Folge anatomischer Veränderungen des Gehirns, sondern das Ergebnis einer Kombination von körperlichen, sozialen und psychischen Veränderungen, die im Laufe eines Lebens stattgefunden haben.
5. Sehr alte Menschen kann man nicht dazu zwingen, ihr Verhalten zu ändern. Verhalten kann nur dann verändert werden, wenn die betreffende Person es will.
6. Sehr alte Menschen muss man akzeptieren, ohne sie zu beurteilen.

7. Zu jedem Lebensabschnitt gehören bestimmte Aufgaben. Wenn man diese Aufgaben nicht im jeweiligen Lebensabschnitt schafft, kann das zu psychischen Problemen führen.
8. Wenn das Kurzzeitgedächtnis nachlässt, versuchen ältere Erwachsene, ihr Leben wieder in ein Gleichgewicht zu bringen, indem sie auf frühere Erinnerungen zurückgreifen. Wenn die Sehstärke nachlässt, sehen sie mit dem inneren Auge. Wenn ihr Gehör immer mehr nachlässt, hören sie Klänge aus der Vergangenheit.
9. Schmerzliche Gefühle, die ausgedrückt, anerkannt und von einer vertrauten Pflegeperson validiert werden, werden schwächer. Schmerzliche Gefühle, die man ignoriert und unterdrückt, werden immer stärker.
10. Einfühlung, Mitgefühl führt zu Vertrauen, verringert Angstzustände und stellt die Würde wieder her.

(Feil, 1993, vergleiche S. 52)

Naomi Feil differenziert zwischen vier Stadien der Desorientierung:

- *Stadium I:*   mangelhafte/unglückliche Orientierung
- *Stadium II:*   Zeitverwirrtheit – Verlust der kognitiven Fähigkeiten
- *Stadium III:*   sich wiederholende Bewegungen – die Sprache ersetzen
- *Stadium IV:*   vegetieren – totaler sozialer Rückzug

Nach Feil kehren alte, verwirrte Menschen, die mit ihren tiefen, ungelösten Gefühlen aus früheren Stadien festsitzen, in die Vergangenheit zurück, um diese Gefühle zu lösen. Feil spricht von Grundhaltungen, die durch den Einsatz von Validationstechniken alten, verwirrten Menschen in den zuvor beschriebenen Stadien über gelebten Respekt und Wertschätzung Orientierung ermöglichen:

- *Grundhaltung im Stadium I:*
  - nicht korrigieren oder anzweifeln
  - respektvolle Haltung
  - Körperkontakt meiden
- *Grundhaltung im Stadium II:*
  - Körperkontakt und Nähe ist in dieser Phase gut
  - Gefühle ernst nehmen und Aussagen symbolisch zur Biographie sehen
- *Grundhaltung im Stadium III:*
  - Körperkontakt und Nähe sind unbedingt erforderlich
  - Stimulation aller Sinnesorgane
- *Grundhaltung im Stadium IV:*
  - intensive Stimulation über Körperkontakt und Berührung
  - auch wenn keine Reaktion erfolgt, den Kontakt aufrechterhalten

Die Grundprinzipien Empathie (Einfühlungsvermögen), Kongruenz (Echtheit) und Akzeptanz (Wertschätzung) stellen die Basis für jegliche Kommunikation dar (Menche, 2004). Als verbale Validationstechniken führt Feil folgende Formen auf:

Wiederholen und Schlüsselwörter heraushören, W-Fragen stellen aber nie Warum-Fragen, Erinnerung und Vergangenheit bewusst ansprechen, Gefühle verbalisieren, Lieder singen, klar, sanft, liebevoll sprechen. Als nonverbale Validationstechniken benennt Feil: ehrlicher, intensiver Blickkontakt, Gefühlslage durch Körpersprache spiegeln, Mehrkanalstimulation (Blick, Berührung, Stimme), im gleichen Rhythmus atmen, Wangen, Hinterkopf, Kieferlinie, Schultern etc. berühren usw.

Quasi das Gegenstück dieser Form der respektvollen Kommunikation mit alten, teilweise auch verwirrten Menschen stellt die sogenannte *Patronisierung* dar. »Patronizing« beinhaltet im Englischen ein herablassendes oder/und auch gönnerhaftes Verhalten (Ryan, 1995). In der Interaktion, der Kommunikation mit älteren Menschen und insbesondere mit verwirrten alten Menschen wird häufig, gerade auch in Pflegeheimen und Krankenhäusern, eine entmündigende, bevormundende Sprache praktisiert. Die Sprache entspricht häufig der einer Babysprache. Diese Form des Kommunikationsdefizits, der Altersdiskriminierung wird seit den 1960er Jahren im angelsächsischen Lebensraum mit dem Begriff des Ageismus/Ageism (abgeleitet vom englischen age – Alter) beschrieben (Illhardt, 1995). Der englische Gerontologe Butler prägte diesen Begriff.

> »The term ,ageism' was originally coined in 1968 by the psychiatrist Robert Butler, who has since emerged as the most influential and prolific opponent of prejudice and age discrimination against the elderly« (Cole und Gadow, S. 118).

Dies käme besonders dadurch zum Ausdruck, dass aufgrund der Schwierigkeit, die Sichtweise alter Menschen verstehen und nachvollziehen zu können, die Lebenssituation alter Menschen ausgeblendet würde. Dies wiederum führe zu latenten oder auch offen praktizierten Aggressionen, bis hin zu Misshandlungen alten Menschen gegenüber. Zudem fördere ein solches Verhalten die Unselbstständigkeit, Hilflosigkeit und Abhängigkeit von älteren, teilweise verwirrten Menschen. Regressive Persönlichkeitsentwicklungen können hierdurch initiiert und verstärkt werden. Hinweise auf eine patronisierende Kommunikation, insbesondere Sprache, sind insbesondere infantilisierende Redewendungen, die unangebrachte Verwendung der »Wir-Form« (Pluralis majestatis), fragmentarische Satzbildungen, das unangebrachte Duzen, das Ignorieren dessen, was der ältere Mensch sagt, usw. All dies vermittelt eine Geringschätzung, eine Respektlosigkeit dem Gesprächspartner gegenüber, was dann wiederum in eine erhöhte Resignation, eine Introvertiertheit bis hin zur Ausbildung einer manifesten Depression führen kann (Fiehler und Thimm, 1998).

Literatur

Abel, T., A. Abraham, K. Sommerhalder: Kulturelles Kapital, kollektive Lebensstile und die soziale Reproduktion gesundheitlicher Ungleichheit. In: Richter M., K. Hurrelmann (Hg.): Gesundheitliche Ungleichheit. Grundlagen, Probleme, Perspektiven. VS Verlag für Sozialwissenschaften, Wiesbaden 2006, S. 185–198

Abel, T.: Cultural capital and social inequality in health. J Epidemiol Community Health, 62; e13 doi:10.1136/jech.2007.066159 (2008)

Aktion Psychisch Kranke (Hg.): Prävention bei psychischen Störungen. Psychiatrie Verlag, Bonn 2004

Alexander, F.: Psychosomatische Medizin. de Gruyter, Berlin 1951

Allhoff, P. u. a. (Hg.): Krankheitsverhütung und Früherkennung. Handbuch der Prävention. Springer Verlag, Berlin etc. 1997

Anderson, R.: Health promotion, an overview. Unit Technical Paper, WHO/EURO, Kopenhagen 1983

Ansen, H. u. a.: Soziale Arbeit im Krankenhaus. Reinhardt Verlag, München und Basel 2004

Antonovsky, A.: Health, stress and coping. Jossey-Bass, San Francisco 1979

Antonovsky, A.: Unraveling the mystery of health: How people manage stress and stay as well. Jossey-Bass, San Francisco 1987a

Antonovsky, A.: The salutogenetic perspective: toward a new view of health and illness. Advances 4 (1987b), S. 47–55

Antonovsky, A.: Personality and health: Testing the sense of coherence model. In Freidman, H. S. (Hg.): Personality and disease. Wiley, New York 1990, S. 155–177

Antonovsky, A.: Salutogenese. Zur Entmystifizierung der Gesundheit. dgvt-Verlag, Tübingen 1997

Antor, G., U. Bleidick (Hg.): Handlexikon der Behindertenpädagogik. Kohlhammer, Stuttgart 2001

Armstrong, D.: An outline of Sociology as applied to Medicine. 4. Auflage. Wright. PSG, Bristol etc. 1994

Arndt, C., J. Volkert: Amartya Sens Capability-Approach – Ein neues Konzept der deutschen Armuts- und Reichtumsberichterstattung. Vierteljahrshefte zur Wirtschaftsforschung 75(1) (2006), S. 7–29

Aue, M. u. a.: Krankheits- und Sterbebegleitung. 2. Auflage. Beltz Verlag, Weinheim und Basel 1995

Bächer, K.: Überforderung und Hilfslosigkeit. Kindervernachlässigung und Gewalt gegen Kinder. Dr. med. Mabuse (2007) Heft 166, S. 29–32

Badura, B. (Hg.): Evaluation im Gesundheitswesen. Ansätze und Ergebnisse. Juventa Verlag, Weinheim 1999

Badura, B. (Hg.): Soziale Unterstützung und chronische Krankheit. Suhrkamp Verlag, Frankfurt/M. 1981

Badura, B.: Sozialepidemiologie in Theorie und Praxis. In: Europäische Monographien zur Gesundheitserziehung Band 5, S. 29–48, Köln 1983

Badura, B. u. a. (Hg.): System Krankenhaus, Arbeit, Technik und Patientenorientierung. Juventa Verlag, Weinheim und München 1993a

Badura, B.: Soziologische Grundlagen der Gesundheitswissenschaften. In: Hurrelmann, K., U. Laaser (Hg.): Gesundheitswissenschaften, a. a. O., 2006, S. 63–87

Badura, B.: Qualitätsforschung im Gesundheitswesen. Ein Vergleich ambulanter und stationärer Rehabilitation. Juventa Verlag, Weinheim und München 1995

Badura, B., H. Schellschmidt: Die zukünftige Rolle von Bürgern, Versicherten und Patienten im Gesundheitswesen. Public Health Forum Nr. 20 (1998), S. 15–16

Badura, B., J. Siegrist (Hg.): Evaluation im Gesundheitswesen. 2. Auflage. Juventa Verlag 2002

Balint, M., E. Balint: Psychotherapeutische Techniken in der Medizin. Klett, Bern-Stuttgart 1961

Barnes, J. u. a.: Qualitative interview study of communication between parents and cildren about maternal breat cancer. BMJ, 321 (2000), S. 479–482

Bast, U.: Gewalt gegen Kinder, Kindesmisshandlung und ihre Ursachen. Reinbek 1978

Barton, R.: Institutional neurosis. John Wright, Bristol 1959

Bartsch, N., H. Knigge-Illner (Hg.): Sucht und Erziehung – ein Handbuch für Lehrer und Sozialpädagogen. Band 1. Beltz Verlag, Weinheim 1987

Bateson, G. u. a.: Schizophrenie und Familie. Suhrkamp Verlag, Frankfurt/M. 1970

Bauer, M.-L. u. a.: (K)ein Recht auf Behandlung? Dr. med. Mabuse (2005) Heft 7/8, S. 24–27

Beaglehole, R. u. a.: Einführung in die Epidemiologie. Huber Verlag, Bern 1997

Beck, U.: Risikogesellschaft. Suhrkamp Verlag, Frankfurt/M. 1986

Becker, A.: »Environmental Justice«. Die soziale ungleiche Verteilung von Umweltbelastungen in der BRD und in den USA. Magisterarbeit an der sozialwissenschaftlichen Fakultät der Universität Götingen 2003

Becker, H. S.: Outsiders, studies in the sociology of deviance. Free Press, London 1963 (deutsch: Außenseiter, S. Fischer Verlag 1973)

Becker, J.: Der Patientenrat. Interessenvertretung und Qualitätssicherung in stationären Einrichtungen. Soziale Psychiatrie, 20, Heft 2, S. 7–9 (1996)

Becker, N., J. Waahrendorf: Krebsatlas der Bundesrepublik Deutschland. Springer Verlag, Berlin 1998

Bengel, J., F. Meinders-Lücking, N. Rottmann: Schutzfaktoren bei Kindern und Jugendlichen – Stand der Forschung zu psychosozialen Schutzfaktoren für Gesundheit. BZgA Band 35 (2009)

Benzeval, M. u. a. (eds.): Tackling inequalities in health. An agenda for action. King's Fund, London 1995

Berger, H., U. Schirmer (Hg.): Sozialpsychiatrische Dienste. Lambertus Verlag, Freiburg 1993

Berger, M.: Die Versorgung psychisch Erkrankter in Deutschland. Nervenarzt 75 (2004), S. 195–204

Berger, M. u. a.: Rolle der Rehabilitation im Versorgungsspektrum psychisch Erkrankter. In: Aktion Psychisch Kranke (Hg.): Prävention bei psychischen Störungen. Psychiatrie Verlag, Bonn 2004, S. 276–292

Berghold, J. B., D. Filsinger (Hg.): Vernetzung psychosozialer Dienste. Juventa Verlag, Weinheim und München 1993

Berkman, L. F., S. L. Syme: Social networks, host resistance, and mortality. Am. J. Epidemiology, 109, S. 186–204 (1979)

Bettscheider, A. u. a.: 10 Jahre Methadonprogramm im Saarland. Ministerium für Frauen, Arbeit, Gesundheit und Soziales des Saarlandes, Saarbrücken 2000

Bieligk, A.: Die armen Kinder. Die blaue Eule, Essen 1996

Blanz, B., H. Remschmidt, M. H. Schmidt, A. Warnke: Psychische Störungen im Kindes- und Jugendalter. Schattauer, Stuttgart und New York 2006, S. 357–363

Blohmke, M.: Arbeitslosigkeit und Gesundheit. In: Kofler, W., P. Lercher: Sozialmedizin. Innsbruck o. J.

Böhn, A., J. Kuhn: Soziale Ungleichheit und Gesundheit bei Kindern. Ergebnisse von Einschulungsuntersuchungen im Land Brandenburg. Soziale Arbeit 9 (2000), S. 343–346

Borde, T., M. David (Hg.): Gut versorgt? Migrantinnen und Migranten im Gesundheits- und Sozialwesen. Mabuse Verlag, Frankfurt/M. 2003

Borgetto, B.: Selbsthilfe und Gesundheit. Huber Verlag, Bern 2004

Bosshard, M. u. a.: Sozialarbeit und Sozialpädagogik in der Psychiatrie. Psychiatrie Verlag,

Bonn 1999

Bourdieu, P.: Ökonomisches Kapital, kulturelles Kapital, soziales Kapital. In: Kreckel R, ed. Soziale Ungleichheiten. Verlag Otto Schwarz, Göttingen 1983, S. 183–198

Bourdieu, P.: The Forms of Capital. In: Richardson J., ed. Handbook of Theory and Research for the Sociology of Education. Greenwood, Westport, Connecticut 1986, S. 241–258

Brand, H., N. Schmacke: Der öffentliche Gesundheitsdienst. In: Schwartz, F. W.: Das Public Health Buch a. a. O., S. 259–268 (2003)

Braun, J. u. a.: Selbsthilfe und Selbsthilfeunterstützung in der Bundesrepublik Deutschland. Kohlhammer, Stuttgart 1997

Braun, J., A. Greiwe: Kontaktstellen und Selbsthilfe. Bilanz und Perspektiven der Selbsthilfeförderung in Städten und ländlichen Regionen. ISAB, Köln 1989

Braun, J., U. Kettler (Hg.): Praxishandbuch für Selbsthilfekontaktstellen 3. Auflage. ISAB, Köln und Leipzig 1994

Braun, J., M. Opielka: Selbsthilfeförderung durch Selbsthilfekontaktstellen. Kohlhammer, Stuttgart 1992

Braun, J. u. a.: Selbsthilfeförderung durch Länder, Kommunen und Krankenkassen. Kohlhammer, Stuttgart 1994

Brearley, G., P. Birchley: Beratung und Gesprächsführung bei Krankheit und Behinderung. Ullstein Mosby, Wiesbaden 1995

Brech, C.: Die Bedeutung der Beziehungserfahrungen adoleszenter Mädchen und junger Frauen für ihre weibliche Identitätsfindung vor dem Hintergrund der Brustkrebserkrankung der Mutter. Unveröffentlichte Diplomarbeit, Fachbereich Psychologie der Universität Hamburg 1996

Brenner, H.: Wirtschaftskrise, Arbeitslosigkeit und psychische Erkrankung. Urban & Schwarzenberg, München etc. 1979

Brenner, M. H.: Mortality and the national economy. Lancet, Heft 2, 1979 a

Brenner, H. u. a.: Verbesserte Langzeitüberlebensraten von Krebspatienten. Deutsches Ärzteblatt 102 (2005), S. 2096–2100

Brill, K.-E.: Sozialpsychiatrische Dienste: ein Überblick. In: H. Berger und U. Schirmer (Hg.) a. a. O., 1993, S. 100–122

Brisch, K.-H.: Prävention von Gewalt durch die Förderung von Bindungssicherheit und Empathie: »SAFE-Sichere Ausbildung für Eltern« und »B.A.S.E. – Babywatching in Kindergarten und Schule«. In: Franz, M., B. West-Leuer: Bindung – Trauma – Prävention. Psychosozial-Verlag, Gießen (2008), S. 129–161

Broeckmann, S.: Plötzlich ist alles ganz anders – wenn Eltern an Krebs erkranken. Klett-Cotta Verlag, Stuttgart 2002

Brown, G. W.: Life-events and the onset of depressive and schizophrenic conditions. In: Gunderson, E. K., R. H. Rahe (eds.): Life stress and illness. Thomas, Springfield 1974

Brown, G. W., T. O. Harris: Social origins of depression: a study of psychiatric disorders in women. Tavistock, London 1978

Brown, G. W.: Social causes of disease. In: Tuckett, D. (ed.) a. a. O., 1976, S. 291–333

Brunnhuber, S.: Suizidalität. In: Lieb K., S. Frauenknecht, S. Brunnhuber (Hg.): Psychiatrie und Psychotherapie. Urban & Fischer (2008), 6. Auflage, S. 395 ff.

Buchholz, K.: Genderaspekte im Bereich Immissionsschutz: Luftverschmutzung und Lämbelastungen. In: © genanet – Leitstelle Geschlechtergerechtigkeit und Nachhaltigkeit (Hg.). Frankfurt/M. 2005.

Buer, F.: Gesundheitsberatung: Grundlagen im pädagogischen Kontext. Schwerpunktheft Sozialpädagogik der Zeitschrift Psychodrama, 5 (1992)

Bundesarbeitsgemeinschaft für Rehabilitation (Hg.): Rehabilitation Behinderter. 2. Auflage. Deutscher Ärzte-Verlag, Köln 1994

Bundesarbeitsgemeinschaft für Rehabilitation: ICF-Praxisleitfaden. 2. Auflage. Frankfurt/M. 2006

Bundesarbeitsgemeinschaft für Sicherheit und Gesundheit bei der Arbeit: Arbeitswelt NRW 2004. infoprint Heft 2 (2005), S. 17–19

Bundesministerium für Arbeit und Soziales (BAS): Die Lage der Behinderten und die Entwicklung der Rehabilitation. Dritter und Vierter Bericht der Bundesregierung. Bonn 1994 u. 1998

Bundesministerium für Gesundheit (Hg.): Daten des Gesundheitswesens. Ausgabe 1999. Nomos Verlag, Baden-Baden 1999

Bundesministerium für Gesundheit und soziale Sicherung: Lebenslagen in Deutschland. Der 3. Armuts- und Reichtumsbericht der Bundesregierung. BMGS, Berlin 2008

Bundesministerium für Jugend, Familie und Gesundheit: Modellverbund »Ambulante psychiatrische und psychotherapeutisch/psychosomatische Versorgung«. Kohlhammer, Stuttgart 1982

Bundesministerium für Jugend, Familie, Frauen und Gesundheit (Hg.): Empfehlungen der Expertenkommission der Bundesregierung zur Reform der Versorgung im psychiatrischen und psychotherapeutisch/psychosomatischen Bereich auf der Grundlage des Modellprogramms Psychiatrie der Bundesregierung. Bonn 1988

Bundesministerium für Jugend, Familie, Frauen und Gesundheit (Hg.): Bericht zur gesundheitlichen Situation von Frauen in Deutschland. 3. Auflage. Kohlhammer, Stuttgart 2002

Bundesministerium für Gesundheit und Soziale Sicherheit: HIV/AIDS-Bekämpfungsstrategie der Bundesregierung. Bonn 2005

Bundesministerium für Gesundheit: Statistisches Taschenbuch Gesundheit 2005. Berlin 2005

Bundesministerium für Gesundheit u. a. (Hg.): Aktionsprogramm Umwelt und Gesundheit. APUG-Bericht 1999–2005. Bonn 2005

Bundesministerium für Gesundheit u. a. (Hg.): Pflegeversicherung. Berlin 2006

Bundesvereinigung für Gesundheitserziehung e. V. (Hg.): Umwelt und Gesundheit. Bonn 1990

Bundeszentrale für gesundheitliche Aufklärung: Familienszenen. Mal etwas Anderes über Drogen. Köln 1981

Bundeszentrale für gesundheitliche Aufklärung: Menschen wie wir. Köln 1977

Bundeszentrale für gesundheitliche Aufklärung: Europäischer Kodex gegen den Krebs. Köln 1992

Bundeszentrale für gesundheitliche Aufklärung (Hg.): Gesundheitsförderung für soziale Benachteiligte. Köln 2003

Bundeszentrale für gesundheitliche Aufklärung (Hg.): Suchtprävention in der Bundesrepublik Deutschland. Köln 2004

Bundeszentrale für gesundheitliche Aufklärung (Hg.): Kriterien guter Praxis in der Gesundheitsförderung bei sozial Benachteiligten. Köln 2005

Burmeister, J.: Gesundheit, Selbsthilfe und Selbsthilfeunterstützung. In: Sting, S. u. G. Zurhorst (Hg.): Gesundheit und Soziale Arbeit. Juventa Verlag, Weinheim 2000, S. 71–78

Caplan, G.: Support systems and Community Mental Health. New York 1974

Charon, R., P. Whyer: The art of medicine. Narrative evidence based medicine. The Lancet 371 (2008), S. 296–297

Cole, T., Gadow, S.: What Does It Mean to Grow Old? – Reflections from the Humanities. Durham 1986, S. 118

Ciompi, L.: Affektlogik. Über die Struktur der Psyche und ihre Entwicklung. Ein Beitrag zur Schizophrenieforschung. Klett-Cotta, Stuttgart 1984

Clausen, J. u. a.: Soziale Arbeit im Arbeitsfeld Psychiatrie. Lambertus Verlag, Freiburg 1996

Cochrane, A.: Effectiveness and efficiency. Nuffield, London 1972

Coe, R. M.: Sociology of medicine. McCraw-Hill, New York 1970

Cooper, B., U. Sosna: Psychische Erkrankungen in der Altenbevölkerung. Nervenarzt, 54, 239–249 (1983)

Cooper, D.: Psychiatrie und Anti-Psychiatrie. London 1967

Corazza, V. u. a.: Kursbuch Gesundheit. Kiepenheuer & Witsch, Köln 2001

COSIP-Studie: COSIP – »Children of Somatically Ill Parents«; Kinder schwer kranker Eltern: Vier Sonnen für Mama. Deutsches Ärzteblatt, 103(23) (2006), S. A–1584

Crawford, R.: You are dangerous to your health: The ideology and politics of victim blaming. Int. J. Health Services, 4, 663–674 (1977)

David, M. (Hg.): Migration-Frauen-Gesundheit: Perspektiven im europäischen Kontext. Mabuse Verlag, Frankfurt/M. 2000

Deegener, G., W. Körner (Hg.): Kindesmisshandlung und Vernachlässigung. Ein Handbuch. Hogrefe, Göttingen 2005

Deneke, C., L. Kaba-Schönstein, H. Waller: Gesundheitsförderung sozial Benachteiligter – Das Projekt »Preiswerte Ernährung«. Theorie und Praxis der Sozialen Arbeit 51 (2000), S. 21–26

Deneke, C., P. Hofrichter, H. Waller: Armut und Gesundheit – Bestandsaufnahme, Bewertung und Entwicklung von gesundheitsbezogenen Interventionsprojekten in Niedersachsen. ZAG Forschungs- und Arbeitsberichte. Lüneburg 2002

Deneke, C., H. Waller, K. Walther: Zur Lebenssituation allein erziehender Sozialhilfeempfängerinnen und ihrer Kinder unter besonderer Berücksichtigung ihrer Gesundheit. ZAG Forschungs- und Arbeitsberichte. Lüneburg 2003

Deneke, C., L. Kaba-Schönstein, H. Waller: Gesundheitsförderung und Prävention mit sozial benachteiligten Bevölkerungsgruppen im Rahmen sozialer Dienste. ZAG Forschungs- und Arbeitsberichte. Lüneburg 2004

Deneke, C., H. Bruns, H. Waller: Gesunde Ernährung für sozial benachteiligte Jugendliche. ZAG Forschungs- und Arbeitsberichte. Lüneburg 2005

Deneke, C.: Gesundheitsarbeit in der Jugendhilfe. In: Ortmann, K. u. H. Waller (Hg.): Gesundheitsbezogene Sozialarbeit. Schneider Verlag, Baltmannsweiler 2005, S. 114–127

Deppe, H.-U.: Zur sozialen Anatomie des Gesundheitssystems. VSA-Verlag, Frankfurt/M. 2005

Der Rat von Sachverständigen für Umweltfragen: Umweltgutachten 2002. Für eine neue Vorreiterrolle. Suttgart 2002

Deutscher Bundestag: Bericht über die Lage der Psychiatrie in der BRD. Zur psychiatrischen und psychotherapeutisch/psychosomatischen Versorgung der Bevölkerung. Drucksache 7/4200. Bonn 1975

Deutscher Bundestag: Drucksache 10/4560, o. O. 1986

Deutscher Bundestag (Hg.): AIDS: Fakten und Konsequenzen. Bonn 1988

Deutscher Bundestag: Bericht der Bundesregierung über die Lage behinderter Menschen und die Entwicklung ihrer Teilhabe. Berlin 2004

Deutscher Paritätischer Wohlfahrtsverband. Gesamtverband e. V. (Hg.): Unter unseren Verhältnissen… Der erste Armutsatlas für Regionen in Deutschland. Berlin 2009

Dietz, A. u. a. (Hg.): Behandlungsvereinbarungen. Psychiatrie Verlag, Bonn 1998

Dilling, H. u. a.: Psychische Erkrankungen in der Bevölkerung. Enke Verlag, Stuttgart 1984

Dilling, H. u. a. (Hg.): Internationale Klassifikation psychischer Störungen. 5. Auflage. Huber Verlag, Bern etc. 2004

Dörner, K.: Bürger und Irre. Europäische Verlagsanstalt, Frankfurt/M. 1969

Dörner, K., U. Plog (Hg.): Sozialpsychiatrie. Luchterhand Verlag, Neuwied etc. 1972

Dörner, K.: Was fördert die »Rückkehr der psychisch Leidenden«? In: Dörner, K., U. Plog (Hg.) a. a. O., 1972, S. 130–136

Dörner, K.: Wie werde ich Patient oder Sozialisation zum Patienten. In: derselbe: Diagnosen der Psychiatrie, Campus Verlag, Frankfurt/M. 1975

Dörner, K., U. Plog: Irren ist menschlich. Lehrbuch der Psychiatrie/Psychotherapie, Psychiatrie Verlag, Bonn 1996

Dörr, M.: Soziale Arbeit in der Psychiatrie. Reinhardt Verlag, München und Basel 2005

Dohrenwend, B. u. a.: Mental illness in the United States. Epidemiological estimates. Praeger, New York 1980

Draper, P. u. a.: Health and wealth, Royal Society of Health Journal, June 1977

Dubos, R.: Mirage of Health. Anchor Books, New York 1959

Egle, U., S. Hoffmann, P. Joraschky (Hg.): Sexueller Missbrauch, Misshandlung, Vernachlässigung. Erkennung, Therapie und Prävention der Folgen früher Stresserfahrungen. 3. Auflage. Stuttgart 2005

Ein Leitfaden für Früherkennung, Handlungsmöglichkeiten und Kooperation. Gewalt gegen Kinder. (Hg.): Techniker Krankenkasse Landesvertretung NRW. 2011, S. 24

Eis, D.: Welchen Einfluß hat die Umwelt? In: Schwartz, F. W.: Das Public Health Buch. a. a. O., S. 51–80 (2003)

Eley, T. C., J. Stevenson: Specific life-events and chronic experiences differentially associated with depression and anxiety in young twins. J Abnorm Child Psychol, 28 (2000), S. 383–394

Engel, G. L.: Psychological development in health and disease. Saunders, Philadelphia 1962

Engfer, A.: Formen der Misshandlung an Kindern: Definition, Häufigkeit, Erkläungsansätze. In: Egle, U. T., S. O. Hoffmann, P. Joraschky (Hg.): Sexueller Missbrauch, Misshandlung, Vernachlässigung. Erkennung Therapie und Prävention der Folgen früher Stresserfahrungen. Schauttauer, Stuttgart 2005

Essau, C. A., U. Petermann: Depression. In: Petermann, F. (Hg.): Lehrbuch der Klinischen Kinderpsychologie und –psychotherapie. 4. Auflage. Hogrefe, Göttingen 2000, S. 291–322

Faltermaier, T.: Gesundheitsbewußtsein und Gesundheitshandeln. Psychologische Verlagsunion, Weinheim 1994

Faltermaier, T. : Gesundheitspsychologie. Kohlhammer, Stuttgart 2005

Faris, R. F. L., H. W. Dunham: Mental disorders in urban areas. Chicago 1939

Fehr, R.: Ökologische Gesundheitsförderung. Huber Verlag, Bern 2001

Feil, N.: Ausbruch in die Menschenwürde. 1. Auflage. Altern & Kultur, Wien 1993

Feil, N.: Validation. Ein Weg zum Verständnis verwirrter alter Menschen. 16. Band: Reinhardts gerontologische Reihe. 5. Auflage. Ernst Reinhardt Verlag, München 1999

Fengler, C., T. Fengler: Alltag in der Anstalt. Psychiatrie-Verlag, Rehburg-Loccum 1980

Fiehler; R.: Thimm C.: Sprache und Kommunikation im Alter, Opladen/Wiesbaden 1998

Finzen, A.: Schizophrenie. Die Krankheit verstehen. 7. Auflage. Psychiatrie Verlag, Bonn 2004

Fischer, G., P. Riedesser: Lehrbuch der Psychotraumatologie. 2.Auflage. Reinhardt, Basel 1999

Fleischer, K.: Gesundheitsförderung – eine Rückführung der Sozialpädagogischen Familienhilfe zu ihren historischen Vorläufern. In: Homfeldt, H. G., B. Hünersdorf (Hg.): Soziale Arbeit und Gesundheit. Luchterhand Verlag, Neuwied 1997, S. 251–268

Fleissner, P. u. a.: Grundsätzliche Überlegungen zu einer komparativen Analyse von Gesundheitssystemen am Beispiel Italiens, Großbritanniens und der DDR. In: Schönbäck, W. (Hg.), a. a. O.

Fliegel, I., A. Krämer: Suchtpräventive Projektarbeit mit Jugendlichen. Die Mobilen Teams zur Suchtprävention Berlin. In: Sting, S., G. Zurhorst (Hg.): Gesundheit und Soziale Arbeit. a. a. O., S. 97–102 (2000)

Forschungsverbund DHP: Die Deutsche Herz-Kreislauf-Präventionsstudie. Verlag Hans Huber, Bern u. a. 1998

Foucault, M.: Wahnsinn und Gesellschaft. Suhrkamp Verlag, Frankfurt/M. 1969

Franzkowiak, P.: Kleine Freuden, kleine Fluchten. Alltägliches Risikoverhalten und medizinische Gefährdungsideologie. In: Wenzel, E. (Hg.): Die Ökologie des Körpers. Suhrkamp Verlag, Frankfurt/M. 1986, S. 121 174

Franzkowiak, P.: Präventive Soziale Arbeit im Gesundheitswesen. Reinhardt Verlag, München und Basel 2006

Frieboes, R.: Grundlagen und Praxis der Soziotherapie. Kohlhammer, Stuttgart 2005

Fritz, F. u. F. Groner (Hg.): Wartesaal Deutschland. Ein Handbuch für die Soziale Arbeit mit Flüchtlingen. Lucius und Lucius, Stuttgart 2004

Freidson, E.: Der Ärztestand. Enke Verlag, Stuttgart 1979

Friedmann, M., R. H. Rosenman: Der A-Typ und der B-Typ. Rowohlt Verlag, Reinbek 1975

Fuhrmann, I. u. a. (Hg.): Abschied vom Ich – Stationen der Alzheimer-Krankheit. 2. Auflage. Verlag Herder, Freiburg etc. 1996

Füsgen, M.: Demenz. Praktischer Umgang mit Hirnleistungsstörung. Braunschweig und Wiesbaden 2001

Gaettens-Küthmann, E.: Angewandte Sozialmedizin – Erfahrungen mit einer Rehabilitationsambulanz. In: Trojan, A., H. Waller (Hg.) a. a. O. 1980

Gahleitner, S., H. Schulze: Psychosoziale Traumatologie – eine Herausforderung für die Soziale Arbeit. In: Klinische Sozialarbeit – Zeitschrift für psychosoziale Praxis und Forschung, 5 Jg., Heft 1 (2009), S. 4–8

Geene, R., A. Halkow (Hg.): Armut und Gesundheit. Mabuse Verlag, Frankfurt/M. 2004

Geene, R., J. Steinkühler (Hg.): Strategien und Erfahrungen. Mehr Gesundheit für alle. Wirtschaftsverlag NW, Bremerhaven 2005

Geißler-Piltz, B. u. a.: Klinische Sozialarbeit. Reinhardt Verlag, München und Basel 2005

Glaser, B., A. Strauss: Time of dying. Aldine, Chicago 1968 (deutsch: Interaktion mit Sterbenden, Göttingen 1974)

Glaeske, G.: Arzneimittel für Kinder und Jugendliche – Hinweise auf sozialschichtspezifische Verbrauchsmuster?. Beitrag im Rahmen der Fachtagung »Die im Dunkeln sieht man nicht« am 14.7.1998 in Hannover, Landesvereinigung für Gesundheit Niedersachsen 1998

Götte, R., E. Lackmann: Alzheimer – was tun? Beltz Verlag, Weinheim und Basel 1991

Goffmann, E.: Stigma. Penguin, 1963 (deutsch: Stigma, Suhrkamp Verlag, Frankfurt/M. 1967)

Goffmann, E.: Asylum. Penguin, 1961 (deutsch: Asyle, Suhrkamp Verlag, Frankfurt/M. 1972)

Goldstein, S., R. Brooks: The Power of Resilience. In Franke: »Modelle von Gesundheit und Krankheit«. Verlag Hans Huber, Bern 2006, S. 173

Gove, W. R.: Social reaction as an explanation of mental illness, an evaluation. Am. Sociol. Rev., 35, 873–884 (1970)

Grant, K. E., B. E. Compas: Stress and anxious-depressed symptoms among adolescents: Searching for mechanisms of risk. In: Journal of Consulting and Clinical Psychology, 63(6) (1995), S. 1015–1021

Greenhalgh, T.: Narrative based medicine in an evidence based world. In: Greenhalgh, T., B. Hurwitz (Hg.): Narrative based Medicine. Dialogue and Discourse in Clinical Practice. BMJ Books, London 1998, S. 247–265

Groß, J.: Möglichkeiten und Grenzen medizinischer Versorgung von Patienten und Patientinnen ohne legalen Aufenthaltsstatus. Flüchtlingsrat Berlin e. V., Berlin 2005

Grunow, D., V. Grunow-Lutter: Der öffentliche Gesundheitsdienst im Modernisierungsprozeß. Juventa Verlag, Weinheim/München 2000

Grunow, D. u. a.: Gesundheitsselbsthilfe im Alltag. Enke Verlag, Stuttgart 1983

Guggenbühl, A.: Kleine Machos in der Krise. Wie Eltern und Lehrer Jungen besser verstehen. Herder, Freiburg 2006

Hardtmann, G.: Psychiatrie. In: Kreft, D., I. Mielenz (Hg.): Wörterbuch Soziale Arbeit. 4. Auflage. Beltz Verlag, Weinheim und Basel 1996, S. 450–452

Hart, T. J.: The inverse care law. Lancet, Heft 1, 405–412 (1971)

Hartwig J., A. Huck, H. Waller: Psychische Störungen und psychiatrische Versorgung von BewohnerInnen von Alten- und Pflegeheimen. Abschlussbericht eines vom Niedersächsischen Ministerium für Wissenschaft und Kultur geförderten Forschungsprojekts, ZAG Forschungs- und Arbeitsberichte, Lüneburg 2002

Hartwig, J., H. Waller: Gesundheitsarbeit mit Straßenkindern. Zwischenbericht. Lüneburg 2005

Hartwig, J., H. Waller: Gesundheitsbewusstsein und Inanspruchnahme von Krebsvorsorgeuntersuchungen bei Männern. ZAG Forschungs- und Arbeitsberichte, Lüneburg 2004

Hartwig, H., P. Janzen, H. Waller: Verbesserung der Entlassungsplanung von älteren, pflegebedürftigen Patienten/innen aus dem Krankenhaus. ZAG Forschungs- und Arbeitsberichte. Lüneburg 2004

HBSC-Studie (Health Behaviour in School-aged Children; WHO – Vergleichserhebung, 30 Länder; alle 4 Jahre; 5., 7., 9. Schulklasse; deutsche Beteiligung der Bundesländer: NRW, Hessen, Sachsen und Berlin, 2003

Helfer, M., Kempfe R., Krugman R. [Hrsg.]: Das misshandelte Kind. Körperliche und psychische Gewalt; Sexueller Missbrauch; Gedeihstörungen; Münchhausen-by-proxy-Syndrom; Vernachlässigung Frankfurt am Main: Suhrkamp 2002

Helfferich, C. u. a.: Leben und Interessen vertreten – Frauen mit Behinderung, In: Ortmann, K., H. Waller (Hg.)., a. a. O., S. 15–24 (2000)

Helmchen, H. u. a.: Psychische Erkrankungen im Alter. In: Mayer, K. U. und P. B. Baltes (Hg.): Die Berliner Altersstudie, a. a. O., 1996, S. 185–219

Helmert, U.: Soziale Ungleichheit und Krankheitsrisiken. Maro Verlag, Augsburg 2003
Helmert, U. u. a. (Hg.): Müssen Arme früher sterben? Soziale Ungleichheit und Gesundheit in Deutschland. Weinheim 2000
Hellerich, G.: Selbsthilfe Psychiatrie-Erfahrener. Psychiatrie-Verlag, Bonn 2003
Hensle, U., M. Vernooij: Einführung in die Arbeit mit behinderten Menschen. 7. Auflage. Quelle und Meyer, Wiebelsheim 2002
Herpertz-Dahlmann, B., H. Remschmidt: Störungen der Kind-Umwelt-Interaktion und ihre Auswirkungen auf den Entwicklungsvewrlauf. In: Petermann, F., K. Niebank, H. Scheithauer (Hg.): Risiken in der frühkindlichen Entwicklung. Entwicklungspsychopathologie der ersten Lebensjahre. Hogrefe, Göttingen 2000, S. 224–238
Herzlich, C., J. Pierret: Kranke gestern, Kranke heute. Die Gesellschaft und das Leiden. Verlag C. H. Beck, München 1991
Hesse, E., M. Main: Frightened, threatening, and dissociative parental behavior in low-risk samples: description, discussion, and interpretations. Dev Psychopathol, 18(2) (2006), S. 309–343
Hildebrandt, H.: Lust am Leben. Gesundheitsförderung mit Jugendlichen. Ein Ideen- und Aktionsbuch für die Jugendarbeit. 2. Auflage. Brandes&Apsel, Frankfurt/M. 1992
Hoehne, R.: Gesundheitsarbeit im Kindergarten. In: Ortmann, K. u. H. Waller (Hg.): Gesundheitsbezogene Sozialarbeit. Schneider Verlag, Baltmannsweiler 2005, S. 102–113
Hoffmann, H. u. a. (Hg.): Sozialpsychiatrische Lernfälle 2. Psychiatrie-Verlag, Bonn 1994
Holler, G. u. a.: Sozialarbeit und Beschäftigungstherapie in Praxen niedergelassener Nervenärzte. Modellversuch Psychiatrie, Hannover 1988
Holmes, T. H., R. H. Rahe: The social readjustment rating scale. J. of Psychosomatic Research, 11, 213–218 (1967)
Hollingshead, A. B., F. C. Redlich: Social class and mental illness. New York 1958
Homfeldt, H. G.: Gesundheitsarbeit im Stadtteil. In: Ortmann, K. u. H. Waller (Hg.): Gesundheitsbezogene Sozialarbeit. Schneider Verlag, Baltmannsweiler 2005, S. 143–160
http://www.gegen-missbrauch.de/new.php?link=missb\anzeichen.htm
http://www.fthenakis.de/cms/Vortrag_Bremen_HH1_2001-06-07.pdf
Hurrelmann, K.: Armut macht seelisch und körperlich krank – Bielefelder Studie: Schon das Wohlbefinden von Kindern ist stark abhängig von ihrer sozialen Lage. Tagung: »...die im Dunkeln sieht man nicht!« Armut und Gesundheitsgefährdung von Kindern. Hannover, 14.7.1998. Landesvereinigung für Gesundheit Niedersachsen e. V., 1998
Hurrelmann, K.: Gesundheitssoziologie. Juventa, Weinheim 2000
Hurrelmann, K., P. Kolip (Hg.): Geschlecht, Gesundheit und Krankheit. Huber Verlag, Bern 2002
Hurrelmann, K. u. a. (Hg.): Jugendgesundheitssurvey. Internationale Vergleichsstudie im Auftrag der WHO. Weinheim und München 2003
Hurrelmann, K. u. a. (Hg.): Lehrbuch Prävention und Gesundheitsförderung. Verlag Hans Huber, Bern etc. 2004
Hurrelmann, K., U. Laaser (Hg.): Gesundheitswissenschaften. 4. Auflage. Beltz Verlag, Weinheim und Basel 2006
Illhardt, F.-J.: Ageismus im Umgang mit alten menschen, ZfPG 8 (1995), S. 9–16
Illich, I.: Die Nemesis der Medizin. Rowohlt Verlag, Reinbek 1977
Institut für Arbeits-, Sozial- und Umweltmedizin der Universität Mainz (Leiter: Letzel, S.) (Hg.). »Armut, Schulden und Gesundheit« (ASG-Studie) 2008
Institut für Ernährungs- und Lebensmittelwissenschaftlichen der Universität Bonn. Armut und Ernährung. (Studie 2007)
Jacobi, G., M. Martin: Gewalt gegen Kinder und unter Kindern. Schriftenreihe Bad Nauheimer Gespräche der LÄKH, 20 (1995), S. 1–120
Jacobi, C. u. a.: Esstörungen. Hogrefe Verlag, Göttingen etc. 2004
Jahoda, M. u. a.: Die Arbeitslosen von Marienthal. 1933
Jahrbuch für kritische Medizin: Patientenbeteiligung im Gesundheitswesen. Argument Verlag, Hamburg 2005

Jansen, G.: Schutzbedürftige Personen und Einrichtungen. In: Fluglärm 2004. Stellungsnahme des Interdisziplinären Arbeitskreises für Lärmwirkungsfragen beim Umweltbundesamt. Berlin 2004, S. 37–41

Jones, M.: Prinzipien der therapeutischen Gemeinschaft. Huber Verlag, Bern etc. 1976

Jores, A.: Praktische Psychosomatik. Huber Verlag, Bern etc. 1981

Katschnig, H.: Sozialer Streß und psychische Erkrankung, Urban & Schwarzenberg, München etc. 1980

Katzer, C., D. Fetchenhauer, F. Belschak: Cyberbullying: Who are the victims? A comparison of victimization in internet chatrooms and victimization in school. In: Journal of Media Psychology: Theories, Methods, and Applications (21), Heft 1 (2009), S. 25–36

Kauder, V. (Hrsg.): Personenzentrierte Hilfen in der psychiatrischen Versorgung 3. Auflage. Psychiatrie-Verlag, Bonn 1999

Keel, B.: Soziale Arbeit als Schlüsselberuf. Die ICF-Klassifikation und ihre Bedeutung für die Sozialarbeit im Gesundheitswesen. Forum 4/2003, S. 9–12

Keilson, H.: Sequentielle Traumatisierung bei Kindern. Untersuchungen zum Schicksal jüdischer Kriegswaisen. Edition Psychosozial, Psychosozial Verlag 2005

Keupp, H.: Psychische Störungen als abweichendes Verhalten. Urban & Schwarzenberg, München etc. 1972

Kickbusch, I.: Issues in Health Promotion. Health Promotion, 1, 437–442 (1986)

KIGGS-Studie: Kinder- und Jugendgesundheitsstudie. Robert-Koch-Institut Berlin 2006. Bundesgesundheitsbl – Gesundheitsforsch – Gesundheitsschutz 2007. Springer Verlag 2007

Klesse, R. u. a.: Gesundheitshandeln von Frauen. Campus Verlag, Frankfurt/M. 1992

Klocke, A.: Aufwachsen in Armut. Auswirkungen und Bewältigungsformen der Armut im Kindes- und Jugendalter. Zeitschrift für Sozialisationsforschung und Erziehungssoziologie, 16(4) (1996), S. 390–409

Klocke, A., K. Hurrelmann: Kinder und Jugendliche in Armut. Westdeutscher Verlag, Opladen und Wiesbaden 1998

Knobloch, M., U. Reifner, W. Laatz. Überschuldungsreport 2011. Hg.: Institut für Finanzdienstleistungen e. V.(IFF). Hamburg 2011

Köhler, T.: Rauschdrogen und andere psychotrope Substanzen. Kohlhammer Verlag, Stuttgart, Berlin, Köln 2000

Kolip, P. (Hg.): Programme gegen Sucht: internationale Ansätze zur Suchtprävention im Jugendalter. Juventa Verlag, Weinheim 1999

Kolip, P. (Hg.): Weiblichkeit ist keine Krankheit. Die Medikalisierung körperlicher Umbruchphasen im Leben von Frauen. Juventa Verlag, Weinheim u. München 2000

Konitzer, M.: Narrative based Medicine. Wiedereinführung des Subjekts in die Medizin? Sozialer Sinn, 1 (2005), S. 111–129

Konitzer, M., T. J. Doering, G. C. Fischer: Patientenhistorie – Narrative based medicine: Neuorientierung qualitativer Forschung in der Allgemeinmedizin? Kritische Bestandsaufnahme und Perspektiven. Z Allg Med, 78 (2002), S. 565–570

Koos, E. L.: The Health of Regionville. Columbia University Press, New York 1954

Koos, E. L.: Krankheit in Regionville. In: Mitscherlich, A. u. a. (Hg.): Der Kranke in der modernen Gesellschaft. Kiepenheuer u. Witsch, Köln 1967

Krämer, A., L. Prüfer-Krämer (Hg.): Gesundheit von Migranten. Juventa Verlag, Weinheim und München 2004

Kranich, C.: Patientenrechte und Patientenunterstützung im Entwicklungsland Deutschland. Public Health Forum Nr. 26 (1999), S. 6–7

Kranich, C., J. Bröcken (Hrsg.): Patientenrechte und Patientenunterstützung in Europa. Nomos-Verlag, Baden-Baden 1997

Kraus, C.: Ergebnisse der Schuleingangsuntersuchung durchgeführt vom Gesundheitsamt Stadt und Landkreis Göttingen. Protokoll des Arbeitskreises »Armut und Gesundheit« Landesvereinigung für Gesundheit Niedersachsen e. V., Hannover 26.1.1998 und Aufgaben und Möglichkeiten des Kinder- und Jugendärztlichen Dienstes der Gesundheitsämter. 1998

Kraus, S. (Hg.): Soziale Arbeit mit alten Menschen. Weißensee Verlag, Berlin 2003

Krejsa, S.: Mama hat Krebs. Mit Kindern die Krankheit begreifen. Kreuzverlag, Stuttgart 2004

Kroll, L. u. a.: Cancer in parents: telling children. Sensitive communication can reduce psychological problems. In: BMJ, 316 (1998), 21.3.98, 880

Kruckenberg, P., H. Kunze (Hg.): Personenbezogene Hilfen in der psychiatrischen Versorgung. Aktion Psychisch Kranke, Band 24. Rheinland Verlag, Köln 1997

Kübler-Ross, E.: Interview mit Sterbenden. Kreuz-Verlag, Stuttgart 1971

Kunze, H. (Hg.): Psychiatrie-Personalverordnung. Kohlhammer, Stuttgart 1994

Längler, A. u. a.: Allgemeine Grundlagen der pädiatrischen Onkologie. Klinikarzt 34/6 (2005), S. 159–164

Lampert, T.: Schichtspezifische Unterschiede im Gesundheitszustand und Gesundheitsverhalten. Berliner Zentrum Public Health, Berlin 2005

Lampert, T., L. Kroll: Einfluss der Einkommenserwartung auf die Gesundheit und Lebenserwartung. Discussion Papers 527; DIW Berlin. Berlin 2005

Lampert,T., L. Kroll: Armut und Gesundheit. Zahlen und Trends aus der Gesundheitsberichterstattung des Bundes. Robert Koch Institut Berlin (Hg.). GBE kompakt 5/2010

Laing, R. D., A. Esterson: Sanity, madness and the family. London 1964

Landesverein für Gesundheitspflege Niedersachsen e. V. (Hg.): Projekt Arbeitskreise Gesundheit. Dokumentation Hannover o. J.

Landolt, M.: Psychotraumatologie des Kindesalters. Hogrefe Verlag, Göttingen 2004

Leitfaden für Ärztinnen und Ärzte in Rheinland-Pfalz: Gewalt gegen Kinder. Früherkennung, Handlungsmöglichkeiten und Kooperation zur Vermeidung von Gewalt gegen Mädchen und Jungen. Bundesverband der Kinder- und Jugendärzte. LV Rheinland-Pfalz Landeszentrale für Gesundheitsförderung e. V. (Hg.). Mainz 1999

Leschke, M.: Akutes Koronarsyndrom. Klinikarzt 34/4 (2005), S. 90

Lichtman, R. R. u. a.: Relations with children after breast cancer: The mother-daughter relationship at risk. In: Journal of Psychosocial Oncology, 2(3/4) (1983), S. 1–19

Lisizin, J. P.: A word about health. Medicina, Moskau 1988

Loviscach, P.: Soziale Arbeit mit Suchtkranken. Lambertus Verlag, Freiburg 1996

Lurija, A. R.: Romantische Wissenschaft. Forschungen im Grenzbezirk von Seele und Gehirn. Rowohlt Taschenbuch Verlag, Reinbek 1993

Lynch, J. J.: Das gebrochene Herz. Rowohlt Verlag, Reinbek 1979

Machleidt, W., A. Heinz (Hg.): Praxis der interkulturellen Psychiatrie und Psychotherapie. Migration und psychische Gesundheit. Elsevier, Urban & Fischer, München 2010

Mackenbach, J., M. Bakker (eds.): Reducing inequalities in health: a European perspective. Routlege, London 2002

Maschewsky, W. : Umweltgerechtigkeit. Gesundheitsrelevanz und empirische Erfassung. WZB Discussion Paper. Bestell-Nr. SP I 2004 – 301, Berlin

Maschewsky-Schneider, U.: Frauen sind anders krank: zur gesundheitlichen Lage der Frauen in Deutschland. Juventa Verlag, Weinheim 1997

Maschewsky-Schneider, U. (Hg.): Frauen – das kranke Geschlecht? Mythos und Wirklichkeit. Leske und Budrich Verlag, Opladen 1996

Maschke, C. u. a.:Auswirkungen von Lärm auf Schwangere und Mütter in der postpartalen Phase. In: Umweltmedizinischer Informationsdienst 2/20001, S. 11–17

Matic, S. et al. (eds.): HIV/AIDS in Europe. WHO, Kopenhagen 2006

Matsumoto, Y. S.: Social stress and coronary heart disease in Japan: a hypothesis. Milbank Memorial Fund Quarterly, 48, 9–13 (1970)

Matthiessen, P. F.: Ärztliche Praxis und wissenschaftlicher Status der Medizin. Forschende Komplementärmedizin 13 (2006), S. 136–139

Mayer, K. U., P. B. Baltes (Hg.): Die Berliner Altersstudie. Akademie Verlag, Berlin 1996

McKeown, T.: Die Bedeutung der Medizin. Suhrkamp Verlag, Frankfurt/M. 1982

Marzinzik, K.: Soziale Gesundheitsarbeit: Perspektiven für eine lebensweltorientierte Prävention. Diss. phil. Universität Bielefeld 2005

Matzat, J.: Selbsthilfe und Partientenpartizipation im Gesundheitswesen. Psychomed 17/1 (2005), S. 14–20

Literatur

Meadow, R.: Munchausen Syndrome By Proxy: The hinterland of child abuse. The Lancet, 1977, S. 343–345

Mechanic, D.: Medical Sociology. 2. Auflage. The Tree Press, New York 1978

Mehler-Wex, C., M. Kölch: Depressive Störungen im Kindes- und Jugendalter. Dtsch arztebl, 105(9) (2008), S. 149–155

Menche, N.: Pflege heute. 3. Auflage. Elsevier, Urban & Fischer, München 2004

Mersch-Sundermann, V. (Hg.): Umweltmedizin. Thieme Verlag, Stuttgart 1999

Mielck, A.: Soziale Ungleichheit und Gesundheit. Verlag Hans Huber, Bern 2005

Ministerium für Arbeit, Soziales, Gesundheit und Frauen des Landes Brandenburg (Hg.): Soziale Lage und Gesundheit von jungen Menschen im Land Brandenburg. 2001

Morris, D. B.: How to Speak Postmodern. Medicine, Illness, and Cultural Change. Hastings Center Report 2000

Mühlum, A., N. Gödecker-Geenen: Soziale Arbeit in der Rehabilitation. Reinhardt Verlag, München und Basel 2003

Müllensiefen, D: Möglichkeiten und Grenzen sozialarbeiterischer Gesundheitsarbeit mit Arbeitslosen. In: Maier, K., Müllensiefen, D. (Hg.): Der Teufelskreis von Arbeitslosigkeit und gesundheitlichen Einschränkungen. Freiburg 1991

Müller, P.: Zwangseinweisungen nehmen zu. Deutsches Ärzteblatt, 101 (2004), S. 2794–2798

Müller, U., M. Heinzel-Gutenbrunner: Armutslebensläufe und schlechte Gesundheit – Kausation oder soziale Selektion? Untersuchungsergebnisse vorgestellt auf dem 104. Kongreß der Deutschen Gesellschaft für Innere Medizin. Wiesbaden (Philipps-Universität Marburg) 1998

Navarro, V.: Medicine under capitalism. Prodist, New York 1976

Navarro, V.: Class struggle, the state and medicine. M. Robertson, Oxford 1978

Naidoo, J., J. Wills: Lehrbuch der Gesundheitsförderung. Verlag für Gesundheitsförderung, Gamburg 2003

Nelson, E. u. a.: Children who have a parent with cancer. A pilot study. J Cancer Educ, 9 (1994), S. 30–36

Oakley, A.: The family, marriage, and its relationship to illness. In: Tuckett, D. (ed.), a. a. O., 1976, S. 74–109

Ortmann, K., H. Waller (Hg.): Sozialmedizin in der Sozialarbeit. Forschung für die Praxis. Verlag für Wissenschaft und Forschung, Berlin 2000

Ortmann, K., H. Waller (Hg.): Gesundheitsbezogene Sozialarbeit. Schneider Verlag, Baltmannsweiler 2005

Parsons, T.: The social system. Free Press, London 1951

Paulus, J.: Zwangseinweisungen nehmen zu. Psychologie Heute, 7/2005, S. 17

Pfaff, H. u. a.: Zentrale Probleme des Gesundheitswesens noch ungelöst. In: GPK-Themenheft zu Problembereichen und Reformbedarf im Gesundheitswesen. Sonderausgabe 33 (1992) I, S. XXff

Pfeiffer, C., P. Wetzels: Kinder als Täter und Opfer. Eine Analyse auf der Basis der PKS und einer repräsentativen Opferbefragung. KFN-Forschungsbericht Nr. 68, Hannover 1997

Pfeiffer, C. u. a.: Ausgrenzung, Gewalt und Kriminalität im Leben junger Menschen. Kinder und Jugendliche als Opfer und Täter, Sonderdruck zum 24. Deutschen Jugendgerichtstag vom 18.-22. September 1998 in Hamburg. Hannover 1998

Pflanz, M.: Allgemeine Epidemiologie. Thieme Verlag, Stuttgart 1973

Pott, M. u. a.: Wenn Mütter an Krebs erkranken: Seelische Auswirkungen auf Kinder und präventiver Handlungsbedarf. Zentralb Gynakol, 127, (2005), S. 114–119

Puska, P. u. a.: The North Karelien Project. WHO Kopenhagen 1981

Raveis, V. H., S. Pretter: Existential plight of adult daughters following their mother`s breast cancer diagnosis. Psycho-Oncology, 14 (2005), S. 49–60

Reinicke, P.: Sozialarbeit im öffentlichen Gesundheitsdienst im Spiegel ausgewählter Materialien. Gesundheitswesen 61 (1999), 197–202

Reinl, H., G. Stumpp: Perspektiven einer lebensweltorientierten Drogenarbeit. In: Sting, S., G. Zurhorst (Hg.): Gesundheit und Soziale Arbeit. Juventa Verlag, Weinheim und München 2000, S. 147–156

Richter, H.-E.: Engagierte Analysen. Rowohlt Verlag, Reinbek 1981

Richter, M. Gesundheit und Gesundheitsverhalten im Jugendalter: Der Einfluss sozialer Ungleichheit. VS-Verlag, Wiesbaden 2005

Richter, A. u. a. (Hg.): Gesund in allen Lebenslagen. ISS Pontifex, Frankfurt/M. 2004

Riedesser, P., M. Schulte-Markwort: Kinder körperlich kranker Eltern. Psychische Folgen und Möglichkeiten der Prävention. In: Deutsches Ärzteblatt, 38, (1999), A-2353–2357

Robert Koch-Institut (Hg.): Neu und vermehrt auftretende Infektionskrankheiten. Berlin 2003

Robert Koch-Institut (Hg.): Gesundheit alleinerziehender Mütter und Väter. Berlin 2003a

Robert Koch-Institut (Hg.): Inanspruchnahme alternativer Methoden in der Medizin. Berlin 2003b

Robert Koch-Institut (Hg.): Sterbebegleitung. Berlin 2003c

Robert Koch-Institut (Hg.): Arbeitslosigkeit und Gesundheit. Berlin 2003d

Robert Koch-Institut (Hg.): Pflege. Berlin 2004

Robert Koch-Institut (Hg.): Schutzimpfungen. Berlin 2004a

Robert Koch-Institut (Hg.): Selbsthilfe im Gesundheitsbereich. Berlin 2004b

Robert Koch-Institut (Hg.): Telefonischer Gesundheitssurvey des Robert Koch-Instituts zu chronischen Krankheiten und ihren Bedingungen. Berlin 2004c

Robert Koch-Institut (Hg.): Armut, soziale Ungleichheit und Gesundheit. Berlin 2005

Robert Koch-Institut (Hg.): Brustkrebs. Berlin 2005a

Robert Koch-Institut (Hg.): Altersdemenz. Berlin 2005b

Robert Koch-Institut (Hg.): Gesundheit in Deutschland. Berlin 2006

Robert Koch-Institut (Hg.): Bürger- und Patientenorientierung im Gesundheitswesen. Berlin 2006a

Robert Koch-Institut (Hg.): Gesundheitsbedingte Frühberentung. Berlin 2006b

Robert Koch-Institut (Hg.): Koronare Herzkrankheit und akuter Myokardinfarkt. Berlin 2006c

Robert Koch-Institut (Hg.): HIV und AIDS. Berlin 2006d

Rogers, C. R.: Die klientenzentrierte Gesprächspsychotherapie. Fischer, Frankfurt 1995

Rosenbrock, R. u. a. (Hg.): Präventionspolitik. Gesellschaftliche Strategien der Gesundheitssicherung. Edition Sigma, Berlin 1994

Rosenbrock, R. u. a. (Hg.): Primärprävention im Kontext sozialer Ungleichheit. Wirtschaftsverlag NW, Bremerhaven 2004

Rosenbrock, R.: Gesundheitspolitik. In: Hurrelmann, K. und U. Laaser (Hg.): Gesundheitswissenschaften. 4. Auflage. Beltz Verlag, Weinheim und Basel 2006

Rosenfeld, A. u. a.: Adaption of children of parents suffering from cancer: a preliminary study of a new field for primary prevention research. J Primary Prev, 3 (1983), S. 244–250

Rosenhan, D. L.: On being sane in insane place. Sience, 172, 250–258 (1973)

Rosenheim, E., R. Reichert: Informing children about a parents terminal illness. J Child Psychol Psychiatry, 26 (1985), S. 995–998

Rosenstock, I. M.: The health belief model and preventive health behavior. In: Health Education Monographs 2 (1974), 354–386

Ryan, E.: Communication predicaments of aging. In: Journal of Language and Socail Psychology, 14 (1995), S. 144–166

Sachverständigenrat für die Konzertierte Aktion im Gesundheitswesen: Bedarfsgerechtigkeit und Wirtschaftlichkeit. Gutachten (Kurzfassung) 2000/2001

Sachverständigenrat zur Begutachtung der Entwicklung im Gesundheitswesen: Koordination und Qualität im Gesundheitswesen. Gutachten (Kurzfassung) 2005

Sachverständigenrat zur Begutachtung der Entwicklung im Gesundheitswesen. Koordination und Qualität im Gesundheitswesen. Kooperative Koordination und Wettbewerb, Sozioökonomischer Status und Gesundheit, Strategien der Primärprävention, Band I. Gutachten 2005. Nomos Stuttgart

Schaefer, H., M. Blohmke: Sozialmedizin. Thieme Verlag, Stuttgart 1978

Schaeffer, D. u. a.: Evaluation der Modellprojekte zur unabhängigen Patientenberatung und Nutzerinformation. Huber Verlag, Bern 2005

Scheff, T. J.: Being mentally ill: sociological theory. Aldine Publ., Chicago 1996 (deutsch: Das Etikett Geisteskrankheit. S. Fischer Verlag, Frankfurt/M. 1973)

Schell, W.: Das deutsche Gesundheitswesen von A–Z. Thieme Verlag, Stuttgart etc. 1995

Schepank, H.: Psychogene Erkrankungen der Stadtbevölkerung. Springer-Verlag, Berlin etc. 1987

Schernus, R.: Abschied von der Kunst des Indirekten. In: Blume, J. u. a. (Hg.): Ökonomie ohne Menschen? Zur Verteidigung der Kultur des Sozialen. Neumünster 1997

Schmacke, N.: Ärzte oder Wunderheiler? Die Macht der Medizin und der Mythos des Heilens. Westdeutscher Verlag, Opladen 1997

Schmidtke, J.: Sind Gesundheit und Krankheit angeboren? In: Schwartz, F. W.: Das Public Health Buch. a. a. O., S. 32–50 (2003)

Schneekloth, U., I. Leven: Hilfe- und Pflegebedürftige in Privathaushalten in Deutschland 2002. Schnellbericht. Infratest, München 2003

Schneekloth, U.: Hilfe- und Pflegebedürftige in Alteneinrichtungen 2005. Schnellbericht. Infratest, München 2006

Schneider, M. u. a.: Gesundheitssysteme im internationalen Vergleich. BASYS, Augsburg 1995

Schönbäck, W. (Hg.): Gesundheit im gesellschaftlichen Konflikt. Urban & Schwarzenberg, München 1980

Schreiner-Kürten, K.: Prävention erreicht 1.4 Millionen. Gesundheit und Gesellschaft 7 (2004) Ausgabe 5, S. 14–15

Schulte-Markwort, M., N. Forouther: Affektive Störungen. In: Herpetz-Dahlmann, B. u. a. (Hg.): Entwicklungspsychiatrie. Schattauer, Stuttgart und New York 2003, S. 609–636

Schulze Steinmann, L. u. a. : Die Zukunft sozialpsychiatrischer Heime. Psychiatrie Verlag, Bonn 2003

Schwartz, F. W. (Hg.): Das Public Health Buch. 2. Auflage. Urban & Fischer, München und Jena 2003

Schwartz, F. W.: Einsatz von Sozialarbeitern in Nervenarztpraxen. Hannover 1988

Schwarzer, R.: Psychologie des Gesundheitsverhaltens. 3. Auflage. Hogrefe Verlag, Göttingen 2004

Schwendter, R.: Einführung in die Soziale Therapie. dgtv-Verlag, Tübingen 2000

Schwenkmezger, P.: Emotionen und Gesundheit. Zeitschrift für klinische Psychologie, 21, 4–16 (1992)

Seller, H.: Sozialphysiologie I., Funkkolleg Umwelt und Gesundheit. Studienbegleitheft 2. Beltz Verlag, Weinheim 1978

Selye, H.: Einführung in die Lehre vom Adaptationssyndrom. Thieme Verlag, Stuttgart 1953

Sen, A.: The Standard of Living. In: Hawthorn, G. (Ed.): The Standard of Living.: Cambridge University Press, Cambridge 1987

Sen, A.: Capability and Well-Being. In: Nussbaum, M., A. Sen (Eds.): The Quality of Life. Clarendon Press, Oxford 1993, S. 30–53

Sen, A.: Development as Freedom. Random Books, New York 1999

Senf, B., M. Rak.: Mit Kindern über Krebs sprechen. 2004

Shell-Jugendstudie: 15. Shell Jugendstudie . Jugend 2006 – Eine pragmatische Generation unter Druck. Fischer Verlag, Frankfurt/M. 2006

Siegel K. u. a.: Psychsocial adjustment of children with a terminally ill parent. In: Journal of the American Academy of Child Adolescence. Psychiatry, 31(2) (1992), S. 327–333

Siegrist, J.: Medizinische Soziologie. 6. Auflage. Urban & Schwarzenberg, München 2005

Slesina, W. u. a.: Betriebliche Gesundheitsförderung. Juventa Verlag, Weinheim und München 1998

Sonnenbaum, N. (2008): Das Elternsein erlernen – Elternkurse und Erziehungsberatung im Überblick. Tectum Verlag, Marburg 2008

Spiegel: Wie sich das Seelenleiden von Deutschen und Türken unterscheidet. Heft 1, 2004

Srole, L. u. a.: Mental health in the metropolis: the midtown study. New York 1962

Stadler, H.: Behinderung-Negativ-Variante des »Normalen« – oder? Rehabilitation, 31 (1992), S. 178–181

Stange, K.: Sozialarbeit in Sozialen Diensten der Gesetzlichen Krankenversicherung. In: Ortmann, K., H. Waller (Hg.): Gesundheitsbezogene Sozialarbeit. Schneider Verlag, Baltmannsweiler 2005, S. 52–62

Stadt Wien (Hg.): Chronisch Kranke in Wien. Wien 2004

Statistisches Bundesamt (Hg.): Gesundheitsbericht für Deutschland. Verlag, Metzler-Poeschel. Stuttgart 1998

Statistisches Bundesamt (Hg.): Sozialhilfe in Deutschland. Entwicklung, Umfang, Strukturen. Presseexemplar. Wiesbaden 2003

Statistisches Bundesamt (Hg.): Armut und Lebensbedingungen Ergebnisse aus LEBEN IN EUROPA für Deutschland 2005. Wiesbaden 2006

Statistisches Bundesamt (Destatis), Wissenschaftszentrum Berlin für Sozialforschung (WZB) in Zusammenarbeit mit Das Sozio-Ökonomische Panel (SOEP) am Deutschen Institut für Wirtschaftsforschung (DIW) (Hg.): Berlin Datenreport 2008. Ein Sozialbericht für die Bundesrepublik Deutschland

Statistisches Bundesamt (Destatis), Wissenschaftszentrum Berlin für Sozialforschung (WZB) in Zusammenarbeit mit Das Sozio-Ökonomische Panel (SOEP) am Deutschen Institut für Wirtschaftsforschung (DIW) (Hg.): Datenreport 2011. Ein Sozialbericht für die Bundesrepublik Deutschland, Band 1. Berlin

Steen, R.: Soziale Arbeit im Öffentlichen Gesundheitsdienst. Reinhardt Verlag, München und Basel 2005

Steiner, O.: Über den Sinn von Gewalt: hermeneutische Explorationen in Lebenswelten von jugendlichen Delinquenten. 1. Aufl. VS, Verlag für Sozialwissenschaften, Wiesbaden 2011

Sting, S., G. Zurhorst (Hg.): Gesundheit und Soziale Arbeit. Juventa Verlag, Weinheim und München 2000

Sting, S., C. Blum: Soziale Arbeit in der Suchtprävention. Reinhardt Verlag, München und Basel 2003

Straßburg, H.: Entwicklungsstörungen bei Kindern – Grundlagen für eine interdisziplinäre Betreuung. Fischer-Verlag, Stuttgart 1997

Straßburg, H.: Kinder, Armut und Gesundheit (Vortragsscript). Würzburg 1999

Streich, W.: Armut und soziale Ungleichheit – wo soll Politik ansetzen, um das Gesundheitsgefälle in der Bevölkerung abzubauen? Eine Einführung in die Wilkinson-Debatte. Jahrbuch für kritische Medizin 34 (2001), 82–88

Student, C. u. a.: Soziale Arbeit in Hospiz und Palliative Care. Reinhardt Verlag, München und Basel 2004

Sudnow, D.: Passing on: the social organization of dying. Prentice-Hall, New York 1967 (deutsch: Organisiertes Sterben. S. Fischer Verlag, Frankfurt/M. 1973)

Tausch-Flammer, D., L. Bickel: Wenn Kinder nach dem Sterben fragen. Herder Verlag, Freiburg, Basel und Wien 1998

Techniker Krankenkasse: Meinungspuls Cybermobbing 2011

Thimm, W.: Das Normalisierungsprinzip – Eine Einführung. Lebenshilfe-Verlag, Marburg 1994

Townsend, P., N. Davidson (eds.): Inequalities in health. The Black Report. Penguin Books, Harmondsworth etc. 1982

Trabert, G.: Gesundheitsarbeit in der Wohnungslosenhilfe. In: Ortmann, K. u. H. Waller (Hg.): Gesundheitsbezogene Sozialarbeit. Schneider Verlag, Baltmannsweiler 2005, S. 161–177

Trabert, G., J. Axmann, M. Rösch: Kinder krebskranker Eltern – Zu wenig Unterstützung. Deutsches Ärzteblatt, 104, (2007), S. 1728–1730

Tress, W. u. a.: Psychosomatische Grundversorgung in der Praxis. Deutsches Ärzteblatt, 93, 481–483 (1996)

Trojan, A.: Psychisch krank durch Etikettierung? Urban & Schwarzenberg, München etc. 1978

Trojan, A. (Hg.): Wissen ist Macht. Fischer alternativ, Frankfurt/M. 1986

Tuckett, D. (ed.): An introduction to medical sociology. Tavistock, London 1976

Uexküll, Th. v. (Hg.): Psychosomatische Medizin – Modelle ärztlichen Denkens und Handelns. 6. neu bearb. und erw. Aufl. Urban & Fischer, München 2003 Bertram, H.: Zur Lage der Kinder in Deutschland: Politik für Kinder als Zukunftsgestaltung. Innocenti Working Paper No. 2006-02. Florence, UNICEF Innocenti Research Centre. (http://www.unicef.de/4263.html)

Viefhues, H. (Hg.): Lehrbuch Sozialmedizin. Kohlhammer, Stuttgart 2001

Virchow, R.: Mitteilungen über die in Oberschlesien herrschende Typhus-Epidemie, 1848 (Reprint, Hildesheim 1968)

Virchow, R.: Die Einheitsbestrebungen in der wissenschaftlichen Medizin. Berlin 1849

Virchow, R.: Gesammelte Abhandlungen aus dem Gebiet der öffentlichen Medizin und der Seuchenlehre. Band 1. Berlin 1879

Visser, A. u. a.: Emotional and behavioral functioning of children of a parent diagnosed with cancer: A cross-informant perspective. Psycho-Oncology, 14 (2005), S. 746–758

Visser, A. u. a.: Emotional and behavioral problems in children of parents recently diagnosed with cancer: A longitudinal study. Acta Oncologica, 46 (2007), S. 67–76

Vogel, R.: Patientenbeteiligung stärken. Soziale Psychiatrie, 20, Heft 2, S. 4–6 (1996)

v. Ferber, C.: Gesundheit und Gesellschaft. Kohlhammer, Stuttgart 1971

v. Ferber, L. u. C.: Streßkonzept der Soziologie. In: Keil, T. U.: Lexikon der Grundlagenforschung. Banaschewski Verlag, München 1978

v. Ferber, C.: Verzahnung und Selbsthilfe. Voraussetzungen und Bedingungen bürgernaher Gesundheitspolitik. Soziale Sicherheit, 43, 3–7 (1994)

v. Troschke, J.: Gesundheitserziehung. In: Blohmke, M. (Hg.): Ökologischer Kurs: Teil Sozialmedizin. Enke Verlag, Stuttgart 1979, S. 124–139

Waller, H. (Hg.): Zwangseinweisung in der Psychiatrie. Verlag Hans Huber, Bern etc. 1982

Waller, H.: Community Action für Gesundheit. In: Schmacke, N. (Hg.): Gesundheit und Demokratie. Von der Utopie der sozialen Medizin. VAS-Verlag, Frankfurt/M. 1999, S. 154–165

Waller, H.: Gesundheitswissenschaft. Eine Einführung in Grundlagen und Praxis. 4. Auflage. Kohlhammer, Stuttgart 2006

Warnke, A., G. Lehmkuhl (Hg.): Leitlinien zur Diagnostik und Therapie von psychischen Störungen im Säuglings-, Kindes- und Jugendalter. Deutscher Ärzte-Verlag, Köln 2006, S. 57–72

Watzlawick, P.: Kommunikation und Interaktion in psychiatrischer Sicht. In: Psychiatrie der Gegenwart. Springer Verlag, Berlin 1978

Wegeng, S.: Die Bedeutung von Resilienz in der Gesundheitsförderung. Interner Qualitätsdiskurs, Quali Set Praxis, 09.03.2010, Bremer Institut für Sozialforschung und Prävention 2010

Weidtmann, V.: Prävention durch Impfung. In: Allhoff, P. u. a. (Hg.): Krankheitsverhütung und Früherkennung, a. a. O., 1997, S. 124–155

Weiss, R.: Macht Migration krank? Seismo Verlag, Zürich 2003

Weiß, H.: Armut. In: Antor, G. , U. Bleidick (Hg.): Handlexikon der Behindertenpädagogik. Kohlhammer, Stuttgart 2001, S. 176–178

Weiß, H. u. a.: Soziale Arbeit in der Frühförderung und Sozialpädiatrie. Reinhardt Verlag, München und Basel 2004

Weiß, W.: Philipp sucht sein Ich. Zum pädagogischen Umgang mit Traumata in den Erziehungshilfen. Juventa, Weinheim und München 2009

Welch, A. S., M. E. Wadsworth, B. E. Compas: Adjustment of children and adolescents to parental cancer. Cancer, 77 (1996), S. 1409-1418

Wellisch, D.K.: Adolescent acting out when a parent has cancer. In: International Journal of Family Therapy, 1(3) (1979), S. 230–241

Werner, E., R. S. Smith: Journeys from Childhood to Midlife – Risk, Resilience and Recovery. Cornell University Press, Goldstein & Brooks, London 2005, S. 173

Wetzels, P.: Zur Epidemiologie physischer und sexueller Gewalterfahrungen in der Kindheit. Ergebnisse einer repräsentativen retrospektiven Prävalenzstudie für die BRD. Forschungsbericht Nr. 59 des Kriminologischen Forschungsinstitutes Niedersachsen, Hannover, 1997

Wilkinson, R.: Kranke Gesellschaften: soziales Gleichgewicht und Gesundheit. Springer Verlag, Wien etc. 2001

Wilkinson R., K. Pickett: The Spirit Level. Why More Equal Societies Almost Always Do Better. Allen Lane Penguin Books, London 2009. Dt.: »Gleichheit ist Glück. Warum gerechte Gesellschaften für alle besser sind.« Tolkemitt Verlag, Zweitausendeins. Berlin 2010

Willard, N. E.: Cyberbullying and cyberthreats: Responding to the challenge of online social aggression, threats, and distress. Research Press, Champaign, Ill 2007

Wing, J. K., G. W. Brown: Institutionalism and schizophrenia. Cambridge University Press, Cambridge 1970

Whitehead, M.: The health divide. Health Education Council, London 1987

WHO: Regionale Strategie zur Erreichung des Ziels »Gesundheit für alle bis zum Jahr 2000«, Eur/Rc 30/8, Kopenhagen 1981

WHO: Entwicklung von Indikatoren für die Beobachtung des Fortschreitens auf dem Wege zur Gesundheit für alle bis zum Jahr 2000. Deutsche Zentrale für Volksgesundheitspflege, Heft 38, Frankfurt/M. 1983

WHO: Gesundheitsförderung. Eine Diskussionsgrundlage über Konzept und Prinzipien. Kopenhagen 1984

WHO: Einzelziele für »Gesundheit 2000«. Kopenhagen 1985

WHO: Ottawa-Charta zur Gesundheitsförderung. Kopenhagen 1986

WHO (document WHO/EHA/SPI.POA.2): WHO Global Consultation on Violence and Health. Violence: a public health priority. Geneva 1996

WHO: Weltbericht Gewalt und Gesundheit (Deutsche Fassung 2003). Herausgegeben von der Weltgesundheitsorganisation unter dem Originaltitel »World report on violence and health«: Summary2002, ursprüngliche ISBN 92 4 154562 3

Willer, A.: HIV-Infektion. Klinikarzt 34/11 (2005), S. 318

Wittchen, H., F. Jacobi: Die Versorgungssituation psychischer Störungen in Deutschland. Bundesgesundheitsblatt 44 (2001), S. 6–15

Wohlfart, E., M. Zaumseil: Transkulturelle Psychiatrie – Interkulturelle Psychotherapie. Springer Medizin Verlag, Heidelberg 2006

Wolff, H. G.: Life stress and bodily disease. William & Wilkens, Baltimore 1950

World Bank (ed.): Investing in health. World development report 1993. Oxford University Press. Oxford 1993

Wulff, E.: Wahnsinnslogik. Von der Verstehbarkeit schizophrener Erfahrungen. Psychiatrie-Verlag, Bonn 1995

Young, M. A.: Review of research and studies of health education practice. Health Education Monographs, 23 (1967)

Zempel, J., H. Waller: Betreuung seelisch Behinderter in Wohngemeinschaften. Ergebnisse der Begleitforschung. FH Nordostniedersachsen, Lüneburg 1992

Zierau, J., I. Gonzales-Campanini: Aufsuchende Familienhilfe für junge Mütter – Netzwerk Familienhebammen. Institut für Entwicklungsplanung und Strukturforschung, Hannover 2005

Register

A

Ageismus 297
AIDS 226
– epidemiologische Zusammenhänge 233
– Hauptbetroffenengruppen 233
– Hauptübertragungswege 234
– Lipodystrophien 232
– medizinische Grundlagen 229
– opportunistische Krankheiten 231
– sozialmedizinische Grundlagen 232
– sozialmedizinische Praxis 236
alleinerziehende Mütter 79
Arbeitslosigkeit 71
Arbeitsschutz 99
Arbeitsunfälle 72
Armut 61
– Kinderarmut 64
Arztpraxen 96
Ausgleichsabgabe 258

B

Behandlungsvereinbarungen 136
Behinderung
– Armut und Behinderung 245
– Behinderungen ausgehend vom Gehirn und Nervensystem 240
– Behinderungen der Muskeln und des Skelettsystems 239
– Behinderungen der Sinnesorgane 241
– Bildung und Arbeit 254
– Einrichtungen der Behindertenhilfe 247
– Erklärungsmodelle von Behinderung 40
– Frauen mit Behinderung 244
– Frühförderung 249
– Intelligenzschädigungen 242
– International Classification of Functioning, Disability and Health 41
– Medizinische Grundlagen 208
– Rehabilitation und Teilhabe behinderter Menschen 175

– soziale Integration 259
– Sozialepidemiologie 243
– sozialmedizinische Praxis 246
– Vorsorgeuntersuchungen 248
– Wohnen 251
– Zahl der behinderten Menschen 54
Behinderungen 238
Belastungen am Arbeitsplatz 73
Beratung 164
Berufsbildungswerke 257
Berufsförderungswerke 257
Berufskrankheiten 72
Betreuungsgesetz 261
Bluthochdruck 209
Bürger-Partizipation 137

C

Capabilities 160
chronische Krankheiten 54, 123
Cybermobbing 201

D

Demenz 264
– Alzheimer-Krankheit 267
Deutsche Herz-Kreislauf-Präventionsstudie 45
Diagnosis Related Groups 104
Disease-Management-Programme 127

E

Epidemiologie 43
– Aufgaben der Epidemiologie 44
– Behinderungen 46
– Datenquellen der Epidemiologie 44
– Ergebnisse der Epidemiologie 49
– Haupttodesursachen 52
– Methoden der Epidemiologie 46

Epidemologie
- psychosomatische Erkrankungen 126
Erklärungsmodell zur gesundheitlichen
    Ungleichheit 60

F

Fallpauschalen 104
Fehlplatzierung 130
Finanzierung der gesetzlichen Krankenver-
    sicherung 86
Frühberentungen 72
Frühförderung 250

G

Gemeindepsychiatrie 286
Gemeinschaftspraxen 96
Gesamtkrankenstand 73
Geschichte der gesetzlichen Krankenversi-
    cherung 112
Geschlechtsrollen, Familienfaktoren und
    Krankheit 77
Gesundheitsamt 97
Gesundheitsarbeit 162
Gesundheitsarbeit in Sozialen Diensten
    164
Gesundheitsaufklärung 147
Gesundheitsausgaben 87
Gesundheitsberatung 147
Gesundheitsberichterstattung 56
Gesundheitsberufe 95
gesundheitsbezogene Sozialarbeit 110, 162
Gesundheitsbildung 147
Gesundheits-Check-up 147
Gesundheitserziehung 147
Gesundheitsförderung 150
- Handlungsbereiche 151
- Ottawa-Charta 151
- Rolle der Krankenkassen 151
Gesundheitspolitik 115
Gesundheitsselbsthilfe 93
Gesundheitssurveys 45
Gesundheitsverhalten 120
Gesundheitswesen
- ambulante Versorgung 95
- Berufe im Gesundheitswesen 105
- Finanzierungsträger der Gesundheitsver-
    sorgung 85
- Gesetzgebung im Gesundheitswesen 85
- Institutionen der Gesundheitsversorgung
    93
- staatliche Gesundheitssysteme 84

- stationäre Versorgung 103
- Systembewertung des Gesundheitswe-
    sens 117
- Systemgestaltung des Gesundheitswe-
    sens 112
- ystemanalyse des Gesundheitswesens
    82
Gewalt 195
Global Burdens of Disease 52

H

Health-Belief-Modell 145
Heimbewohner 187
help-seeking-behavior 121
Herz-Kreislauf-Erkrankungen 208
- präventive Strategien 213
- Rehabilitation 214
- Risikofaktorenmodell des Herzinfarkts
    211
- sozialmedizinische Grundlagen 210
- sozialmedizinische Praxis 213
- Sozialtherapie 214
- Todesursachenstatistik 212
Hospitalismus 129
Hospiz 192

I

Inanspruchnahme der ambulanten Versor-
    gung 125
Infektionserkrankungen 226
- meldepflichtige Infektionserkrankungen
    228
Infektionskrankheiten 45
Infektionsschutzgesetz 227
integriertes Behandlungs-/Rehabilitations-
    programm 172
Integrierte Versorgung 97
INTERHEART-Studie 210
inverse care law 83
Inzidenz 47

K

Kapitalformen
- kulturelle 159
- ökonomische 159
- soziales Kapital 159
Kinder- und Jugendgesundheitssurvey 46
Kindesmisshandlung 196
Krankenhäuser 103, 127

Krankenkassen 91
Krankenpflegepersonal 107
Krankenrolle 31
Krankenstand 47
Krankheitsfrüherkennungsuntersuchungen 145
Krankheitstheorien
– biomedizinisches Krankheitsmodell 15
– Devianz-Modell von Krankheit 31
– Konversionsmodell 19
– Laienkonzepte 13
– psychosomatisches Krankheitsmodell 19
– Risikofaktoren-Modell 37
– sozialepidemiologisches Modell 39
– sozioökonomisches Krankheitsmodell 33
– Stress-Coping-Krankheitsmodell 24
– Stress-Modell der Psychosomatik 22
– Verhaltensmodell von Krankheit 29
Krankheitsverhalten 12, 120
Krebserkrankungen 216
– Europäischer Kodex gegen den Krebs 222
– Krebstodesfälle 221
– Primärprävention 222
– Rehabilitation 223
– Sekundärprävention 222
– sozialmedizinische Grundlagen 218
– sozialmedizinische Praxis 222
– sozialtherapeutische Betreuung 223

L

labeling-Ansatz 12, 32
Lebenserwartung 50
Lebenslagenkonzept 62
Leistungen der Krankenkassen 91
Leistungen der Pflegeversicherung 91
Letalität 47
Life-event-Forschung 26
Life-event-Theorie 276

M

Magersucht 278
Medikalisierung 19, 127
Methadonprogramme 236
Migration und Krankheit 76
Mitbestimmung im Gesundheitswesen 131
Moral-Hazard-Effekt 115
Morbidität 47
Mortalität 47
Münchhausen-by-proxy-Syndrom 202

N

Narrative Medizin (sprechende Medizin) 172
Nationaler Gesundheitssurvey 45
Normalisierungsprinzip 250

O

öffentliches Gesundheitswesen 97

P

Palliativmedizin 191
Patientenberatung 137
Patientenkarriere 121
Patientenorientierung des Gesundheitswesens 137
Patronisierung 297
Pflege 181
– Anzahl und Struktur der Hilfe- und Pflegebedürftigen 184
– Begriff der Pflegebedürftigkeit 181
– Leistungen der Pflegeversicherung 182
– Risiko der Pflegebedürftigkeit 189
– Stufen der Pflegebedürftigkeit 181
Pflegeversicherung 85, 182
Prävalenz 47
Prävention 140, 152
– Früherkennungsmaßnahmen 144
– personenbezogene Prävention 142
– Primär-, Sekundär- und Tertiärprävention 142
– Verhaltensprävention 147
– Verhältnisprävention 148
– Vorsorgeuntersuchungen 144
Präventionsgesetz 153
Psychiatrie-Enquête 287
psychische Störungen 264
psychische und psychosomatische Störungen
– affektive Störungen 272
– Entwicklungsstörungen 274
– Epidemiologie 280
– Krankheitsmodelle 275
– neurotische, Belastungs- und somatoforme Störungen 272
– organische einschließlich symptomatische psychische Störungen 264
– Persönlichkeits- und Verhaltensstörungen 274
– psychiatrische Grundlagen 264
– Rechtsgrundlagen für die Finanzierung der Gemeindepsychiatrie 289

– schizophrene, schizotype und wahnhafte
  Störungen 272
– sozialpsychiatrische Praxis 283
– Struktur der psychiatrischen Versorgung
  287
– Verhaltensauffälligkeiten mit körperlichen Störungen 273
– Verhaltens- und emotionale Störungen
  mit Beginn in der Kindheit und Jugend
  275
psychosomatische Erkrankungen 277
psychosoziale Dienste 101
psychosoziale Probleme im Krankenhaus
  128
Psychotherapeutengesetz 288
Pyramide des Gesundheitssystems 93

R

Rauchen 219
Rehabilitation 173
– ambulante Rehabilitation 179
– berufliche Rehabilitation 178
– medizinische Rehabilitation 177
– Rehabilitation psychisch Kranker 290
– schulisch-pädagogische Rehabilitation
  177
– soziale Rehabilitation 178
Resilienz 156
Risikofaktoren 38
Risikofaktorenmodell 210
Risikoverhalten 30

S

Salutogenese 153
Säuglingssterblichkeit 47, 49
Schlaganfall 209
Schutzimpfungen 142, 143
Schutz- und Hilfsmaßnahmen für psychisch
  Kranke 288
Schwerbehindertenrecht 257
Selbstbehandlung 122
Selbsthilfe 152
Selbsthilfegruppen 132, 295
Selbsthilfe im Gesundheitswesen 131
Selbsthilfekontaktstellen 135
Social Readjustment Rating Questionnaire
  27
Sozialanamnese 164

Sozialarbeiter 99, 107, 171
soziale Netzwerke 26
Soziale Schicht und Krankheit 57
soziale Unterstützung 26
Sozialpsychiatrische Dienste 102
Sozialstationen 100
Sozialtherapie 164, 165, 250
Soziotherapie 169, 171, 288
Sterbebegleitung 181
Suchterkrankung
– Versorgung von Suchtkranken 293
Suchterkrankungen 263
– Häufigkeit psychischer Störungen 282
– psychische und Verhaltensstörungen
  durch psychotrope Substanzen 265
– Rauschmittel und ihre Wirkungen 269
– Rechtsgrundlagen für die Finanzierung
  der Drogenhilfe 294
– Ursachen der Drogenabhängigkeit 279

T

therapeutische Gemeinschaft 290
Todesursachen 52
totale Institutionen 130
Transkulturelle Psychiatrie 285
Trauma 205
– Traumaarbeit 206
Tuberkulose 17
Typ-A-Verhalten 22, 30

U

Umwelt und Krankheit 80

V

Validation 295

W

Werkstätten für behinderte Menschen 243

Z

Zwangseinweisungen 288

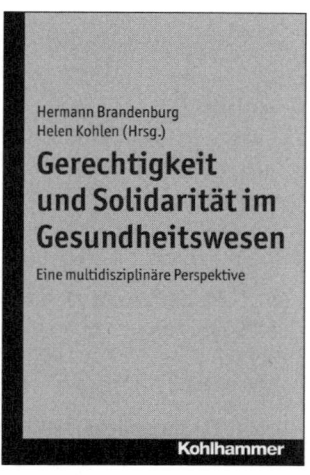

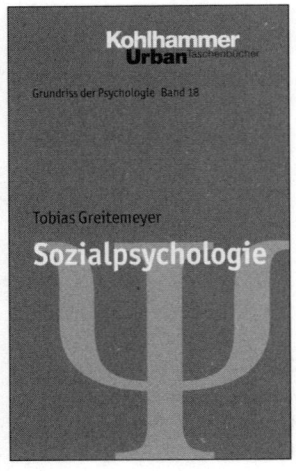

2012. 208 Seiten mit 11 Abb.
und 5 Tab. Kart.
€ 19,90
ISBN 978-3-17-021685-3

Urban-Taschenbücher, Band 714
Grundriss der Psychologie, Band 18

Tobias Greitemeyer

Sozialpsychologie

Sozialpsychologische Fragestellungen sind allgegenwärtig: Gesellt sich gleich und gleich oder ziehen sich Gegensätze an? Treffen Einzelne oder Gruppen die besseren Entscheidungen? Wie wirkt Dampfablassen auf aggressive Impulse? Die sozialpsychologische Forschung hat viele Antworten auf diese und andere Fragestellungen gefunden. In prägnanter und gut verständlicher Weise werden die wichtigsten Erkenntnisse der modernen Sozialpsychologie dargestellt. In jedem Kapitel werden Definitionen gegeben, die wichtigsten Theorien besprochen, beispielhaft die bedeutsamsten empirischen Studien vorgestellt und nicht zuletzt auch die angewandte Seite der Sozialpsychologie diskutiert.

▶ **www.kohlhammer.de**

W. Kohlhammer GmbH · 70549 Stuttgart
Tel. 0711/7863 - 7280 · Fax 0711/7863 - 8430